高等医学教育课程"十四五"规划基础

本书可供临床、预防、基础、口腔、麻醉、影像、药学、检验、护理、

YIXUE SHENGWUXUE

医学生物学

（第2版）

主 编 易 岚 李继红

副主编 孙 娇 刘 超 张钰哲

包玉龙 杨 琳

编 者 （按姓氏拼音排序）

包玉龙 内蒙古医科大学

陈云玲 黄河科技学院

邓代千 牡丹江医科大学

何海涛 吉林大学

李继红 河北北方学院

刘 超 锦州医科大学

孙 娇 吉林大学

杨 琳 深圳理工大学

易 岚 南华大学

张钰哲 大理大学

周倩仪 南华大学

华中科技大学出版社
http://press.hust.edu.cn
中国·武汉

内 容 简 介

本书是高等医学教育课程"十四五"规划基础医学类系列教材。

本书共十章,包括绪论、细胞的分子基础、细胞的结构与功能、细胞的生命活动、胚胎发育、遗传与变异、生物的多样性、生物的进化、生物与环境以及生物学技术在医学中的应用。

本书可供临床、预防、基础、口腔、麻醉、影像、药学、检验、护理、法医、生物工程等专业学生使用。

图书在版编目(CIP)数据

医学生物学 / 易岚,李继红主编. -- 2 版. -- 武汉 : 华中科技大学出版社,2024. 8. -- ISBN 978-7-5772-1200-5

Ⅰ. R318

中国国家版本馆 CIP 数据核字第 20244UB357 号

医学生物学(第 2 版)
Yixue Shengwuxue (Di-er Ban)

易　岚　李继红　主编

策划编辑:蔡秀芳

责任编辑:蔡秀芳

封面设计:原色设计

责任校对:朱　霞

责任监印:周治超

出版发行:华中科技大学出版社(中国·武汉)　　　电话:(027)81321913
　　　　　武汉市东湖新技术开发区华工科技园　　　邮编:430223

录　　排:华中科技大学惠友文印中心

印　　刷:武汉市洪林印务有限公司

开　　本:889mm×1194mm　1/16

印　　张:19.25

字　　数:545 千字

版　　次:2024 年 8 月第 2 版第 1 次印刷

定　　价:59.80 元

高等医学教育课程"十四五"规划基础医学类系列教材

编委会

（以姓氏笔画为序）

于瑞雪（平顶山学院）　　　　　张红艳（河北工程大学）

马兴铭（西华大学）　　　　　　陈洪雷（武汉大学）

王　广（暨南大学）　　　　　　罗　海（湖南医药学院）

王　韵（陆军军医大学）　　　　周永芹（三峡大学）

牛莉娜（海南医科大学）　　　　郑　英（扬州大学）

史岸冰（华中科技大学）　　　　郑月娟（上海中医药大学）

包丽丽（内蒙古医科大学）　　　赵艳芝（首都医科大学）

齐亚灵（海南医科大学）　　　　胡煜辉（井冈山大学）

孙维权（湖北文理学院）　　　　侯春丽（陆军军医大学）

李　梅（天津医科大学）　　　　秦　伟（遵义医科大学）

李明秋（牡丹江医科大学）　　　贾永峰（内蒙古医科大学）

李艳花（山西大同大学）　　　　钱　莉（扬州大学）

李瑞芳（河南科技大学）　　　　黄　涛（黄河科技学院）

杨文君（海南医科大学）　　　　焦　宏（河北北方学院）

肖　玲（中南大学）　　　　　　强兆艳（天津医科大学）

闵　清（湖北科技学院）　　　　蔡　飞（湖北科技学院）

宋　洁（牡丹江医科大学）

编写秘书：蔡秀芳　　黄晓宇

总　序

基础医学是现代医学体系的基础,其包括基础医学基本理论、基本技能和科学研究手段等。国务院办公厅印发的《关于加快医学教育创新发展的指导意见》及《关于深化医教协同进一步推进医学教育改革与发展的意见》指出,要始终坚持把医学教育和人才培养摆在卫生与健康事业优先发展的战略地位。

随着健康中国战略的不断推进,我国加大了对医学人才培养的支持力度。在遵循医学人才成长规律的基础上,还需要不断提高医学青年人才的实践能力和创新能力。教材是人才培养首要的、基本的文化资源和精神食粮,加强教材建设,提高教材质量,是党和国家从事业发展需求和未来人才培养的战略高度所构筑的基础工程和战略工程。

本科基础医学教材(第1版)经过了一线教学实践的数年打磨,亟待修订更新,以使其做到与时俱进,更加完善。故此,华中科技大学出版社对现有高等教育实际需求进行了认真、细致的调研,吸取了广大师生意见和建议,组织了全国50多所高等医药院校的300余位老师共同修订编写了本套高等医学教育课程"十四五"规划基础医学类系列教材(第2版)。相较于第1版,这次修订改版,主要突出以下特点。

(1)紧跟"十四五"教材建设工作要求,以岗位胜任力为导向,注重"三基"培养,突出专业性和实用性。

(2)融入思政内容,将专业知识和课程思政有机统一,注重培养学生工匠精神与家国情怀,以及对生命和科学的敬畏之心。

(3)做到纸质教材与数字资源相结合。在每个章节后设置了相关知识点的拓展链接,重点阐述学科新进展以及与知识点有关的前沿理论和实践,便于学生更加深入地理解知识点和课堂重点内容。

(4)设置课后小结、思考题、推荐文献阅读,引导和促进学生自学。

本套教材得到了教育部高等学校教学指导委员会相关专家及全国高校老师的大力支持,我们衷心希望这套教材能在相关课程的一线教学中发挥积极作用,得到广大师生的青睐与好评。我们也相信这套教材在使用过程中,通过教学实践的检验和实际问题的解决,能不断改进、完善和提高,最终成为符合教学实际的精品系列教材,为推进我国高质量医学人才培养贡献一份力量。

由于时间紧、任务重,书中不妥之处在所难免,恳请使用本套教材的师生不吝赐教,提出宝贵意见和建议,以便后续继续完善。

高等医学教育课程"十四五"规划基础医学类系列教材
编写委员会

　　生命科学和生物技术作为 21 世纪重要的创新技术集群之一,学科交叉日益紧密;基础研究、应用研究及技术产业化的边界日趋模糊,对医学的发展产生了巨大的影响。现代生命科学的发展促进了人们对疾病本质的认识,提高了疾病的预防水平,推动了疾病诊疗方法的进步,使生物学与医学的联系更紧密。近年来,各种组学、脑科学、干细胞与再生医学、合成生物学、基因组编辑、表观遗传学及精准医学研究等使得生命科学向转化医学推进。医学生物学在介绍生命现象一般规律的同时,还重点介绍与医学相关的生物学问题,是医学科学的基础,在医学教育中有着重要的地位。

　　本书共十章,包括绪论、细胞的分子基础、细胞的结构与功能、细胞的生命活动、胚胎发育、遗传与变异、生物的多样性、生物的进化、生物与环境以及生物学技术在医学中的应用。本书使学生在巩固和扩充生物学的基础理论知识和基本技能的基础上可适当满足联系医学各专业的需要。通过教学各环节,学生可逐步从不同层次认识生物界发生、发展的规律。本书同时介绍了生命科学的新进展,特别是对生命科学前沿的细胞生物学、分子生物学等领域的新成就做了简要介绍,以扩大学生的知识领域,使学生对生命科学中的新理论有所了解。

　　本书由编者们根据多年的教学经验和参考大量国内外相关资料编写而成。鉴于本书是医学类、生物科学类本科学生的专业基础课教材,同时也可作为相关人员的参考书,本书既有基础性与实用性,又有一定的科学性和先进性。

　　编者为本书的编写付出了极大努力,但限于业务水平和工作经验,书中难免有不足之处,敬请各位读者指正。

易　岚　李继红

目 录

MULU

第十章　生物学技术在医学中的应用

第一章 绪 论

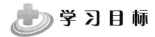 **学习目标**

扫码看课件

素质目标:通过介绍近年来诺贝尔生理学或医学奖获得者及其贡献的知识链接,培养学生严谨的科学精神,崇尚生命、热爱科学的态度。通过介绍细胞的结构与功能,使学生树立结构与功能相适应、局部与整体相统一的生物学观点。

能力目标:能运用所学的知识了解生物及其分支学科的关系;熟练运用生物学的研究方法来解决医学上的一些问题;了解生物学与医学共发展的关系。

知识目标:掌握原核细胞与真核细胞的特点,熟悉生物学中的一些基本概念,了解医学生物学的发展与趋势。

第一节 生物学及其分支学科

一、定义

生物学(biology)是研究有机自然界各种生命现象及其活动规律,并运用这些规律能动地改造自然界的一门科学。它不仅研究生命现象本质,探讨生物发生和发展规律;还研究生命系统各个层次的种类、结构、功能、行为、发育和起源进化以及生物与周围环境的关系。总而言之,生物学就是研究生命和生命本质的科学。医学生物学在介绍生命现象一般规律的同时,还重点介绍与医学相关的生物学问题,是医学科学的主要基础。

二、分支学科

(一) 按生物类群划分

生物学最早是按类群划分学科的,如植物学、动物学、微生物学、人类学等。由于生物种类的多样性,也由于人们对生物学的了解越来越多,学科的划分越来越细,一门学科往往被再划分为若干学科。例如,植物学可划分为藻类学、苔藓植物学、蕨类植物学等;动物学可划分为原生动物学、昆虫学、鱼类学、鸟类学等。微生物不是一个自然的生物类群,只是一个被人为划分的范畴,一切微小的生物如细菌及单细胞真菌、藻类、原生动物都可称为微生物,不具细胞形态的病毒也可列入微生物之中。因而微生物学可进一步分为细菌学、真菌学、病毒学等。

(二) 按生命现象侧重点划分

生物学中有很多分支学科是按照生命运动所具有的属性、特征或者生命过程来划分的。

形态学是生物学中研究动、植物形态结构的学科。在显微镜发明之前,形态学只限于对动、

Note

1

植物的宏观观察，如大体解剖学、脊椎动物比较解剖学等。显微镜发明之后，组织学和细胞学相应地建立起来。电子显微镜的使用使形态学深入超微结构的领域。由于各种先进实验手段的使用，形态学早已跳出单纯描述的圈子。

胚胎学是研究生物个体发育的学科，原属形态学范围。19世纪下半叶，形态学对胚胎发育以及受精的过程都做了详细精确的描述。此后，动物胚胎学从观察、描述发展到用实验方法研究发育的机制，从而建立了实验胚胎学。现在，个体发育的研究采用生物化学方法，吸收了分子生物学的成就，进一步从分子水平分析发育和性状分化的机制，并把关于发育的研究从胚胎扩展到生物的整个生活史，形成发育生物学。

生理学侧重研究生命现象中的功能部分。生理学是研究生物机能的学科，生理学的研究方法以实验为主。生理学按研究对象又分为植物生理学、动物生理学和细菌生理学等。1900年，孟德尔遗传定律被重新发掘，遗传学开始确立并兴起。遗传学是研究生物性状的遗传和变异，阐明其规律的学科。1953年，遗传物质DNA分子的结构被揭示，遗传学深入分子水平。1994年，系统遗传学的概念、词汇与原理被提出。现在，遗传学理论和技术在农业、工业和临床医学实践中都发挥着重要作用。

生态学是研究生物与生物之间以及生物与环境之间关系的学科。其研究范围包括个体、种群、群落、生态系统以及生物圈等层次，同时揭示生态系统中食物链、生产力、能量流动和物质循环的有关规律。生态学同人类生活密切相关，是环境科学的一个重要组成部分，也称环境生物学。人类生态学涉及人类社会，它已超越了生物学范围，同社会科学相关联。

（三）按研究层次来划分

生物界是一个多层次的复杂系统。为了揭示某一层次的规律及某一层次与其他层次的关系，出现了按层次划分的学科并且越来越受人们的重视，如分子生物学、细胞生物学、个体生物学、种群生物学等。分子生物学是在分子层次研究生命过程的学科。细胞生物学是在细胞层次研究生命过程的学科。目前，生物学吸收了分子生物学的成就，深入超微结构的水平，主要研究细胞的生长、代谢和遗传等生物学过程。个体生物学是在个体层次研究生命过程的学科。个体生物学建立得很早，其从一个小的角度去研究生命现象，以达到造福人类的目的。种群生物学是研究生物种群的结构、种群中个体间的相互关系、种群与环境的关系以及种群的自我调节和遗传机制等的学科。种群生物学和生态学有很大重叠，实际上种群生物学可以说是生态学的一个基本部分。

（四）按研究手段来划分

生物学与其他学科结合可以产生新的学科，如生物物理学、生物数学等。生物物理学是用物理学的概念和方法研究生物的结构、功能及生命活动的物理过程和物理化学过程的学科。一些重要的生命现象如光合作用的原初反应瞬间捕获光能的反应，生物膜的结构及作用机制等都是生物物理学的研究课题。生物大分子晶体结构、量子生物学及生物控制论等都属于生物物理学的范畴。生物数学是数学和生物学结合的产物，其任务是用数学的方法研究生物学问题，研究生命过程的数学规律。早期，人们只是利用统计学、几何学和一些初等解析方法对生物现象做静止的、定量的分析。20世纪20年代以后，人们开始建立数学模型，模拟各种生命过程。现在生物数学在生物学各个领域（如生理学、遗传学、生态学、分类学等）中都起着重要的作用，使这些领域的研究水平迅速提高。此外，生物数学本身在解决生物学问题的过程中逐渐发展成为一门独立的学科。

以上仅是当前生物学分科的主要格局，实际的生物学分支学科比上述的多很多。例如，随着人类进入太空，宇宙生物学开始建立起来。又如，随着实验精确度的不断提高，对实验动物的要求越来越严，研究无菌生物和悉生态的悉生生物学也逐渐建立起来。总之，一些新的学科不断地分化出来，一些学科走向融合。生物学分科的这种局面，反映了生物学极其丰富的内容，也展现了生物学蓬勃发展的景象。

此外，对细胞的深入研究是揭示生命本质、重塑生命形态和攻克疾病的关键。20世纪50年代以后的诺贝尔生理学或医学奖大部分授予了从事细胞生物学研究的科学家。

第二节　生物学中的基本概念

一、生物的物质基础

生物的物质基础可分为两大类：无机物和有机物。无机物中水是最主要的成分，生物体中有机物主要由蛋白质、核酸、脂类和糖等分子组成。常见的生物大分子包括蛋白质、核酸、多糖等。生物大分子的复杂结构决定了它们的特殊性质，在生命活动中发挥着重要的生命功能。

二、细胞

细胞(cell)是由英国科学家罗伯特·胡克(Robert Hooke)于1665年发现的，首先发现活细胞的是荷兰生物学家列文·虎克。细胞是生物体结构和功能的基本单位，是最基本的生命系统。自然界中除病毒外的所有生物都由细胞构成，病毒的生命活动必须在细胞中才能得到实现。

（一）细胞的基本特征

根据细胞的进化地位、结构的复杂程度、遗传装置的类型与主要生命活动的方式，细胞可分为原核细胞和真核细胞两大类。原核细胞体积小、结构简单。真核细胞高度进化，出现了典型的细胞核和各种膜性的细胞器。

1. 细胞的大小　不同种类的细胞大小各不相同，一般常用微米(μm)和纳米(nm)作为描述细胞大小的单位。高等动、植物细胞的直径一般为$10\sim100\ \mu m$，鸵鸟的卵细胞直径可达$12\sim15$ cm，原生动物细胞的直径为数百至数千微米，细菌的平均直径一般为$1\sim2\ \mu m$，而最小的支原体细胞直径在$0.1\sim0.3\ \mu m$。细胞的大小与其功能相适应。如卵细胞体积通常较大，其细胞质内储存了大量的营养物质，这些营养物质可满足卵细胞受精后卵裂与胚胎发育的需要。神经细胞（又称神经元）的轴突可达1 m左右，与其传导功能有关。

构成多细胞生物的细胞种类繁多，大小悬殊，形态各异。但无论其细胞总数的差异有多大，同一器官或组织的细胞大小通常在一个相对恒定的范围内。即一个生物体的大小及器官或组织的大小主要取决于细胞的数量，而与细胞的大小无关，这种关系称为"细胞体积守恒定律"。

2. 细胞的形态　细胞的形态多种多样，与其功能相适应（图1-1）。凡游离的细胞，通常为球状或椭球状，如血液中各种血细胞。组织中的细胞通常呈扁平状、柱状、纤维状等，如上皮细胞一般呈扁平状或柱状，肌细胞一般为纤维状；而神经细胞常呈星形，表面有一个或多个树突与轴突。细胞特定的形态，既受细胞内细胞骨架的作用，又受相邻细胞及细胞外基质的制约，还与细胞的生理功能有关。例如，神经细胞呈星形，可感受和传导冲动；人的成熟红细胞为双凹圆盘形，相较于球状或椭球状，其体积减小（便于通过毛细血管），表面积增加（有利于进行气体交换）。

3. 细胞的寿命　细胞的寿命因其类型和所处的环境而异。如哺乳动物的成熟红细胞，它们的平均寿命是120天左右，而神经细胞和心肌细胞，可以存活数十年。细胞的寿命受到许多因素的影响，包括遗传因素、环境因素、氧化应激因素及细胞自身的修复再生能力等。一些研究表明，通过改变饮食、加强锻炼和减少压力等方式，细胞寿命可以延长。

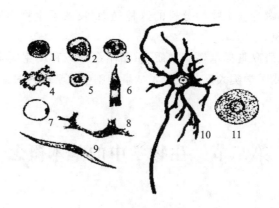

图 1-1　人体细胞的几种形态

1、2、3—血细胞；4、5、6—上皮细胞；7、8—结缔组织细胞；

9—肌细胞；10—神经细胞；11—卵细胞

4. 细胞的基本结构　在光学显微镜下，真核细胞的基本结构包括细胞膜、细胞质、细胞核三部分。经特殊染色，细胞质内可见线粒体、高尔基复合体、糖原颗粒等，细胞核内可见核仁。

在电子显微镜下，真核细胞的结构通常分为膜相结构和非膜相结构两部分（图1-2）。

膜相结构（membranous structure）主要包括细胞膜、内质网、高尔基复合体、溶酶体、过氧化物酶体、线粒体、核膜及各种膜相小泡等。

非膜相结构（non-membranous structure）是指细胞内没有单位膜包裹的结构，主要包括核糖体、细胞骨架（微管、微丝、中间丝等）、染色体（染色质）、中心体、核仁等。

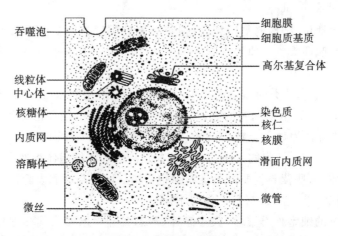

图 1-2　真核细胞模式图

细胞内的各种膜相结构都具有相似的基本结构。在电镜下观察，所有膜相结构的膜均呈现"两暗一明"的三夹板式结构，称为单位膜。线粒体膜、核膜有两层单位膜，其他的膜相结构均只有一层单位膜包裹。

细胞进行正常的代谢活动都需要酶的参与。真核细胞内膜相结构的出现，不仅将遗传物质局限在一定区域，还将细胞内行使特定功能的酶集中于一定的区域内，使之不与其他酶系统混杂，这就是膜相结构的区室化作用（compartmentalization）。由于膜相结构的区室化作用，真核细胞的细胞质划分成许多功能区室，使特定的代谢反应能在相对稳定的内环境中进行，大大提高了代谢效率，也保证了细胞各种活动的协调运作。

（二）细胞的分类

1. 原核细胞（prokaryotic cell）　组成原核生物的细胞，进化地位较低。这类细胞最主要的特征是没有核膜和核仁,只有裸露的 DNA 分子,称为拟核(nucleoid)。原核细胞的结构简单,有完整的细胞膜,细胞质内含有核糖体,没有内质网、高尔基复合体、溶酶体及线粒体等膜性细胞器。它的遗传物质一般为裸露的 DNA 分子,通常不与组蛋白质结合。常见的原核生物有支原体、细菌、放线菌、蓝绿藻等。

(1)支原体:支原体(mycoplasma)的大小介于细菌与病毒之间,直径通常为 0.1~0.3 μm,是最小的原核细胞,可通过滤菌器。支原体没有细胞壁,但有完整的细胞膜,形态多变。支原体的细胞膜由磷脂和蛋白质构成。其遗传物质为环状双螺旋的 DNA 分子,分子量小,合成与代谢很有限。细胞质中仅有核糖体一种细胞器。支原体与医学关系密切,是肺炎、脑炎和尿道炎的病原体。

(2)细菌:细菌(bacteria)是原核生物的典型代表,在自然界中广泛分布,常见的有球菌、杆菌和螺旋菌。许多细菌可导致人类疾病的发生。细菌的外表面为一层坚固的细胞壁,其主要成分为肽聚糖(peptidoglycan)。在细胞壁之外还有一层由多肽和多糖组成的具有保护作用的荚膜(capsule)。细胞壁内侧为脂质分子和蛋白质组成的细胞膜。细菌的细胞膜上含有某些参与代谢反应的酶类,如组成呼吸链的酶类。有些细菌的细胞膜内折形成间体(mesosome),间体与 DNA 的复制和细胞分裂有关(图 1-3)。

细菌的拟核区域含有环状 DNA 分子,其特点是很少有重复序列,构成某一基因的编码序列排列在一起,无内含子。除此之外,细菌的细胞质内还有除 DNA 以外的遗传物质,通常是一些小的能够自我复制的环状质粒(plasmid)。

细菌的细胞质中含有丰富的核糖体(ribosome),每个细菌含 5000~50000 个核糖体,细菌的大部分核糖体游离于细胞质中,只有一小部分附着在细胞膜的内表面。细菌核糖体是细菌合成蛋白质的场所。由于细菌没有核膜,转录与翻译同时进行,转录的 mRNA 无须进行加工。

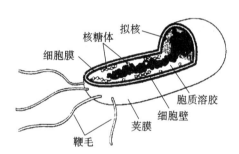

图 1-3 典型的细菌细胞形态结构

2. 真核细胞(eukaryotic cell) 组成真核生物的细胞,具有典型的细胞结构。真核生物包括所有单细胞生物、原生生物、动植物及人类等。真核细胞区别于原核细胞的主要特征是真核细胞有核被膜包围的细胞核。

真核细胞是以生物膜的进一步分化为基础,在细胞内部构建形成许多更为精细的具有专门功能的结构单位。可以通过以下方面理解真核细胞的结构特点。

(1)生物膜系统:在进化过程中真核细胞体积不断增大,因而出现了细胞内部结构的分化。生物膜系统是以生物膜(biological membrane)为基础而形成的一系列膜性结构或细胞器,包括细胞膜、内质网、高尔基复合体、线粒体、溶酶体、过氧化物酶体及核膜等。组成这些膜性结构或细胞器的膜具有相似的单位膜结构,即电镜下的内、外两层致密的深色带和中间层的浅色带,膜厚度在 6~10 nm 之间。这些膜性结构或细胞器均含有各自特殊的酶系统或蛋白质,在细胞内执行其独特的功能。

生物膜系统的基本作用是保护细胞。细胞膜将整个细胞的生命活动保护起来,并发挥物质交换、信息传递、细胞识别及代谢调节等作用;核膜使遗传物质得到更好的保护,使细胞核的活动更加高效;线粒体的膜将细胞能量的产生与其他生化反应隔离开来,使细胞更好地进行能量转换。

(2)遗传信息表达系统:真核细胞的遗传物质被包围在细胞核中,储存遗传信息的 DNA 是以与蛋白质结合的形式存在的，并被包装成为高度有序的染色质结构。DNA 与蛋白质的结合与包装程度决定了 DNA 复制和遗传信息的表达效果，即使是转录产物 RNA，也以与蛋白质结合的颗粒状结构存在。

遗传信息的流动方向是 DNA→RNA(mRNA)→蛋白质。以 mRNA 为模板，合成蛋白质的翻译过程是在核糖体上进行的。核糖体由 RNA 和蛋白质组成，RNA 约占核糖体的 60%，蛋白质约占 40%。核糖体中的 RNA 主要构成核糖体的骨架，将蛋白质串联起来，并决定蛋白质的定位。

（3）细胞骨架系统：细胞骨架(cytoskeleton)是由一系列纤维状蛋白组成的网状结构系统，包括细胞质骨架与核骨架。细胞质骨架主要由微丝、微管和中间丝组成，其功能是维持细胞的形态和结构，参与细胞运动、细胞内物质运输、细胞分裂及信息传递等生命活动。细胞核骨架由核基质、核纤层和染色体骨架组成，它们与基因表达、染色体包装等密切相关。

（4）细胞质基质：在细胞质中除了细胞器和细胞骨架结构之外，其余的则为可溶性细胞质基质（又称胞质溶胶）。细胞与环境、细胞质与细胞核，以及细胞器之间的物质运输、能量传递、信息传递都要通过细胞质基质来完成。细胞质基质约占细胞总体积的一半，是均质而半透明的液体部分，故细胞质呈溶胶状。细胞质基质的主要成分是蛋白质，其中很大一部分是酶，因此很多代谢反应的中间过程在细胞质基质中进行。

在以上 4 种基本结构的基础上，真核细胞形成了内部结构紧密、分工明确、功能专一的各种细胞器，保证了细胞生命活动具有高度程序化与高度自控性。

3. 原核细胞与真核细胞的比较 原核细胞和真核细胞有很大差异（表 1-1），这种差异不仅体现在形态结构上，也体现在基因组(genome)构成上。

表 1-1　原核细胞与真核细胞的比较

特　　征	原 核 细 胞	真 核 细 胞
细胞大小	较小，直径 1～10 μm	较大，10～100 μm
细胞壁主要组成	肽聚糖	纤维素
核糖体	70S(50S＋30S)	80S(60S＋40S)
细胞器	无	有
细胞骨架	无	有
细胞核	有拟核，无核膜、核仁	有核膜、核仁
染色体	单个环状 DNA，DNA 裸露	有 2 个以上 DNA 分子，呈线状，DNA 与组蛋白结合
基因结构	无内含子和 DNA 重复序列	有内含子和 DNA 重复序列
基因表达	RNA 和蛋白质在同一区间合成	RNA 在细胞核中合成和加工；蛋白质在细胞质中合成
细胞分裂	二分裂	有丝分裂，减数分裂，无丝分裂

三、新陈代谢

生物体与外界环境之间的物质和能量交换，以及生物体内物质和能量的转变过程称为新陈代谢(metabolism)。新陈代谢是生物体内全部有序化学变化的总称，这些化学变化一般是在酶的催化作用下进行的。新陈代谢包括物质代谢和能量代谢两个方面，物质代谢过程必然伴随能量代谢。在新陈代谢过程中，既有同化作用，又有异化作用。同化作用（又称为合成代谢），是指生物体将从外界环境中获取的营养物质转变成自身的组成物质，并且储存能量的变化过程。异化作用（又称为分解代谢），是指生物体能够把自身的一部分组成物质加以分解，释放出其中的能量，并且把分解的终产物排出体外的变化过程。新陈代谢是生命的基本特征。

四、生物的生长发育

生长(growth)指生物体在新陈代谢过程中表现出质量和体积的增加。有机体在生命过程中,细胞逐渐分化,形成不同结构,执行不同的生理功能,这一系列结构和功能的转化过程称为发育(development)。生物的生长发育通常是指多细胞生物从受精卵成长为成熟个体的过程。在生物的一生中,每个细胞、组织和器官都随时间而发生变化,生物体在任何一个特定时间的状态都是本身发育的结果。生物个体发育是按一定的生长模式进行的稳定过程。

人类对个体发育规律的认识经历了漫长的过程。1797年,沃尔夫(C. F. Wolff)在《发生论》中对鸡胚的发育过程做了较为详细的描述。19世纪初,贝尔(K. E. von Baer)提出胚层理论,指出胚胎组织和器官的发生以内、中、外三个胚层为出发点。20世纪初,施佩曼(Hans Spemann)及其学派通过把胚胎组织从一处移植到另一处,改变其发育过程和方向的实验,证明胚胎发育是在各部分的相互作用下完成的。现代生物学证明,个体发育无论是在分子层次上,还是在细胞、组织、个体层次上,其基本模式都由基因决定。

五、生物的繁殖

生殖(reproduction)指生物繁衍与其自身相似后代个体的过程,分为无性生殖和有性生殖。有性生殖(sexual reproduction)指由亲本产生的有性生殖细胞(配子),经过两性生殖细胞(如精细胞和卵细胞)的结合成为受精卵,再由受精卵发育成为新个体的生殖方式。无性生殖(asexual reproduction)指亲本不通过两性细胞的结合而产生后代个体的生殖方式,多见于无脊椎动物,又称无配子生殖。无性生殖包括分裂生殖、出芽生殖、孢子生殖、营养生殖、组织培养等。无性生殖只能保持母本的性状。从本质上讲,由体细胞进行的繁殖就是无性生殖。

六、生物的遗传与变异

遗传是子代在连续系统中重复亲代的特性和特征(性状)的现象,其实质是由亲代所产生的配子带给子代按亲代性状进行发育的遗传物质——基因。拥有相同基因的生物体表现出相同的性状,即遗传,体现了生物界在遗传特征上的稳定性。但这种稳定性是相对的,因为基因在世代延绵的长期发展过程中难免会发生结构上的改变。结构改变的基因使生物体表现出不同于改变前的性状,于是出现了变异(variation)(可遗传变异)。由环境条件不同而引起的变异一般是不能遗传的(不遗传变异),因为其未涉及基因结构的改变。可遗传变异使遗传有了新的内容,也使生物的漫长生命连续系统得以持续的发展、进化。没有遗传,生物就不可能保持性状和物种的相对稳定性;没有变异,生物就不会产生新的性状,也就不可能有物种的进化和新品种的选育。

七、生物和环境

(一) 生命的起源

有关生命起源的"化学进化论"已经被广大学者所认可。这个化学进化过程可以分为下列四个阶段。

1. 从无机小分子物质生成有机小分子物质 根据推测,生命起源的化学进化是在原始地球条件下进行的。当时,地球表面温度已经降低,但内部温度仍然很高,火山活动极为频繁,从火山内部喷出的气体,形成了原始大气。一般认为,原始大气的主要成分有甲烷(CH_4)、氨气(NH_3)、水蒸气(H_2O)、氢气(H_2),此外,还有硫化氢(H_2S)和氰化氢(HCN)。这些气体在大自然中不断产生的宇宙射线、紫外线、闪电等的作用下,就可能自然合成氨基酸、核苷酸、单糖等一系列比较简单的有机小分子物质。这些有机小分子物质随着雨水流入湖泊和河流，最后汇集在原始海洋中。

2. 从有机小分子物质形成蛋白质、核酸等有机高分子物质　有些学者认为，在原始海洋中氨基酸、核苷酸等有机小分子物质经过长期积累、相互作用，在适当条件下形成了原始的蛋白质分子和核酸分子。

3. 从有机高分子物质构成多分子体系　蛋白质和核酸等有机高分子物质在海洋里越积越多，浓度不断增加，由于种种原因（如水分的蒸发、黏土的吸附作用），这些有机高分子物质经过浓缩而分离出来，它们相互作用，凝聚成小滴。这些小滴漂浮在原始海洋中，外面包有最原始的界膜，与周围的原始海洋环境分隔开，从而构成一个独立的体系，即多分子体系。这种多分子体系能够与外界环境进行原始的物质交换活动。

4. 从多分子体系演变为原始生命　从多分子体系演变为原始生命，是生命起源过程中最复杂和最有决定意义的阶段。

（二）生命的进化

1859 年，达尔文所著的《物种起源》，阐述了达尔文所创立的以自然选择为基础的生物进化论。达尔文认为，进化是普遍的生物学现象。每个细胞、每种生物都有自己的演变历史，都在随着时间的推移而变化，目前的状态是它们本身进化演变的结果。生物界是一个统一的自然谱系。各种生物归根结底都来自一个最原始的生命类型。生物不仅有一个复杂的纵深层次（从生物圈到生物大分子），还具有个体发育历史和种系进化历史。

总之，生命的进化可归纳为三个基本步骤：从无到有的起源；由少到多的分化发展；从低级到高级的复杂发展。

（三）生物与环境的统一

在自然界里，生物的个体总是组成种群，不同的种群彼此相互依赖、相互作用而形成群落。群落和群落所在的无生命环境组成了生物地理复合体——生态系统。在生态系统中，不同的种群具有不同的功能和作用。例如，绿色植物是生产者，它能利用日光制造食物；动物（包括人）是消费者；细菌和真菌是分解者。生物彼此之间以及生物与环境之间的相互关系决定了生态系统所具有的性质和特点。任何一种生物的外部形态、内部结构、功能及生活习性和行为，与其在生态系统中的作用和地位总是相对适应的。这种适应是长期演变的结果，是自然选择的结果。尽管生物世界存在惊人的多样性，但所有的生物都有共同的物质基础，遵循共同的规律。

第三节　医学生物学的发展与趋势

一、生物学与医学的关系

生物与人类生活的许多方面都有着非常密切的关系。生物学作为一门基础科学，不仅与人口、食物、环境、能源等全球性问题关系密切，也与医学密切相关。

（一）医学源于生物

自从有了人类，就有了疾病。为了生存，为了健康，人们在生产实践中不断寻找能用来治疗疾病的动植物，由此创立了医药学。在我国古代，李时珍的《本草纲目》记载了 1892 种药用动植物，华佗用洋金花为主药制作麻沸散用于外科手术。国外有用金鸡纳树皮提取奎宁以治疗疟疾，给患者输羊血以挽救生命的先例。大量事实说明，医学源于生物。

（二）生物学的发展推动医学的发展

生物学的发展不仅让人类对疾病的认识更加深入，也使生物学的研究范畴不断拓宽。同时，为新的医学诊断和治疗手段的出现提供了可能。过去严重威胁人类的急性传染病，如鼠疫、霍乱、天花、黑热病、结核病等已被控制甚至消灭，而恶性肿瘤、心脑血管疾病、艾滋病等逐渐成为人类的主要疾病和主要死亡原因，且发病率呈上升趋势，使医学的主要研究对象从传染病转变为重大的慢性及退行性疾病。而这些疾病的攻克依赖于生物学的分支学科——分子生物学、细胞生物学、遗传学、免疫学、脑科学等学科的发展。

此外，一些顽症的攻破也依赖生物学的发展。我们知道，遗传病是由于遗传物质发生改变而导致的疾病，具有先天性、终生性、遗传性等特点。过去，遗传病没有好的治疗办法。随着生物学的发展，人们认识到遗传病与基因有关，通过基因修饰等方法增加或消除缺损基因，可达到治疗的目的。未来，遗传病等一些顽症有望得到控制或治愈。

（三）生物学是其他医学课程的基础

医学的很多课程如生物化学、免疫学、寄生虫学、生理学、解剖学等都是生物学的分支，学习这些课程必然会用到生物学的基本理论、基本技能。如缺乏医学生物学知识，不仅不能学好以上课程，而且会影响到儿科学、内科学、外科学等临床课程的学习和理解。所以，医学生物学是其他医学课程的基础，我们必须学好它。

二、医学生物学的发展简史

医学生物学属于跨学科领域，涉及生物学、医学和健康科学等，其发展大致可以分为四个阶段。

（一）描述性生物学阶段

细胞的发现是描述性生物学阶段的重要开端。1665 年，罗伯特·胡克（Robert Hooke）首次发现细胞。他在观察软木薄片时看到一个个小室而以之命名。其实这些小室并不是活的结构，而是细胞壁所构成的结构。1677 年，列文·虎克用自己制造的简单显微镜观察池塘水滴时，发现很多游走的细胞。事实上，他观察到的是原核细胞。他是第一个观察到活细胞的科学家。

19 世纪，生物学中的重大进展是"细胞学说"的创立和"进化论"的提出。1838—1839 年，德国植物学家施莱登和动物学家施旺创立了细胞学说，他们指出细胞是一切动植物结构和功能的基本单位，整个机体由细胞和细胞的产物组成。细胞学说还表明，生物都由细胞构成，并由细胞发展而来的。细胞学说对于细胞的研究起了巨大推动作用。1859 年，达尔文出版了震动当时学术界的《物种起源》。书中用大量资料证明了形形色色的生物都不是上帝创造的，而是在遗传、变异、生存斗争和自然选择中，由简单到复杂、由低等到高等不断发展变化的；进化论的提出，摧毁了各种唯心的神造论和物种不变论。恩格斯将"进化论"列为 19 世纪自然科学的三大发现之一（另外两大发现是细胞学说、能量守恒和转化定律）。孟德尔在大量实验结果的基础上于 1865 年在布吕恩自然科学研究协会会议上报告了他的研究结果，1866 年又在该协会会刊上发表了题为《植物杂交试验》的论文。他在这篇论文中提出了遗传因子（现称基因）、显性性状、隐性性状等重要概念，并阐明其遗传规律，后人称之为孟德尔遗传定律（包括基因的分离定律和基因的自由组合定律）。

从 19 世纪中期到 20 世纪初，关于细胞结构尤其是细胞核的研究有了长足的进展。1875 年，德国植物学家施特拉斯布格首先叙述了植物细胞中的着色物体，而且表明同种植物各自有一定数目的着色物体。1880 年,巴拉涅茨基描述了着色物体的螺旋状结构。1881 年,普菲茨纳发现了染色粒。1880 年,德国科学家恩格尔曼利用一个巧妙的实验证实了叶绿体是绿色植物进行光合作用的场所。1888 年,瓦尔代尔把细胞核中的着色物体正式命名为染色体。1891 年,德国学者亨金在昆虫的精细胞中观察到 X 染色体。1902 年,史蒂文斯、威尔逊等发现了 Y 染色体。

(二) 实验生物学阶段

1900 年,随着孟德尔遗传定律被重新提出,生物学从第一阶段迈入了第二阶段——实验生物学阶段。1926 年,摩尔根的《基因论》出版。该书主要内容包括遗传学的基本原理、遗传的机制、突变的起源、染色体畸变、基因和染色体在性别决定方面的作用等。该书不但总结了摩尔根小组的遗传研究成果,而且对当时已经发现的重要遗传学现象都做了解释。孟德尔-摩尔根学派的理论成果标志着遗传学发展史上的一次大飞跃。1928 年,英国科学家弗莱明发现了青霉素,这是人类历史上一次具有伟大意义的发现。在实验生物学阶段中,俄国的巴甫洛夫和同事们研究了高级神经系统的生理;德国的海克尔和施佩曼博士开始研究动物胚胎发育。赫胥黎和杜布赞斯基提出了现代综合进化论。现代综合进化论彻底否定通过遗传获得性状,强调进化的渐进性,认为进化是群体而不是个体的现象,并重新肯定了自然选择压倒一切的重要性,继承和发展了达尔文进化学说。1944 年,美国生物学家艾弗里等用细菌做实验,第一次证明了 DNA 是遗传物质。

(三) 分子生物学阶段

1953 年,美国科学家沃森和英国科学家克里克共同提出了 DNA 分子的双螺旋结构模型,这是 20 世纪生物科学发展最伟大的成就,标志着生物科学的发展进入了一个新阶段。分子生物学的兴起推动了人们对基因、蛋白质和细胞信号转导等的研究,为医学生物学的发展提供了重要的基础。

(四) 多学科交叉融合阶段

当代医学生物学的发展已经进入多学科交叉融合阶段。以基因工程为核心的生物技术显现出强大的生命力,成为当今世界令人瞩目的高新技术之一,是许多国家产业结构调整的战略重点。随着基因组学和生物信息学的发展,医学生物学开始注重基因组信息对人体健康和疾病的影响,推动了个性化医学的发展。生物技术(如基因编辑技术、干细胞治疗技术等)的不断进步,为医学生物学带来了新的治疗方法和技术。

合成生物学在医学、制药、化工、能源、材料、农业等领域都有广阔的应用前景。涉及疾病诊断、疫苗、抗生素、药物、基因治疗、细胞工程等产品。美国合成生物学家杰·基斯林设计构建了能够生产抗疟药物青蒿素的人工酵母细胞,堪称合成生物技术的应用典范。美国哈佛大学詹姆斯·科林斯(James Collins)团队将合成生物学集成到可穿戴设备中,以扩大对生理状态、疾病状态和病原体或毒素暴露的无创监测,他们开发的带有冻干 CRISPR 传感器的口罩可在室温下 90 min 无创检测 SARS-CoV-2。

衰老生物学以健康老龄化为目标,致力于研究多种基因、通路和机制如何以不同的方式作用于不同的种群、环境和物种,进而导致生物体功能失调、健康受损和寿命缩短。中国目前是全球老龄化人口总数较多的国家之一,从战略层面来看,以衰老生物学研究为核心的健康老龄化科技创新已上升为国家战略。如何有效应对人口老龄化事关国家发展全局,事关亿万百姓福祉,对于全面建设社会主义现代化国家具有重要意义。

化学生物学的研究也已经渗透到生命科学的几乎所有前沿领域。生物学家以化学小分子为工具研究生命体系也成了常规方法。例如,细胞领域的一个重大进展是通过体细胞重编程形成诱导性多能干细胞(iPS Cell)。化学生物学在中医药研究中也发挥了重要作用,改变了中药和天然产物研究的传统模式,产生了新的学科生长点。

系统生物学研究所有生命系统贯穿的信息流及其相互关系。从系统生物学角度思考,人体之所以会受心理、社会因素的影响,主要是因为接受了相应的信息。与饮食、氧气等从外界摄入人体的物质基础直接承载的信息不同,这里的信息主要指经视觉、听觉等感官接收的信息,其被传输至中枢神经系统后通过大脑皮质的活动影响下丘脑和自主神经系统,进而对机体产生影响并在一定阈值内保持动态平衡,当超过阈值时就会出现疾病。

总之,医学生物学的发展经历了从细胞学到分子生物学,再到基因组学和生物信息学的演变,并开始注重个性化医学和生物技术的应用。随着科学技术的不断进步,医学生物学将继续发展并为医学科学和临床治疗带来新的突破。

三、医学生物学的发展趋势

医学生物学的发展特点是不断与其他学科结合,并不断在几门学科交界的边缘发展出新的学科。医学生物学主要沿着三个方向发展。

第一个方向是与物理、化学科学结合。对于许多看起来十分复杂甚至难以理解的生命现象,如果找到其物理和化学基础,就较容易掌握其规律。遗传密码的发现揭开了生命遗传现象的奥秘,这是物理科学向医学生物学渗透过程中的重大成就。

第二个方向是与技术科学结合。新技术的应用推动着医学生物学的发展。电子显微镜、电子计算机以及光谱、波谱、能谱技术的广泛应用,使一些医学生物学研究的周期大大缩短,精密度大大提高。医学生物学只有不断以现代化的技术手段武装自己,才能继续发展。另外,医学生物学的研究可为技术科学的研究提供原型,提供新的设计思路。国外一些重要的计算机发展研究中心正在进行白鼠的行为研究,希望从生物的灵巧结构中得到启发,设计出新型的电子计算机。

近年来,人们利用仿生学研制了一批具有生物特色的新设备、新武器。人工智能研究不仅模仿动物,而且开始以人类自身为样板,模拟人的思维、学习和记忆等高级智力活动。生物科学与技术科学相结合,研究人与机器的相互关系和人与机器系统的最优安排,研究怎样使环境适合于人的工作与生活,以及人在特殊环境条件下的生理心理特点,这方面的研究属于工效学(ergonomics)。

第三个方向是与社会科学相结合。社会科学与自然科学之间的相互渗透是社会发展的一个标志,而生物学正处于相互渗透的中间地带。当代一些社会问题(如人口问题)中许多与生物学关系密切。生态学的研究领域是社会与自然相结合的领域。随着人类社会的发展,人对自然界干预的能力、途径和规模也在日益增长,使生物界原有的生态系统稳态遭到扰动和破坏,这反过来会影响人类社会的生活。

医学生物学的发展趋势如下。①个性化医学:随着基因组学和生物信息学的发展,医学生物学将越来越注重个体的基因组信息,以制订个性化医疗和治疗方案。②生物技术的应用:生物技术(如基因编辑技术、干细胞治疗技术等)的不断进步将为医学生物学带来更多的创新和发展。③精准医学:医学生物学通过整合大数据、生物标志物和生物成像技术,使疾病能得到精准的诊断和治疗。④跨学科合作:医学生物学将更多地与其他学科(如工程学、计算机科学和物理学等)进行跨学科合作,以推动医学科学的发展。⑤医学生物学在药物研发和临床治疗中的应用:医学生物学的发展将为药物研发和临床治疗提供更多的新思路和新方法。总之,医学生物学的发展

能力检测

趋势是朝着个性化、精准化和创新化的方向发展，不断推动医学科学的进步和临床治疗技术的提高。

（易　岚）

参考文献

［1］　查里·达尔文.物种起源（The Origin of Species）［M］.钱逊，译.重庆：重庆出版社，2009.

［2］　刘易斯·托马斯.细胞生命的礼赞——一个生物学观察者的手记（The Lives of a Cell）［M］.长沙：湖南科学技术出版社，2014.

第二章　细胞的分子基础

学习目标

素质目标：通过知识链接"结晶牛胰岛素"，让学生感受我国老一辈科学家刻苦钻研的科学精神和热爱祖国的高尚情操，弘扬为人民服务的奉献精神。

能力目标：结合碳原子的结构特点，说明细胞中的化合物。能用所学的知识分析蛋白质、核酸的化学组成和结构特点。

知识目标：掌握有机化合物的结构与功能，熟悉有机化合物的化学组成，了解无机化合物的含量与功能。

扫码看课件

细胞的存在形式多种多样，有目的地进行着各种生命活动。组成细胞的分子基础是化学物质，具有以下特点：第一，主要组分为碳的化合物，即我们通常所说的有机化合物。第二，细胞中的化学反应主要是在水相中进行的，而且反应的温度在一个非常有限的范围之内。第三，细胞的化学体系非常复杂，即使最简单的细胞中包含的化学组分也比任何一个已知的非生物化学反应体系复杂得多。第四，细胞的组成中大部分的物质是由化学小分子（或称为亚基）连接而成的聚合物，这些聚合物赋予了细胞生长、增殖和行使其他生命活动的特性。第五，细胞中的化学反应在时间和空间上是受到严格调控的。下面将介绍组成细胞的主要化学成分。

第一节　无机化合物

细胞中的分子种类繁多，构成它们的化学元素却仅有 50 多种，在这些化学元素中碳(C)、氢(H)、氧(O)、氮(N)四种元素的含量最高，约占细胞总量的 90% 以上。其次是硫(S)、磷(P)、氯(Cl)、钾(K)、钠(Na)、钙(Ca)、镁(Mg)、铁(Fe)等元素，约占细胞总量的 9% 以上。除此以外，在细胞中还有含量极少的微量元素，如铜(Cu)、锌(Zn)、锰(Mn)、钼(Mo)、钴(Co)、铬(Cr)、硅(Si)、氟(F)、溴(Br)、碘(I)、锂(Li)、钡(Ba)等。这些元素虽然含量甚微，但对于维持细胞正常的功能同样非常重要。以上这些元素在自然界中都能找到，充分体现了生命界和非生命界的统一，也就是生命起源于自然界。

化学元素在细胞中以化合物的形式存在并起作用。细胞中几乎所有的分子都是以碳原子为基础的，"碳是生命的核心元素"。碳原子在所有的化学元素中具有杰出的形成大分子的能力，这是因为碳原子很小，含有 4 个电子，在它原子的外层还有 4 个空余空间，可以形成 4 个共价键。碳原子之间可以形成十分稳定的 C—C 共价键，从而进一步形成长链状或环状的大分子。这些由碳元素构成的化合物被称作有机化合物(organic compound，简称有机物)。有机物是生命产生的物质基础，是含碳化合物或碳氢化合物及其常见衍生物的总称，但是不包括碳的氧化物、硫化物等

Note

主要在无机化学中研究的含碳物质。细胞中除有机物之外的水等成分称为无机化合物（inorganic compound，简称无机物）。无机物指不含碳元素的化合物，但包括含碳的碳氧化物、碳酸盐、氰化物、碳化物、碳硼烷、羰基金属、烷基金属、有机金属配合物等。

一、水

水是细胞中含量最多的化学成分，约占细胞总量的70%。水也是生物体最重要的组成部分，在生命演化中起着重要的作用，可以说没有水就没有生命。细胞中的水不仅是良好的溶剂，溶解各种物质，并且在调节温度、参加酶促反应、参与物质代谢和形成细胞的有序结构等方面发挥着重要的作用。

水在细胞中以游离水和结合水两种形式存在。其中游离水约占细胞水含量的95%，构成细胞内的液体环境，是细胞代谢反应的溶剂；结合水通过氢键或其他键与蛋白质结合，约占细胞水含量的5%，构成细胞结构的组成部分。

人体需要通过摄入水分保持身体的正常运行。一旦水在人体内的动态平衡被打破，就会感到不适，甚至危及生命。

二、无机盐

细胞中的无机盐含量很少，仅占细胞鲜重的1%。常见的无机盐均以离子形式存在，其中阴离子主要包括 Cl^-、PO_4^{3-}、HCO_3^- 等，阳离子有 Na^+、K^+、Ca^{2+}、Mg^{2+}、Fe^{2+}、Fe^{3+}、Mn^{2+}、Cu^{2+}、Co^{2+}、Mo^{2+} 等。无机盐离子能调节细胞膜的通透性，控制水分的进出；能维持细胞的渗透压和酸碱平衡；无机盐离子可作为酶的激活剂或功能因子；无机盐离子还是构成细胞中有机物的重要组成部分，例如，红细胞之所以呈现红色，就是因为红细胞的重要成分血红蛋白中结合了亚铁离子（Fe^{2+}）（图2-1）。每个血红蛋白分子由4分子的珠蛋白和4分子亚铁血红素组成，每个血红素又由4个吡咯环组成，在吡咯环中央有一个亚铁离子。血红蛋白中的铁在二价状态时，可与氧呈可逆性结合（氧合血红蛋白），如果铁氧化为三价状态，血红蛋白转变为高铁血红蛋白，则失去载氧能力。

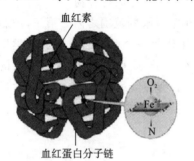

图2-1　血红蛋白结构示意图

第二节　有机化合物

细胞中的有机化合物约占细胞干重的90%以上，根据分子量的大小分为有机小分子和有机大分子。

有机小分子的分子质量范围在100～1000道尔顿（Da），一般含有30个左右的碳原子。在细胞质中常以游离的方式存在，发挥不同的作用。有些有机小分子是构成细胞中大分子的单位（如单糖是构成多糖的单位，氨基酸是构成蛋白质的单位，核苷酸是构成核酸的单位）；有些有机小分子可作为细胞的能量来源，这些有机小分子在细胞代谢过程中通过化学键的断裂转化成为其他更小的分子，并在转化过程中释放出能量。大部分的有机小分子具有1种以上的作用，如葡萄糖既是构成大分子的单位又是细胞中的能量来源。细胞中的有机小分子远不如细胞中的有机大分子丰富，仅占细胞有机物总量的1/10。粗略地估计，在一个典型的动物细胞中，有机小分子的种类可能为1000种以上。

细胞中分子质量范围在 10000～100000 Da 的分子被称为有机大分子，主要包括蛋白质、核酸和多糖。从质量上来看，有机大分子是活细胞中最丰富的有机分子。它们在构成细胞的结构和赋予细胞不同的功能方面发挥着重要作用。生物体内的有机大分子通常又称为生物大分子。生物大分子的大小和复杂性介于有机小分子和细胞器之间，它们的功能也很难预测。例如，人们花费了很长的时间才确定 DNA 和 RNA 在细胞中行使存储和传递遗传信息的功能。

所有有机分子的构成都来自一套相同的简单化合物，这些有机分子也会裂解成相同的一套化合物。合成和降解是通过一系列的化学变化一步一步完成的。所以细胞中的化合物在化学上都具有一定的相关性，大部分可以被划分入为数不多的家族。广义上说，细胞中含有四种主要的有机分子家族：糖、脂肪酸、氨基酸和核苷酸。虽然细胞中的许多化合物不属于这四个家族，但是这四个家族的小分子以及由它们构成的大分子是决定细胞质量的主要因素（表 2-1）。

表 2-1 细菌细胞的化学组成

化 学 组 成	占细胞质量的百分比/(%)	分子的种类
水	70	1
无机盐	1	20
单糖及其前体	1	250
氨基酸及其前体	0.4	100
核苷酸及其前体	0.4	100
脂肪酸及其前体	1	50
其他小分子	0.2	300
磷脂	2	4*
有机大分子（核酸、蛋白质和多糖）	24	3000

注：* 细胞中含有 4 种磷脂，每一种包含很多的种类。

一、糖类

糖类（saccharide）是多羟基醛、多羟基酮以及能水解成多羟基醛或多羟基酮的有机化合物的统称，可分为单糖、寡糖和多糖等。以前糖类的分子通式为 $C_x(H_2O)_y$，化学式的表现上类似于"碳"与"水"聚合，故被称为"碳水化合物（carbohydrate）"，后来人们发现许多物质的分子式符合这个通式但并不是糖类，如甲醛（CH_2O）、乙酸（CH_3COOH）、乳酸（$C_3H_6O_3$）、肌醇（$C_6H_{12}O_6$）等，有些是糖类但不符合这个通式，如鼠李糖（$C_5H_{12}O_5$）、脱氧核糖（$C_5H_{10}O_4$）等。糖类不仅仅是能量的来源，还可为细胞提供形状支持、参与细胞间的识别等。

（一）单糖

单糖（monosaccharide）是不能再水解成更小分子的糖类，含有 3 个或 3 个以上碳原子，自然界中含量较丰富的单糖是戊糖、己糖。如细胞中能量的主要来源——葡萄糖，它通过有氧氧化分解为 CO_2 和水，并释放出可供细胞利用的能量。动物细胞中葡萄糖分子以糖苷键聚合成糖原，作为产生能量的来源。葡萄糖的分子式为 $C_6H_{12}O_6$，但是分子式并不能完全代表某个分子，因为同样的分子组成有可能以不同的共价键连接而形成结构不同的分子。例如，岩藻糖和半乳糖的分子式相同，但是结构上有一个羟基的方向不同。每一种糖都具有互为镜像的两种形式，D-型和L-型。具有相同分子式但化学结构不同的分子，称为同分异构体（isomer），互为镜像的两个分子称为光学异构体（optical isomer）。同分异构体现象在糖类中是十分普遍的，这种现象的存在使细胞中糖的种类有很多。

Note

15

（二）寡糖

寡糖（oligosaccharide）又称低聚糖，是由 2～10 个相同或不同的单糖通过糖苷键聚合而成的直链或支链糖类化合物。如由 1 分子葡萄糖和 1 分子果糖生成的蔗糖，也可称双糖或二糖。

一个糖的—OH 和另外一个糖的—OH 脱去一分子 H_2O 形成糖苷键而连接在一起，这种反应称为缩合反应（condensation reaction）。细胞内的许多大分子是按这种方式形成的，如核酸和蛋白质。与此反应相反的过程被称为水解反应（hydrolysis reaction），即一分子 H_2O 的加入使得相关的化学键断裂而形成 2 个独立的分子。

含有支链的寡糖以共价键的方式与蛋白质或脂类相连接形成糖蛋白或者糖脂。细胞膜中糖蛋白或糖脂的糖链被认为在保护细胞表面和帮助细胞之间黏附方面具有重要作用，细胞表面不同的糖是决定人类不同血型的分子基础。

（三）多糖

多糖（polysaccharide）是由多个单糖分子通过糖苷键连接而成的生物大分子，其分子量为几万到几千万。每一个单糖通常具有不止 1 个自由的羟基，因此多糖可以连成直链，也可呈分枝状（图 2-2），这就使得多糖可能的结构非常多。而核苷酸在形成核酸时，每一个核苷酸之间的连接方式是完全相同的；氨基酸在形成蛋白质时，氨基酸之间的连接方式也是完全相同的。而单糖在形成多糖时，连接方式具有多样性，这就使得确定一个多糖的结构比确定核酸或者蛋白质的结构要困难得多。

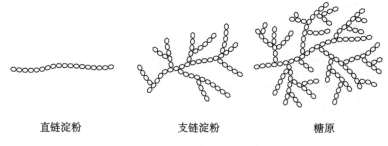

直链淀粉　　　　　　　支链淀粉　　　　　　　糖原

图 2-2　多糖的结构示意图

多糖中含有的单糖数目可为几百到几千个。有的是构成动植物细胞壁的组成成分，如肽聚糖和纤维素；有的是作为动植物储藏的养分，如糖原和淀粉；有的具有特殊的生物活性，如人体中的肝素有抗凝血作用，肺炎球菌细胞壁中的多糖有抗原作用。

二、脂类

脂类（lipid）是指不溶于水而溶于脂溶性溶剂的化合物，是脂肪酸和醇形成的酯类及其衍生物的统称。根据结构不同，脂类可分为油脂（甘油三酯）和类脂（磷脂、糖脂、固醇类等）。

（一）油脂

油脂（fat）又称为甘油三酯（triglyceride）或三酰甘油，是油和脂肪的统称。由 3 条长链脂肪酸和 1 分子甘油酯化而成，存在于动物性脂肪（如肉、黄油、奶油）中，也存在于植物油（如花生油和橄榄油）中。一般将常温下呈液态的油脂称为油，呈固态的称为脂肪。当细胞需要能量时，脂肪酸链就会从甘油三酯中释放出来，并且水解成为二碳单位。这些二碳单位与葡萄糖水解的产物一样，会进入相同的化学反应循环，产生能量。在相同质量的情况下，脂肪酸降解产生的能量是葡萄糖的 6 倍。

甘油三酯中一些脂肪酸的长烃链是饱和的，其碳链上不含双键，并且含有最大数目的羟基。而另一些脂肪酸[如油酸（十八烯酸）]具有不饱和的长烃链，即其碳链上含有双键。碳碳双键会

Note

在烃链中形成扭结,从而干扰它们聚集的能力。饱和脂肪酸构成的脂类呈固态,不饱和脂肪酸形成的脂类呈液态。细胞中发现的许多不同的脂肪酸的区别仅在于烃链的长度和碳碳双键的数目和位置不同。脂肪酸烃链的长度对细胞膜的流动性具有重要的影响。脂肪酸具有两个完全不同的区域。一个是活性较低的疏水性长烃链,另一个是活性很高的羧基(—COOH),其在液态环境中呈现酸性,并且带着负电荷。细胞中几乎所有的脂肪酸都可以通过它们的羧酸基团与其他分子以共价键结合,形成既具有亲水性又具有疏水性的两亲性分子。

（二）类脂

类脂广泛存在于生物组织中,主要包括磷脂、糖脂、类固醇等。

磷脂(phospholipid)是含有磷酸的脂类,属于复合脂(即除含脂肪酸和醇之外,还含有非脂分子成分,如磷酸)。磷脂是组成生物膜的主要成分,分为甘油磷脂与鞘磷脂两大类,分别由甘油和鞘氨醇构成。甘油磷脂是最常见的磷脂,在这些磷脂中,甘油只结合了两条脂肪酸链,而不是像甘油三酯那样结合了3条脂肪酸链。甘油中剩下的羟基和亲水性磷酸基团相连接,磷酸基团又可以进一步和一些小的亲水性化合物(如胆碱)结合。所以磷脂是两亲性分子,既具有疏水的脂肪酸链又具有亲水的头部。它们在水的表面伸展开而形成单层膜,其中亲水的头部和水分子结合,疏水的尾部则朝向空气中。磷脂的两亲性特点使得它们在水中很容易形成脂质双分子层。

除了磷脂以外,细胞膜上还含有其他的一些类脂,如糖脂、胆固醇等。

三、维生素

维生素(vitamin)是机体维持生命活动所必需的一类有机物质,参与机体代谢的调节。机体对维生素的需要量很少,但机体内不能合成或合成量不足,必须经常由食物供给。

维生素分为水溶性和脂溶性两种。B族维生素、维生素C为水溶性维生素,易溶于水,不易溶于非极性有机溶剂,被机体吸收后体内储存量很少,多从尿液中排出体外。维生素A、维生素D、维生素E、维生素K是脂溶性维生素,不易溶于水,易溶于非极性有机溶剂,被机体吸收并在体内储积,摄入过量会积存在身体特别是肝脏中,有引起中毒的危险。每种维生素通常会产生多种反应,因此大多数维生素有多种功能。

（一）维生素A

维生素A(vitamin A)的化学式是$C_{20}H_{30}O$,是指所有具有视黄醇生物活性的化合物,包括类视黄醇物质和维生素A原(类胡萝卜素)。维生素A可参与体内多种氧化还原反应,有促进生长、繁殖,维持视力,调节骨骼、上皮组织生长和黏膜上皮细胞分泌等多种生理功能。

（二）B族维生素

B族维生素(vitamin B)是一组有着不同结构的化合物,主要有维生素B1(硫胺素、抗脚气病维生素)、维生素B2(核黄素)、维生素B3(烟酸、抗癞皮病维生素)、维生素B5(泛酸)、维生素B6(吡哆醇、抗皮炎维生素)、维生素B7(生物素)、维生素B11(叶酸)、维生素B12(钴胺素)等,普遍以辅酶的形式广泛参与各种生理过程。

（三）维生素C

维生素C(vitamin C)又名抗坏血酸,分子式为$C_6H_8O_6$。天然存在的抗坏血酸有L型和D型两种,后者无生物活性。一般处于烯醇式的状态,即L-抗坏血酸。由一个五元内酯环及其侧链组成,水溶液呈酸性。维生素C具有强抗氧化作用和调节机体免疫系统等功能。

（四）维生素D

维生素D(vitamin D)是类固醇的衍生物,具有抗佝偻病作用,又称抗佝偻病维生素。主要包含维生素D2(麦角钙化醇)和维生素D3(胆钙化醇)。可以促进肠道钙结合蛋白的合成。

（五）维生素 E

维生素 E(vitamin E)又称生育酚(tocopherol)，包括 α-生育酚、β-生育酚、γ-生育酚、δ-生育酚及 α-三烯生育酚、β-三烯生育酚、γ-三烯生育酚、δ-三烯生育酚，均具有抗氧化活性，其中 α-生育酚活性最强。

（六）维生素 K

维生素 K(vitamin K)又称凝血维生素，是具有异戊二烯类侧链的萘醌类化合物，包含维生素 K1、维生素 K2、维生素 K3 和维生素 K4 等形式。其中，维生素 K1、维生素 K2 是天然存在的，属于脂溶性维生素；而维生素 K3、维生素 K4 是人工合成的，是水溶性维生素。维生素 K 控制凝血因子Ⅱ、凝血因子Ⅶ等在肝内合成，参与血液凝固过程。

四、核酸

核酸(nucleic acid)是生命的基本物质之一。组成核酸的基本单位是核苷酸(nucleotide)。首先一分子含氮碱基与一分子五碳糖(核糖或者脱氧核糖)连接成一分子核苷，再与磷酸基团相连就形成了核苷酸。含有核糖的核苷酸被称为核糖核苷酸，是构成 RNA 的亚单位；含有脱氧核糖的核苷酸则被称为脱氧核糖核苷酸，是构成 DNA 的亚单位。含氮碱基可以分为 2 种：嘧啶和嘌呤。嘧啶包括胞嘧啶(C)、胸腺嘧啶(T)、尿嘧啶(U)；嘌呤则包括鸟嘌呤(G)和腺嘌呤(A)。每一个核苷酸是以它所包含的碱基进行命名的(图 2-3)。

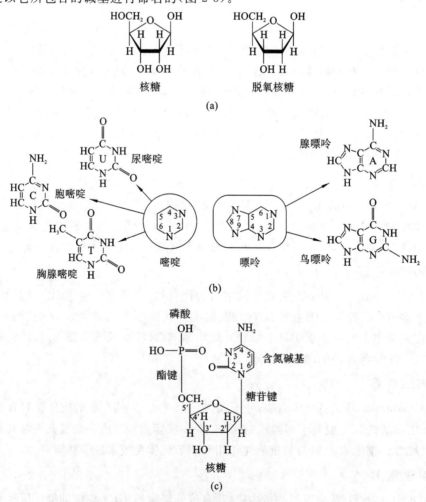

图 2-3 核苷酸的分子组成

(a)戊糖的种类；(b)含氮碱基的种类；(c)核苷酸分子结构模式图

（一）DNA

1. DNA 的结构 DNA 是由多个脱氧核糖核苷酸构成的不分支的线性大分子,通过一个核苷酸的 5′ 位磷酸与相邻核苷酸的 3′—OH 脱去 1 分子 H_2O,形成 3′,5′磷酸二酯键连接而成。DNA 的脱氧核糖核苷酸有四种,分别是腺嘌呤脱氧核苷酸(dAMP)、胸腺嘧啶脱氧核苷酸(dTMP)、胞嘧啶脱氧核苷酸(dCMP)和鸟嘌呤脱氧核苷酸(dGMP)。DNA 的一级结构即为组成 DNA 的脱氧核糖核苷酸的排列顺序和种类,由于核苷酸之间的差异仅仅是碱基的不同,因此通常又把核苷酸序列直接称为碱基顺序。1953 年,沃森和克里克提出了 DNA 的双螺旋结构,为阐明 DNA 的二级结构做出了杰出的贡献。他们认为 DNA 分子由两条相互平行而方向相反的多核苷酸链组成,即一条链中磷酸二酯键连接的核苷酸方向是 5′→3′,另一条是 3′→5′,两条链围绕着同一个中心轴以右手方向盘绕成双螺旋结构。螺旋的主链由位于外侧的间隔相连的脱氧核糖和磷酸组成,双螺旋的内侧由碱基按照碱基互补配对原则相连,即一条链上的 A 总是并且只能通过两个氢键与另一条链上的 T 相连,而一条链上的 G 总是并且只能通过三个氢键与另一条链上的 C 相连;简言之就是 A 与 T 配对,G 与 C 配对(图 2-4)。螺旋内每一对碱基均位于同一平面上,并且垂直于螺旋纵轴,相邻碱基对之间距离为 0.34 nm,双螺旋螺距为 3.38 nm。构成 DNA 分子的两条链称为互补链,DNA 双螺旋的表面存在一个大沟(major groove)和一个小沟(minor groove)。沃森和克里克提出的 DNA 双螺旋结构被称为 B-DNA。随着研究的深入,人们发现在细胞中不仅存在 B-DNA,还存在 A-DNA 和 Z-DNA。A-DNA 和 B-DNA 一样都是右手螺旋,但是 A-DNA 形成的螺旋比较扁平而且更大。与 A-DNA 和 B-DNA 的右手螺旋不同,Z-DNA 形成的是左手螺旋,并且其磷酸骨架呈 Z 形曲折。关于这三种 DNA 的差别见表 2-2。

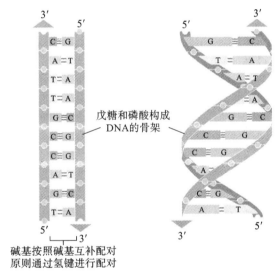

戊糖和磷酸构成 DNA 的骨架

碱基按照碱基互补配对原则通过氢键进行配对

图 2-4 DNA 的结构示意图

表 2-2 细胞中 DNA 的主要类型

项 目	B-DNA	A-DNA	Z-DNA
旋转方向	右手	右手	左手
核苷酸数/每圈	10	10.9	12
螺距	3.38 nm	3.2 nm	4.46 nm

2. DNA 的功能 DNA 的主要功能是储存、复制和传递遗传信息。在组成 DNA 分子的线性核苷酸序列中蕴藏着大量的遗传信息。虽然 DNA 分子中只有四种核苷酸,但组成 DNA 的核苷酸的数量非常巨大且呈随机排列,这就决定了 DNA 分子的复杂性和多样性。例如,人的基因组

Note

约含有 30 亿个碱基对,理论上其多样性应该为 4 的 30 亿次方,这是一个天文数字,也正因为如此,才使得遗传信息具有多样性,生物种类具有多样性。

遗传信息从亲代传递给子代以 DNA 的复制为基础。DNA 的复制是指由亲代 DNA 合成子代 DNA 的过程。以 DNA 为模板合成信使 RNA(mRNA)的过程称为转录,以信使 RNA 为模板指导蛋白质合成的过程称为翻译。转录和翻译合起来被称为遗传信息的流动。

(二) RNA

1. RNA 的结构 RNA 也是由多个核苷酸连接而成的大分子。与 DNA 不同,组成 RNA 的核苷酸是核糖核苷酸,并且构成 RNA 的碱基是 A、G、C、U(表2-3)。

表 2-3 DNA 和 RNA 在化学组成上的异同

化学组成	DNA	RNA
戊糖	脱氧核糖	核糖
碱基	腺嘌呤(A)鸟嘌呤(G) 胞嘧啶(C)胸腺嘧啶(T)	腺嘌呤(A)鸟嘌呤(G) 胞嘧啶(C)尿嘧啶(U)
磷酸	磷酸	磷酸
核苷酸	脱氧腺苷酸(dAMP) 脱氧鸟苷酸(dGMP) 脱氧胞苷酸(dCMP) 脱氧胸苷酸(dTMP)	腺苷酸(AMP) 鸟苷酸(GMP) 胞苷酸(CMP) 尿苷酸(UMP)

RNA 一般为单链的长分子,但是很多 RNA 需要通过碱基互补配对原则形成一定的二级结构乃至三级结构来行使生物学功能。RNA 的碱基互补配对原则基本和 DNA 相同,不过除了 A 与 U 配对、G 与 C 配对外,G 与 U 也可以配对。

2. RNA 的种类与功能 细胞中 RNA 的种类很多(表2-4),其中参与遗传信息流动的主要有三种:mRNA(信使 RNA)、tRNA(转运 RNA)和 rRNA(核糖体 RNA)。mRNA 是指导蛋白质合成的模板;tRNA 是将特定的氨基酸转运到 mRNA 特定位置的搬运工;rRNA 是蛋白质合成的工作场所——核糖体的重要组成成分。

表 2-4 细胞内重要 RNA 的种类和功能

缩　写	名　称	功　能
mRNA	信使 RNA	蛋白质合成的直接模板
tRNA	转运 RNA	转运氨基酸到 mRNA 的特定位置
rRNA	核糖体 RNA	核糖体的组成成分
hnRNA	核内不均一 RNA	成熟 mRNA 的前体
ribozyme	核酶(有酶活性的 RNA)	自我催化 RNA 剪接
snRNA	核内小 RNA	参与 hnRNA 的剪接与转运
snoRNA	核仁小 RNA	rRNA 的加工与修饰
miRNA	微小 RNA	基因表达调节
siRNA	小干扰 RNA	介导 RNA 干扰,沉默基因转录
piRNA	与 Piwi 蛋白相互作用的 RNA	参与基因表达调节,调节精子成熟发育
lncRNA	长链非编码 RNA	参与表观遗传调控、细胞周期调控和细胞分化调控等

(1) mRNA:DNA 是遗传信息的主要载体,生物体的生理功能主要由蛋白质来执行。在将

DNA 上的遗传信息转换成蛋白质的过程中，mRNA 发挥着重要的"信使"作用，从而使细胞发挥不同的功能。

在真核生物中，转录形成的前体 RNA 中含有大量非编码序列，大约只有 25％序列经加工成为 mRNA，最后翻译为蛋白质。未经加工的前体 mRNA(pre-mRNA)在分子大小上差别很大，通常称为核内不均一 RNA(heterogeneous nuclear RNA，hnRNA)。mRNA 在细胞中的含量很少，并且寿命很短，完成任务以后便被降解。mRNA 的降解在它发挥调控功能的过程中起着重要作用。

（2）tRNA：mRNA 上每 3 个相邻的核苷酸翻译成蛋白质多肽链上的一个氨基酸，这 3 个核苷酸就称为密码，也称三联体密码即密码子(codon)。但是细胞质中游离的氨基酸本身是无法识别 mRNA 上的密码子的，必须依赖于一种特殊的 RNA 转移载体——转运 RNA(transfer RNA，tRNA)，才能把氨基酸搬运到 mRNA 和核糖体复合物上。

tRNA 可以将特定的氨基酸转运到 mRNA 和核糖体复合物上特定的位置，这与它的结构密不可分。tRNA 二级结构很像一片三叶草(图 2-5)。tRNA 结构中含有反密码子环，这个环的顶端有三个暴露的碱基，称为反密码子(anticodon)。反密码子可以与 mRNA 链上互补的密码子配对。tRNA 的 3′末端含有氨基酸臂，可以携带特定的氨基酸。通过反密码子和密码子之间的相互识别，tRNA 可以将特定的氨基酸准确地转运到 mRNA 和核糖体复合物上特定的位置。每种氨基酸可与 1～4 种 tRNA 相结合，现在已知的 tRNA 的种类在 40 种以上。

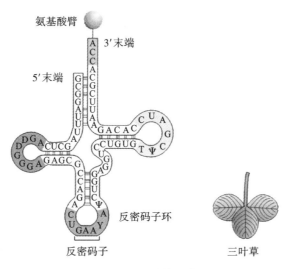

图 2-5 tRNA 结构示意图

（3）rRNA：核糖体 RNA(ribosomal RNA，rRNA)是组成核糖体的重要成分，它在维持核糖体的结构方面发挥着重要的作用，如果把 rRNA 从核糖体上去除，核糖体的结构就会发生塌陷。rRNA 的大小一般用沉降系数(sedimentation coefficient，S)来表示。某一物质的沉降系数值越大，表示该物质在超速离心时的沉淀速度越大。组成原核生物核糖体的 rRNA 有 3 种，分别为 5S、16S 及 23S。组成真核生物核糖体的 rRNA 有 4 种，分别是 5S、5.8S、18S 和 28S。

rRNA 是单链，它包含不等量的 A 与 U、G 与 C，但是也有广泛的双链区域。在双链区，碱基因氢键相连，表现为发夹式螺旋。rRNA 不仅在维持核糖体结构方面发挥着重要作用，而且在识别、选择 tRNA 以及催化肽键形成等方面也发挥着重要的作用。

（4）ribozyme：长期以来，人们一直认为酶的本质是蛋白质。直到 20 世纪 80 年代初期美国科罗拉多大学 Cech 实验室首先发现了 RNA 也具有酶活性，才从根本上改变了人们的这一认识。Cech 因此而获得了 1989 年的诺贝尔化学奖。

根据一级序列的大小不同,核酶可以被分成小分子核酶和大分子核酶。小分子核酶包括锤头核酶、发卡核酶、varkud卫星核酶以及D型肝炎病毒(HDV)核酶,它们的序列长度都在200个核苷酸以下。大分子核酶包括核糖核酸酶P(RNase P)、Ⅰ型内含子(group Ⅰ intron)、Ⅱ型内含子(group Ⅱ intron)、剪接体(spliceosome)以及核糖体,它们的序列长度从几百到几千核苷酸不等。核酶是具有酶活性的RNA,通过与序列特异性靶RNA分子配对而发挥作用。它们在RNA的成熟、蛋白质的合成方面均发挥着重要的作用。

(5) 其他RNA:在细胞中还存在着许多种类的RNA,如核内小RNA(snRNA)、核仁小RNA(snoRNA)、胞质小RNA(scRNA)等,它们在参与hnRNA的剪接与转运和对rRNA进行加工与修饰中均发挥着重要的作用。此外,人们还逐渐发现了一些调控基因表达的重要的RNA,如小RNA、微小RNA(miRNA)以及非编码RNA(ncRNA)等。这些RNA的发现不仅丰富了人们对细胞的认识,也为人们干预细胞内的基因表达进而对疾病进行治疗提供了新的策略。

(三) 其他单核苷酸(核苷酸衍生物)

核苷酸可以作为化学能量短暂的运输者。其中腺嘌呤核苷三磷酸(adenosine triphosphate,ATP,简称三磷酸腺苷),在几百种代谢反应中都参与了能量的传递。ATP是食物分解产生能量的过程中形成的,ATP中的3个磷酸基团通过2个磷酸酐键连接而成,这些键的断裂将会产生巨大的能量,末端的磷酸基团通过水解反应断裂后生成ADP。在很多情况下,将这个磷酸基团转移到另外的分子上释放的能量可以推动需要能量的生物合成反应的发生。其他的核苷酸也可以传递化学基团,如鸟嘌呤核苷二磷酸(GDP)和鸟嘌呤核苷三磷酸(GTP)。

除此之外,核苷酸衍生物还有被称为第二信使的$3'$,$5'$环化腺嘌呤核苷一磷酸(cAMP);参与磷脂类代谢的胞嘧啶核苷二磷酸(CDP)和胞嘧啶核苷三磷酸(CTP);参与糖类代谢的尿嘧啶核苷二磷酸(UDP)和尿嘧啶核苷三磷酸(UTP)等。

五、蛋白质

蛋白质(protein)是构成细胞的主要成分,占细胞干重的50%以上,是细胞生命活动的最重要的执行者。

(一) 蛋白质的组成

蛋白质是氨基酸(amino acid)通过肽键(peptide bond)连接而成的大分子,构成蛋白质的氨基酸数目从30到10000不等,大部分蛋白质含有的氨基酸的数目在50～2000。

每个氨基酸分子至少都含有一个氨基和一个羧基,且都连在同一个碳原子上,这个碳原子称为α碳原子(α是用来标记碳原子顺序的,指有机物中与官能团直接相连的碳原子),其上还连有一个氢原子和一个侧链(图2-6),侧链的性质决定了氨基酸分子的特性。一个氨基酸分子的羧基与另一个氨基酸分子的氨基之间脱去1分子H_2O形成肽键,氨基酸分子之间通过肽键相连形成蛋白质分子。和糖一样,所有的氨基酸(除了甘氨酸外)都具有光学异构体,即D型和L型。生物界中各种蛋白质中几乎都是由L型氨基酸构成的,D型氨基酸仅仅存在于某些细菌细胞壁中和一些抗生素中。但近年来的研究表明,D型氨基酸不仅存在于人体内,而且具有重要的作用,如D型丝氨酸是大脑中的信号分子。为什么细胞只选择L型氨基酸来构成蛋白质?这是进化过程中的一个未解之谜。

无论是细菌,还是植物和动物,组成生物界蛋白质的氨基酸通常有20种(表2-5)。在生物进化的过程中,为什么只有这20种氨基酸被选择用于构成生物的蛋白质?至今还是个谜。

虽然构成生物界蛋白质的氨基酸仅有20种,但是它们排列组合产生的多样性赋予了蛋白质不同的功能。赖氨酸和谷氨酸等氨基酸含有可以在水中形成离子的侧链,可使分子带上电荷,而另外一些氨基酸则不带电荷。一些氨基酸具有极性和亲水性,而有些氨基酸则呈非极性和疏水性。

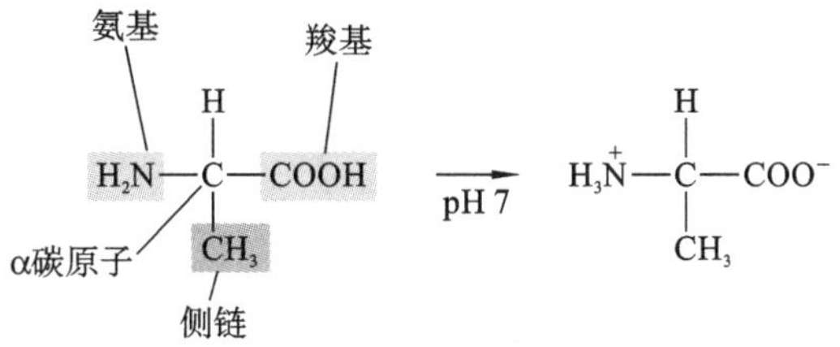

氨基 羧基

$$H_2N-\underset{\underset{\underset{\text{侧链}}{CH_3}}{\overset{\overset{H}{|}}{\underset{|}{C}}}-COOH \quad \xrightarrow{\text{pH 7}} \quad H_3\overset{+}{N}-\underset{\underset{CH_3}{|}}{\overset{\overset{H}{|}}{C}}-COO^-$$

α碳原子

非离子形式   离子形式

图 2-6 氨基酸的结构示意图

表 2-5 细胞中氨基酸的种类

中文名称	英文名称	英文缩写	英文简写	侧链带电情况
天冬氨酸	aspartic acid	Asp	D	负电
谷氨酸	glutamic acid	Glu	E	负电
精氨酸	arginine	Arg	R	正电
赖氨酸	lysine	Lys	K	正电
组氨酸	histidine	His	H	正电
天冬酰胺	asparagine	Asn	N	极性不带电
谷氨酰胺	glutamine	Gln	Q	极性不带电
丝氨酸	serine	Ser	S	极性不带电
苏氨酸	threonine	Thr	T	极性不带电
酪氨酸	tyrosine	Tyr	Y	极性不带电
丙氨酸	alanine	Ala	A	非极性
甘氨酸	glycine	Gly	G	非极性
缬氨酸	valine	Val	V	非极性
亮氨酸	leucine	Leu	L	非极性
异亮氨酸	isoleucine	Ile	I	非极性
脯氨酸	proline	Pro	P	非极性
苯丙氨酸	phenylalanine	Phe	F	非极性
甲硫氨酸	methionine	Met	M	非极性
色氨酸	tryptophan	Trp	W	非极性
半胱氨酸	cysteine	Cys	C	非极性

　　如前所述，每一个氨基酸分子都含有一个羧基和一个氨基，一个氨基酸分子上的羧基与另一个氨基酸分子上的氨基脱水缩合可以形成新的化学键——肽键。氨基酸通过肽键连接成的化合物称为肽（peptide），由两个氨基酸连接而成的称为二肽，三个氨基酸连接而成的称为三肽，以多个氨基酸连接而成的称为多肽，每一条多肽链都含有一个氨基端（N 端）和一个羧基端（C 端）。组成多肽的每一个氨基酸称为氨基酸残基，氨基酸残基的侧链决定了多肽的性质（图 2-7）。

（二）蛋白质的分子结构

　　按照蛋白质折叠程度不同，蛋白质的结构可分为一级结构、二级结构、三级结构和四级结构。

　　1. 蛋白质的一级结构（primary structure） 蛋白质的一级结构指组成蛋白质线性多肽链的氨基酸的数目、种类和排列顺序。通常蛋白质的一级结构的书写顺序按照从 N 端到 C 端的方式进行。

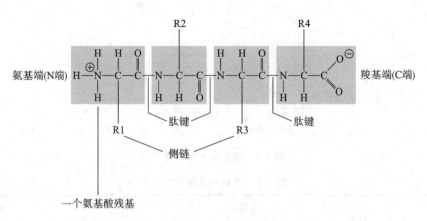

图 2-7　多肽链结构示意图（其中每一个灰色区域代表一个氨基酸残基）

2. 蛋白质的二级结构（secondary structure）　蛋白质的二级结构指组成蛋白质的多肽链局部的三维结构。常见的二级结构包括 α-螺旋和 β-片层（也称 β-折叠）。二级结构是通过骨架上的羰基和酰胺基团之间形成的氢键维持的，氢键是稳定二级结构的主要作用力。

α-螺旋一般是右手螺旋结构，每个氨基酸残基（第 n 个）的羰基氧与多肽链 C 端方向的第 4 个残基（第 $n+4$ 个）的酰胺氮形成氢键。在典型的右手 α-螺旋结构中，螺距为 0.54 nm，每一圈含有 3.6 个氨基酸残基，每个残基沿着螺旋的长轴上升 0.15 nm。β-片层则是由伸展的多肽链组成的。折叠片的构象通过一个肽键的羰基氧和位于同一个肽链或相邻肽链的另一个酰胺氮之间形成的氢键维持。氢键几乎都垂直于伸展的肽链，这些肽链可以是平行排列（走向都是从 N 端到 C 端），或者是反平行排列（肽链反向排列）（图 2-8）。

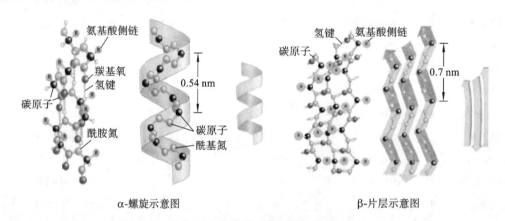

α-螺旋示意图　　　　　　　　　　　　β-片层示意图

图 2-8　蛋白质二级结构示意图

3. 蛋白质的三级结构（tertiary structure）　蛋白质的三级结构是指一条完整的多肽链所形成的三维结构，包括了从 N 端到 C 端所有的 α-螺旋、β-片层、无规卷曲以及环状结构等。维持蛋白质三级结构的化学键包括氢键、离子键和疏水键等。

4. 蛋白质的四级结构（quaternary structure）　蛋白质的四级结构是指 2 条以上的具有三级结构的多肽链通过氢键等非共价键的相互作用形成的聚合物所具有的空间结构。在四级结构中，每一条具有独立三级结构的多肽链被称为一个亚基（subunit），通常亚基的数目为偶数。对于大部分的蛋白质而言，只有形成四级结构时才能表现出蛋白质的活性。例如，红细胞的重要组成成分——血红蛋白是由两条 α 链和两条 β 链构成的四聚体，α 链由 141 个氨基酸组成，β 链由 146 个氨基酸组成，在与人体环境相似的电解质溶液中血红蛋白的四个亚基可以自动组装成 $\alpha_2\beta_2$ 的形态。其中每条肽链都以非共价键与一个含有铁原子的环状血红素相连接（图 2-9）。

蛋白质的四级结构之间是相互联系的,蛋白质的一级结构虽然是线性结构,但是组成蛋白质的氨基酸侧链的性质决定了蛋白质高级结构的形成方式,一级结构中仅 1 个氨基酸残基的改变就有可能导致整个蛋白质折叠方式的改变,进而导致蛋白质的功能发生障碍。例如,镰状细胞贫血就是因为蛋白质中 1 个氨基酸由谷氨酸突变为缬氨酸而导致的疾病。蛋白质的二级结构是组成蛋白质的多肽链局部的三维结构,而蛋白质的三级结构则是一条完整的多肽链所具有的三维结构,蛋白质的四级结构针对的是 2 条以上的多肽链聚集而成的大分子所具有的空间结构(图 2-10)。

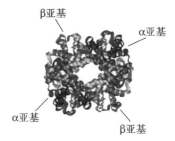
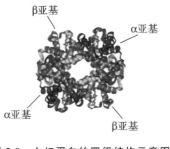

图 2-9 血红蛋白的四级结构示意图

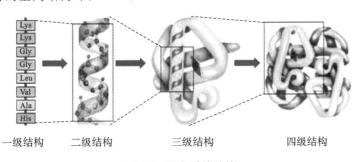

一级结构　二级结构　　三级结构　　　四级结构

图 2-10 蛋白质的结构

结晶牛胰岛素

(三)蛋白质的功能

蛋白质是细胞生命活动最重要的执行者,我们日常司空见惯的各种活动(如吃饭、运动)都离不开蛋白质功能的发挥。有的蛋白质发挥酶的功能,催化细胞内的各种反应,如分解食物的各种酶类——胃蛋白酶、胰蛋白酶等;有的蛋白质为维持细胞的形态提供支持,如各种细胞骨架蛋白;有的蛋白质发挥传输的功能,如血红蛋白携带氧气;有的蛋白质在运动中发挥重要作用,如肌动蛋白;有的蛋白质发挥存储能量或离子的作用,如鸡蛋中的卵清蛋白的主要作用是存储氨基酸,而人体中转铁蛋白则是铁离子的存储场所;有的蛋白质在信号转导中发挥着重要作用,如胰岛素和胰岛素受体的相互作用使细胞吸收葡萄糖;有的蛋白质则可以与 DNA 结合,从而调节基因的表达;还有些蛋白质具有特殊的功能,如有些鱼体内含有抗冻蛋白,可以使它们生活在极端环境中。

(李继红)

能力检测

参 考 文 献

[1] 杨恬. 医学细胞生物学[M]. 北京:人民卫生出版社,2011.
[2] 王金发,何炎明,刘兵. 细胞生物学实验教程[M]. 北京:科学出版社,2011.
[3] 杨维才,贾鹏飞,郑国锠. 郑国锠细胞生物学[M]. 北京:科学出版社,2015.
[4] 陈誉华. 医学细胞生物学[M]. 5 版. 北京:人民卫生出版社,2013.

Note

第三章　细胞的结构与功能

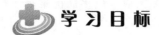
学习目标

素质目标：能积极参与教学活动，学会合作，在交流中建立信心；养成善于动脑和严密分析的习惯，在学习与发现过程中提高思维品质。

能力目标：运用细胞结构与功能的知识解决相关生物学与医学问题，培养学生自主探究、分析、解决问题的能力。

知识目标：描述细胞的结构、组成与功能；列举细胞内物质的合成、分选和运输方式。阐释细胞结构与相关疾病的关系与机制。

第一节　细胞膜及其表面

细胞膜（cell membrane）又称细胞质膜，是包围在细胞质外围的一层界膜，是细胞的基本结构之一。它将细胞质与外界环境分隔开，构成一道特殊屏障，使细胞有一个相对独立而稳定的内环境，同时在细胞与外环境之间物质、能量交换及信号传递中起着重要作用。细胞膜的出现是非细胞形态的生物进化成细胞形态的生物的重要标志之一。真核细胞除了细胞膜以外，细胞内的核膜和细胞器膜统称为细胞内膜（internal membrane）。通常把细胞所有的膜结构统称为生物膜（biomembrane），生物膜是细胞膜与细胞内膜的总称。生物膜有着相近的化学组成、形态特征和功能特性，参与细胞各种生命活动。

一、细胞膜的化学组成及其分子结构模型

细胞膜主要由脂质分子、蛋白质分子、糖类分子组成（图 3-1）。脂质分子排列成大约 5 nm 厚的连续的脂质双分子层，组成膜的基本结构。蛋白质分子以多种方式与脂质双分子层结合，执行各种功能。糖类分子分布于细胞膜表面，参与细胞的识别、黏附、迁移等功能活动。

（一）细胞膜的化学组成

1. 膜脂　细胞膜上的脂类统称为膜脂（membrane lipid），是细胞膜的基本组成成分，主要包括磷脂（phospholipid）、胆固醇（cholesterol）、糖脂（glycolipid）三种类型，以磷脂含量为最多。所有膜脂都是两亲性分子，具有亲水的极性头部和疏水的非极性尾部。这种性质使细胞膜具有选择通透性作用，大多数水溶性物质不能自由通过，只允许亲脂性物质通过。

（1）磷脂：细胞膜中磷脂可分为甘油磷脂和鞘磷脂两大类，形成脂质双分子层结构，是构成整个细胞膜的结构基础。磷脂占整个膜脂含量的 50% 以上，由 1 个亲水的头部和 2 个疏水的尾部组成（图 3-2）。

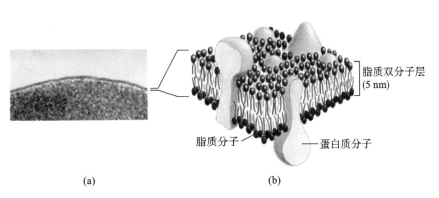

图 3-1　细胞膜的结构

(a)单位膜的电镜照片;(b)细胞膜三维结构模式图

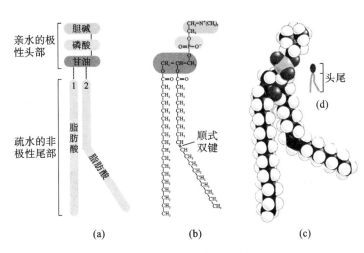

图 3-2　磷脂酰胆碱分子的结构

甘油磷脂主要包括磷脂酰胆碱(又称卵磷脂)(phosphatidylcholine,PC)、磷脂酰乙醇胺(又称脑磷脂)(phosphatidylethanolamine,PE)、磷脂酰丝氨酸(phosphatidylserine,PS)和磷脂酰肌醇(phosphatidylinositol,PI)。

甘油磷脂的亲水性头部是碱基和磷酸组成的磷脂酰碱基。它们多数通过甘油基团与非极性尾部相连,疏水的非极性尾部是两条长短不一的烃链,一般含有 16～20 个偶数碳原子,其中一条烃链常含有一个或数个双键,双键使不饱和链有一定角度的扭转,在顺式双键处形成一个约 30°角的弯曲。磷脂烃链的长度及饱和度的差异影响磷脂的相互位置,进而影响膜的流动性。

鞘磷脂(sphingomyelin,SM)是唯一不以甘油为骨架的磷脂,因其在神经细胞膜中特别丰富,故又称神经鞘磷脂。鞘磷脂以鞘氨醇(sphingosine)为骨架,由脂肪酸链组成疏水的尾部,由胆碱和磷酸组成亲水的头部。鞘磷脂一般只存在于动物细胞中,原核细胞和植物细胞中则无鞘磷脂(图 3-3)。

(2)胆固醇:胆固醇是一种固醇类的脂类,仅存在于真核细胞膜上,其含量一般不超过膜脂总量的 1/3。在某些动物细胞的细胞膜中,胆固醇的含量可占膜脂的 50%。而植物细胞的细胞膜中胆固醇含量极少。胆固醇的分子结构包括三部分:羟基基团组成的极性头部、非极性的类固醇环结构和一个非极性的碳氢尾部。胆固醇分子散在分布于磷脂分子之间,其头部以亲水羟基与磷脂分子的头部靠近,而尾部呈游离状插在磷脂分子疏水尾部中间,对磷脂的脂肪酸尾部的运动具有干扰作用,因此,胆固醇对调节膜的流动性、加强膜的稳定性有着重要作用(图 3-4)。

(3)糖脂:糖脂是亲水的脂分子,由脂类和寡糖组成。糖脂普遍存在于原核和真核细胞的细胞膜上,占膜脂总量的 5%以下,在神经细胞膜上糖脂含量较高,占 5%～10%。在动物细胞中,

Note

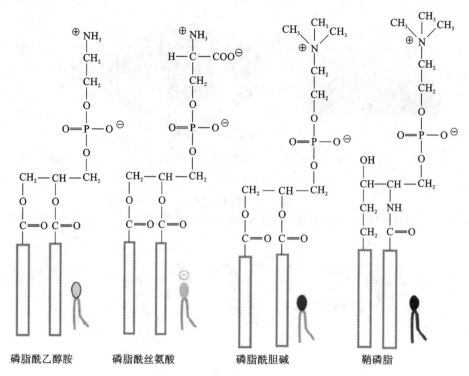

图 3-3　细胞膜中主要磷脂的分子结构

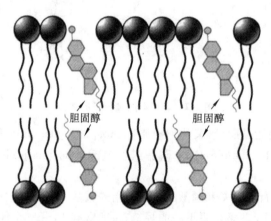

图 3-4　胆固醇在脂质双分子层中的位置

　　糖脂的结构与鞘磷脂相似，是由一个或多个糖基代替了磷脂酰胆碱而与鞘氨醇的羟基结合形成的。而细菌和植物细胞中的糖脂一般由磷脂酰胆碱衍生而成。糖脂中的糖基暴露于细胞外表面，可作为膜受体参与细胞识别和信号转导等。

　　膜脂具有以下共同特性：膜脂都具有亲水的极性头部和疏水的非极性尾部。大多数磷脂和糖脂分子在水溶液中能自发地形成脂质双分子层，构成分隔两个水溶性环境的屏障。脂质双分子层游离的两端有自动闭合的趋势，当膜脂受损时，通过脂分子的重新排布，脂质双分子层可自动再封闭。柔性的脂质双分子层具有可变形的特点，在细胞运动、分裂，分泌泡的出芽与融合，以及受精等过程中发挥重要作用。

　　将少量的磷脂酰胆碱放在水溶液中，它能够自我装配成脂质双分子层的球状结构，这种结构称为脂质体（liposome）。脂质体是人工制备的具有连续脂质双分子层的球形脂质小囊（图3-5）。脂质体可作为生物大分子和药物的载体，把药物和 DNA 包含在其中，转移进细胞来研究其生物学作用。

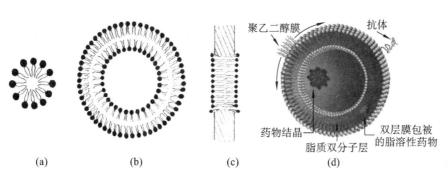

图 3-5 磷酸分子团和脂质体的结构

2. 膜蛋白 膜蛋白(membrane protein)是膜功能的主要体现者,膜功能的差异主要由于所含蛋白质的不同。膜蛋白的含量在细胞膜中的占比为 $40\%\sim50\%$,有 50 余种。在不同细胞中,膜蛋白的种类及含量有很大差异。一般来说,膜功能越复杂的细胞,其细胞膜上的蛋白质种类也越多。神经细胞外的髓鞘起绝缘作用,膜蛋白的含量只占膜重量的 25% 以下。而在涉及 ATP 生成的生物膜(如线粒体膜或叶绿体膜)上,膜蛋白含量可达 75%。不同种类的膜蛋白结构差异很大,并且膜蛋白与脂质双分子层结合的方式不同。

根据膜蛋白与膜脂分子的结合方式及膜蛋白在细胞膜中的分布位置,膜蛋白可分为内在膜蛋白、脂锚定蛋白(lipid anchored protein)和外周蛋白(peripheral protein)三类(图 3-6)。

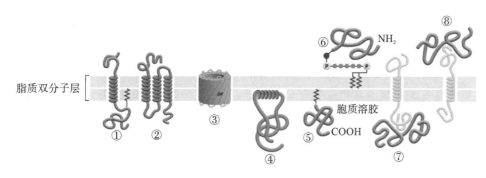

图 3-6 膜蛋白与脂质双分子层结合的方式

注:①②③跨膜型内在膜蛋白;④ 膜蛋白通过其暴露在疏水区的 α-螺旋结构与细胞膜胞质面单层脂质的脂酸烃链相互作用而结合在细胞膜的胞质面;⑤ 位于胞质侧的脂锚定蛋白;⑥ 位于细胞膜外表面的 GPI 锚定蛋白;⑦⑧位于细胞膜两侧的外在蛋白。

(1)内在膜蛋白:又称整合膜蛋白,占膜蛋白总量的 $70\%\sim80\%$。内在膜蛋白是一种兼性分子,其疏水部分的氨基酸与膜脂的疏水端以共价方式紧密地结合在一起,通常需要用去垢剂处理才能将其分离出来。其亲水部分暴露于细胞膜内、外表面,因而能与分子量较小的水溶性物质(如激素)相互作用。内在膜蛋白可不同程度地嵌入脂质双分子层,有的从膜的一侧(内侧、外侧)嵌入,也有的整个嵌入细胞膜的内部,或跨越细胞膜两端暴露在细胞膜的内、外表面。

大多数内在膜蛋白的穿膜结构域由 α-螺旋结构组成。目前已知形成 α-螺旋结构(约 3 nm 长)的穿膜结构域需要 $20\sim30$ 个高度疏水的氨基酸残基,其穿膜区的疏水侧链与脂质双分子层中的脂肪烃链相互作用。蛋白质也可以通过 β-片层构象穿膜,多次穿膜的 β-片层可以构成桶状结构,称 β 筒,其主要存在于线粒体、叶绿体以及细菌的外膜。

(2)脂锚定蛋白:又称脂连接蛋白,位于细胞膜的两侧。脂锚定蛋白可通过直接与脂质双分子层中的碳氢链形成共价键进行锚定;也可通过共价键与脂层外层磷脂酰肌醇分子所连接的寡糖链结合而锚定在细胞膜上,所以又称为糖基磷脂酰肌醇锚定蛋白(GPI 锚定蛋白)。

(3)外周蛋白:又称周边蛋白,一般占膜蛋白总量的20%～30%,主要附着在细胞膜的内、外表面,是水溶性蛋白。它是一种以 α-螺旋结构为主的球形蛋白,常以非共价键和离子键与膜脂的亲水基团或内嵌蛋白的亲水部分相连接,结合力较弱。外周蛋白在细胞吞饮、吞噬、收缩、运动等方面发挥作用。

为了研究膜蛋白的结构、性质和功能,首先需要将其从细胞膜上分离出来,纯化后进行研究。由于穿膜蛋白具有疏水穿膜区,很难以可溶形式分离。要分离内在膜蛋白,需使用能干扰疏水作用并能破坏脂质双分子层的试剂——去垢剂。

十二烷基磺酸钠(SDS)是常用的离子型去垢剂,是具有两亲性的脂质样分子,有一个带电的亲水区和一个疏水区(烃链)。当用高浓度的去垢剂与膜混合时,去垢剂分子的疏水区替代磷脂分子与穿膜蛋白的疏水区结合,也与磷脂分子的疏水尾部结合,由此把穿膜蛋白与磷脂分开。蛋白质经分离、纯化后,就可以用多种手段进行分析,如确定其分子量、氨基酸组成、氨基酸序列等。SDS 对蛋白质的作用较强烈,能使蛋白质解折叠引起变性,不利于对其进行功能研究。为获得有功能的膜蛋白,可采用非离子型去垢剂。

Triton X-100 是非离子型去垢剂,它的极性端不带电荷。但是它与 SDS 对膜蛋白的作用方式类似,可使细胞膜崩解,但对蛋白质的作用比较温和。它不仅能用于膜蛋白的分离与纯化,还能用于去除细胞内膜系统,以便对细胞骨架和其他蛋白质进行研究。

3. 膜糖　真核细胞表面都有糖类,糖含量因细胞种类而异,一般占膜总量的2%～10%。细胞膜上的糖类通过共价键与细胞膜上的蛋白质或脂类分子连接,其中90%以上的糖类与蛋白质连接形成糖蛋白。糖蛋白是细胞膜中最为丰富的蛋白质。其余约10%的糖类则与膜脂结合形成糖脂。糖蛋白和糖脂的糖链分布在细胞膜的非细胞质侧,与细胞分泌的糖蛋白、蛋白聚糖结合,形成一层厚约200 nm 的外被,称细胞外被(cell coat)或糖萼(glycocalyx)。这些吸附的大分子是细胞外基质的成分,因此细胞膜的边缘和细胞外基质的界限是难以区分的。

自然界中存在的单糖及其衍生物有200多种,存在于细胞膜上的糖类只有9种,在动物细胞膜上的主要有7种,即 D-葡萄糖(D-glucose)、D-半乳糖（D-galactose)、D-甘露糖（D-mannose)、L-岩藻糖(L-fucose)、N-乙酰半乳糖胺(N-acetyl-D-galactosamine)、N-乙酰葡萄糖胺(N-acetyl-D-glucosamine)和唾液酸(sialic acid)。寡糖链的单糖的数量、种类、排列顺序以及有无分支等存在差异,而且低聚糖链和多聚糖链也有千变万化的组合方式。

细胞膜表面的糖类在细胞生命活动中有着多方面的重要作用,如保护细胞抵御各种物理、化学损伤;消化道上皮细胞的细胞外被有润滑作用,防止机械损伤并保护黏膜上皮不受消化酶作用,使细胞免受外来微生物入侵;参与细胞识别、细胞通信;参与细胞黏着,与膜抗原有关等;还能帮助新合成的蛋白质进行正确的运输和定位。

(二) 细胞膜的分子结构模型

细胞膜主要由脂类、蛋白质和糖类组成,其分子结构模型主要有以下几种。

1. "三夹板"模型　1935 年,丹尼利(James Danieli)和戴维森(Hugh Davson)提出了"三夹板"模型,他们认为细胞膜由两层磷脂分子构成,磷脂分子的疏水烃链在膜的内部彼此相对,而亲水端则朝向膜的外表面,内、外表面覆盖着一层球形蛋白质分子,形成蛋白质-磷脂-蛋白质三层夹板式的结构。后来为了解释细胞膜对水的高通透性,人们对"三夹板"模型进行进一步修正,认为细胞膜脂质双分子层上有一些小孔,其内表面具有亲水基团,便于物质运输,这些小孔是由蛋白质构成的。

2. "单位膜"模型　1959 年,罗伯特森(J. D. Robertson)运用超薄切片技术,通过电子显微镜获得了清晰的细胞膜照片,显示"两暗一明"三层结构,在横切面上看到内、外两层为电子密度高的暗线,中间夹有一条电子密度低的明线,膜的总厚度约为 7.5 nm,内、外两层暗线各厚约

Note

2 nm,中间的明线厚约 3.5 nm,这种"两暗一明"的结构称为"单位膜"模型。此模型认为磷脂双分子层是膜的主体,膜蛋白是以 β 折叠形式存在的单层肽链,通过静电作用与磷脂分子极性端相结合。"单位膜"模型的不足之处是把细胞膜的结构叙述成静止不变的,因而不能很好地解释细胞膜的动态变化和各种重要的功能。

3. "流动镶嵌"模型 1972 年,辛格(S. J. Singer)和尼克森(G. Nicholson)根据免疫荧光技术、冷冻蚀刻技术的研究结果,提出了流动镶嵌模型(fluid-mosaic model)。这种模型认为细胞膜是一种流动的、嵌有蛋白质的脂质双分子层结构。该模型保留了"三夹板"模型和"单位膜"模型中磷脂双分子层的排列方式,其要点如下:脂质分子排成双层,构成生物膜的基本骨架。在脂质双分子层中,磷脂分子的疏水性尾部相对排列于膜的中央,极性头部朝向膜的表面;蛋白质分子有的镶嵌在脂质双分子层中,有的附着在脂质双分子层表面;膜两侧各化学组分分布不对称;膜脂和膜蛋白具有一定的流动性。"流动镶嵌"模型强调了细胞膜的流动性和球形蛋白与脂质双分子层的镶嵌关系,比较合理地解释了细胞膜中所发生的生理现象,特别是以动态的观点分析细胞膜中各种化学组分的相互关系,因此是目前被普遍接受的一种模型。

"流动镶嵌"模型可以解释细胞膜中发生的许多现象,但没有说明具有流动性的细胞膜在变化过程中怎样保持细胞膜的相对完整和稳定性。随着研究的不断深入,有学者分别在 1975 年和 1977 年提出了一些新的模型,如"晶格镶嵌"模型、"板块镶嵌"模型,这些模型为膜的流动性的分子基础做了补充和完善。

"晶格镶嵌"模型认为生物膜中的类脂在可逆地进行无序(液态)和有序(晶态)的相变,膜蛋白对类脂分子的运动具有限制作用。内在膜蛋白和其周转的类脂分子形成膜中晶态部分(晶格),而具有流动性的类脂呈小片的点状分布,因此类脂的流动性是局部的,并非整个类脂双分子层都在流动,这就比较合理地说明了生物膜既具有流动性,又具有相对完整性及稳定性的原因。

"板块镶嵌"模型认为在流动的脂质双分子层中存在许多大小不同、刚性较大的能独立移动的类脂板块(有序结构的板块),这些有序结构的板块由流动的类脂区(无序结构的板块)分开,两者之间处于一种连续的动态平衡,因而生物膜是由同时存在不同流动性的板块镶嵌而成的动态结构。

4. "脂筏"模型 细胞膜具有脂质双分子层结构,但是脂质双分子层不是一个均匀的二维流体。近来研究发现,细胞膜脂质双分子层内含有由特殊脂质和蛋白质组成的微区,微区中富含胆固醇和鞘磷脂,其中聚集一些特定种类的膜蛋白。由于鞘磷脂的碳氢链比周围的膜脂更长更直,因此该区域有别于周围甘油磷脂,比周围脂质双分子层更厚,更有秩序,被称为脂筏(lipid raft)(图 3-7)。其周围是富含不饱和磷脂的流动性更高的液态区。

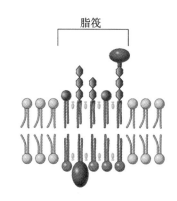

图 3-7 脂筏的结构模型

脂筏是动态的高度有序的细胞膜上的微小区域。这一区域比膜的其他部分更加有序,就像漂浮在无序的磷脂海洋中的"脂筏"一样,运载某些执行特定功能的膜蛋白,而且蛋白质可以选择性地进出脂筏。脂筏被认为在细胞膜分拣、运输和信号转导等多种调节过程中发挥核心作用。

(三)细胞膜的特性

细胞膜是由脂质双分子层和以不同方式与其结合的蛋白质构成的生物大分子体系。细胞膜的主要生物学特性包括膜不对称性和膜流动性。

1. 膜不对称性(membrane asymmetry) 生物膜中各种成分分布不均匀。细胞膜以脂质双分子层的疏水端为界,将细胞膜分隔为近胞质面和非胞质面的内、外两层。同一种膜脂在脂质双分子层中分布不同;不同的蛋白质,有的分布在近胞质面,有的覆盖在细胞表面。即膜脂和膜蛋白的种类和数量在脂质双分子层中存在很大差异,这与细胞膜的功能密切相关。

(1) 膜脂的不对称性:细胞膜脂质双分子层的膜脂成分和含量有很大差异,形成了脂类分子的不对称分布,这种差异就是膜脂的不对称性。对某一种脂质分子而言,某一侧膜质的含量往往高一些。例如,人红细胞膜中鞘磷脂和磷脂酰胆碱多分布于脂质双分子层的外层,而磷脂酰丝氨酸和磷脂酰乙醇胺则主要分布于脂质双分子层的内层。由于带负电荷的磷脂酰丝氨酸位于脂质双分子层的内层,导致了脂质双分子层内层的负电荷大于外层,使内、外膜存在显著的电荷正负性差异。膜脂全部分布于非胞质面,表现为完全的不对称性。

膜脂的不对称分布对其功能的发挥起到重要作用。在细胞外信号转导进入细胞内的过程中,许多胞质蛋白与位于脂质双分子层内层的特殊脂质分子极性头部结合而发挥功能。如蛋白激酶C(protein kinase C,PKC)在对各种细胞外信号的应答激活过程中,需结合在富含磷脂酰丝氨酸的近胞质面,因为PKC需要由带负荷的磷脂酰丝氨酸激活。

(2) 膜蛋白的不对称性:膜蛋白的分布是绝对不对称的,各种膜蛋白在细胞膜中都有一定的位置。例如:血影蛋白分布于红细胞膜内侧面;酶和受体多位于细胞膜的外侧面,如5'-核苷酸酶、磷酸酯酶、激素受体、生长因子受体等;而腺苷酸环化酶则位于细胞膜的内侧胞质面。穿膜蛋白穿越脂质双分子层都有一定的方向性,这也造成其分布的不对称性。例如,红细胞膜上的血型糖蛋白肽链的N端伸向细胞膜外侧,C端在细胞膜的内侧胞质面;带3条蛋白肽链的N端则在细胞膜的内侧胞质面。膜蛋白的不对称性还表现在穿膜蛋白的两个亲水端的肽链长度、氨基酸的种类和顺序都不同,有的在细胞膜外侧有活性位点,有的在细胞膜内侧有活性位点。

(3) 膜糖的不对称性:膜糖呈绝对的不对称性分布,这也决定了细胞膜内、外表面功能的特异性。无论是与膜脂结合还是与膜蛋白结合的寡糖链都只分布在细胞膜的外表面(非胞质面),即膜糖脂和膜糖蛋白的寡糖侧链均分布于细胞膜的外表面。而在内膜系统,膜糖脂和膜糖蛋白的寡糖侧链则分布于膜腔的内侧(胞质面)。

细胞膜结构上的不对称性保证了细胞膜功能的方向性和生命活动的高度有序性。例如,红细胞膜表面糖脂的寡糖链决定了ABO血型;许多激素的受体位于细胞膜的外侧,接受细胞外信号并向细胞内传递;当细胞发生凋亡(如衰老的淋巴细胞)时,原本位于脂质双分子层内层的磷脂酰丝氨酸翻转到外层,成为巨噬细胞识别并吞噬凋亡细胞的信号。总之,膜脂、膜蛋白及膜糖分布的不对称性与细胞膜功能的不对称性和方向性有密切关系,具有重要的生物学意义。

2. 膜流动性(membrane fluidity) 细胞膜的流动性是细胞进行生命活动的必要条件。根据流动镶嵌模型,细胞膜是一种动态的结构,细胞膜上的各种成分都处于运动变化之中。细胞膜的流动性主要体现在膜脂分子上。在生理条件下,细胞膜上的脂质为液晶态,当温度下降至某一点时,液晶态转变为晶态;温度升高,晶态又变为液晶态。膜的这种状态改变称为相变(phase transition),引起相变的临界温度称为相变温度。膜脂处于流动状态时,主要进行侧向扩散、弯曲运动、旋转运动、翻转运动等(图3-8)。

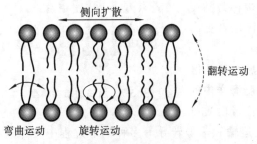
图3-8 膜脂分子的运动方式

(1) 侧向扩散(lateral diffusion):也叫侧向移动,指在同一层面的脂质分子侧向地与相邻分子快速地互相交换位置,其速率约每秒10^7次,这样的运动方式可使脂质分子进行快速的侧向扩散,扩散系数(D)约为10^{-8} cm²/s,这些数值说明一个磷脂分子可以在1 s内从一个细菌细胞一端扩散到另一端(约1 μm)或者在20 s内迁移大约一个动物细胞直径的距离。

32

（2）翻转运动：膜脂分子从脂质双分子层的一层翻转至另一层的运动。其速率很慢且很少发生。而胆固醇例外，它翻转非常快，便于维持膜脂的不对称性。细胞膜磷脂分子主要是在内质网膜脂质双分子的非胞质面单层上合成的。新合成的磷脂分子到达内质网膜脂质双分子的胞质面单层，就是由翻转运动实现的，内质网上有翻转酶可以帮助磷脂分子反转。

（3）旋转运动：膜脂分子绕与细胞膜平面垂直的纵轴进行快速的旋转。

（4）弯曲运动：膜脂分子尾部发生摆动，一般尾部摆动幅度大，头部摆动幅度小。

膜流动性是细胞运动、生长、增殖、分泌和吞噬等生命活动的保证，因此膜流动性需要进行精确的调控。膜流动性主要取决于膜脂的化学组成及其结构。膜流动性在很大程度上是由脂分子本身的性质决定的。影响膜流动性的主要因素如下。

①脂肪酸链的饱和度：细胞膜脂质双分子层脂肪酸链所含双键越多，不饱和程度越高，膜脂的流动性越大。不饱和脂肪酸链在双键处呈弯曲状，干扰了脂分子层间的相互作用，使脂分子排列比较松散，降低了膜脂的相变温度，从而增加膜流动性。

②脂肪酸链的长短：脂肪酸链越短，其非极性尾部之间的相互作用越小，在相变温度下不易发生凝集，使得脂肪酸相变温度降低，膜流动性增加。

③胆固醇：动物细胞中含有较多的胆固醇，胆固醇对膜流动性起着重要的双重调节作用。胆固醇分子一方面通过其羟基接近磷脂分子的亲水头部进而使其刚性的、平面样的甾环与磷脂分子的疏水尾部相互作用而插入脂质双分子层中，这种相互作用限制了局部几个—CH_2的运动，从而起到稳定细胞膜和固定胆固醇的作用。另外，由于胆固醇位于磷脂分子之间，磷脂分子被隔开，可有效防止脂肪酸疏水尾部碳氢链的相互聚集和结晶，防止膜脂由液相变为固相，以保证膜脂处于流动状态，增加膜流动性。

④卵磷脂与鞘磷脂的比值：因为鞘磷脂的脂肪酸饱和程度高，相变温度也高，膜脂流动性降低。在37 ℃时，卵磷脂和鞘磷脂均呈流动状态，但鞘磷脂的黏度比卵磷脂高6倍，因此，卵磷脂与鞘磷脂的比值越高，膜流动性越大。

⑤膜蛋白的影响：内在膜蛋白对膜流动性有直接影响。膜蛋白嵌入膜脂疏水区后，使周围的脂质分子不能单独活动而形成界面脂（由嵌入蛋白与周围脂质分子结合而形成），脂质双分子层结合的蛋白质越多，膜脂的流动性就越小。

⑥温度：温度对膜脂的运动有明显的影响。环境温度越高，膜脂流动性越大，在相变温度范围内，每下降10 ℃，膜的黏度增加3倍，因而膜流动性降低。

此外，其他一些因素（如膜蛋白和膜脂的结合方式、pH、离子强度等）都可影响膜脂的流动性。

3. 膜蛋白的流动性 分布在膜脂中的膜蛋白也具有分子运动的特性。膜蛋白不能在脂质双分子层中进行翻转，但是膜蛋白受液晶态膜脂的影响，能进行侧向扩散和旋转运动。

（1）膜蛋白的运动方式：旋转运动是膜蛋白围绕与细胞膜平面相垂直的轴旋转，旋转运动的速率很缓慢。侧向扩散是膜蛋白沿着细胞膜平面自由漂浮或侧向的扩散，这种运动的速率虽然快于旋转运动，但比脂类的侧向移动慢得多。

（2）证明膜蛋白流动性的实验——鼠与人细胞融合实验：将人和鼠的细胞特定膜蛋白分别用带有红色和绿色荧光的抗膜蛋白抗体标记，然后用灭活的仙台病毒将两种细胞融合，刚融合时，杂合细胞一半发红色荧光、另一半发绿色荧光，放置一段时间（约40 min）后发现两种荧光均匀分布（图3-9）。实验结果说明膜蛋白在细胞膜平面内经扩散运动而重新分布。

荧光漂白恢复技术（fluorescence recovery after photobleaching，FRAP）：利用该技术可检测膜蛋白或膜脂的侧向扩散。用荧光素标记膜蛋白，然后用激光束照射细胞表面某一区域，使被照射区的荧光淬灭变暗。由于膜流动性，淬灭区域的亮度逐渐增加，最后恢复到与周围区域的荧光强度相同。根据荧光恢复的速度可推算出膜蛋白扩散速度。

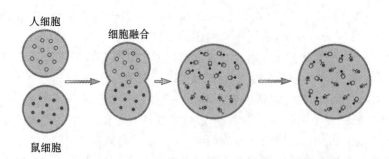

图 3-9　鼠-人细胞融合过程中膜蛋白的侧向扩散示意图

膜蛋白的流动性还受多种因素(如细胞骨架的限制、膜蛋白与细胞基质的结合等)的影响。此外,膜蛋白的流动性也是区域性的,如小肠上皮细胞顶部细胞膜的膜蛋白分子只能在细胞膜的相应部位流动,以利于细胞吸收营养物质并将营养物质运输进入血液循环。生物膜各种生理功能的完成是在细胞膜的流动状态下进行的。如果膜流动性降低到一定的阈值,细胞膜固化、黏度增大,导致膜运输中断,膜内的酶丧失活性,代谢中止,最终会导致细胞死亡。

二、细胞膜的功能

细胞膜在细胞中发挥着重要的功能,如物质转运、信号转导、胞间通信、功能定位等,下面重点介绍细胞膜的物质运输和信号转导功能。

(一)细胞膜的物质运输

细胞在生命活动中需要与周围环境进行物质交换。由于生物膜屏障的存在,细胞必须采用不同的方式对小分子(O_2、离子、单糖、氨基酸等)或一些生物大分子(蛋白质、脂质和多糖)甚至大颗粒物质(细菌、病毒等)进行穿膜转运。根据被转运物质的大小和性质,细胞膜对物质的运输主要可分为两大类:一类是对小分子和离子的穿膜运输;另一类是对大分子和颗粒物质的膜泡运输。

1. 小分子和离子的穿膜运输　细胞膜是一种半透膜,对物质具有高度的选择性,这一性能被称为膜的通透性(permeability)。细胞膜的通透性主要取决于分子的大小、极性和在脂质中的相对溶解度。非极性的小分子(如 CO_2 和 O_2)易溶入脂质双分子层而快速穿膜,而不带电荷的极性分子(如水和尿素等)扩散穿膜的速率相对前者而言要慢得多。大的极性分子如单糖、氨基酸和磷酸化中间产物对细胞膜的透过能力更差。分子量较大的物质(如蛋白质)和大的颗粒物(如细菌)几乎不能通过细胞膜。

对离子而言,无论带电离子多么小,其所带的电荷及高度亲水性都可阻止其自身进入脂质双分子层内部的疏水区。因此,虽然 Na^+ 和 K^+ 都是非常小的离子,但是研究发现水通过人工脂质双分子层的穿膜速率是 Na^+ 和 K^+ 的 10^9 倍(图 3-10)。这种选择性通透作用不仅维持了膜内、外离子浓度差和膜电位,保持了膜内外渗透压的平衡,还保障了细胞对营养物质的摄取及对代谢产物的排出,使细胞具有相对稳定的内环境。

根据细胞膜对小分子物质和离子的运输是否消耗能量可将穿膜运输分为两类:被动运输和主动运输(图 3-11)。被动运输(passive transport)是物质顺着细胞膜两侧的浓度梯度或电化学梯度,由高浓度一侧经细胞膜转运到低浓度一侧的运输方式,不需消耗细胞代谢的能量,其动力来自细胞膜两侧物质的浓度梯度或电化学梯度。主动运输(active transport)是载体蛋白介导的物质由低浓度一侧向高浓度一侧进行穿膜转运的方式,这是一个耗能过程,能量来源包括 ATP 水解、光吸收、电子传递、顺浓度梯度的离子运动等。

(1) 被动运输。

①简单扩散(simple diffusion):一些脂溶性的小分子物质顺浓度梯度或电化学梯度直接穿越

Note

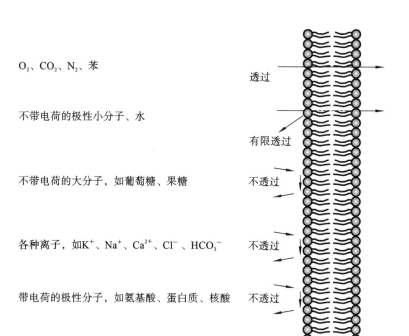

O₂、CO₂、N₂、苯 透过

不带电荷的极性小分子、水 有限透过

不带电荷的大分子，如葡萄糖、果糖 不透过

各种离子，如K⁺、Na⁺、Ca²⁺、Cl⁻、HCO₃⁻ 不透过

带电荷的极性分子，如氨基酸、蛋白质、核酸 不透过

图 3-10 人工脂质双分子层对不同溶质的相对通透性

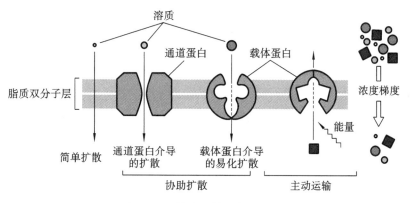

图 3-11 被动运输和主动运输

脂质双分子层,既不消耗能量又不需膜转运蛋白协助的最简单的物质穿膜运输方式,属于被动运输。脂溶性物质(如醇、苯、甾类激素)及 O_2、CO_2、NO 和 H_2O 等就是通过简单扩散方式穿过细胞膜。简单扩散的速率取决于通过物质的分子大小,更取决于通过物质的相对脂溶性。一般来说,小分子比大分子更容易穿膜,非极性分子比极性分子通过脂质双分子层的速率更快。

在各种细胞膜结合蛋白中,15%～30%是膜转运蛋白。膜转运蛋白以多种形式存在于生物膜中。每种膜转运蛋白负责一种或特定的一类分子(如离子、糖或氨基酸等)的转运。膜转运蛋白可以分为载体蛋白(carrier protein)和通道蛋白(channel protein)两类。载体蛋白既可以介导主动运输,也可以介导被动运输(易化扩散),通道蛋白只介导被动运输。

②载体蛋白介导的易化扩散:载体蛋白几乎存在于所有类型的细胞膜上,每种载体蛋白需要与特定的溶质结合,引起载体蛋白发生构象改变,将结合的溶质转运并暴露于细胞膜的另一侧,同时载体蛋白与溶质的亲和力下降而将溶质释放,载体蛋白恢复到原来的构象,实现顺浓度梯度或电化学梯度的跨膜运输(图 3-12)。对于许多细胞而言,细胞外液中葡萄糖浓度高于细胞内,因此胞外葡萄糖需要葡萄糖转运体(glucose transporter,GLUT)以易化扩散的方式进入细胞。

Note

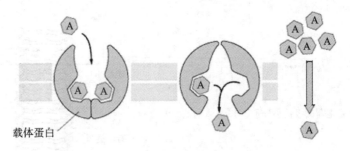

图 3-12　载体蛋白介导的易化扩散示意图

A—该载体蛋白的特定溶质

③通道蛋白介导的扩散:与载体蛋白不同,通道蛋白是一类贯穿脂质双分子层、中央带有亲水性孔的穿膜蛋白。通道蛋白与溶质的相互作用较弱,主要通过形成亲水性跨膜通道实现对特定溶质的转运。当通道开放时,特定的溶质(通常是具有合适大小和电荷的无机离子)可通过孔道穿过细胞膜,通道蛋白介导的转运速率大大快于载体蛋白介导的转运速率,这些通道蛋白都与离子转运相关,故通道蛋白又称为离子通道(ion channel)。

通道蛋白有以下几个特点。

a.高度选择性:通道蛋白在转运过程中虽然不需要与溶质分子结合,但是它们对溶质分子具有高度选择性。这种选择性取决于通道的直径、形状及通道内带电荷氨基酸的分布。只有大小、电荷合适的溶质分子才能通过,如钾离子通道对 K^+ 的通透性比 Na^+ 高 1000 倍。

b.转运高效性:各种离子在体内的穿膜转运具有极高的转运效率,借助通道蛋白可在数毫秒内完成离子的转运。与载体蛋白相比,通道蛋白的最快转运速率比载体蛋白要高出 1000 倍以上,每个通道可以在每秒内允许高达 10^8 个特定离子通过。

c.门控特性:通道不是连续开放的,通道的开放受"闸门"控制。即通道蛋白的活性由通道开或关两种构象所调节,以对一定的信号做出适当的反应。

通道的开放与关闭受膜电位变化、化学信号或压力刺激的调控。因此,根据刺激信号不同,通道可分为配体门控通道(ligand-gated channel)、电压门控通道(voltage-gated channel)和应力激活通道(stress-activated channel)(图 3-13)。

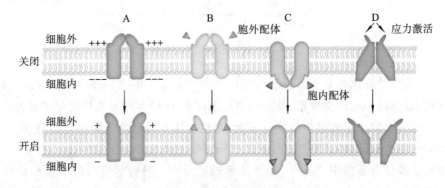

图 3-13　几种不同的通道

A—电压门控制通道;B、C—配体门控通道;D—应力激活通道

配体门控通道:又称离子通道型受体。在配体门控通道中,当细胞内、外某些特定小分子配体(如胞外的神经递质或胞内的离子及核苷酸等)与通道蛋白结合后,可引起通道蛋白发生构象改变,从而使离子通道的"闸门"开放或者关闭。如门控阳离子通道(乙酰胆碱受体和 5-羟色胺受体)和阴离子门控通道(甘氨酸和 γ-氨基丁酸受体)。

电压门控通道:细胞内外特异离子浓度发生改变或其他刺激引起膜电位发生变化时,该类通道蛋白带电荷的穿膜结构域会随着膜电位的变化而发生相应的移动,进而使通道的"闸门"开放

Note

或者关闭。此类通道蛋白中存在一些对跨膜电位变化敏感的基团或亚单位,诱发通道蛋白构象改变,通道开放,使特定的离子顺浓度梯度自由扩散而通过细胞膜。通道开放时间非常短,只有几毫秒,然后迅速关闭。

应力激活通道:通道蛋白通过感应应力(如机械刺激作用)而改变构象,从而开启通道,离子通过亲水性通道进入细胞内,引起跨膜电位变化,产生电信号。如内耳听觉毛细胞上的离子通道就是典型的应力激活通道。内耳听觉毛细胞顶部的听毛在受到应力作用后产生弯曲,使通道蛋白开放,离子从高浓度一侧向低浓度一侧扩散进入内耳听觉毛细胞,从而将听觉信号传递给听觉神经细胞。

④水通道:水分子能够以简单扩散方式通过细胞膜,扩散速度通常非常缓慢,但许多细胞(如肾小管上皮细胞和肠上皮细胞、血细胞、植物根细胞及细菌细胞等)对水的吸收极为快速。长期以来,人们就猜想细胞膜上可能存在水的专一通道。直到 1988 年,美国学者阿格雷在分离纯化红细胞膜 Rh 血型抗原核心多肽时偶然发现细胞膜上有构成水通道的膜蛋白,这种蛋白质被命名为水孔蛋白(aquaporin,AQP),从而确认了细胞膜上有水转运通道蛋白的理论。阿格雷因此而获得了 2003 年诺贝尔化学奖。

AQP 镶嵌于原核和真核生物的细胞膜上,通常每个水通道每秒可允许 10^9 个水分子通过。目前发现的水通道蛋白家族已有 13 个成员(AQP0～AQP12),它们形成对水分子高度特异的亲水通道,只允许水而不允许离子或其他小分子溶质通过。

目前,人们对 AQP1 的研究比较清楚,在细胞膜上,4 个 AQP1 分子以圆筒状对称排列,包绕形成四聚体,每个 AQP1 中心存在 1 个只允许水分子通过的中央孔,孔的直径约 0.28 nm,稍大于水分子直径。1 个 AQP1 分子是 1 条多肽链,AQP1 分子的 6 个长 α-螺旋构成基本骨架,其间还有 2 个嵌入但不贯穿膜的短 α-螺旋几乎顶对顶地位于脂质双分子层中(图 3-14)。

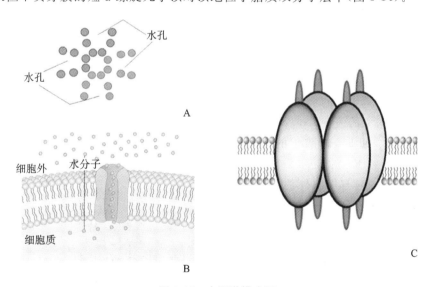

图 3-14　水通道模式图

A—水通道 4 个亚基都存在水孔;B—水通道没有阀门性质,向膜两侧开放;

C—4 个亚基构成 1 个水通道四聚体

一般认为,水通道是处于持续开放状态的膜通道蛋白,1 个 AQP1 通道蛋白每秒可允许 $3×10^9$ 个水分子通过。水分子的转运不需要消耗能量,也不受门控机制调控。水分子通过水通道的移动方向完全由膜两侧的渗透压差决定,水分子从渗透压低的一侧向渗透压高的一侧移动,直至两侧渗透压达到平衡,因此,水通道是水分子在溶液渗透压梯度的作用下穿膜转运的主要途径。

水通道大量存在于与体液分泌、吸收密切相关的上皮及内皮细胞膜上,AQP 参与机体的多种重要生理功能,如尿液浓缩、保持水盐代谢平衡、各种消化液的分泌及胃肠道各段的体液吸收、调节脑室内液体平衡、促进房水分泌调节眼压等。随着对水通道功能认识的不断深化,水通道正在作为治疗人类疾病的药物作用靶点而引起重视,调节水通道功能的药物可能为许多与体液代谢异常有关的疾病提供新的治疗途径。

(2)主动运输:有些离子在细胞内外的浓度差别很大,如细胞外 Na^+ 浓度比细胞内高 $10\sim20$ 倍,而细胞内 K^+ 浓度比细胞外高 $10\sim20$ 倍。这种浓度差的存在对于维持细胞正常生命活动至关重要。细胞膜具有逆浓度梯度主动运输物质的能力。在动物细胞中,根据利用能量的方式不同,主动运输可分为 ATP 驱动泵(由 ATP 直接提供能量)和协同运输(ATP 间接提供能量)两种主要类型。

①ATP 驱动泵:常被称为 ATP 驱动蛋白或运输 ATP 酶。它们在细胞膜的胞质侧具有 1 个或多个 ATP 结合位点,能够水解 ATP 而使自身磷酸化,利用 ATP 水解所释放的能量将被转运分子或离子从低浓度一侧向高浓度一侧转运,所以常称为"泵"。根据泵蛋白的结构和功能特性,可将 ATP 驱动泵分为 4 类:P-型离子泵、F-型质子泵、V-型质子泵和 ABC 转运体。前 3 种只转运离子,后一种主要转运小分子。

a.P-型离子泵:穿膜转运阳离子,P 代表磷酸,其最显著的特点是在循环过程中进行自身磷酸化。动物细胞的 Na^+-K^+ 泵、Ca^{2+} 泵和哺乳类胃腺壁细胞上的 H^+-K^+ 泵等都属于此种类型(图 3-15)。

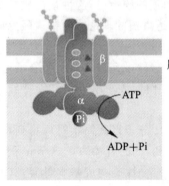

脂质双分子层

ATP

Pi

ADP+Pi

图 3-15 P-型离子泵示意图

Na^+-K^+ 泵:也称为 Na^+-K^+-ATP 酶。它既是载体转运蛋白,又具有 ATP 酶的活性。细胞内的高 K^+ 低 Na^+ 的离子梯度,主要靠细胞膜上 Na^+-K^+ 泵的逆电化学梯度运输来维持。Na^+-K^+ 泵的作用过程是通过 ATP 驱动泵的磷酸化和去磷酸化而改变蛋白构象来完成的。在去磷酸化状态下,由于 Na^+-K^+ 泵对 Na^+ 有高度亲和力,细胞内的 Na^+ 结合到离子泵的 Na^+ 结合位点上,ATP 分解产生的磷酸根与 ATP 酶结合,使酶发生磷酸化并引起酶构象的改变,Na^+ 结合位点转向细胞膜外侧。此时,磷酸化的酶对 Na^+ 的亲和力低而对 K^+ 的亲和力高,将 Na^+ 释放到细胞外,同时与细胞外的 K^+ 结合,K^+ 与酶结合后促使 ATP 酶释放磷酸根(去磷酸化),酶的构象又恢复原状,将 K^+ 转运到细胞内(图 3-16),如此反复进行构象改变。每一次循环,泵出 3 个 Na^+,同时 2 个 K^+ 进入细胞,消耗 1 个 ATP。细胞内约有三分之一以上的能量是被 Na^+-K^+ 泵消耗的。Na^+-K^+ 泵作用所导致的细胞内外的 Na^+-K^+ 浓度梯度在维持膜电位、调节渗透压、控制细胞容积和驱动糖与氨基酸的主动运输等方面都起着重要的作用。生物化学家斯科(J. C. Skou)等因揭示 Na^+-K^+ 泵的蛋白质组成及工作原理而获得 1997 年诺贝尔化学奖。

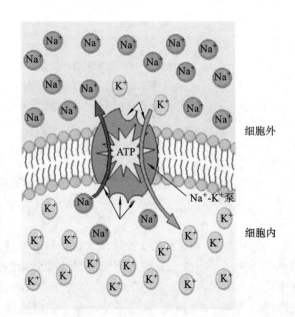

细胞外

ATP

Na^+-K^+ 泵

细胞内

图 3-16 Na^+-K^+ 泵的结构

Note

b. F-型质子泵(图 3-17):主要分布在细菌的细胞膜和线粒体的内膜上,利用跨膜质子梯度驱动 H⁺ 顺化学梯度通过质子泵,同时释放能量使 ADP 磷酸化合成 ATP。

c. V-型质子泵(图 3-18):广泛分布于动物细胞的内体膜、溶酶体膜,以及破骨细胞等的细胞膜上,主要功能是将质子泵入溶酶体、突触囊泡等细胞器中,以维持这些细胞器内的酸性环境。V-型质子泵与 F-型质子泵结构相似,V-型质子泵在转运质子过程中消耗 ATP。

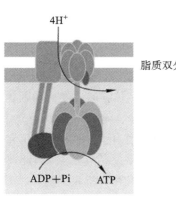

图 3-17 F-型质子泵示意图

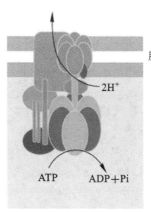

图 3-18 V-型质子泵示意图

d. ABC 转运体(图 3-19):一类膜蛋白家族,广泛分布于从细菌到人类的各种生物中。主要参与小分子物质的穿膜运输。虽然每一个转运蛋白只能转运一种或一类物质,但是能被 ABC 转运体转运的物质非常多样,包括无机离子、氨基酸、单糖和多糖、磷脂、肽,甚至蛋白质。它们主要利用 ATP 的结合和水解实现对小分子物质的跨膜转运。

ABC 转运体在哺乳动物细胞(如肝、小肠和肾细胞等)的细胞膜中表达丰富,能将毒素、生物异源物质(包括药物)和代谢物排至尿液、胆汁和肠腔中,降低有毒

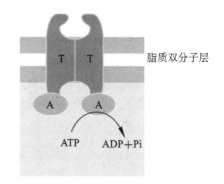

图 3-19 ABC 转运体示意图

物质(包括药物)的积累而发挥自我保护作用。ABC 转运体最早被鉴定出来是由于它们具有将亲脂性药物泵出细胞的功能。其中一种为多药耐药蛋白,这种蛋白质在多种肿瘤细胞中高水平表达,可使肿瘤细胞对多种化疗药物产生抗药性。

②协同运输:间接利用能量的主动运输方式为协同运输(cotransport),在转运蛋白介导的物质主动运输中起协同作用,不直接由 ATP 提供能量,而是由原发性主动运输所存储在膜离子浓度梯度中的能量来驱动。即一种物质的运输依赖于第二种物质的同时运输,故称为协同运输。如果两种物质的运输方向相同,称为共运输(symport);如果两种物质运输的方向相反,则称为对向运输(antiport)(图 3-20)。

例如,小肠上皮细胞和肾小管上皮细胞吸收葡萄糖或氨基酸等有机物时,就伴随 Na⁺ 从细胞外流入细胞内。对向运输时,物质跨膜运输的方向与离子转运的方向相反,如动物细胞常通过 Na⁺、H⁺ 对向运输的方式来转运 H⁺,以调节细胞内的 pH。小肠上皮细胞对葡萄糖的吸收,是由 Na⁺-K⁺ 泵与位于小肠上皮细胞顶部细胞膜上的 Na⁺-葡萄糖同向转运体共同完成的。肠腔中的 Na⁺ 浓度高于上皮细胞内,这种 Na⁺ 电化学梯度驱动转运体对葡萄糖分子转运,使葡萄糖和 Na⁺ 顺浓度梯度同时进入上皮细胞,而 Na⁺ 电化学梯度的维持则由上皮细胞基底侧的 Na⁺-K⁺ 泵消耗 ATP 将 Na⁺ 泵出细胞来实现。

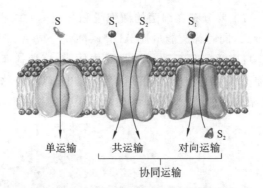

图 3-20 转运蛋白的单运输、协同运输

2. 大分子和颗粒物质的膜泡运输　细胞膜对大分子(如蛋白质、多核苷酸、多糖)和颗粒物质的跨膜运输,必须通过一系列的膜泡形成和融合来完成,称为膜泡运输(vesicular transport)或囊泡运输、小泡运输。根据运输方向可将膜泡运输分为胞吞作用和胞吐作用,也称内吞作用和外排作用。由于这种运输方式涉及膜泡的形成和膜的断裂、移位与融合,需要消耗能量,因此属于主动运输。这种运输方式常用于较大量地转运大分子物质和颗粒物质,又称为批量运输。

(1) 胞吞作用(endocytosis):细胞膜内陷,包围细胞外物质形成内吞泡,随后内吞泡脱离细胞膜进入细胞内的转运过程。根据内吞物质的大小、状态及特异性程度不同,胞吞作用可分为三种类型:吞噬作用、胞饮作用、受体介导的胞吞作用。

①吞噬作用(phagocytosis):细胞摄入较大的固体颗粒或分子复合物时,细胞膜凹陷或形成伪足,包裹这些颗粒形成吞噬泡(吞噬体),吞噬泡在细胞内通过与溶酶体融合而被降解。吞噬作用限于少数特化的细胞,如单核细胞、巨噬细胞等,这些细胞广泛分布于组织和血液中,通过吞噬一些微生物、衰老死亡细胞的碎片,对机体起着防御和保护作用。

②胞饮作用(pinocytosis):细胞对液体或微小颗粒的内吞作用称为胞饮作用。在胞饮过程中,细胞膜的特殊区域内陷形成小窝或小泡,包围吞饮物质,形成吞饮泡(吞饮体)。吞饮泡在细胞内与溶酶体等融合后被降解。吞饮作用广泛存在于人类白细胞、肾细胞、肝细胞、小肠上皮细胞等。

③受体介导的胞吞作用(receptor mediated endocytosis):大分子物质的入胞作用除了上述非特异性的吞噬、胞饮作用外,还有特异性的吞噬、胞饮作用。细胞通过受体的介导选择性高效摄取细胞外特定大分子物质的过程称为受体介导的胞吞作用。一些特定的大分子与细胞表面受体结合,受体结合胞质内衔接蛋白,衔接蛋白募集网格蛋白,形成有被小窝,有被小窝凹陷,在发动蛋白作用下,消耗一分子 GTP 使有被小窝从细胞膜上脱落下来,形成有被小泡(coated vesicle)(图 3-21)。有被小泡迅速脱去外被(衔接蛋白和网格蛋白),并与细胞内其他囊泡融合,形成较大的膜泡,称为胞内体,最后将内容物转运到溶酶体内。受体介导的胞吞作用具有高度选择性,转运速度很快。

人们利用冷冻蚀刻技术发现,有被小窝和有被小泡上的这层外衣在电镜下呈网格样结构,称为网格蛋白(clathrin)。这种蛋白质在进化上高度保守,分子由 3 条重链和 3 条轻链形成三腿蛋白结构,许多三腿蛋白结构再组装成六边形或五边形的网格样结构(图 3-22)。

细胞对胆固醇的摄取就是受体介导的胞吞作用的典型例子。低密度脂蛋白(low-density lipoprotein,LDL)是富含胆固醇的脂蛋白,是胆固醇的运输形式,由肝脏合成进入血液。胆固醇是动物细胞膜形成的必需原料,当细胞需要胆固醇时,便合成一些 LDL 受体蛋白插入细胞膜中,并自动向有被小窝处集中,在结合 LDL 后,小窝内陷形成有被小泡,并很快脱去外被成为无被小泡,并内移与内体融合,在内体酸性环境下 LDL 与 LDL 受体解离,LDL 受体经过囊泡转运返回细胞膜再被利用。含有 LDL 的内体与溶酶体融合,LDL 水解为游离的胆固醇被细胞利用

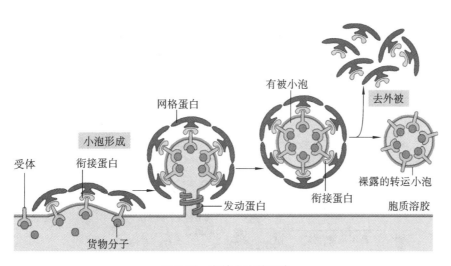

图 3-21 有被小泡的形成

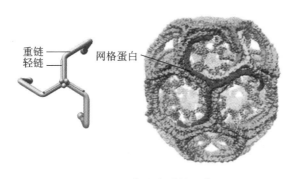

图 3-22 网格蛋白结构示意图

（图 3-23）。如果细胞膜上缺乏与 LDL 特异性结合的受体,胆固醇不能被利用而积累在血液中,将引起动脉粥样硬化。

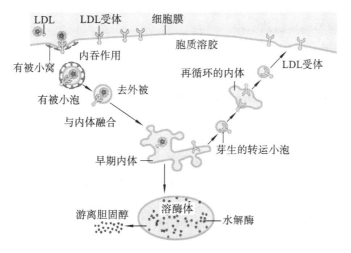

图 3-23 细胞对低密度脂蛋白(LDL)的摄取示意图

LDL 受体的发现

（2）胞吐作用(exocytosis):也叫外排作用,是细胞内合成的物质通过膜泡转运至细胞膜,与细胞膜融合后将物质排出细胞外的过程,与胞吞作用过程相反。胞吐作用是将细胞分泌产生的酶、激素及一些未被分解的物质排出细胞外的重要方式。根据胞吐的方式不同,胞吐作用可分为连续性分泌(constitutive secretion)和受调分泌(regulated secretion)两种类型(图 3-24)。

连续性分泌是分泌性蛋白质等分子在内质网上合成后,以囊泡的形式从内质网出发,进入高

Note

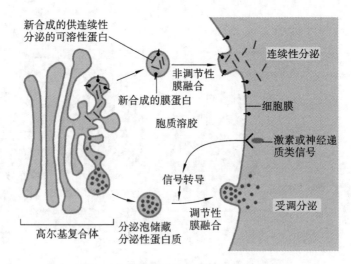

图 3-24　连续性分泌和受调分泌示意图

尔基复合体,经修饰加工和分选,形成分泌泡,被运至细胞膜并与之融合,最后完成出胞的过程。这种过程普遍存在于所有动物细胞中。这是一个持续不断的动态过程,为细胞运送了大量的新合成的膜脂和膜蛋白。同时,分泌性蛋白质也可通过这种方式运输到细胞外。分泌性蛋白质可以黏附在细胞表面,形成细胞膜的外周蛋白或穿膜蛋白,也可以进入细胞外基质。

受调分泌是某些特性化细胞(如分泌细胞)的分泌物(如激素、糖蛋白及水解酶等)合成后先储存于分泌泡中,当细胞受到外界信号刺激时,分泌泡与细胞膜融合,从而将其中的分子释放到细胞外的过程。例如,当血液中葡萄糖水平升高时,可触发胰岛素分泌,血液中胰岛素水平增高可使储存在囊泡中的 GLUT4 在几分钟内释放并到达肌细胞和脂肪细胞膜上,促进这两种细胞对葡萄糖的摄入而降低血糖。因此,胰岛素缺乏可使细胞膜上 GLUT4 数量减少而导致 2 型糖尿病。

与连续性分泌相比,受调分泌蛋白质的最大特点是分泌量大,分泌的蛋白质量比连续性分泌要高 200 倍以上,这就使得分泌细胞在受到刺激后可以迅速释放大量的蛋白质。这种途径只存在于分泌激素、酶和神经递质的细胞中。

（二）细胞膜与信号转导

细胞可识别来自胞内及胞外的各种信号,这些细胞信号的传递和整合在生命中具有重要的作用。信号转导(signal transduction)是细胞对外界的刺激或信号发生反应,通过细胞内多种分子相互作用引发一系列有序反应,将细胞外信息传递到细胞内,调节细胞代谢、增殖、分化、功能活动和凋亡的过程。

1. 信号分子　生物细胞所接受的信号多种多样,从这些信号的自然性质来说,可以分为物理信号、化学信号和生物学信号等几大类,物理信号有光、热、紫外线、X 射线等;化学信号有离子、过氧化氢、不稳定的氧化还原化学物质、生长因子、分化因子、神经递质和激素,以及药物、毒物等;生物学信号有异性之间的性吸引、昆虫的信息素等。在所有信号中,最常见、最普遍、使用最广泛的信号应为化学信号。

细胞信息多通过信号分子传递,信号分子的功能是与细胞受体结合并传递信息。这些信号分子有氨基酸衍生物(如甲状腺素、肾上腺素等)、蛋白质、肽类激素(如生长因子)、脂酸衍生物(如前列腺素)、类固醇激素(如性激素)、气体分子(如一氧化氮、一氧化碳)等。生物个体通过信号分子调节生命活动。能产生信号分子的细胞称为信号细胞。受到信号分子作用并发生反应的细胞称为靶细胞(target cell)。胞外信号分子通常由特定的细胞释放,经扩散或血液循环到达靶细胞,与靶细胞膜上受体结合后产生效应。这些胞外的信号分子称为第一信使(primary messenger)。

除胞外信号分子外，细胞内也存在着传递信号的物质，如 cAMP、cGMP、三磷酸肌醇（IP₃）、甘油二酯（DG）、钙离子等，这些信号是由胞外信号分子（第一信使）刺激产生的，称为第二信使（second messenger）。第二信使对胞外信号起转换和放大作用。

2. 受体 受体是细胞膜上或细胞内一类特殊的蛋白质（多为糖蛋白，个别为糖脂），能与专一信号分子结合引起细胞反应的生物大分子称为受体（receptor）。受体能特异性识别并结合胞外信号分子，进而激活胞内一系列生化反应，使细胞对外界刺激产生相应的生物学效应。能与受体特异性结合的生物活性物质统称为配体（ligand）。

受体能特异性识别和结合相应的配体，在与配体结合后，可将相互作用的信号向其他信号分子传递，使细胞产生生物学效应。受体与配体结合有以下特点：①受体能选择性地与特定配体结合。受体可通过与配体分子中反应基团的定位和空间结构的互补，准确识别配体并与其特异性结合。一个配体可以与几种受体结合。②配体具备较强的亲和力。极低浓度的配体与受体结合后，即可产生显著的生物学效应。对不同的受体和配体而言，亲和力的大小差别很大。③受体与配体结合后显示可饱和性。随着配体浓度的升高，全部受体与配体结合后，就不再结合其他配体。④受体与配体的结合具有可逆性。受体与配体的结合、解离处于可逆的动态平衡中。受体与配体以氢键、离子键和范德华键等非共价键结合，在细胞发生效应后，两者解离，配体被灭活，受体可再次被利用。⑤受体的分布和含量均有组织和细胞特异性，出现特定作用模式。受体与配体结合可引起特定的生理效应，受体与配体的结合常可通过磷酸化和去磷酸化进行调节。

3. 受体的类型与信号转导 受体可分为两大类，即存在于细胞膜上的受体——细胞膜受体（membrane receptor）和存在于细胞质和细胞核内的受体——细胞内受体（intracellular receptor）。由于这两类受体在细胞中存在的部位不同，因此与它们结合的信号分子的化学性质和作用方式也不同。脂溶性信号分子，如类固醇激素（性激素、肾上腺皮质激素等）可直接穿过靶细胞膜进入细胞内，与细胞内受体结合，触发信号转导；而水溶性信号分子，如神经递质、大多数肽类激素等，不能穿过靶细胞膜，只能与细胞膜上相应受体结合，在细胞内产生第二信使，而引发相应的生物学效应。常见的细胞膜受体有离子通道偶联受体、酶偶联受体（enzyme-linked receptor）和 G 蛋白偶联受体（G protein-coupled receptor）等。

（1）离子通道偶联受体：这类受体由多个亚基共同围成离子通道，每个亚基由单一多肽链反复多次穿过细胞膜形成，受体与配体结合可直接导致通道开放，使 K⁺、Na⁺、Ca²⁺ 等离子产生跨膜流动，进行信息转导，无需中间步骤。这种离子通道的开启和关闭取决于该通道受体与配体的结合状态。此类受体主要存在于神经、肌肉等细胞中，在神经冲动的快速传递中起作用，如 N-乙酰胆碱受体（N-AchR）等。

（2）酶偶联受体：这类受体大多数是单条肽链的 1 次跨膜糖蛋白，又称催化性受体，当胞外配体与受体结合后，即激活受体胞内段的酶活性，产生效应。酶偶联受体通常包括酪氨酸蛋白激酶受体、丝氨酸/苏氨酸蛋白激酶受体、酪氨酸磷酸酶受体、鸟苷酸环化酶受体等。生长因子、分化因子等信号分子的受体属于酶偶联受体。常见的蛋白激酶偶联受体介导的信号转导通路有 MAPK 通路、JAK-STAT 通路、Smad 通路、PI-3K 通路、NF-κB 通路等。

（3）G 蛋白偶联受体：这类受体是一个 7 次跨膜糖蛋白，与酶或离子通道之间的作用由一种结合 GTP 的调节蛋白（又称 G 蛋白）介导，在细胞内产生第二信使，从而引起细胞的生物学效应。神经递质、激素、肽类等信号分子的受体均为 G 蛋白偶联受体。G 蛋白偶联受体所介导的信号转导途径有环腺苷酸（cAMP）信号通路、环鸟苷酸（cGMP）信号通路、磷脂酰肌醇信号通路等。其中 cAMP 信号通路、磷脂酰肌醇信号通路为常见的两条 G 蛋白偶联受体介导的信号通路。

①cAMP 信号通路：细胞外信号与相应受体结合后，活化腺苷酸环化酶（AC），催化 ATP 分解形成 cAMP，引起细胞内第二信使 cAMP 的水平变化，cAMP 再活化蛋白激酶 A（protein kinase A，PKA），使相应蛋白磷酸化而使细胞产生相应的生物学效应的信号通路。

cAMP 信号通路由受体、偶联蛋白（G 蛋白）、AC 三部分组成。受体分为激活性受体（Rs）和抑制性受体（Ri）两类，能识别位于细胞膜外表面的细胞外信号分子并与其结合。受体为跨膜 7 次的膜蛋白，有两个结构域：胞外结构域与胞外信号分子作用，胞内结构域与 G 蛋白作用。G 蛋白与 GTP 结合形成的活化性调节蛋白（Gs）和与 GDP 结合形成的抑制性调节蛋白（Gi），将受体（Rs/Ri）和 AC 偶联起来，使细胞外信号跨膜转化为细胞内信号，即第二信使 cAMP。AC 是一种分子量为 150000 的糖蛋白，在 Mg^{2+} 和 Mn^{2+} 存在的条件下，能够催化 ATP 生成 cAMP。cAMP 信号通路的关键一步是特异性激活 cAMP 依赖的 PKA，活化的 PKA 即可使特殊的蛋白磷酸化，进而引起相应的细胞应答。

②磷脂酰肌醇信号通路：配体与细胞表面 G 蛋白偶联受体结合，偶联 G 蛋白活化细胞膜上磷脂酶 C（phospholipase C，PLC），催化位于膜内的 4,5-二磷酸磷脂酰肌醇（PIP_2）水解形成 1,4,5-三磷酸肌醇（IP_3）和甘油二酯（DG），这两个第二信使分别调节两个不同通路。IP_3 是一种水溶性分子，在细胞内动员内源性 Ca^{2+} 到细胞质，提高细胞内 Ca^{2+} 浓度，Ca^{2+} 通过钙调蛋白引起细胞反应；DG 刺激蛋白激酶 C（PKC）活性，使相应底物蛋白磷酸化，并使胞内 pH 升高，从而引发细胞内效应。激活该通路的信号分子有神经递质、多肽激素等。磷脂酰肌醇信号通路的最大特点是胞外信号被细胞膜受体接收后同时产生两个胞内信使，分别启动两个信号传递途径即 IP_3- Ca^{2+} 和 DG-PKC 途径，实现细胞对外界的应答，因此这一信号系统被称为“双信使系统”。

三、细胞表面

细胞表面（cell surface）在细胞的生命活动中有着十分独特的作用，细胞表面包括细胞外被、细胞膜及膜下富含细胞骨架蛋白的胞质溶胶，此外还包括细胞之间的连接以及细胞膜的其他一些特化结构。电镜下可看到细胞膜外侧有薄薄的染色较深的物质，这就是细胞表面。细胞表面是一个具有复杂结构的多功能体系，为细胞的生命活动提供一个相对稳定的内环境，还参与细胞内外的物质转运、能量转换、信号传递及细胞的识别、黏着、运动迁移等重要的生理功能。

（一）细胞外被

细胞外被包括细胞膜中的整合蛋白、某些膜脂及从细胞膜伸向外侧的短的糖链。这层结构的主要成分是糖，所以又称为糖萼（glycocalyx）。糖萼通常含有两种主要的成分：糖蛋白和蛋白聚糖。这些糖蛋白和蛋白聚糖都是在细胞内合成，然后分泌出来并附着到细胞膜上。细胞外被的基本功能是保护作用，如消化道、呼吸道、生殖腺等上皮组织细胞的外被有助于润滑、防止机械损伤，同时又可保护上皮组织不受消化酶的作用和细菌的侵袭。此外，细胞外被还参与细胞与环境的相互作用，参与细胞与环境的物质交换、细胞识别等。

（二）细胞表面特化结构

细胞表面还分化出一些其他的特化结构，主要有微绒毛、纤毛和鞭毛等。这些结构在细胞执行特定功能方面起重要作用。

1. 微绒毛（microvillus） 广泛存在于动物细胞的游离面，是细胞表面向外伸出的细长指状突起，突起中心的细胞质内含有纵形排列的细丝。细丝根部埋在细胞膜下方的终网中，有支撑固定作用（图 3-25）。微绒毛的主要作用是扩大细胞的表面积，便于细胞同外界物质进行交换。如小肠上皮细胞表面的微绒毛极为丰富，使细胞的表面积扩大了 30 倍，有利于细胞吸收大量营养物质。

2. 纤毛和鞭毛（cilium and flagella） 纤毛和鞭毛是细胞表面向外伸出的细胞突起，其表面围以细胞膜，是由内部微管构成的复杂结构。纤毛和鞭毛二者在发生和结构上无明显差别，其核心结构均由 9+2 微管构成，称为轴丝。纤毛长 5～10 μm，数目很多；鞭毛长约 150 μm，每个细胞

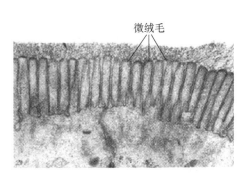

图 3-25 微绒毛

有一根或几根鞭毛。它们是细胞表面特化的运动结构,细胞靠纤毛和鞭毛的运动而在液体中穿行,推动细胞表面的液体或颗粒状物质前进。在哺乳动物中,纤毛一般出现在特定部位,如呼吸道上皮细胞游离面。若鞭毛和纤毛出现异常,可导致一系列疾病发生,如纤毛不动综合征、扬氏综合征及囊性纤维化等。

3. 褶皱或片状伪足(lamellipodium) 皱褶或片状伪足是细胞表面的临时性扁状突起,不同于微绒毛,其形状宽而扁,宽度不等,厚度约 0.1 μm,高达几微米。褶皱在活动细胞的边缘比较显著,其外缘常进行波形运动,使细胞呈皱褶状。例如,白细胞膜接受到来自身体损伤部位的某些化学信号后诱发局域的微丝聚合,使白细胞在这个方向上形成片状伪足而产生趋化运动。

（三）细胞连接与细胞黏着

细胞连接是细胞表面的特化区域。在多细胞生物体内,各种组织的相邻细胞通过一些特殊蛋白质形成的特殊结构而连接在一起,这种细胞表面与其他细胞或细胞外基质结合的特化区域称为细胞连接(cell junction)(图 3-26)。其作用是加强细胞间的机械联系,维持组织结构的完整性,协调细胞间的功能活动。根据结构与功能不同,细胞连接可分为封闭连接、锚定连接和通信连接三类。

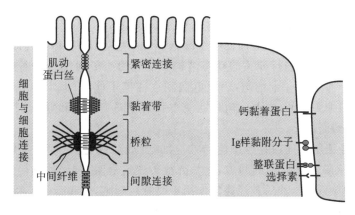

图 3-26 细胞连接与细胞黏附分子

1. 细胞连接

（1）封闭连接(occluding junction):人和脊椎动物体内的封闭连接只有一种,广泛分布于各种上皮细胞管腔面的侧壁。从结构上看,相邻细胞间的紧密连接是靠密封蛋白和闭合蛋白重复形成一排排的连接线将相邻细胞连接起来,形成连续的纤维,封闭了细胞间的空隙。从功能上看,封闭连接有利于细胞外的物质选择性地通过间隙进入组织或组织中的物质回流入腔中,保证组织内环境的稳定性;同时将细胞两端不同功能的转运蛋白隔开,使其不能自由流动,保证物质转运的方向性。

（2）锚定连接(anchoring junction):广泛分布于各种动物组织中,是一类由细胞骨架成分参与、存在于细胞与细胞或细胞与细胞外基质之间的特殊连接结构。根据参与连接的细胞骨架纤维类型和锚定部位的不同,锚定连接可分为两大类:一类与中间丝相连的锚定连接,称为桥粒连接。桥粒连接也分为两类:细胞与细胞之间的连接称为桥粒(desmosome);细胞与细胞外基质间的连接称为半桥粒(hemidesmosome)。另一类是与微丝相连接的黏着连接(adhering junction)。黏着连接又可分为两类:细胞与细胞之间的黏着连接称为黏着带(adhesion belt);细胞与细胞外基质之间的黏着连接称为黏着斑(focal adhesion)。

锚定连接主要由两类蛋白质构成:一类是细胞内锚定蛋白(intracellular anchor protein),另一类是穿膜黏着蛋白(transmembrane adhesion protein)。后者是一类跨膜的细胞黏附分子,均为糖蛋白,其胞内一端与细胞内锚定蛋白相连,进而与细胞骨架结合;胞外一端与相邻细胞特异的穿膜黏着蛋白或细胞外基质蛋白相连。

(3)通信连接(communicating junction):通信连接是一种特殊的细胞连接方式,以细胞间电信号和化学信号的通信联系,维持细胞间的合作和协调。通信连接除了有机械的细胞连接作用之外,还可以在细胞间形成电偶联或代谢偶联,以此来传递信息。动物细胞的通信连接为间隙连接(gap junction)和化学突触(chemical synapse)两种形式,而植物细胞的通信连接则是胞间连丝。

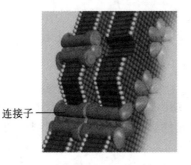

连接子——

图 3-27 间隙连接连接子示意图

间隙连接由一组穿膜连接蛋白即连接子蛋白(connexin,Cx)组成,连接子蛋白在细胞膜内簇集成多亚基蛋白复合体横跨细胞膜,称为连接子(图 3-27)。冷冻蚀刻技术显示,间隙连接常呈斑块状集结,斑块大小不等,不同组织细胞一个斑块内可含有几个甚至成千上万个连接子。一个连接子可以由相同的连接子蛋白构成同源连接子,也可以由不同的连接子蛋白构成异源连接子。由不同连接子蛋白所构成的间隙连接,其电导率、通透性是不同的,调控机制可能也有所不同。

小分子质量(小于 1 kDa)的代谢产物和信号分子(如 cAMP、Ca^{2+}、单糖、氨基酸等),通过间隙连接从一个细胞进入相邻细胞,进而使整个细胞群发生应答反应,称为代谢偶联。间隙连接是一种可以随细胞内的变化而进行开关的动态结构。带电的离子通过离子通道到达相邻细胞,使电信号从一个细胞传递到另一个细胞,因此电偶联也称离子偶联(ionic coupling)。电偶联广泛存在于兴奋性组织的细胞之间。例如,电偶联使心肌细胞同步收缩和舒张;小肠平滑肌细胞通过电偶联,使收缩和蠕动同步化。

化学突触是神经细胞之间或神经细胞与效应细胞(如肌细胞)之间的细胞连接方式,突触前膜和突触后膜之间存在 20 nm 宽的间隙,化学突触传递信号时,神经冲动传递到轴突末梢,引起神经递质小泡释放神经递质,然后神经递质作用于突触后细胞,引起新的神经冲动。

2. 细胞黏着 细胞黏着作用是由细胞表面特异性细胞黏附分子(cell adhesion molecule,CAM)介导的。现已发现的细胞黏附分子达百余种,依据其分子结构与功能特性至少分五大类:钙黏着蛋白(cadherin)、选择素(selectin)、免疫球蛋白超家族(Ig-SF)、整联蛋白家族(integrin family)和透明质酸黏素。

除细胞膜蛋白聚糖外,CAM 均为单次穿膜糖蛋白,由三部分组成:①胞外区,为肽链 N 端,较长且带有糖链,是配体识别部位;②穿膜区,为一次穿膜的 α-螺旋;③胞质区,肽链 C 端,一般较小,可与细胞骨架成分或胞内的信号转导蛋白结合。

CAM 主要通过三种方式介导细胞识别与黏附:①同亲型结合,指相邻细胞表面的同源黏附分子间的相互识别与黏附,如钙黏着蛋白;②异亲型结合,指相邻细胞表面的不同种黏附分子间的相互识别与黏附,如选择素和整联蛋白;③连接分子依赖性结合(linker-dependent binding),即

Note

相邻细胞黏附分子通过中介连接分子才能相互识别与黏着。

四、细胞外基质

细胞外基质(extracellular matrix,ECM)是由细胞产生的存在于细胞之间的多种蛋白质组成的致密结构网络。尽管各种组织的 ECM 组分不同,但均有三类共同的成分,即以氨基多糖为主的蛋白聚糖、胶原蛋白和其他非胶原的有多价结合能力的糖蛋白。在 ECM 中,疏水的胶原蛋白形成纤维束,编织成网状结构,亲水的蛋白聚糖填充其间,其他糖蛋白发挥连接作用(图 3-28)。

扫码看彩图

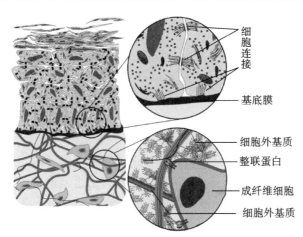

图 3-28　细胞外基质(ECM)示意图

(一) 细胞外基质(ECM)的主要成分

组成 ECM 的大分子由细胞产生并分泌到细胞外,在大部分结缔组织中是成纤维细胞,在特殊的结缔组织中则是成纤维细胞的同类细胞,如软骨中的成软骨细胞、骨中的成骨细胞,这些细胞控制着不同组织中 ECM 的结构。ECM 主要由三大类成分组成:蛋白聚糖、胶原蛋白和非胶原糖蛋白,在哺乳动物中分别有 36 种蛋白聚糖、约 40 种胶原蛋白和 200 多种其他糖蛋白。

1. 糖氨聚糖和蛋白聚糖　糖氨聚糖(glycosaminoglycan,GAG)是由氨基己糖和糖醛酸二糖多次重复组成的不分支多聚物。氨基己糖为 N-乙酰葡萄糖胺或者 N-乙酰半乳糖胺,在大多数情况下,可被硫酸化。由于硫酸基和羧基的存在,GAG 带有很强的负电荷。糖氨聚糖按组成糖基、连接方式、硫酸化程度及位置的不同分为 7 种:透明质酸、硫酸软骨素(4-硫酸软骨素、6-硫酸软骨素)、硫酸皮肤素、硫酸角质素、硫酸乙酰肝素、肝素。透明质酸(hyaluronic acid,HA)是由葡萄糖醛酸和 N-乙酰葡萄糖胺二糖单位重复构成的多聚体,二糖单位有 5000～25000 个。另外,透明质酸是唯一不发生硫酸化的糖胺聚糖。所有成人组织和体液中都有透明质酸,胚胎早期和创伤修复时细胞分泌大量透明质酸,任务完成后被透明质酸酶降解。

除透明质酸外,其他糖氨聚糖均与核心蛋白质共价结合,形成蛋白聚糖(proteoglycan,PG)。核心蛋白上的丝氨酸残基在高尔基复合体中装配糖氨聚糖的基本过程如下:首先合成由四糖组成的连接桥(Xyl-Gal-Gal-GlcUA)并连接到丝氨酸残基上,再以此为引物,在特异的糖基转移酶作用下,逐个转移糖基,延长糖链,最后对所合成的重复二糖单位进行硫酸化及差向异构化修饰,以囊泡形式输送到细胞外。

众多的蛋白聚糖单体可在连接蛋白的帮助下,进一步和透明质酸连接,形成蛋白聚糖多聚体(图 3-29)。

蛋白聚糖的主要作用是在细胞外基质与其他分子结合或者相互结合形成大的复合物时,发挥支撑、抗牵拉等作用。如饰胶蛋白与胶原微纤维结合,调控微纤维的组装和直径大小。饰胶蛋白缺乏的小鼠皮肤抗张力能力差。但是,不是所有的蛋白聚糖都是细胞分泌的细胞外基质成分,

Note

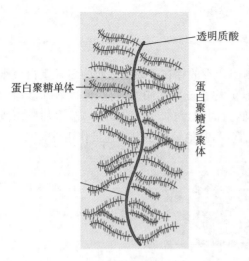

图 3-29　蛋白聚糖单体和多聚体示意图

也有作为细胞膜组分的蛋白聚糖。其核心蛋白插入细胞膜脂质双分子层，或通过葡萄糖磷酸肌醇锚定在细胞膜上。

2. 胶原　胶原（collagen）是动物体内含量最丰富的蛋白质，占人体蛋白质总量的 25％ 以上。它遍布于体内各种器官和组织，在结缔组织中含量最丰富，是细胞外基质中的框架结构，由成纤维细胞、软骨细胞、成骨细胞及某些上皮细胞合成并分泌到细胞外。人编码胶原 α 链的基因有 42 个，理论上三条胶原链的排列组合，可以组装成上千种胶原，实际上，形成三股螺旋结构的胶原大约有 40 种。

例如，Ⅰ 型胶原的胶原分子由两条 α_1（Ⅰ）链及一条 α_2（Ⅰ）链构成。每条 α 链基本的基序是"Gly-X-Y"三肽重复序列，X 常为脯氨酸，Y 常为羟脯氨酸或羟赖氨酸。三股这样的螺旋再相互盘绕成右手超螺旋结构，即原胶原分子。原胶原分子间通过侧向共价交联，相互呈阶梯式有序排列聚合成直径 50～200 nm、长 150 nm 至数微米的胶原原纤维。胶原原纤维中的交联键由侧向相邻的赖氨酸或羟赖氨酸残基氧化后所产生的两个醛基间缩合而成。在细胞外基质中，胶原原纤维聚集成束，成为更粗的光学显微镜下可见的胶原纤维。即三条 α 链构成原胶原分子，原胶原分子通过侧向排列交联形成胶原原纤维，胶原原纤维聚集成束构成胶原纤维。原胶原分子之间共价交联后成为具有抗张强度的不溶性胶原。随着年龄的增长，原胶原分子的侧向共价交联日益增多，胶原原纤维结构也更加不易被溶解，皮肤、血管及各种组织变得僵硬，成为老化的一个重要特征。

3. 非胶原糖蛋白　弹性蛋白是动脉的主要细胞外基质组分，占大动脉干重的 50％。组织需要有弹性，如皮肤、血管和肺等，以满足功能。弹性蛋白（elastin）纤维网络赋予组织以弹性。弹性蛋白的氨基酸组成似胶原，也富有甘氨酸及脯氨酸，但是不发生糖基化，很少含羟脯氨酸，不含羟赖氨酸，没有胶原特有的 Gly-X-Y 序列，故不形成规则的三股螺旋结构。

非胶原糖蛋白又称纤维连接蛋白，是细胞外基质中除胶原及弹性蛋白之外的另一类重要的蛋白成分，是在动物界普遍存在和个体胚胎发育中出现最早的细胞外基质成分，如纤连蛋白（fibronectin，FN）和层粘连蛋白（laminin，LN），它们促使细胞同基质结合。在已经发现的数十种非胶原糖蛋白中，对结构与功能了解较多的是纤连蛋白和层粘连蛋白两种。以胶原和蛋白聚糖为基本骨架在细胞表面形成的纤维网状复合物，通过纤连蛋白或层粘连蛋白及其他的连接分子直接与细胞表面受体连接；或附着到受体上。由于受体多数是膜整合蛋白，并与细胞内的骨架蛋白相连，因此细胞外基质通过膜整合蛋白将细胞外与细胞内连成一个整体。

（二）基底膜

基底膜也称基膜（basement membrane），是特化的细胞外基质结构和存在形式，是上皮细胞组织的支撑垫，连接结缔组织，也存在于肌肉、脂肪和施万细胞（Schwann cell）周围。基底膜作为细胞的选择性通过屏障，通常可以阻止结缔组织细胞与基底膜上的上皮细胞接触，还具有分子筛和细胞筛的作用。细胞的形态、细胞的极性、细胞膜上蛋白质的分布及细胞的增殖、分化、迁移等许多生命现象，均与基底膜密切相关。尽管各组织中基底膜的组成不尽相同，但典型的基底膜都含有层粘连蛋白、Ⅳ 型胶原、内联蛋白和渗滤素等（图 3-30）。

（三）细胞外基质与细胞间的相互作用

在细胞外基质中，不同的蛋白纤维和聚糖链交织在一起，带有负电的糖氨聚糖多糖链共价结

维生素 C 缺乏病与胶原前 α 链羟基化不足

合在蛋白质上,形成蛋白聚糖分子。糖氨聚糖吸水,占据细胞外基质的很大空间。蛋白聚糖可出现在细胞膜上,作为共受体,协助细胞对可溶性信号分子做出反应。胶原蛋白组装形成纤维,赋予组织抗牵引的能力。胶原也可和多功能域的蛋白(如纤连蛋白、层粘连蛋白等)结合,将自己锚定在细胞膜上。组织的弹性主要由弹性蛋白发挥作用,弹性蛋白形成相互交联的纤维网络,可以伸展再卷曲。细胞存在于复杂的细胞外基质

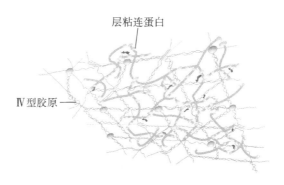

扫码看彩图

图 3-30 基底膜结构示意图

之中,细胞外基质不仅将细胞联系在一起,也影响细胞的生物学行为和性状,如存活、发育、形状、极性和迁移等。

细胞外基质与细胞之间存在着极其复杂的相互作用。细胞外基质不只具有连接、支持、保水、抗压及保护等物理学作用,其在细胞的几乎所有基本生命活动中,都发挥着重要的作用。一方面,作为细胞生命活动的产物,细胞外基质的形成是由细胞所决定的,直接或间接地反映了细胞的生存和功能状态,并执行着细胞的诸多功能;另一方面,作为机体组织的重要结构成分,细胞外基质又提供了细胞生存的直接微环境,对细胞的基本生命活动具有重要的影响,发挥着不可或缺的生物学作用。细胞与细胞外基质之间的彼此依存、相互作用及其动态平衡,保证了生命有机体结构的完整性及其功能的多样性和协调性。

五、细胞膜与医学

细胞膜是细胞的界膜,也是细胞内、外物质、信息交流的枢纽站,细胞膜结构上的任何成分改变和功能的异常,都会导致疾病。细胞膜上的载体蛋白、通道蛋白、离子泵等与细胞物质运输功能有关,很多疾病的发生与细胞膜上的转运蛋白异常密切相关。

胱氨酸尿症(cystinuria)是由肾小管上皮细胞某种载体蛋白缺陷造成的疾病。由于肾小管重吸收胱氨酸减少,患者尿液中胱氨酸含量增加,引起尿路中形成胱氨酸结石。肾性糖尿(renal glycosuria)是由于肾小管上皮细胞葡萄糖转运蛋白功能缺陷,导致葡萄糖重吸收障碍,患者在血糖正常的情况下尿液中出现葡萄糖。

囊性纤维化(cystic fibrosis,CF)是囊性纤维化跨膜转导调节因子(CFTR)基因突变引起的离子通道异常性遗传病。患者细胞膜上的 CFTR 是 ABC 转运蛋白家族成员,又是受 cAMP 调控的 Cl^- 通道。CFTR 的激活需由 cAMP 介导。CFTR 激活后离子通道开放,通过 Cl^- 的转运,调节其他离子通道。CFTR 功能障碍可引起 Cl^- 向外转运减少,促进 Na^+ 过度吸收,从而伴随水的过度吸收。这就造成黏液水化不足,纤毛摆动困难,患者主要表现为慢性咳嗽、咳大量黏痰及反复发作的难治性肺部感染,还可出现慢性阻塞性肺疾病、胰腺功能不全、慢性腹泻、吸收不良综合征及生长发育迟缓等。

家族性高胆固醇血症(familial hypercholesterolemia,FH)是一种常染色体显性遗传病,编码 LDL 受体的基因发生突变,导致患者 LDL 受体异常。轻型的杂合子患者可能在 40 岁前后发生动脉硬化,重型的纯合子患者 20 岁左右就可能出现明显的动脉硬化,死于冠心病。有的 LDL 受体虽然数目正常,但结构发生异常,不能将 LDL 正常吸收入细胞,使血液中 LDL 含量持续升高,导致动脉硬化等疾病。

重症肌无力的病因是机体内产生了乙酰胆碱受体的抗体,占据了乙酰胆碱受体,抑制了乙酰胆碱的作用。该抗体还会促使乙酰胆碱受体分解,使患者的受体大大减少,导致重症肌无力。

Note

第二节　细　胞　质

一、细胞质基质

在真核细胞的细胞质中,除可分辨的细胞器以外的胶状物质,称细胞质基质。细胞质基质是细胞的重要结构成分,其体积约占细胞质的一半。细胞与环境,细胞质与细胞核,以及细胞器之间的物质运输、能量交换、信息传递等都要通过细胞质基质来完成,很多重要的中间代谢反应也发生在细胞质基质中。近年来研究发现,细胞质基质还担负着多种其他的重要功能。在细胞质基质中,各种复杂的代谢反应是如何有条不紊地进行的? 各个代谢环节之间是如何相互关联、相互制约的? 数以千种的生物大分子和代谢产物(或底物)又是如何定向转运的? 调节细胞增殖、分化、衰老与凋亡等重大生命活动的细胞信号转导及其网络的途径是什么? 这些都是细胞生物学所要回答的基本问题。

(一) 细胞质基质的含义

细胞质基质中含有与中间代谢相关的数千种酶,以及维持细胞形态和与细胞内物质运输有关的细胞质骨架结构。从物质代谢与形态结构的角度考虑,有人将糖原和脂滴等内含物也看作是细胞质基质的组分。用差速离心法分离细胞匀浆中的各种组分,先后除去细胞核、线粒体、溶酶体、高尔基复合体和细胞膜等细胞器或细胞结构后,存留在上清液中的成分主要是细胞质基质。

在细胞质基质中蛋白质含量占 $20\% \sim 30\%$,形成一种黏稠的胶体,多数水分子以水化物的形式紧密地结合在蛋白质和其他大分子表面的极性部位,只有部分水分子以游离态存在,起溶剂作用。细胞质基质中蛋白质分子和颗粒性物质的扩散速率仅为水溶液中的 $1/5$,更大的结构如分泌泡和细胞器等则固定在细胞质基质的某些部位上,或沿细胞骨架定向运动。细胞质基质是蛋白质与脂肪合成的重要场所。蛋白质在细胞质基质中合成后,半数以上被转移到细胞核和细胞器中。在细胞质基质中的多数蛋白质(包括水溶性蛋白),并不是以溶解状态存在的。

细胞质基质是一个高度有序的体系。细胞质骨架贯穿在黏稠的蛋白质胶体中,多数蛋白质直接或间接地与细胞质骨架结合,或与生物膜结合,从而完成特定的生物学功能。例如,与酵解有关的酶类彼此结合在一起形成多酶复合体,定位在细胞质基质的特定部位,催化从葡萄糖至丙酮酸的一系列反应。前一个反应的产物即为下一个反应的底物,二者间的空间距离仅为几纳米,各个反应途径之间也以类似的方式相互关联,从而有效地完成复杂的代谢过程。

目前,人们仍在从细胞超微结构与生物化学、分子生物学等不同角度研究细胞质基质中的复杂结构体系。在细胞质基质中,蛋白质与蛋白质之间,蛋白质与其他大分子之间都是通过弱化学键相互作用的,并且常常处于动态平衡之中。这种结构体系的维持只能在高浓度的蛋白质及特定的离子环境下实现。一旦细胞破裂,或者在稀释的溶液中,这种靠分子之间微弱的相互作用而形成的结构体系就会遭到破坏。这正是研究细胞质基质比研究其他细胞器困难的主要原因。

(二) 细胞质基质的功能

细胞质基质参与许多中间代谢过程,如糖酵解过程、磷酸戊糖途径、糖醛酸途径、糖原的合成与部分分解过程等。蛋白质的合成与脂肪酸的合成也在细胞质基质中进行。尽管人们对这些代谢反应的具体生化步骤早已了解清楚,但对它们在细胞质基质中进行反应的细节,特别是反应的底物和产物如何定向转运的机制还了解得不多。细胞信号转导是细胞代谢及细胞增殖、分化、衰老和凋亡的基本调控途径。但人们对多种信号通路如何在细胞质基质中形成信号网络及各通路中信号分子如何进行信息传递还知之甚少。近些年来人们所取得的最主要的研究进展是明确了蛋白质在细胞质基质中的分选及其转运机制。研究者证明了 N 端含有某种信号序列的蛋白质在开始合成后很快就转移到内质网上,且蛋白质在合成后通过膜泡运输的方式由内质网转运至高尔基复合体。其他蛋白质的合成均在细胞质基质中完成,并根据蛋白质自身携带的信号,分别转运到线粒体、叶绿体、微体及细胞核中,有些蛋白质则驻留在细胞质基质中。

细胞质基质与细胞质骨架相关。细胞质骨架作为细胞质基质的主要结构成分,不仅与维持细胞的形态、细胞的运动、细胞内的物质运输及能量传递有关,也是细胞质基质结构体系的组织者,为细胞质基质中其他成分和细胞器提供锚定位点。在一个直径 16 μm 的细胞中,其细胞骨架的表面积可达到 $50 \times 10^3 \sim 100 \times 10^3$ μm^2,而相同直径的球形细胞的表面积仅有 0.8×10^3 μm^2。这样大的表面积不仅限制了水分子的运动,而且把蛋白质、mRNA 等生物大分子锚定在特定的位点,使复杂的代谢反应高效而有序地进行。

除此之外,细胞质基质在蛋白质的修饰、蛋白质选择性降解等方面也起着重要作用。

1. 蛋白质的修饰 已发现有 100 余种蛋白质的侧链修饰是由专一的酶作用于蛋白质侧链特定位点上实现的。侧链修饰细胞的生命活动是十分重要的,主要包括以下类型。

(1) 辅酶或辅基与酶的共价结合。

(2) 磷酸化与去磷酸化,用以调节很多蛋白质的生物活性。

(3) 糖基化:糖基化主要发生在内质网和高尔基复合体中。在细胞质基质中发生的糖基化是指在哺乳动物的细胞中把 N-乙酰葡萄糖胺分子加到蛋白质的丝氨酸残基的羟基上。

(4) 对某些蛋白质的 N 端进行甲基化修饰:修饰后蛋白质(如细胞骨架蛋白和组蛋白等)不易被细胞内的蛋白酶水解,从而使蛋白质在细胞中维持较长的寿命。

(5) 酰基化:最常见的一类酰基化修饰是内质网上合成的跨膜蛋白在通过内质网和高尔基复合体转运的过程中发生的,由不同的酶来催化,可将软脂酸链共价地连接在某些跨膜蛋白在细胞质基质中的结构域上。另一类酰基化修饰发生在 src 基因和 ras 基因等癌基因的产物上,催化这一反应的酶可识别蛋白质中的信号序列,将脂肪酸链共价地结合到蛋白质特定的位点上。

2. 控制蛋白质的寿命 细胞中的蛋白质处于不断地降解与更新的动态过程中。细胞质基质中的蛋白质大部分寿命较长,其生物活性可维持几天甚至数月;也有一些蛋白质寿命很短,合成后几分钟就被降解,如在某些代谢途径中催化限速反应步骤的酶和细胞癌基因的产物。通过改变它们的合成速度,就可以控制其浓度,从而达到调节代谢或细胞生长与分裂的目的。

在蛋白质分子的氨基酸序列中,除了有决定蛋白质在细胞内定位的信号和与修饰作用有关的信号外,还有决定蛋白质寿命的信号。这种信号存在于蛋白质 N 端的第一个氨基酸残基中,若 N 端的第一个氨基酸是甲硫氨酸(Met)、丝氨酸(Ser)、苏氨酸(Thr)、丙氨酸(Ala)、缬氨酸(Val)、半胱氨酸(Cys)、甘氨酸(Gly)或脯氨酸(Pro),则蛋白质是稳定的;若是其他 12 种氨基酸之一,则是不稳定的。每种蛋白质开始合成时,N 端的第一个氨基酸都是甲硫氨酸(细菌中为甲酰甲硫氨酸),但合成后不久便被特异的氨基肽酶水解除去,然后由氨酰-tRNA 蛋白转移酶将一个信号氨基酸加到某些蛋白质的 N 端,最终在蛋白质的 N 端留下一个不稳定的或稳定的氨基酸残基。

在真核细胞的细胞质基质中,识别蛋白质 N 端不稳定的氨基酸并准确地将其降解需要依赖于泛素化降解途径。泛素是一个由 76 个氨基酸残基组成的小分子蛋白,具有多种生物学功能。在蛋白质降解过程中,多个泛素分子共价结合到含有不稳定氨基酸残基的蛋白质 N 端,再由一种 26S 蛋白酶复合体(或称蛋白酶体)将蛋白质完全水解。26S 蛋白酶体在结构上可分为 19S 调节颗粒和 20S 核心颗粒两部分。19S 调节颗粒负责识别被泛素链标记的蛋白质底物及对其进行去折叠,并最终将去折叠的蛋白质底物传送至 20S 核心颗粒中进行降解(图 3-31)。蛋白酶体占细胞蛋白总量的 1%。这种依赖于泛素的蛋白酶体还参与细胞周期的调控。

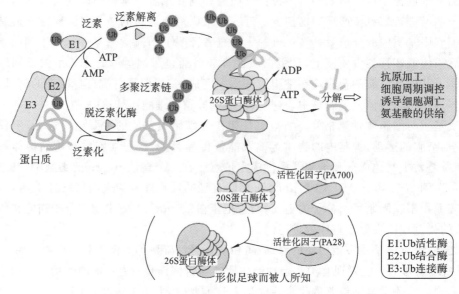

图 3-31　蛋白酶体结构示意图

3. 降解变性和错误折叠的蛋白质　细胞质基质中的变性蛋白、错误折叠的蛋白质、含有被氧化或其他非正常修饰氨基酸的蛋白质,不管其 N 端氨基酸残基是否稳定,常很快被清除。推测这种蛋白质的降解作用可能与识别畸形蛋白质所暴露出来的氨基酸疏水基团有关,并由此启动对蛋白质 N 端第一个氨基酸残基的作用,最终被依赖于泛素的蛋白降解途径彻底水解。在细胞质基质中,正在合成的蛋白质的构象与错误折叠的蛋白有很多类似之处。若加入蛋白质合成抑制剂,则停留在不同阶段、大小不等的多肽链很快被降解。

4. 帮助变性或错误折叠的蛋白质重新折叠形成正确的分子构象　这一功能主要靠热休克蛋白(heat shock protein,Hsp)来完成。DNA 序列分析表明,热休克蛋白主要有 3 个家族,即分子量分别为 25×10^3、70×10^3 和 90×10^3 的蛋白质,每一家族中都有由不同基因编码的多种蛋白质成员。有的基因在正常条件下表达,有些则在温度增高或其他异常情况下大量表达,以保护细胞,减少异常环境的损伤。有证据表明,对于正常细胞中热休克蛋白选择性地与畸形蛋白质结合形成的聚合物,水解 ATP 释放的能量可使其溶解,并进一步折叠形成正确的蛋白质构象。

(三) 细胞质基质与胞质溶胶

细胞质基质和胞质溶胶是从不同的角度提出的概念,二者虽然有一些差别,但在过去,人们常把这两个名词等同起来。随着人们对细胞质基质研究的不断深入,有些学者对细胞质基质的概念提出了一些新的理解,他们认为细胞质基质主要是由微管、微丝和中间丝等形成的相互联系的结构体系。其中蛋白质和其他分子以凝聚状态或暂时的凝聚状态存在,与周围溶液中的分子处于动态平衡状态。一种蛋白质是否属于细胞质基质中的结构成分,主要取决于其在细胞生命活动中是结合在细胞质骨架上,还是游离在周围的溶液中。蛋白质等多种物质特异性地结合在细胞质骨架上,其周围又吸附了多种分子,在不同程度上影响和改变了周围溶液的某些物理性质。

用差速离心法分离细胞匀浆中的各种细胞组分,最终可获得富含蛋白质的组分。早期的实验细胞学家和生化学家称之为胞质溶胶。胞质溶胶的成分是否与细胞质基质周围溶液的成分相同呢? 有研究者把乳胶小球注射到非洲爪蟾的卵母细胞中,经过一段时间之后,取出乳胶小球,用聚丙烯酰胺双向凝胶电泳技术分析渗入乳胶小球中的蛋白质成分,并与周围细胞质中的蛋白质成分进行比较。结果发现,在所检测的 90 多种多肽中,80% 的多肽未曾扩散到乳胶小球中,而是结合在细胞质基质上。另一些实验表明,mRNA 和核糖体也都结合在细胞质基质上。显然,用差速离心法所获得的胞质溶胶的成分与细胞质基质周围溶液的成分有很大的不同。胞质溶胶中的多数蛋白质,特别是分子量较大的蛋白质可能通过较弱的次级键直接或间接地结合在细胞质基质的骨架纤维上。

也有一些学者试图将细胞质骨架排除在细胞质基质概念之外。细胞质骨架是细胞中的主要结构体系,离开了细胞质骨架的支持与组织,细胞质基质中的其他成分就失去了锚定的位点,导致其无法完成各种生物学功能。从细胞质骨架的角度来看,细胞质骨架的主要成分(特别是微管和微丝)的装配和解聚与周围的液相始终处在一种动态平衡中,离开这种特定的环境,细胞质骨架系统也难以行使其功能。

二、核糖体

(一)核糖体的结构与类型

核糖体(ribosome)是由大、小两个亚基以特定的方式聚合而成的一种非膜性的细胞器,主要由 rRNA 和蛋白质组成,呈椭圆形或球形的颗粒状小体。1953 年,Ribinsin 和 Broun 用电镜观察植物细胞时发现胞质中存在一种颗粒物质。1955 年,Palade 在动物细胞中也看到同样的颗粒。1958 年,Roberts 按化学成分将其命名为核糖核蛋白体,简称核糖体,又称核蛋白体。

除哺乳动物成熟红细胞外,所有活细胞(真核细胞、原核细胞)中均有核糖体,它是进行蛋白质合成的重要细胞器,在快速增殖、分泌功能旺盛的细胞中数量更多。

1. 核糖体的结构 核糖体是由大、小两个亚基以特定的形式聚合而成的直径约为 25 nm 的不规则颗粒状结构。大亚基的体积约为小亚基的 2 倍。在完整的核糖体中,小亚基以凹面与大亚基的扁平上部相贴,而小亚基的中间分界线正与大亚基上部的沟相吻合。在核糖体大、小亚基的结合部之间,有特殊的间隙结构,该间隙结构是蛋白质合成过程中 mRNA 链结合并穿越的部位(图 3-32)。此外,在大亚基中央部位有一条垂直通道,为中央管,是新合成多肽链的释放通道,以免新合成多肽链被蛋白酶分解。

在核糖体上存在着 4 个重要的功能活性部位,与合成肽链的功能相适应。①氨基酰位(aminoacyl site):也称受位,简称 A 位,是接受并结合新掺入的氨基酰-tRNA 的位点,主要位于大亚基上。②肽酰位(peptidyl site):又称供位,简称 P 位,是与延伸中的肽酰基-tRNA 结合的位点,位于大亚基上。③离开位点:简称 E 位,是脱氨酰-tRNA 被核糖体释放的位点。④肽酰基转移酶位点:具有肽酰基转移酶的活性,可在肽链合成延伸过程中催化氨基酸之间形成肽键,位于大亚基上。⑤GTP 酶位点:具有 GTP 酶活性,能分解 GTP,供给肽酰基-tRNA 由 A 位移到 P 位时所需的能量(图 3-33)。

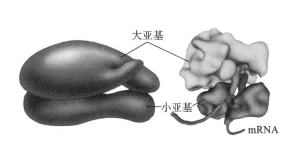

图 3-32 核糖体三维结构模式图

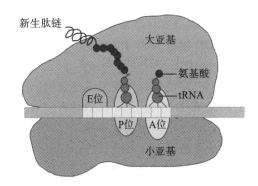

图 3-33 核糖体的功能活性部位

2. 核糖体的化学组成　核糖体蛋白质（ribosomal protein, RP）简称核糖体蛋白，是参与构成核糖体的所有蛋白质的统称。核糖体蛋白质由于需要在高浓度的盐溶液和强解离剂的作用下才能被分离，相对于"核糖体相关蛋白质"，也被称为"真核糖体蛋白质"。在核糖体自组装过程中，核糖体蛋白质逐批与rRNA结合形成核糖体的大、小亚基。按与rRNA结合的顺序，这类蛋白质被分为初级结合蛋白、次级结合蛋白与迟结合蛋白等几组。真核生物80S核糖体的40S亚基（小亚基）中含有约33种核糖体蛋白质，60S亚基（大亚基）中含有约49种核糖体蛋白质。这些核糖体蛋白质大多是碱性蛋白质（等电点约为10）。

蛋白质的结合对引发正确的RNA三级折叠与组织核糖体的整体结构至关重要。几乎所有的核糖体蛋白质结构中包含球状结构域和能联络离它们较远的RNA的延伸结构域。核糖体额外的稳定性来自这些核糖体蛋白质中的碱性官能团对rRNA骨架边缘磷酸基团上的负电荷的相互作用。核糖体蛋白质之间的相互作用（如静电引力及氢键）也有助于维持整个核糖体结构的稳定。

在大、小亚基的结合面，催化肽键合成的部位没有核糖体蛋白质，为rRNA构成。rRNA单独存在时不执行其功能，它与多种蛋白质结合构成核糖体，催化氨基酸之间形成肽键，参与蛋白质合成，在核糖体中rRNA具有核酶的作用。催化肽键合成的活性位点由rRNA组成，rRNA不仅为tRNA提供结合位点（A位、P位、E位，离开核糖体的部位），还为多种蛋白质合成因子提供结合位点，如与蛋白质合成有关的起始因子、延伸因子、终止因子的结合位点。大多数核糖体蛋白质与rRNA具有多个结合位点，发挥稳定rRNA三级结构的功能。

rRNA具有肽酰转移酶功能，对研究"细胞遗传信息装置起源"有重大的启示。生命是自我复制的体系，蛋白质有酶活性，但是没有遗传信息存储功能；DNA有遗传信息存储功能而没有酶活性；只有RNA既有存储遗传信息的功能又有酶活性，因此推测RNA是生命起源的最早的大分子物质。

20世纪80年代，人们从不同生物中发现了数十种不同的核酶（ribozyme），有切割型的，也有剪接型的。它们既能催化自身反应，也能催化其他分子反应，说明RNA除了具有作为遗传信息载体的功能外，还能执行类似蛋白质的催化功能。而RNA的基本成分核糖很容易由当时地球表面含量丰富的甲烷来合成，人们自然会想到在生命起源之初最早出现的生物分子系统和遗传物质是RNA，而不是DNA或蛋白质。随着生物的进化，信息的储存功能由结构更加稳定的DNA分子代替执行，而催化功能则由催化能力更强的蛋白质行使，从而形成了今天的细胞结构。

3. 核糖体的类型　核糖体不仅见于所有真核细胞，还是原核细胞所必需的重要细胞器。根据生物类型，核糖体可以分为真核生物核糖体和原核生物核糖体。核糖体是一个比较特殊的细胞器，不仅可以存在于细胞质中，还可以在具有独立遗传系统的细胞器中存在。核糖体根据存在的部位可分为三种：细胞质核糖体、线粒体核糖体、叶绿体核糖体。细胞中核糖体的分布类型有两种，即游离核糖体和附着核糖体。游离核糖体（free ribosome）指游离于细胞质中的核糖体，主要合成细胞本身所需的结构蛋白，如膜结构蛋白、细胞内代谢酶、血红蛋白和肌动蛋白等；附着核糖体（attached ribosome）指附着于内质网上的核糖体，主要合成膜蛋白和外输性的分泌蛋白，如激素、抗体、溶酶体酶。核糖体在细胞内进行蛋白质合成时，常多个或几十个（甚至更多）串联附着在一条mRNA分子上，形成念珠状结构，称为多聚核糖体（polyribosome）。mRNA的长短决定多聚核糖体的多少及排列形状，如螺纹状和念珠状等。

以上这些来源于真核细胞、原核细胞、细胞器中的核糖体都具有合成蛋白质的功能，却各自表现出区别明显的来源类型特征。因此，可以将核糖体按照成分、大小差异分为三类：真核细胞胞质核糖体、原核细胞核糖体、真核细胞器核糖体。

原核细胞的核糖体较小，沉降系数为70S，分子质量为2.5×10^3 kDa，由50S和30S两个亚基组成。典型的原核生物大肠杆菌核糖体是由 50S 大亚基和 30S 小亚基组成的。在完整的核糖体中,rRNA 约占 2/3,蛋白质约占 1/3。50S 大亚基含有 34 种蛋白质和 2 种 RNA 分子,分子质量大的 rRNA 的沉降系数为 23S,分子质量小的 rRNA 为 5S。30S 小亚基含有 21 种蛋白质和 1 个 16S 的 rRNA 分子。

真核细胞胞质核糖体较大,沉降系数为 80S,大亚基为 60S,小亚基为 40S。在大亚基中,有大约 49 种蛋白质,另外有 3 种 rRNA:28S rRNA、5S rRNA 和 5.8S rRNA。小亚基含有大约 33 种蛋白质,1 种 18S 的 rRNA。

分布在线粒体中的核糖体,比一般核糖体小,沉降系数约为 55S,大亚基为 35S,小亚基为 25S,称为线粒体核糖体。叶绿体核糖体与原核生物核糖体基本一致(表 3-1)。

表 3-1 不同类型不同来源核糖体的大小和化学组成

类 型		来源	单体	大亚基	小亚基	rRNA 及蛋白质	
						大亚基	小亚基
原核生物核糖体		细菌	70S	50S	30S	23S,5S rRNA+34 rP	16S rRNA+21 rP
真核生物核糖体	细胞质核糖体	植物	80S	60S	40S	28S,5.8S,5S rRNA+49 rP	18S rRNA+33 rP
		动物	80S	60S	40S	28S,5.8S,5S rRNA+49rP	18S rRNA+33 rP
	线粒体核糖体	哺乳动物	55~60S	35S	25S	16S rRNA	12S rRNA
		酵母	78S	60S	45S	26S,5S rRNA	18S rRNA
	叶绿体核糖体	植物	70S	60S	30S	23S,5S rRNA	16S rRNA

S 表示沉降系数(sedimentation coefficient),是在离心状态下衡量物质颗粒沉降速度的参数,其大小主要取决于物质颗粒本身的大小,因此常用沉降系数来间接表示物质颗粒的大小,沉降系数越大,物质颗粒越大,沉降系数越小,物质颗粒则越小。

生长迅速细胞的细胞质中一般具有大量游离核糖体,如干细胞、胚胎细胞、肿瘤细胞等。真核细胞含有较多的核糖体,一般每个真核细胞中核糖体的数量可以达到 $1\times10^6\sim1\times10^7$ 个,蛋白质合成旺盛的细胞可达 1×10^{12} 个,原核细胞中核糖体比真核细胞少,每个原核细胞中有 $1.5\times10^4\sim1.8\times10^4$ 个核糖体。在活细胞中,核糖体的大小亚基、单核糖体和多聚核糖体常随功能而变化,处于一种不断解聚与聚合的动态平衡中。执行功能时核糖体为多聚核糖体,功能完成后解聚为大、小亚基。

(二)核糖体的蛋白质合成功能

蛋白质的合成亦称为翻译(translation),是一个连续的过程,通常划分为起始、延长、终止三个阶段。在蛋白质合成过程中,mRNA 的阅读是从 5′端到 3′端,对应肽链的氨基酸序列从 N 端至 C 端。翻译过程从阅读框架的 5′-AUG 起始密码子开始,按 mRNA 模板三联体密码的顺序延长肽链,直至终止密码子出现。

1. 肽链的合成起始 肽链的合成起始阶段指在起始因子(initiation factor,IF)作用下,核糖体小亚基与 mRNA 结合。氨基酰-tRNA 的反密码子识别 mRNA 的起始密码子,并互补结合,随后大亚基结合到小亚基上去,至此完整的核糖体形成,开始进行蛋白质合成。

原核和真核生物的翻译起始过程类似,其中真核生物(eukaryote)起始因子称为 eIF,包括多种亚型;原核生物则有 3 种 IF(表 3-2)。

核糖体失活蛋白研究

Note

表 3-2　原核、真核生物各种起始因子的生物功能

起始因子		生物功能
原核生物	IF-1	占据 A 位,防止结合其他 tRNA
	IF-2	促进起始 tRNA 与小亚基结合
	IF-3	促进大、小亚基分离,提高 P 位对结合起始 tRNA 的敏感性
真核生物	eIF-2	促进起始 tRNA 与小亚基结合
	eIF-2B,eIF-3	最先结合小亚基,促进大、小亚基分离
	eIF-4A,eIF-4F	复合物成分,有解螺旋酶活性,促进 mRNA 结合小亚基
	eIF-4B	结合 mRNA,促进 mRNA 扫描定位起始 AUG
	eIF-4E	eIF-4F 复合物成分,结合 mRNA5′端帽子结构
	eIF-4G	eIF-4F 复合物成分,结合 eIF-4E 和 PAB
	eIF-5	促进各种起始因子从小亚基解离,进而结合大亚基
	eIF-6	促进核蛋白体分离成大、小亚基

PAB,Poly 结合蛋白。

　　原核生物与真核生物的各种起始因子在肽链合成起始过程中有多方面作用。真核生物 eIF-2-GTP 可促进起始氨基酰-tRNA 首先与小亚基结合,是起始复合物生成第一关键步骤必需的蛋白因子。eIF-2 既是真核生物肽链合成调节的关键成分,又是多种生物活性物质、抗代谢物及抗生素作用靶点,因此,对 eIF-2 的研究较为彻底。

　　(1)原核生物翻译起始复合物形成。

　　①核蛋白体亚基分离:蛋白质肽链合成连续进行,上一轮合成终止接下一轮合成的起始。这时完整核蛋白体大、小亚基拆离,为 mRNA 和起始氨基酰-tRNA 与小亚基结合提供位点。其中 IF-3、IF-1 与小亚基的结合促进大、小亚基分离。

　　②mRNA 与小亚基定位结合:原核生物 mRNA 在小亚基上的定位涉及两种机制。其一,在各种原核生物 mRNA 起始 AUG 密码上游 8～13 个核苷酸部位,存在 4～9 个核苷酸的一致序列,富含嘌呤碱基,如-AGGAGG-,称为 Shine-Dalgarno 序列(S-D 序列);而原核生物小亚基 16S-rRNA 的 3′端有一富含嘧啶的短序列,如-UCCUCC-,两者互补配对使 mRNA 与小亚基结合。S-D 序列又称为核蛋白体结合位点(RBS)。其二,mRNA 上紧接 S-D 序列的小核苷酸序列,可被核蛋白体小亚基蛋白 rpS-1 识别结合(图 3-34)。上述 RNA 与 RNA、RNA 与蛋白质的相互作用使 mRNA 的起始 AUG 在核蛋白体小亚基上精确定位,形成复合体。

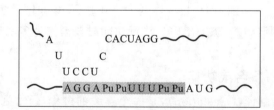

图 3-34　原核生物 mRNA 与核蛋白体小亚基结合位点

　　③起始氨基酰-tRNA 的结合:起始 fMet-tRNA^{ifMet} 和 GTP 结合的 IF-2 一起,识别结合对应小亚基 P 位的 mRNA 起始密码 AUG,这也促进 mRNA 的准确就位;而起始时 A 位被 IF-1 占据,不与任何氨基酰-tRNA 结合(图 3-35)。

　　④核蛋白体大亚基结合:上述结合 mRNA、fMet-tRNA^{ifMet} 的小亚基再与核蛋白体大亚基结合,同时 IF-2 结合的 GTP 水解释能,促使 3 种 IF 释放,形成由完整核蛋白体、mRNA 和起始氨基酰-tRNA 组成的翻译起始复合物。此时,结合起始密码 AUG 的 fMet-tRNA^{ifMet} 占据 P 位,而 A 位空留,对应 mRNA 上 AUG 后的下一组三联体密码,准备相应氨基酰-tRNA 的进入。

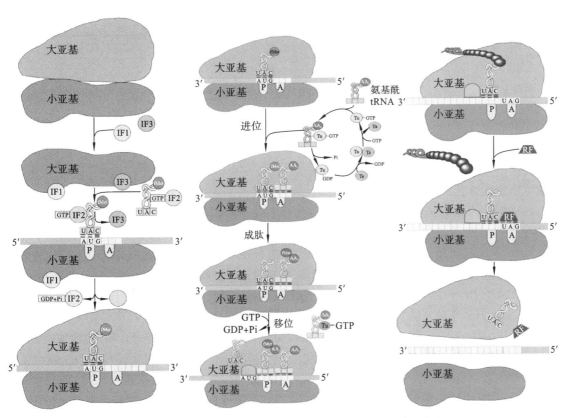

图 3-35　原核生物的肽链合成起始,延长阶段的肽键形成和终止

（2）真核生物翻译起始复合物形成：真核生物肽链合成起始过程与原核生物相似但更复杂。真核生物有不同的翻译起始成分，如核糖体为 80S(40S 和 60S)，起始因子种类更多，至少有 9 种起始甲硫氨酸不需甲酰化等。成熟的真核生物 mRNA 有 5′帽子和 3′polyA 尾结构，与 mRNA 在核糖体就位相关。真核生物蛋白质合成起始的具体过程如下。

①核糖体大、小亚基的分离：起始因子 eIF-2B 和 eIF-3 与核糖体大、小亚基结合，在 eIF-6 参与下，促进 80S 核糖体解离成大、小亚基。

②起始氨基酰-tRNA 结合：起始 Met-tRNA$_i^{Met}$ 和结合的 eIF-2 共同结合小亚基 P 位的起始位点。

③mRNA 在核糖体小亚基的准确就位：真核生物 mRNA 不含类似于原核生物的 S-D 序列，因此真核生物 mRNA 在核糖体小亚基就位，有多种蛋白因子参与形成复合物。其中 5′帽子结合蛋白复合物（eIF-4F）包括 eIF-4E、eIF-4G 和 eIF-4A 几种组分。该复合物通过 eIF-4E 结合 mRNA 5′端帽子结构并通过 poly 结合蛋白(PAB)结合 3′polyA 尾，而连接 mRNA 首尾的 eIF-4E 和 PAB 再通过 eIF-4G 和 eIF-3 与核糖体小亚基结合。然后通过消耗 ATP 从 mRNA 5′端扫描，直到起始 AUG 与甲硫氨酰 tRNA 的反密码子配对，mRNA 最终在核糖体小亚基准确定位。eIF-4F 复合物组分与该过程有关，如 eIF-4A 有 RNA 解螺旋酶活性，可消耗 ATP 松懈 mRNA 的 AUG 上游 5′区段的二级结构以利于 mRNA 的扫描，eIF-4B 也促进扫描过程。

④核糖体大亚基结合：已经结合 mRNA、Met-tRNA$_i^{Met}$ 的小亚基迅速与 60S 大亚基结合，形成翻译起始复合物。同时通过 eIF-5 作用和水解 GTP 供能，促进各种 eIF 从核糖体释放。

2. 肽链的延长　肽链合成的延长是指根据 mRNA 密码子序列，依次从 N 端向 C 端添加氨基酸，延长肽链，直到合成终止的过程。由于肽链延长在核糖体上连续性循环式进行，又称为核糖体循环(ribosomal cycle)，每次循环肽链便增加一个氨基酸。每次循环分三步：进位、成肽(peptide bond formation)和移位。延长肽链所需要的蛋白因子称延长因子或延伸因子(elongation factor)(表 3-3)。

表3-3 肽链合成的延长因子

原核生物的延长因子	生 物 功 能	对应真核生物的延长因子
EF-Tu	促进氨基酰-tRNA进入A位,结合分解GTP	EF1-α
EF-Ts	调解亚基	EF1-βγ
EF-G	有转位酶活性,促进二肽酰-tRNA-mRNA由A位前移到P位,促进卸载tRNA释放	EF-2

真核生物肽链的延长过程与原核生物相似,只是反应体系和延长因子不同。这里主要介绍原核生物的肽链延长过程。

(1)进位:肽链合成起始后,核糖体P位结合fMet-tRNA$_i^{fMet}$,但A位空留并对应下一组三联体密码,需加入的氨基酰-tRNA即由该密码子决定。此后的每次肽链延长循环中,核糖体P位将结合肽酰-tRNA,同样是A位空留。进位又称注册(registration),即根据mRNA下一组遗传密码子的指导,使相应氨基酰-tRNA进入核糖体A位。这一过程需要延长因子EF-T的参与。

延长因子EF-T为EF-Tu和EF-Ts亚基的二聚体。当EF-Tu结合GTP后,可使EF-Ts分离。EF-Tu-GTP与进位的氨基酰-tRNA结合,以氨基酰-tRNA-EF-Tu-GTP活性复合物形式进入并结合核糖体A位。EF-Tu有GTP酶活性,促使GTP水解,驱动EF-Tu和GTP从核糖体释出,重新形成EF-Ts二聚体。EF-T继续催化下一氨基酰-tRNA进位(图3-35)。

核糖体对氨基酰-tRNA的进位有校正作用。肽链的生物合成以很高速度进行,如在大肠杆菌细胞中,合成100残基多肽只需10 s(37 ℃),这就要求延长阶段每一过程的速度与之适应。由于EF-Tu-GTP仅存在数毫秒即分解,因此在该时限内,只有正确的氨基酰-tRNA才能迅速发生反密码子与密码子配对而进入A位,而错误的氨基酰-tRNA因反密码子与密码子配对不能及时发生,从A位解离。这是维持蛋白质合成高度保真性的另一机制。

(2)成肽:成肽是肽酰转移酶催化的肽键形成过程,数种大亚基蛋白组成转肽酶活性。结合于核糖体A位的氨基酰-tRNA使氨基酸臂部分弯折,使该氨基酸在空间上接近P位。P位的起始氨基酰-tRNA(或延长中的肽酰-tRNA)由酶催化,将氨基酰基(或延长中的肽酰基)从tRNA转移,与A位下一氨基酸的α-氨基形成肽键连接,即成肽反应在A位上进行。第一个肽键形成后,二肽酰-tRNA占据核糖体A位,而卸载的tRNA仍在P位。由于起始的甲酰甲硫氨酸的α-氨基被持续保留,将成为新生肽链的N端。肽键延长过程以相似机制连续循环,成肽后形成的三肽、四肽等肽酰-tRNA将暂留A位,P位为卸载的tRNA。

(3)转位:延长因子EF-G有转位酶(translocase)活性,可结合并水解1分子GTP,促进核糖体向mRNA的3′端移动,使起始二肽酰-tRNA-mRNA相对位移进入核糖体P位,而卸载的tRNA则移入E位。A位空留并对应下一组三联体密码,准备适当氨基酰-tRNA进位开始下一核糖体循环。同样,再经过第二轮进位—成肽—移位循环,P位将出现三肽酰-tRNA,A位空留并对应第四个氨基酰-tRNA进位,依此类推。在肽链合成连续循环时,核糖体构象发生周期性改变,转位时卸载的tRNA进入E位,可诱导核糖体构象改变有利于下一个氨基酰-tRNA进入A位;而氨基酰-tRNA的进位又诱导核糖体变构促使卸载tRNA从E位排出(图3-35)。

真核生物肽链合成的延长过程与原核生物基本相似,只是有不同的反应体系和延长因子。另外,真核细胞的核糖体没有E位,转位时卸载的tRNA直接从P位脱落。

3. 肽链合成的终止 当核糖体A位出现mRNA的终止密码子后,多肽链合成停止,肽链从肽酰-tRNA中释出,mRNA及核糖体大、小亚基等分离,该过程称为肽链合成终止(termination)。相关的蛋白因子称为释放因子(release factor,RF),其中原核生物有3种RF。RF的功能:一是识别终止密码子,如RF-1可特异识别UAA、UAG,而RF-2可识别UAA、UGA;二是诱导转肽酶改变为酯酶活性,相当于催化肽酰基转移到水分子—OH上,使肽链从核糖体上释放。

Note

原核生物肽链合成终止过程如下：①肽链延长到 mRNA 的终止密码子在核糖体 A 位出现，终止密码子不能被任何氨基酰-tRNA 识别到位。②RF-1 或 RF-2 可进入 A 位，识别并与终止密码子结合，RF-3 可结合到核糖体其他部位上。③RF-1 或 RF-2 与终止密码子结合后都可触发核糖体构象改变，诱导转肽酶转变为酯酶活性，使新生肽链与结合在 P 位的 tRNA 之间的酯键水解，将合成的肽链释出，再促使 mRNA、卸载 tRNA 及 RF 从核糖体脱离，mRNA 模板和各种蛋白因子和其他组分都可被重新利用。RF-3 有 GTP 酶活性，能介导 RF-1、RF-2 与核糖体的相互作用。紧接着进入下一起始过程，在 IF-1、IF-3 作用下，核糖体大、小亚基解离（图 3-35）。

真核生物肽链合成终止过程与原核生物相似，但只有 1 个释放因子（eRF），可识别所有终止密码子，完成原核生物各类释放因子的功能。

蛋白质生物合成是一个耗能过程，肽链延长时每个氨基酸活化为氨基酰-tRNA 会消耗 2 个高能键，进位、转位各消耗 1 个高能键，但为保持蛋白质生物合成的高度保真性，任何步骤出现不正确连接，都需消耗能量来水解清除，因此每增加 1 个肽键的实际消耗可能多于 4 个高能键。可以认为蛋白质是包含遗传信息的多聚分子，部分能量用于从 mRNA 信息到有功能蛋白质翻译的保真性上。这是多肽链以很高速度合成但出错率低于 10^{-4} 的原因。原核生物 mRNA 转录后无需加工即可作为模板，转录和翻译紧密偶联，即转录过程未结束，翻译过程已经开始。

在合成蛋白质时，核糖体并不是单独工作的，常以多聚核糖体的形式存在，一条 mRNA 几乎同一时间被多个核糖体利用，同时合成多条肽链。肽链合成开始时，在 mRNA 的起始密码子部位，核糖体亚基装配成完整的起始复合物后，向 mRNA 的 3′端移动，开始合成多肽链，直到终止密码子处。核糖体在 mRNA 的每一个密码子处与 tRNA 的反密码子结合，之后其上的氨基酸便与核糖体上的肽链相连，未结合的 tRNA 离去，核糖体向 mRNA 的 3′端移动，多肽链不断延长。当第一个核糖体离开起始密码子后，起始密码子的位置空出，第二个核糖体的亚基就结合上来，装配成完整的起始复合物后，开始另一条多肽链的合成。同样，其他核糖体依次结合到 mRNA 上，形成多聚核糖体（图 3-36）。根据电子显微照片推算，多聚核糖体中，每个核糖体间隔约 80 个核苷酸。多聚核糖体只是让很多核糖体可以一起工作，每条肽链还是由 1 个核糖体来完成的，而且所用的时间也没有缩短，只是提高了合成效率，这对 mRNA 的利用及对其数量的调控更为经济和有效。

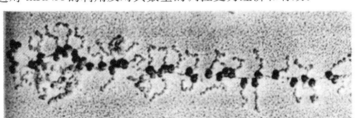

核糖体连续阅读同一条mRNA　　正在延长的多肽链　　完成的多肽链

(a)

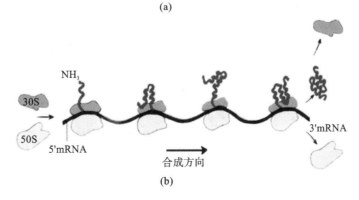

(b)

图 3-36　多聚核糖体与蛋白质的合成

(a)电镜图；(b)结构示意图

（三）核糖体与医学

核糖体是细胞内蛋白质的加工厂,生物体所需的绝大部分蛋白质都是由核糖体合成的。蛋白质是生物体维持正常结构和功能所必需的且最重要的物质基础,生物体众多的生物学功能都是由蛋白质决定的,核糖体结构异常和功能障碍而引起的蛋白质多肽链合成障碍,对任何生物体来说都是致命的。在存活的生物个体中很难发现蛋白质多肽链合成的全面障碍者,在临床上也很难发现这样的患者。但是,核糖体也与其他细胞结构一样,面对复杂的细胞内外环境因素的影响,会呈现出敏感多变的特性,这种特性有可能导致细胞结构和功能的改变,甚至引发某些疾病。长期以来,人们对核糖体功能的认识大多停留在蛋白质合成水平上。近年来,随着科学研究手段的进步,对核糖体功能的研究不断深入,核糖体蛋白的生理功能及其与人类疾病发生的关系逐步被揭示,核糖体蛋白的研究逐渐成为热点问题。

抗生素是蛋白质合成的抑制剂,如氯霉素通过抑制50S大亚基的肽酰转移酶活性来抑制蛋白质合成。链霉素通过抑制tRNA与核糖体的结合,使肽链合成中断。不同抗生素抑制蛋白质合成的机制不同。在临床中,可使用抗生素达到抑制细菌生长和繁殖的作用,但是不能滥用抗生素,以免细菌产生耐药性。

过去认为,构成核糖体的核糖体蛋白是核糖体正常结构和功能的重要保障,核糖体蛋白基因突变或者缺失会严重影响核糖体蛋白的结构与功能,从而导致胚胎早期死亡,因此忽略了对核糖体蛋白基因突变及其与疾病发生的相关性研究。目前已有的研究证实,核糖体蛋白基因突变或缺失在不影响核糖体蛋白合成功能的范围内,也能产生存活的生物个体,但对生物个体的许多功能将产生广泛影响,从而出现异常表型。核糖体蛋白基因突变可导致某些遗传病的发生,同时,核糖体蛋白基因表达水平的异常也与肿瘤发生有关。如DKC1突变已被证实和先天性角化不良有关,这种疾病对癌症有较高的易感性。核糖体蛋白S19的基因突变可能导致先天性再生障碍性贫血,其也是容易转变为癌症的前期表现。

目前,对核糖体蛋白调控细胞多种生理功能的作用机制以及核糖体蛋白基因突变导致疾病发生的机制还不清楚,这也是今后核糖体蛋白和核糖体蛋白基因研究的重要方向。

三、内质网

（一）内质网的结构、组成与类型

1945年,K. R. Porter和A. D. Claude等在使用电镜观察小鼠成纤维细胞时,发现在细胞质的内质区分布着一些由小管、小泡连接而成的网状结构,并根据该结构的分布与特点将其命名为内质网(endoplasmic reticulum,ER)。

1. 内质网的结构　除成熟的红细胞之外,内质网普遍存在于动植物真核细胞的细胞质中,由厚度为5～6 nm的单位膜所形成的大小、形状各异的小管(tubule)、小泡(vesicle)和扁囊(lamina)构成。内质网在细胞质中彼此连通,构成一个连续的膜性管网系统,与高尔基复合体、溶酶体等内膜系统在结构与功能上密切相关。在靠近细胞核的部位,内质网常与核外膜连通;在靠近细胞膜的部位,它可延伸至细胞边缘乃至细胞突起中(图3-37)。

在不同种生物的同类组织细胞中,内质网的形态、结构是基本相似的。但是,内质网常常因不同的组织细胞或同一种细胞的不同发育阶段以及不同的生理功能状态而呈现出形态结构、数量分布和发达程度的差异。例如,睾丸间质细胞中的内质网是由众多的分支小管或小泡构成的网状结构(图3-38(a))。在培养的哺乳动物细胞中,利用荧光标记可在透射电镜下观察到内质网围绕细胞核向外铺展延伸到细胞边缘及细胞突起中(图3-38(b))。横纹肌细胞中的内质网以肌

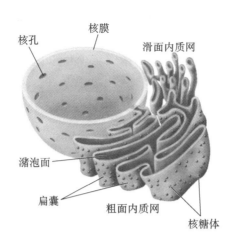

图 3-37 内质网形态结构模式图

质网(sarcoplasmic reticulum)的形式存在,在每一个肌原纤维中连接成网状的结构单位(图 3-38 (c))。

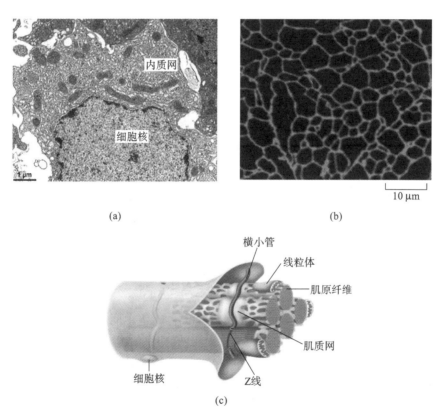

图 3-38 内质网的形态结构

(a)睾丸间质细胞中内质网形态的透射电镜图;(b)荧光标记哺乳动物细胞内质网透射电镜图;
(c)横纹肌细胞肌质网立体结构形态模式图

2. 内质网的组成 内质网占全部细胞膜系统结构的 50% 左右,占细胞总体积的 10% 以上,占细胞质量的 15%～20%。其化学组成与细胞膜基本一致,也是以脂类和蛋白质为主要成分,但各成分种类和所占的比例与细胞膜不尽相同。内质网膜脂类含量占 30%～40%,蛋白质含量为 60%～70%。内质网膜的脂类成分主要包括磷脂、中性脂和神经节苷脂等,其中以磷脂含量最高。不同磷脂的含量大致如下:磷脂酰胆碱 55%,磷脂酰乙醇胺 20%～25%,磷脂酰肌

61

醇 5%～10%,磷脂酰丝氨酸 5%～10%,鞘磷脂 4%～7%,可见磷脂酰胆碱含量丰富,鞘磷脂含量较低。

内质网膜所含的蛋白质和酶类复杂多样,酶类至少有 30 种以上,含有以葡萄糖-6-磷酸酶为主要标志酶的诸多酶系,如:①与解毒有关的氧化反应电子传递酶系:主要由细胞色素 P450、NADPH-细胞色素 P450 还原酶、细胞色素 b_5、NADH-细胞色素 b_5 还原酶、NADH-细胞色素 c 还原酶等构成。②与脂类物质代谢有关的酶类:包括脂肪酸 CoA 连接酶、胆固醇羟基化酶、转磷酸胆碱酶等。③与碳水化合物代谢有关的酶类:主要包括葡萄糖-6-磷酸酶、β-葡萄糖醛酸酶、葡萄糖醛酸转移酶和 GDP-甘露糖基转移酶等。④与蛋白质加工和转运相关的酶类。

3. 内质网的分类　根据内质网膜外表面是否有核糖体附着将内质网分为粗面内质网(rough endoplasmic reticulum,RER)和滑面内质网(smooth endoplasmic reticulum,SER)。

(1)粗面内质网:多为排列整齐的扁囊,膜外表面有核糖体颗粒附着,主要功能为外输性蛋白及多种膜蛋白的合成、加工及转运。因此,在具有分泌蛋白或肽类激素功能的细胞,如胰腺细胞和浆细胞中,粗面内质网较发达;而在未分化或分化程度低的细胞,如胚胎细胞、干细胞和肿瘤细胞中,粗面内质网较少见。

(2)滑面内质网:多由小管和小泡构成的网状结构,膜外表面无核糖体颗粒附着,常与粗面内质网相通,是一种多功能的细胞器(图 3-39)。在不同细胞、同一细胞的不同发育阶段或不同生理时期,其形态结构、数量分布及发达程度差别甚大。如睾丸间质细胞、卵巢黄体细胞和肾上腺皮质细胞中含有大量的滑面内质网,与其合成类固醇激素的功能相关;肝细胞中丰富的滑面内质网与其解毒功能相关;平滑肌和横纹肌细胞中的滑面内质网特化为肌质网,释放和回收钙离子以调节肌肉的收缩。

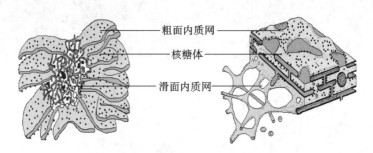

粗面内质网
核糖体
滑面内质网

图 3-39　内质网基本类型的模式图

以上两类内质网同时存在于大部分细胞中,只是所占比例不同。但也有个别细胞中全部为粗面内质网,如胰腺外分泌细胞;有的全部为滑面内质网,如肌细胞。

除上述两种基本类型之外,内质网还有一些异型结构,如视网膜色素上皮细胞中的髓样体(myeloid body);在生殖细胞、快速增殖细胞、某些哺乳类动物的神经元和松果体细胞及一些肿瘤细胞中出现的环孔片层(annulate lamella)。

(二)内质网的功能

1. 粗面内质网的功能　内质网不仅是蛋白质、脂类和糖类的重要合成场所,还参与物质运输、交换、解毒以及对细胞的机械支持等。两类内质网的功能趋向不同,粗面内质网主要负责蛋白质的合成、加工修饰及转运,而滑面内质网主要参与脂类代谢、糖类代谢及细胞解毒等。

(1)信号肽导蛋白质的合成:粗面内质网合成的蛋白质主要包括外输性蛋白(肽类激素、细胞因子、抗体、消化酶、细胞外基质蛋白等)、膜整合蛋白(膜抗原、膜受体等)和内质网驻留蛋白,它们由附着型核糖体合成。新生的多肽链需要由信号肽介导与核糖体一起转移至内质网膜,并在内质网膜上继续翻译。

Note

信号肽与信号肽假说:1975 年,G. Blobel 等因提出信号肽假说(signal hypothesis)获得了1999 年诺贝尔生理学或医学奖。该假说认为新生肽链具有一段独特的序列,可引导核糖体和多肽链附着于内质网膜上。这段序列常存在于所合成肽链的 N 端,一般由 15～30 个氨基酸组成,称为信号肽(signal peptide)或信号序列(signal sequence)。

信号肽假说的主要过程如下。①信号肽的识别:细胞质基质中存在信号识别颗粒(signal recognition particle,SRP)(图 3-40),而内质网膜上存在信号识别颗粒受体(SRP receptor,SRPR)和移位子(translocon)。新生肽链 N 端的信号肽一旦被翻译,即可被 SRP 识别并结合。此时翻译暂时终止,SRP 的另一端则与核糖体 A 位结合,形成 SRP-核糖体复合结构,引导向内质网膜移动,与内质网膜上的 SRPR 识别和结合,并附着于内质网膜通道蛋白移位子上。然后 SRP 解离,返回细胞质基质中,肽链继续延长(图 3-41)。②肽链进入内质网腔:合成中的肽链通过核糖体大亚基的中央管和移位子蛋白通道进入内质网腔,随后,信号肽会被内质网膜腔面的信号肽酶切除,肽链继续延长直至终止,核糖体大、小亚基解聚,与内质网分离。

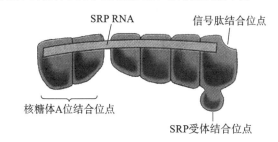

图 3-40　信号识别颗粒(SRP)的结构模式图

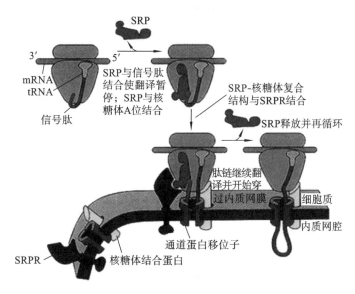

图 3-41　新生肽链转移至内质网腔的过程示意图

肽链插入内质网膜:某些多肽链中含有一段疏水性停止转移信号(stop-transfer signal),当此序列进入通道蛋白移位子时,会与之相互作用,使移位子由活化状态转为钝化状态而终止肽链的转移,最终使肽链未完全进入内质网腔内,形成跨膜驻留蛋白。还可能通过内信号肽介导插入机制,内信号肽是指信号肽位于多肽链中而非 N 端,当内信号肽到达移位子时,会结合在脂质双分子层中,阻止肽链全部进入内质网腔,若内信号肽 N 端带有的正电荷比 C 端多,C 端进入内质网腔,反之则 N 端进入内质网腔,从而形成跨膜蛋白。

(2) 蛋白质的折叠与装配:多肽链需要依据特定的方式盘旋和折叠,形成高级三维空间结构。内质网腔中的氧化型谷胱甘肽(GSSG)和内质网膜腔面上的蛋白质二硫键异构酶(protein

disulfide isomerase，PDI）为二硫键的形成及多肽链快速折叠提供了保证。

　　能够帮助多肽链转运、折叠和组装的结合蛋白称为分子伴侣（molecular chaperone），如钙网蛋白（calreticulin）、免疫球蛋白重链结合蛋白（immunoglobulin heavy chain-binding protein，BiP）、葡萄糖调节蛋白94（glucose-regulated protein 94，GRP94），后者也称为内质网素，是内质网标志性分子伴侣。分子伴侣不仅可与多肽链识别和结合来协助其折叠、组装和转运，还能识别并确保折叠、组装错误的蛋白质不被转运，但其本身并不参与最终产物的形成。分子伴侣在结构上有一个共同的特点是在 C 端有一段四氨基酸滞留信号肽（retention signal peptide），即 Lys-Asp-Glu-Leu（KDEL）序列，该序列与内质网膜上的相应受体结合而驻留于内质网腔不被转运。

　　（3）蛋白质的糖基化：单糖或寡糖与蛋白质之间通过共价键结合形成糖蛋白的过程称为糖基化（glycosylation）。发生在粗面内质网的糖基化主要由 N-乙酰葡萄糖胺、甘露糖和葡萄糖组成的14寡糖与蛋白质的天冬酰胺（Asn）残基侧链上的氨基基团结合，称为 N-连接糖基化（N-linked glycosylation）。寡糖在与蛋白质连接之前，先与内质网膜上的多萜醇分子连接而被活化，当核糖体合成的肽链中的天冬酰胺进入内质网腔，被活化的寡糖在糖基转移酶的作用下，将寡糖基由磷酸多萜醇转移到相应的天冬酰胺残基上（图 3-42）。

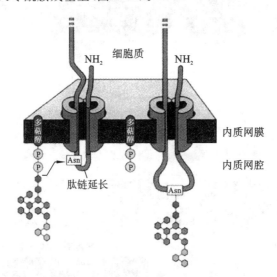

图 3-42　N-连接糖基化示意图

　　蛋白质的糖基化修饰有很重要的作用：①保护蛋白质不被降解；②参与信号转导并引导蛋白质形成运输小泡，以进行蛋白质的靶向运输；③形成细胞外被，在细胞膜的保护、细胞识别以及通信等生命活动中发挥重要作用。

　　（4）蛋白质的胞内运输：经过粗面内质网加工和修饰的蛋白质，可被内质网膜包裹以"出芽"的方式形成膜性小泡转运。具体运输途径包括以下两种：①转运小泡进入高尔基复合体，经过进一步加工后，以分泌颗粒的形式被胞吐至细胞外；②转运小泡直接进入一种大浓缩泡，逐步发育成酶原颗粒后排出细胞，此途径只见于某些哺乳动物的胰腺外分泌细胞。

　　2. 滑面内质网的功能

　　（1）参与脂类物质的合成与运输：滑面内质网可合成细胞所需的几乎全部的膜脂，这是其最重要的功能。合成脂类所需的3种酶类定位于内质网膜上，其中催化作用在细胞质侧完成，而合成脂类的底物来自细胞质基质，主要过程如下：①磷脂酸的形成：由酰基转移酶（acyltransferase）催化脂酰 CoA 的2条脂肪酸链转移并结合到甘油-3-磷酸分子上而生成。②双酰基甘油的形成：由磷酸酶（phosphatase）催化磷脂酸去磷酸化而生成。③双亲脂质分子的形成：由胆碱磷酸转移酶（choline phosphotransferase）催化双酰基甘油，添加和结合1个极性基团而生成。

滑面内质网合成的脂类分子在翻转酶(flippase)的作用下,快速由细胞质基质侧转向内质网腔面,然后通过两种途径向其他膜结构转运:①以"出芽"的方式转运至高尔基复合体、溶酶体和细胞膜;②与磷脂交换蛋白(phospholipid exchange protein,PEP)结合形成复合体进入细胞质基质,然后通过自由扩散到达靶膜后,PEP释放出脂类分子,完成从脂类含量高的膜向含量低的线粒体和过氧化物酶体膜的转移。目前,在分泌类固醇激素细胞的滑面内质网中,发现了与类固醇代谢密切相关的酶类,证明滑面内质网也参与类固醇的代谢。

(2)参与糖原的代谢:许多实验证明,肝细胞中的滑面内质网参与了糖原的分解过程;而细胞质基质中糖原的降解产物葡萄糖-6-磷酸也会被葡萄糖-6-磷酸酶催化,使之去磷酸化形成葡萄糖,葡萄糖再经由内质网跨膜运输至血液中。

(3)参与解毒作用:肝脏是机体分解毒物的主要器官,其解毒功能由肝细胞中滑面内质网上的氧化反应电子传递酶系来完成。这些酶系包括细胞色素P450、NADPH-细胞色素P450还原酶、细胞色素 b_5、NADH-细胞色素 b_5 还原酶和NADH-细胞色素c还原酶等。解毒的机制一般为催化多种化合物的氧化和羟化:①使毒物或药物的毒性被钝化或破坏;②经羟化作用后可增强化合物的极性,使其易于排出体外。当然,也不排除有时这种氧化还原作用会使某些毒物的毒性增强。

(4)参与储存和调节 Ca^{2+}:肌细胞中的肌质网是滑面内质网的特化结构。一般来说,肌质网网膜上的 Ca^{2+}-ATP酶会把细胞质基质中的 Ca^{2+} 泵入肌质网腔中储存起来。当受到神经冲动刺激或细胞外信号物质的作用时,肌质网将 Ca^{2+} 释放到细胞质基质中。

(5)参与胃酸、胆汁的合成与分泌:在胃壁腺上皮细胞中,滑面内质网可使 H^+ 和 Cl^- 结合生成 HCl。肝细胞中,滑面内质网不仅能合成胆盐,还可通过葡萄糖醛酸转移酶使非水溶性的胆红素颗粒形成水溶性的结合胆红素。

(三)内质网与医学

内质网是极为敏感的细胞器,许多病理因素都可能引起内质网形态、结构的改变,并导致其功能的异常,出现内质网肿胀、脱粒(粗面内质网上附着核糖体的脱落)、破裂、腔内异常包含物等多种病理改变。

1. 脂肪肝 近年来,脂肪肝的发病率迅速上升,患病年龄趋于年轻化。脂肪肝的主要原因是脂类代谢障碍。食物中的脂肪经小肠吸收水解为甘油、甘油一酯和脂肪酸,进入细胞后在滑面内质网被重新合成甘油三酯,脂类通常会与粗面内质网中合成的蛋白质结合形成脂蛋白,然后经高尔基复合体分泌出胞。正常肝细胞中合成的低密度脂蛋白(LDL)和极低密度脂蛋白(VLDL)等物质被分泌后,可携带、运输血液中的胆固醇和甘油三酯以及其他脂类到脂肪组织。很多因素(如肥胖、饮酒过度、营养不良、应用某些药物、糖尿病、病毒性感染等)可阻断脂蛋白的合成和运输途径,造成脂类在肝细胞滑面内质网中积聚而引起脂肪肝。一般而言,脂肪肝属可逆性疾病。健康饮食、适度饮酒、加强体育锻炼、避免过度劳累等方式可消除亚健康因素,是预防脂肪肝的关键。

2. 黄疸 黄疸分为生理性黄疸和病理性黄疸。由于新生儿的胆红素代谢特点,即出生后胆红素的生成过多而代谢和排泄能力低下,致使血液中的胆红素水平升高,出现生理性黄疸。病理性黄疸的原因如下。①胆红素生成过多:正常情况下新生儿期的胆红素主要由衰老的红细胞破坏后经一系列代谢而产生。新生儿期由于各种病因使红细胞破坏增多,胆红素生成过多,引起非结合胆红素增高。②肝细胞摄取和结合胆红素能力下降。③胆红素排泄异常。④肠肝循环增加。

新生儿黄疸最严重的并发症是胆红素脑病,非结合胆红素为脂溶性,容易透过生物膜(如血脑屏障),当血清胆红素重度升高时,可导致胆红素脑病,其后遗症主要表现为神经系统发育异常等。临床上可通过以下方法治疗黄疸。

(1)光照疗法(蓝光):一种降低血清非结合胆红素的简单易行的方法。光照疗法可使胆红素转变产生异构体,使其从脂溶性转变为水溶性,不经过肝脏的结合,经胆汁或尿排出体外。

(2)应用酶诱导剂:如苯巴比妥(phenobarbital)进入体内,使肝细胞中与解毒反应有关的酶类大量合成,几天之内滑面内质网面积成倍增加,将非结合胆红素转化为结合胆红素,减少高胆红素血症的发生,但起效缓慢,一般2~3天才发挥作用,所以需要在未发生黄疸时就服药,但服药对新生儿有一定的副作用,限制了此药在临床中的应用。

(3)应用茵栀黄口服液:茵栀黄口服液是退黄利胆药物,纯中药制剂,是目前临床治疗新生儿黄疸常用的药物之一。

四、高尔基复合体

高尔基复合体(Golgi complex)是由意大利医生 Camillo Golgi 于 1898 年用银染法首次在神经元(又称神经细胞)中发现,最后以他的名字命名的细胞器。Camillo Golgi 因对神经结构研究的贡献,获得 1906 年诺贝尔生理学或医学奖。美国耶鲁大学的 George Palade 博士在电镜下清晰观察到高尔基复合体的结构及其周围的囊泡等其他细胞器,由此确立了细胞内存在以高尔基复合体为中心的分泌途径,并由此获得 1974 年诺贝尔生理学或医学奖。

高尔基复合体的数量和发达程度因细胞分化程度和细胞功能类型不同而存在较大差异,并随细胞生理状态的改变而变化。一般来说,在发育成熟且分泌活动旺盛的细胞中,高尔基复合体较为发达。另外,在不同的组织细胞中高尔基复合体具有不同的分布特征,如:神经元中的高尔基复合体一般分布于细胞核周围;在输卵管内皮、肠上皮黏膜、甲状腺和胰腺等有生理极性的细胞中,高尔基复合体常分布于接近细胞核的一极;肝细胞中的高尔基复合体沿胆小管分布于细胞边缘;在精子、卵细胞等特殊类型的细胞和绝大多数无脊椎动物的某些细胞中,高尔基复合体呈分散分布。

(一) 高尔基复合体的形态结构、组成与分布

1. 高尔基复合体的形态结构　电镜下,高尔基复合体由一些排列较为整齐的扁平囊和成群的大囊泡、小囊泡三部分构成(图 3-43(a))。现已知,构成高尔基复合体主体结构的扁平囊又可划分为顺面高尔基网(cis Golgi network,CGN)(又称顺面膜囊)、高尔基中间膜囊(medial Golgi stack)和反面高尔基网(trans Golgi network,TGN)(又称反面膜囊)三部分(图 3-43(b))。

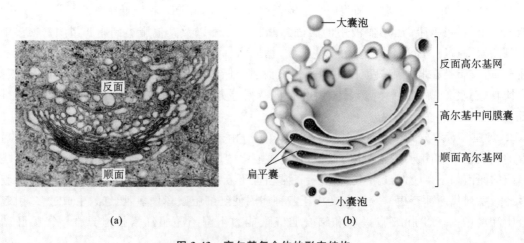

(a)　　　　　　　　　　　　　　(b)

图 3-43　高尔基复合体的形态结构

(a)高尔基复合体透射电镜图;(b)高尔基复合体结构模式图

(1) 扁平囊(cisterna):高尔基复合体的主体部分。一般由 3～8 个扁平膜囊平行排列在一起,称为高尔基复合体堆。相邻的扁平囊间距 20～30 nm,每个囊腔宽 15～20 nm。扁平囊略弯曲成弓形,其凸面朝向细胞核,称为顺面(cis-face)或形成面(forming face);凹面朝向细胞膜,称为反面(trans-face)或成熟面(maturing face)。形成面膜厚约 6 nm,与内质网膜厚度相近;成熟面膜厚约 8 nm,与细胞膜厚度接近。

(2) 小囊泡(vesicle):直径 40～80 nm 的球形小泡,多聚集分布于高尔基复合体形成面,主要有两种类型,较多的为表面光滑的小泡;较少的为表面有绒毛样结构的有被小泡(coated vesicle)。通常这些小囊泡是由附近的粗面内质网芽生而成,载有内质网合成的蛋白质成分,最终转运至扁平囊中,故称为运输小泡(transport vesicle)。运输小泡与扁平囊相互融合,不仅完成了蛋白质由内质网向高尔基复合体的转运,而且使扁平囊的膜成分和内含物得到不断的更新和补充。

(3) 大囊泡(vacuole):直径 100～500 nm 的膜泡,又称分泌泡(secretory vacuole),分布于高尔基复合体成熟面,由扁平囊周边呈球形膨突后脱离而形成。大囊泡不仅含有扁平囊的分泌物质,而且其膜可补充到细胞膜上,因此,内质网、小囊泡、扁平囊、大囊泡和细胞膜之间的膜成分在不断进行着新陈代谢,保持着一种动态平衡。

2. 高尔基复合体的极性　高尔基复合体在形态结构、组成及功能上均显示出明显的极性。

在形态结构上,扁平囊的顺面膜囊一般靠近细胞核或内质网,囊腔较小而狭,囊膜较薄,厚度近似于内质网膜;随着顺面膜囊向反面膜囊的过渡,囊腔逐渐变大变宽,囊膜变厚,与细胞膜相似。顺面膜囊呈连续分支的管网状,显示嗜锇反应的化学特征;高尔基中间膜囊是位于顺面膜囊和反面膜囊之间的多层间隔囊、管结构复合体系;反面膜囊是由高尔基复合体反面扁平囊泡和小管连接成的网状结构,在形态结构和化学特性上有显著的细胞差异性和多样性。因此,从发生和分化的角度看,扁平囊可以看作内质网和细胞膜的中间分化阶段。

在组成上,高尔基复合体膜的脂类含量介于内质网膜和细胞膜之间。高尔基复合体各膜囊中所含酶类不同,对蛋白质的加工和修饰功能不同。

在功能上,顺面膜囊的主要功能为分选来自内质网的蛋白质和脂类,并将其大部分转入高尔基中间膜囊,小部分返回内质网而形成跨膜驻留蛋白;对蛋白质进行修饰的 O-连接糖基化和跨膜蛋白在细胞质基质侧结构域的酰基化。高尔基中间膜囊除与顺面膜囊相邻的一侧对 NADP 酶反应微弱外,其余各层对此酶均有较强反应,其主要功能是进行糖基化修饰和多糖及糖脂的合成。反面膜囊的主要功能是对蛋白质进行分选,最终使经过分选的蛋白质,或被分泌到细胞外,或被转运到溶酶体中。此外,某些蛋白质的修饰作用也是在反面膜囊上进行和完成的,如蛋白质酪氨酸残基的硫酸化、半乳糖 α-2,6 位的唾液酸化及蛋白质的水解等。

3. 高尔基复合体的组成　高尔基复合体是膜性结构细胞器,其主要由蛋白质和脂类组成。在大鼠肝细胞中,高尔基复合体膜约含 60% 的蛋白质和 40% 的脂类,其脂类成分含量介于细胞膜与内质网膜之间,而蛋白质含量低于内质网膜。

高尔基复合体含有多种酶类:①NADH-细胞色素 c 还原酶和 NADPH-细胞色素还原酶的氧化还原酶;②以 5'-核苷酸酶、腺苷三磷酸酶、硫胺素焦磷酸酶为主体的磷酸酶类;③溶血卵磷脂酰基转移酶和磷酸甘油酰基转移酶;④由磷脂酶 A1 与磷脂酶 A2 组成的磷脂酶类;⑤酪蛋白激酶;⑥α-甘露糖苷酶;⑦糖基转移酶(glycosyltransferase)等,其中以糖基转移酶为标志酶。这些酶类主要参与糖蛋白、糖脂和磷脂的合成。

4. 高尔基复合体的分布　高尔基复合体的分布因细胞种类和功能状态的不同而有所不同。未分化或未成熟细胞的高尔基复合体一般较小,而具有分泌功能的细胞的高尔基复合体则较发达。高尔基复合体的分布位置在不同类型的细胞中通常比较恒定,但也会因细胞功能状态的不同而发生改变:如在神经元中,高尔基复合体分布于细胞核周围;在肝细胞中,高尔基复合体分布于细胞核与毛细胆管之间;在胰腺细胞中,高尔基复合体分布于细胞核与游离端之间,且其形成面常朝向细胞基底部,成熟面朝向分泌物排出方向。当胰腺细胞顶部充满分泌颗粒时,高尔基复合体则移至细胞核旁侧。成釉细胞的高尔基复合体也有移动位置的情况,在产生釉质之前可由细胞顶部迁移至底部。

（二）高尔基复合体的功能

高尔基复合体的主要功能是参与细胞的分泌活动,对来自内质网的蛋白质进行糖基化、水解、分选及定向运输。

1. 物质加工合成

（1）糖蛋白的加工合成:由内质网合成并通过高尔基复合体转运的蛋白质,绝大多数需要糖基化修饰而形成糖蛋白。其中在内质网进行 N-连接糖基化后的蛋白质,还需在高尔基复合体内进行进一步的加工修饰,如大部分甘露糖被切除,然后补加上其他糖残基,完成糖蛋白的合成。在高尔基复合体进行的是 O-连接糖基化,其主要是寡糖与丝氨酸、苏氨酸和酪氨酸(或胶原纤维中的羟赖氨酸与羟脯氨酸)残基侧链的—OH 共价结合及糖基化,形成 O-连接糖蛋白。蛋白聚糖除了第一个糖基通常为木糖外,几乎所有 O-连接寡糖中与氨基酸残基侧链—OH 结合的第一个糖基都是 N-乙酰半乳糖胺。另外,组成 O-连接寡糖链中的单糖组分,是在糖链的合成过程中一个一个地添加上去的。两种糖基化方式的主要区别见表 3-4。

表 3-4　N-连接糖基化和 O-连接糖基化的主要区别

项　　目	N-连接糖基化	O-连接糖基化
发生部位	粗面内质网	高尔基复合体
与之结合的氨基酸残基	天冬氨酸	丝氨酸、苏氨酸、酪氨酸、羟赖(脯)氨酸
连接基团	—NH₂	—OH
第一个糖基	N-乙酰葡萄糖胺	N-乙酰半乳糖胺等
糖链长度	5～25 个糖基	1～6 个糖基

（2）蛋白质的水解:某些蛋白质或酶类,只有在高尔基复合体中被特异性地水解后,才能成熟或转变为具有生物活性的存在形式。如人胰岛素,在内质网中是以 86 个氨基酸残基组成的胰岛素原的形式存在的。当它被运送至高尔基复合体时,起连接作用的 C 肽段被水解切除后其才成为有活性的胰岛素。另外,胰高血糖素、血清白蛋白等的成熟,也都是经过在高尔基复合体中的切除修饰完成的。

2. 蛋白质的分选与定向运输

（1）蛋白质的分选:通过对蛋白质的加工、修饰,使不同的蛋白质带上可被高尔基复合体膜上专一受体识别的分选信号,进而通过选择和浓缩,形成不同去向的运输小泡和分泌小泡。

（2）蛋白质的定向运输:被分选后的运输小泡的转运途径主要有以下三种。①经高尔基复合体单独分选和包装的溶酶体酶,以有被小泡的形式被转运到溶酶体中;②分泌蛋白以有被小泡的形式向细胞膜方向运输,最终被释放到细胞外;③以分泌小泡的形式暂时储存在细胞质中,当机体需要时,再被分泌释放到细胞外(图 3-44)。

高尔基复合体形态结构以及功能的改变,提示细胞处于某种生理及病理的特殊时期。如细胞分泌功能亢进时,高尔基复合体出现代偿性肥大;酒精性脂肪肝患者的肝细胞中,高尔基复合体萎缩,其合成分泌脂蛋白的功能减退或丧失;肿瘤细胞中高尔基复合体的改变与其分化状态相关,低分化肿瘤细胞中高尔基复合体少而简单,高分化肿瘤细胞中高尔基复合体发达而复杂。

（三）高尔基复合体与医学

1. 高尔基复合体肥大　当细胞分泌功能亢进时,常伴随高尔基复合体结构性肥大。在大鼠肾上腺皮质的再生实验中,当腺垂体细胞分泌促肾上腺皮质激素的高尔基复合体处于旺盛分泌状态

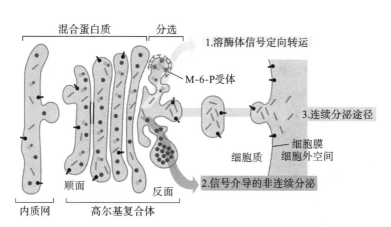

混合蛋白质　分选

1.溶酶体信号定向转运

M-6-P受体

3.连续分泌途径

细胞膜
细胞外空间

细胞质

顺面　　　反面

2.信号介导的非连续分泌

内质网　　高尔基复合体

图3-44　经高尔基复合体分选形成的三种蛋白质运输小泡的转运途径与去向

时整个结构显著增大;随着促肾上腺皮质激素分泌的减少,高尔基复合体结构又恢复到常态。

2. 高尔基复合体萎缩损坏　脂肪肝是由乙醇等毒性物质造成肝细胞中高尔基复合体的脂蛋白合成分泌功能丧失所致。病理状态下,肝细胞高尔基复合体中脂蛋白颗粒明显减少甚至消失;高尔基复合体萎缩,结构受到破坏。

3. 高尔基复合体在肿瘤细胞中的变化　在肿瘤细胞中,高尔基复合体的数量、分布、形态结构和发达程度会因肿瘤细胞的分化状态不同而呈现显著差异,如在低分化的大肠癌细胞中,高尔基复合体仅为聚集或分布在细胞核周围的一些分泌小泡;而在高分化的大肠癌细胞中,高尔基复合体则特别发达,具有典型的高尔基复合体形态结构。

五、溶酶体

(一) 溶酶体的结构与化学组成

1949 年,Christian de Duve 等为研究与糖代谢有关酶的分布,应用差速离心分离技术对鼠肝细胞组分进行分析时发现,在蒸馏水提取物中,作为对照的酸性磷酸酶比在蔗糖渗透平衡液抽提物中分离的活性高,而且酶的活性与沉淀的线粒体物质无关。这一意外的发现推动他们在 1955 年应用电镜观察鼠肝细胞时,发现一种富含各种水解酶的颗粒,并将其命名为溶酶体(lysosome)。

1. 溶酶体的结构　溶酶体是一种高度异质性细胞器,所谓异质性是指不同溶酶体的形态大小、数量分布和所包含的水解酶的种类都可能存在巨大差异。溶酶体普遍分布于各类组织细胞中,由一层单位膜包裹,膜厚约 6 nm,常呈球形,其大小差异显著,一般直径为 $0.2 \sim 0.8 \mu m$,最小的仅为 $0.05 \mu m$,最大的可达数微米(图 3-45)。典型的动物细胞中可含有几百个溶酶体,但在不同细胞中溶酶体的数量存在显著差异。

溶酶体虽然具有高度异质性,但也具有许多重要的相同特征:①所有的溶酶体都是由一层单位膜包裹的囊球状小体;②均富含多种酸性水解酶;③溶酶体膜富含两种高度糖基化的跨膜整合蛋白 lgpA 和 lgpB,其糖基分布于溶酶体膜腔面,一般认为这可保护溶酶体膜免受所含的酸性水解酶的消化分解;④溶酶体膜上嵌有发达的质子泵,可利用水解 ATP 时释放出的能量将 H^+ 逆浓度梯度泵入溶酶体内,以形成和维持溶酶体腔内的酸性环境。

2. 溶酶体的组成　溶酶体含有 60 多种酸性水解酶,包括核酸酶、蛋白酶、糖苷酶、酯酶、磷酸酶和硫酸酶等,其中酸性磷酸酶为溶酶体的标志酶。每一个溶酶体中所含的酶的种类是有限的,而且不同溶酶体所含的水解酶也并非完全相同,这使得不同溶酶体表现出不同的生化或生理性质。这些酶在 pH 3.5~5.5 的范围内保持活性,能够分解机体中几乎所有生物活性物质。实验表明,将氢氧化铵或氯喹等可穿透细胞膜的碱性物质加入细胞培养液中,可使溶酶体内部的 pH提高至 7.0 左右,导致溶酶体酶失活。

Note

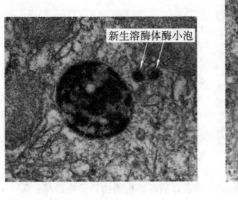
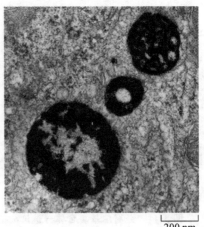

新生溶酶体酶小泡

200 nm

(a)   (b)

图 3-45　溶酶体形态结构的电镜照片

（二）溶酶体的类型

1. 根据生理功能分类　根据生理功能状态的不同可将溶酶体划分为初级溶酶体（primary lysosome）、次级溶酶体（secondary lysosome）和三级溶酶体（tertiary lysosome）。

（1）初级溶酶体：只含酸性水解酶，不含被降解物质（底物），尚未进行降解活动的溶酶体。初级溶酶体一般呈透明圆球状，膜厚约 6 nm。但在不同细胞中，或者在同一细胞的不同发育阶段，其可呈现为电子致密度较高的颗粒小体或带有棘突的小泡。

（2）次级溶酶体：初级溶酶体成熟后，接受来自细胞内、外的物质，并与之发生相互作用，即成为次级溶酶体。因此，次级溶酶体实质上是溶酶体的一种功能作用状态，故又称为消化泡（digestive vacuole）。

次级溶酶体体积较大，形态多不规则，囊腔中含有正在被消化分解的物质颗粒或残损的膜碎片。根据次级溶酶体中所含作用底物的性质和来源的不同，又可将次级溶酶体分为自噬溶酶体和异噬溶酶体两类。

自噬溶酶体（autophagolysosome）：由初级溶酶体与自噬体（autophagosome）融合形成，其作用底物主要是细胞内衰老残损的细胞器或糖原颗粒等胞内物质。自噬溶酶体的形成是一个多步骤的过程，包括自噬体双层膜结构的形成、自噬体与初级溶酶体融合、消化后的自噬溶酶体内膜消失、自噬溶酶体内容物的循环再利用及细胞所需氨基酸和能量的提供（图 3-46）。

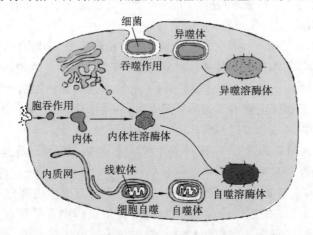

细菌

异噬体

吞噬作用

异噬溶酶体

胞吞作用

内体

内体性溶酶体

内质网

线粒体

自噬溶酶体

细胞自噬　自噬体

图 3-46　自噬溶酶体与异噬溶酶体形成过程示意图

近年的研究认为,自噬溶酶体途径(autophagy-lysosome pathway,ALP)是机体修复或消除异常蛋白质的主要途径之一,此途径可将体内错误折叠和聚集的蛋白质以降解的方式消除,从而在很多疾病的发生和治疗过程中发挥关键作用。一般认为,自噬是一种存在于正常细胞和病态细胞中的非选择性的降解机制,其活化常发生在应激状态下,主要发挥两个作用:①在营养缺乏的情况下为细胞生长代谢提供必要的生物大分子和能量;②清除细胞内过剩或有缺陷的细胞器。

ALP 可分为巨自噬(macroautophagy)、微自噬(microautophagy)和分子伴侣介导的自噬(chaperone-mediated autophagy,CMA)三种,其中巨自噬就是通常所指的自噬。短期的营养不良可诱发巨自噬,而长期的营养不良可诱发分子伴侣介导的自噬,微自噬不被营养不良或应激诱发。ALP 主要降解存活时间长而稳定的蛋白质,是完整细胞器(如线粒体等)参与循环的唯一机制,体内不能通过狭窄通道的大分子蛋白质或蛋白质复合物均是通过自噬的方式降解的。

关于自噬是导致细胞死亡的促进因素,还是保护因素目前尚无明确定论。一方学者认为,增多的自噬小泡与细胞死亡有关;而另一方学者报道,在细胞死亡早期某些异常蛋白质会导致细胞损伤或凋亡,而自噬可通过降解这些蛋白质来保护细胞。鉴于自噬在细胞生存和死亡中的双重作用,自噬激活不当或过度均可能导致细胞死亡,因此,确定自噬激活的启动时间点和延续时间将成为颇具挑战性的治疗策略。

异噬溶酶体(heterophagic lysosome):由初级溶酶体与细胞通过胞吞作用所形成的异噬体(heterophagosome)融合形成,其作用底物来源于细胞外(图 3-46)。

(3)三级溶酶体:残留一些不能被消化和分解物质的溶酶体,也称为后溶酶体(post-lysosome)、残余体(residual body)或终末溶酶体(telolysosome)。三级溶酶体有些可通过胞吐的方式被清除并释放到细胞外;有些则会沉积于细胞内而不被排出。如脊椎动物和人类的神经元、肝细胞及心肌细胞内的脂褐质(lipofuscin);肿瘤细胞、某些病毒感染细胞、大肺泡细胞和单核吞噬细胞中的髓样结构(myelin figure);机体摄入大量铁质时,肝、肾等器官组织中巨噬细胞出现的含铁小体(siderosome)。

不同三级溶酶体的形态差异显著,且有不同的残留物质。脂褐质是由单位膜包裹的不规则形态小体,内含脂滴和电子密度不等的深色物质(图 3-47(a))。髓样结构的大小在 $0.3\sim3~\mu m$ 之间,内含板层状、指纹状或同心层状排列的膜性物质(图 3-47(b))。含铁小体内部充满电子密度较高的含铁颗粒,颗粒直径为 $50\sim60~nm$(图 3-47(c))。

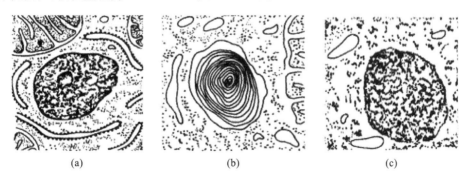

(a)   (b)   (c)

图 3-47 三级溶酶体的结构模式图
(a)脂褐质;(b)髓样结构;(c)含铁小体

2. 根据形成过程分类 近年来,基于对溶酶体的形成及发育过程的研究,有学者提出了新的溶酶体分类体系,即将溶酶体分为内体性溶酶体(endolysosome)和吞噬性溶酶体(phagolysosome)。内体性溶酶体是由高尔基复合体芽生的运输小泡和通过胞吞(饮)作用形成的内体(endosome)(或称为内吞体)结合而成,相当于初级溶酶体(图 3-48(a));吞噬性溶酶体是由内体性溶酶体与来自细胞内、外作用底物相互融合而成,相当于次级溶酶体(图 3-48(b))。

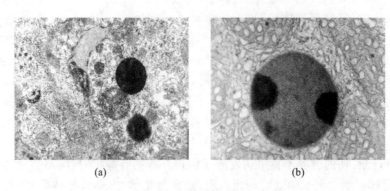

(a)　　　　　　　　(b)

图 3-48　溶酶体电镜图

(a)内体性溶酶体；(b)吞噬性溶酶体

(三) 溶酶体的功能

溶酶体的一切细胞生物学功能都源于其对物质的消化和分解作用。

1. 衰老、残损细胞器的清除更新　溶酶体通过形成自噬溶酶体和异噬溶酶体两种途径,对细胞内衰老和残损的细胞器或由胞吞作用摄入的外源性物质进行消化和分解,产生可被细胞重新利用的生物小分子物质,最终被释放到细胞质基质中,参与细胞的物质代谢(图3-49)。这不仅可以清除丧失功能的细胞器和影响细胞正常生命活动的外源性异物,还有效保证了细胞内环境的相对稳定。

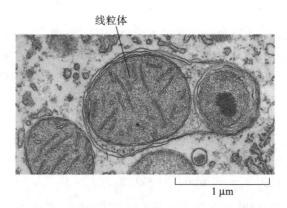

线粒体

1 μm

图 3-49　溶酶体对细胞内衰老线粒体的分解清除电镜图

2. 细胞营养功能　溶酶体作为细胞内的消化器官,在细胞饥饿状态下,可通过分解细胞内的一些对细胞生存非必需的生物大分子物质,为细胞的生命活动提供营养和能量,维持细胞的基本生存状态。

3. 细胞防御保护功能　正常生理状态及某些病理情况下,溶酶体的自噬作用和异噬作用对机体均可发挥防御保护作用。如巨噬细胞中具有发达的溶酶体,被吞噬的细菌或病毒颗粒等有害物质都会在溶酶体的作用下被分解消化。

4. 腺体组织细胞分泌过程中的调节功能　溶酶体可参与机体某些腺体组织细胞的分泌活动,如储存于甲状腺腺体腔中的甲状腺球蛋白,首先要经过吞噬作用进入分泌细胞,并在溶酶体中水解为甲状腺素后,才被分泌到细胞外。另外,在激素分泌受到抑制时,睾丸间质细胞、肾上腺皮质细胞的自噬作用明显增强,使多余的激素分泌颗粒被溶酶体清除。现已知几乎所有分泌肽类激素的细胞中都存在这种作用。

5. 生物个体发生、发育过程中的功能　溶酶体的另一重要功能体现在对整个生物个体的发生和发育过程的调控作用。

(1) 溶酶体参与受精:就有性生殖生物而言,精子和卵细胞结合形成受精卵是生命个体发育

Note

的开始,其中精子头部顶体(acrosome)是一种特化的溶酶体,含多种水解酶。当精子与卵细胞相遇、识别和接触时,顶体释放顶体酶,溶解和消化围绕卵细胞的滤泡细胞及卵细胞外被,从而为精核进入卵子并与之结合打开一条通道。

(2) 溶酶体参与个体发育:正常生理状态下,无尾两栖类动物(如蝌蚪)变态发育过程中的幼体尾巴退化和吸收,脊椎动物生长发育过程中骨组织的发生及骨质的更新,雌性哺乳动物子宫内膜的周期性萎缩,雄性脊椎动物发育过程中米勒管的退化,衰老红细胞的清除和断乳后乳腺的退行性变化等都涉及某些特定的细胞程序性死亡及周围活细胞对其的清除,这些过程都离不开溶酶体的作用。

(四) 溶酶体的形成

溶酶体的形成是一个需要内质网和高尔基复合体共同参与,集细胞内物质合成、加工、包装、运输及结构转化为一体的复杂而有序的过程。目前认为,溶酶体的形成起始于溶酶体酶蛋白在附着型多聚核糖体上的合成,其主要经历以下几个阶段。

1. 酶蛋白在内质网中的修饰加工及转运 核糖体初步合成的酶蛋白前体通过信号肽假说机制进入内质网腔,经过进一步合成、折叠及 N-连接糖基化的修饰,形成 N-连接的甘露糖糖蛋白,然后以出芽的方式离开内质网腔,并转运至高尔基复合体的形成面。

2. 酶蛋白在高尔基复合体中的加工修饰 在高尔基复合体形成面囊腔内的磷酸转移酶和 N-乙酰葡萄糖胺-1-磷酸二酯 α-N-乙酰葡萄糖胺糖苷酶(N-acetylglucosamine-1-phosphodiester α-N-acetylglucosaminidase,又称为 uncovering enzyme,UCE)的催化下,寡糖链上的甘露糖残基磷酸化形成甘露糖-6-磷酸(mannose-6-phosphate,M-6-P),此为溶酶体水解酶分选的重要识别信号。

3. 酶蛋白的分选与转运 当带有 M-6-P 标记的溶酶体水解酶前体到达高尔基复合体成熟面时,被高尔基复合体膜囊腔面上的 M-6-P 受体蛋白识别并结合,随即触发高尔基复合体局部出芽和其外胞质面网格蛋白的组装,并最终以表面覆有网格蛋白的有被小泡形式与高尔基复合体囊膜分离。

4. 内体性溶酶体的成熟 分离后的有被小泡快速脱去网格蛋白衣被形成表面光滑的无被运输小泡,随后它们与细胞内的晚期内体融合,即形成内体性溶酶体,也称前溶酶体。内体是指细胞通过胞吞(饮)作用形成的一类异质性脱衣被膜泡,分为早期内体和晚期内体。早期内体囊腔中的 pH 与细胞外液的碱性内环境相当,它们与其他胞内小泡融合后形成晚期内体。内体性溶酶体膜上具有质子泵,可将细胞质中的 H^+ 泵入其内,使腔内的 pH 由 7.4 左右降为 6.0 左右,此时 M-6-P 受体与溶酶体酶蛋白分离,并通过出芽形成的运输小泡返回高尔基复合体成熟面的膜上,同时,溶酶体酶蛋白去磷酸化而成熟。

总之,以 M-6-P 为标志的溶酶体水解酶分选机制是目前了解比较清楚的一条途径,但并非唯一途径。有实验表明,在某些细胞中可能还存在着非 M-6-P 依赖的其他分选机制。

(五) 溶酶体与医学

目前已知人体的 30 多种先天性疾病与溶酶体有关,其中绝大部分是由于缺乏某些溶酶体酶,致使某种物质在组织中大量积累而导致疾病。

婴儿的黑蒙性先天愚病即 GM2 神经节苷脂沉积症,患者因为组织内的溶酶体中缺少 β-氨基己糖苷酶,不能分解 β-神经节苷脂,而使其在溶酶体中形成同心圆状膜贮积,如果发生在神经元中,就会造成精神痴呆,患者在 2~6 岁便会死亡。结核杆菌的外表有一层厚的蜡质膜,被吞噬后能抵御溶酶体酶的消化作用,使机体受到感染。类风湿性关节炎则是因为患者溶酶体膜脆而易破,使溶酶体酶释放到关节处的细胞间质中,使骨组织受侵蚀后引起炎症。

动物方面的相关研究报道较少,只发现某些疾病发病时溶酶体增加,如山羊冰川棘豆中毒时,肝、肾、脑组织电镜观察可见溶酶体增加,兔痒螨中肠细胞胞质内具有各期溶酶体。近年来细

Note

胞生物学领域的一个研究热点是细胞凋亡,它关系到个体的生长、发育、畸形、衰老、疾病的发生与防治。有报道鸭胸腺细胞凋亡时,溶酶体有明显变化,先是大量增生,之后与粗面内质网包裹的各种细胞成分形成的自噬体融合变成凋亡小体。由于溶酶体对机体代谢有重要的意义,因此对其展开研究已日益受到重视。

六、过氧化物酶体

过氧化物酶体(peroxisome)曾称微体(microbody),是由单层膜包裹的膜性结构细胞器,最早由 J. Rhodin 于 1954 年首次在鼠的肾小管上皮细胞中发现。由于过氧化物酶体的形态、结构及物质降解功能与溶酶体类似,以至于人们在很长时间里无法将其与溶酶体区分,直至 20 世纪 70 年代才逐渐被确认是一种与溶酶体完全不同的细胞器,并根据其内含有氧化酶、过氧化氢酶的特点而命名为过氧化物酶体。

(一)过氧化物酶体的结构与组成

1. 过氧化物酶体的结构　电镜下过氧化物酶体多呈圆形或卵圆形,偶见半月形或长方形,其直径在 $0.2 \sim 1.7\ \mu m$ 之间(图 3-50)。作为一种膜性结构的细胞器,脂类和蛋白质是过氧化物酶体膜的主要化学结构组分,其膜脂主要由磷脂酰胆碱和磷脂酰乙醇胺构成,膜蛋白包括多种结构蛋白和酶蛋白。过氧化物酶体膜具有较高的通透性,允许氨基酸、蔗糖、乳酸等小分子自由穿越,在特定条件下允许一些大分子物质进行非吞噬性穿膜转运。

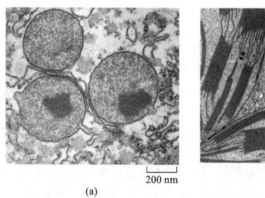
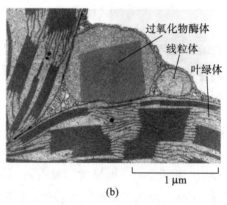

过氧化物酶体
线粒体
叶绿体

200 nm
(a)

1 μm
(b)

图 3-50　过氧化物酶体电镜图

2. 过氧化物酶体的组成　过氧化物酶体具有异质性,这不仅表现在形态、大小、结构的多样性上,而且体现在所含酶类及其功能等方面。迄今为止,已鉴定的过氧化物酶体酶有 40 多种,但是尚未发现一种过氧化物酶体含有全部 40 多种酶。根据不同酶的作用性质,可将过氧化物酶体中的酶类分为以下三大类。

(1)氧化酶类:氧化酶约占过氧化物酶体酶总量的 $50\% \sim 60\%$,主要包括尿酸氧化酶、D-氨基酸氧化酶、L-氨基酸氧化酶等。尽管各种氧化酶的作用底物各不相同,但它们具备共同的基本特征,即在对其作用底物的氧化过程中能把氧还原成过氧化氢。这一反应通式可表示为:$RH_2 + O_2 \rightarrow R + H_2O_2$。

(2)过氧化氢酶类:此类酶约占过氧化物酶体酶总量的 40%,因其几乎存在于各类细胞的过氧化物酶体中,故而被视作过氧化物酶体的标志酶。该酶的作用是将过氧化氢分解成水和氧气,反应通式可表示为:$2H_2O_2 \rightarrow 2H_2O + O_2$。

(3)过氧化物酶类:此类酶可能仅存在于低等动物血细胞及少数几种细胞类型的过氧化物酶体之中。其作用与过氧化氢酶类相同,即可催化过氧化氢生成水和氧气。

此外,在过氧化物酶体中还含有苹果酸脱氢酶、柠檬酸脱氢酶等。

（二）过氧化物酶体的功能

1. 清除细胞代谢所产生的过氧化氢及其他毒性物质 过氧化物酶体中的氧化酶类,可利用氧分子的氧化反应去除特异性有机底物上的氢原子,生成过氧化氢;而过氧化氢酶利用生成的过氧化氢氧化诸如甲醛、甲酸、酚、醇等各种反应底物。这种由氧化酶与过氧化氢酶催化作用产生的偶联,形成了一个由过氧化氢协调的简单呼吸链,可以有效清除细胞代谢过程中产生的过氧化氢及其他毒性物质,从而发挥对细胞的保护作用。这种反应类型,在肝脏和肾脏细胞中显得尤为重要。如饮酒时进入人体的酒精,主要通过此种方式被氧化。慢性酒精中毒患者的肝细胞中,过氧化物酶体数量增多。

2. 对细胞氧张力的调节作用 过氧化物酶体的重要功能还体现在调节细胞氧张力上。虽然过氧化物酶体的耗氧量只占细胞内耗氧量的 20%,但其氧化能力会随氧浓度的增高而增强。因此,即便细胞出现高氧状态时,也可通过过氧化物酶体的强氧化能力而得到有效调节,以避免细胞遭受高浓度氧的毒性作用。慢性低氧血症患者肝细胞内过氧化物酶体数量增多。

3. 参与细胞内脂肪酸等高能分子的分解转化 过氧化物酶体可分解脂肪酸等高能分子,一方面使其转化为乙酰 CoA,被转运到细胞质基质中,以备在生物合成反应中的再利用;另一方面直接向细胞提供热能。脂肪肝或高脂血症患者表现为过氧化物酶体数量减少、老化或发育不全。

（三）过氧化物酶体与溶酶体的异同

过氧化物酶体和初级溶酶体的形态、大小类似,但是过氧化物酶体中的尿酸氧化酶等常形成晶格状结构,因此可作为电镜下识别二者的主要特征,其他鉴别特征包括:①过氧化物酶体中常含有电子致密度较高、排列规则的晶格状结构,此为尿酸氧化酶结晶,被称作类核体(nucleoid)或类晶体(crystalloid)。②在过氧化物酶体界膜内表面可见高电子密度条带状结构——边缘板(marginal plate)。该结构的位置与过氧化物酶体的形态有关,如果分布于一侧,过氧化物酶体会呈半月形;倘若分布在两侧,过氧化物酶体则呈长方形。此外,这两种细胞器在成分、功能及发生方式等方面存在很大差异,详见表 3-5。

表 3-5　初级溶酶体与过氧化物酶体的比较

特　征	初 级 溶 酶 体	过氧化物酶体
形态、大小	多呈球形,直径 $0.2 \sim 0.5~\mu m$,无酶晶体	球形,直径 $0.15 \sim 0.25~\mu m$,常有酶晶体
发生	在粗面内质网合成,经高尔基复合体加工后出芽形成	在细胞质基质中合成,经分裂装配形成
酶的种类	酸性水解酶	氧化酶
标志酶	酸性水解酶	过氧化氢酶
pH	5.0 左右	7.0 左右
是否需氧	不需要	需要
功能	消化分解	氧化解毒

（四）过氧化物酶体与医学

脑肝肾综合征(Zellweger 综合征)是一种与过氧化物酶体酶表达异常相关的常染色体隐性遗传病。目前较为清楚的致病机制是导肽受体蛋白基因突变,即过氧化物酶体酶的导肽不能与受体结合,酶无法输送至过氧化物酶体中。患者主要表现为肝功能和肾功能障碍、脑发育迟缓及癫痫等症状,患儿一般在 10 岁内死亡。

遗传性过氧化氢酶血症患者细胞内的过氧化氢酶缺乏,导致抗感染能力下降,易患口腔炎等疾病。

在与过氧化物酶体相关的疾病发病过程中，过氧化物酶体的病理性改变可表现为数量、体积、形态等多种异常。例如，在患有甲状腺功能亢进的患者肝细胞中，过氧化物酶体的数量增多，而甲状腺功能减退患者的肝细胞中则表现为过氧化物酶体的数量减少、老化或发育不全。以上研究提示甲状腺激素与过氧化物酶体的产生、形成和发育具有一定的关系。另外，过氧化物酶体的数量、大小以及酶含量的异常在病毒、细菌和寄生虫感染、炎症、内毒素血症等病理情况和肿瘤细胞中也有明显改变。在组织发生缺血性损伤时，过氧化物酶体会出现基质溶解的形态学改变，其主要形式是过氧化物酶体内出现片状或小管状结晶包涵物。

七、囊泡与物质运输

囊泡（vesicle），又称小泡，是真核细胞中常见的膜泡结构，由细胞内吞或细胞内膜性细胞器出芽而成，是细胞内物质定向运输的主要载体。囊泡有多种类型，每种囊泡表面都有特殊的标志以保证将转运的物质运送至特定的细胞部位。囊泡转运（vesicle transport）是真核细胞特有的细胞物质内外转运形式，不仅涉及蛋白质本身的加工、修饰和装配，还涉及多种不同膜泡结构之间的定向运输及其精密复杂的调控机制。

（一）囊泡的来源与类型

囊泡不是一种相对稳定的细胞内固有结构，而是细胞内物质定向运输的主要载体及功能表现形式。据研究推测，完成细胞内物质定向运输至少需要10种囊泡，其中网格蛋白有被囊泡（clathrin-coated vesicle）、包被蛋白Ⅰ（COPⅠ）有被囊泡和COPⅡ有被囊泡是目前了解最多的三种类型（图3-51）。

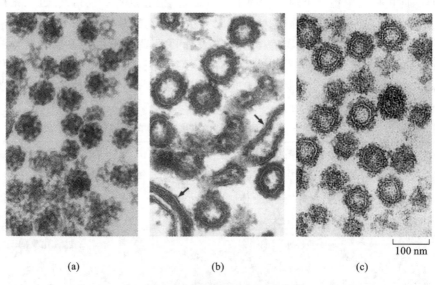

第五种衔接
蛋白复合物

AP3基因突
变导致小鼠
皮毛颜色改
变的形成
机制

Note

100 nm

(a)   (b)   (c)

图 3-51　三种囊泡的电镜图
(a)网格蛋白有被囊泡；(b)COPⅠ有被囊泡；(c)COPⅡ有被囊泡

1. 网格蛋白有被囊泡　网格蛋白有被囊泡来源于高尔基复合体反面膜囊和细胞膜，介导蛋白质从反面高尔基网向胞内体、溶酶体或细胞膜运输；在受体介导的胞吞作用过程中，介导物质从细胞膜向细胞质或从胞内体向溶酶体运输。

网格蛋白有被囊泡的直径通常在50～100 nm之间，其结构特点如下：蜂巢样外被是由网格蛋白纤维构成的网架结构（图3-52）；衔接蛋白（adaptin）常填充在网格蛋白结构外被与囊膜之间约20 nm的间隙，并覆盖在细胞质基质侧的膜泡表面，介导网格蛋白与囊膜跨膜蛋白受体的连接。目前已发现有4种衔接蛋白：AP1、AP2、AP3和AP4，它们选择性地与不同受体-转运分子复合物结合，使转运物质被浓缩到网格蛋白有被囊泡中。

网格蛋白有被囊泡的产生是一个十分复杂的过程,除网格蛋白和衔接蛋白之外,发动蛋白(dynamin)也发挥重要的作用。发动蛋白是细胞质中一种可结合并水解GTP的特殊蛋白质,由900个氨基酸残基构成,在膜囊芽生形成时与GTP结合,在外凸(或内凹)芽生膜囊的颈部聚合成环状。随着其对GTP的水解,环状发动蛋白向心缢缩,直至形成芽生囊泡断离。而一旦芽生囊泡形成转运泡,便立即脱去网格蛋白外被,转化为无被转运囊泡,进而运输至靶膜。

2. COPⅡ有被囊泡 COPⅡ有被囊泡产生于粗面内质网,主要介导从内质网到高尔基复合体的物质转运。最早是在酵母细胞粗面内质网与胞浆及ATP的共育实验

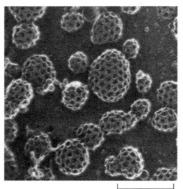

0.2 μm

图3-52 网格蛋白形态特征电镜图

中发现内质网膜上形成了有被囊泡。利用酵母细胞突变体进行研究鉴定,发现COPⅡ外被蛋白由5种亚基(Sar1、Sec23/24、Sec13/31、Sec16和Sec12)构成,其中Sar1蛋白属于GTP结合蛋白,可通过与GTP或GDP的结合,来调节囊泡外包被的装配与去装配(图3-53)。Sar1蛋白亚基与GDP的结合,使之处于非活性状态;而与GTP结合时,则激活Sar1蛋白并导致其与内质网膜的结合,同时引发其他蛋白亚基在内质网膜上的聚合、装配、出芽及断离形成COPⅡ有被囊泡。

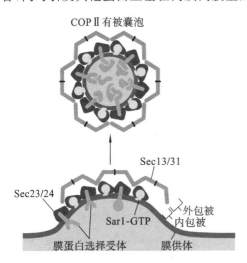

图3-53 COPⅡ的结构组成

实验证明,应用COPⅡ外被蛋白抗体,能有效阻止内质网膜囊泡的出芽。例如,采用绿色荧光蛋白(green fluorescence protein,GFP)标记示踪技术观察COPⅡ有被囊泡转运途径时发现:数个COPⅡ有被囊泡在向高尔基复合体的转运中,常彼此先融合形成内质网-高尔基复合体中间体,然后沿微管继续运行,最终到达高尔基复合体的形成面。COPⅡ有被囊泡在抵达其靶膜并与之融合前,即由结合的GTP水解,产生Sar-GDP复合物,促使囊泡外被蛋白发生去装配,囊泡脱被成为无被转运囊泡。另外,COPⅡ有被囊泡的物质转运是具有选择性的,其主要机制为:COPⅡ能识别并结合内质网跨膜蛋白受体胞质端的信号序列,而内质网跨膜蛋白受体网腔端又与内质网腔中的可溶性蛋白结合。因此,COPⅡ对于囊泡的选择性物质运输具有非常重要的作用。

3. COPⅠ有被囊泡 COPⅠ有被囊泡主要产生于高尔基复合体顺面膜囊,主要负责回收、转运内质网逃逸蛋白(escaped protein)返回内质网及高尔基复合体膜内蛋白的逆向运输(retrograde transport)。最近研究表明,COPⅠ有被囊泡也可行使从内质网到高尔基复合体的顺向转运(anterograde transport)。顺向转运通常不能直接完成,需要通过内质网-高尔基复合体中间体的中转。

COPⅠ外被蛋白覆盖于囊泡表面,由多个亚基(α、β、γ、δ、ε、ζ等)组成,其中α蛋白(也称ARF蛋白)类似于COPⅡ中的Sar蛋白亚基,即作为一种GTP结合蛋白,可调控外被蛋白复合物的聚合、装配及膜泡的转运。体外实验证明,GTP是COPⅠ外被蛋白发生聚合与解离的必要条件。

COPⅠ有被囊泡形成的大致过程如下:①GTP-ARF复合体的形成,即游离于胞质中的非活化状态的ARF蛋白与GDP解离并与GTP结合;②GTP-ARF复合体与高尔基复合体膜上的ARF蛋白受体识别、结合;③COPⅠ蛋白亚基聚合,与ARF蛋白和高尔基复合体囊膜表面其他相

关蛋白一起结合，诱导囊泡芽生。一旦COPⅠ有被囊泡从高尔基复合体顺面膜囊断离下来，COPⅠ随即解离，COPⅠ有被囊泡转化为无被转运囊泡运向靶膜。

（二）囊泡转运

囊泡的囊膜是由细胞器膜外凸或质膜内凹芽生形成。体外研究结果显示，从酵母或植物细胞中提取的胞质溶胶，能够启动动物细胞中高尔基复合体的囊泡出芽，提示囊泡的芽生是一个主动的自我装配过程。囊泡转运是指囊泡以出芽的方式，从一种细胞器膜（或质膜）产生并脱离后，定向的与另一种细胞器膜（或质膜）相互融合的过程。不同类型和来源的囊泡承载和介导着不同物质的定向运输。它们必须沿着正确的路径，以特定的运行方式，才可抵达、锚泊于既定的靶标，并通过膜的相互融合，释放其运载的物质。囊泡转运具有以下特点。

1. 囊泡转运是细胞物质定向运输的基本形式　囊泡的形成过程伴随着细胞物质的转运，而囊泡的运行轨迹及归宿，取决于其所转运物质的定位去向。如细胞通过胞吞作用摄入的各种外源性物质，总是以网格蛋白有被囊泡的形式，自外向内从细胞膜输送至胞内体或溶酶体；而在细胞内合成的各种外输性蛋白，总是先进入内质网，经过一系列的加工、修饰和质量检查后，以COPⅡ有被囊泡的形式输送到高尔基复合体，最终以胞吐作用（或出胞作用）释放到细胞外；属于内质网驻留蛋白或折叠错误的外输性蛋白会从内质网逃逸外流，但它们在进入高尔基复合体后会被捕捉、回收，并由COPⅠ有被囊泡遣返回内质网。因此，囊泡转运介导物质的双向运输，不仅是细胞内外物质交换和信号传递的重要途径，也是细胞物质定向运输的基本形式。

囊泡转运不仅是物质的简单输送，还是一个高度有序、受到严格选择和精密控制的物质转运过程。至今，在酵母细胞中发现至少有30种的基因与囊泡转运相关。通过对已被分离的sec4基因碱基组成序列的研究，发现该基因编码一种与Rab同源的GTP结合蛋白，它在非网格蛋白有被囊泡的脱被转运融合过程中具有重要的调节作用。若sec4基因突变，此过程会失常，而转运融合前的衣被蛋白解聚（depolymerization）是所有囊泡转运的共同特点。

2. 特异性识别融合是囊泡准确转运的保障　被转运的囊泡抵达靶标后与靶膜的融合是一个复杂的调控过程，涉及多种蛋白质的识别与锚泊融合、装配与去装配，具有高度的特异性。

囊泡与靶膜的相互识别是它们相互融合的前提，这种识别机制与囊泡表面的特异性标记分子和靶膜上的相应受体密切相关。近年来，可溶性N-乙基马来酰亚胺敏感因子结合蛋白受体（SNAREs）家族在囊泡转运及其选择性锚泊融合过程中的作用引起了人们的极大关注，目前已在细胞内定位的家族成员有10余种，其中，囊泡相关膜蛋白（vesicle-associated membrane protein，VAMP）和突触融合蛋白（syntaxin）是了解较多的负责介导细胞内囊泡转运的一对成员。研究显示，在转运囊泡表面有一种VAMP类似蛋白，被称为囊泡SNAREs（v-SNAREs）；突触融合蛋白是存在于靶标细胞器膜上SNAREs的对应序列，被称为靶SNAREs（t-SNAREs）。据此可推测，它们之间的"锁-钥"契合式的相互作用，决定着囊泡的锚泊与融合。实际上，存在于神经元突触前膜上的突触融合蛋白和能够与之特异性结合的突触囊泡膜上的囊泡相关膜蛋白已被分离鉴定。这两种蛋白质的相互作用，可介导膜的融合和神经递质的释放。目前普遍认为，所有转运囊泡以及细胞器膜上都带有各自特有的一套SNAREs互补序列，它们之间高度特异的相互识别和相互作用，是使转运囊泡得以在靶膜上锚泊停靠，保证囊泡物质定向运输和准确卸载的基本分子机制之一。

另外，我们还发现了包括GTP结合蛋白家族（Rab蛋白家族）在内的多种参与囊泡转运识别、锚泊融合调节的蛋白因子。如合成于细胞质的融合蛋白（fusion protein），其可在囊泡与靶膜融合处与SNAREs一起组装成为融合复合物（fusion complex），促使囊泡的锚泊和停靠，催化融合的发生。研究报道，融合蛋白的主要作用是减少因去除吸附在膜亲水面的水分子而造成的能量消耗，这些水分子位于囊泡与靶膜融合点之间。

3. 驱动细胞膜及内膜系统功能结构转换和代谢更新 囊泡转运伴随着物质运输和膜的流动。由内质网产生的转运囊泡融合至高尔基复合体,其囊膜成为高尔基复合体顺面囊膜的一部分;由高尔基复合体反面囊膜持续产生和分化出不同的分泌囊泡,可被直接输送至细胞膜,或经由溶酶体最终流向和融入细胞膜;细胞膜来源的网格蛋白有被囊泡则以胞内体或吞噬(饮)体的形式与溶酶体发生融合转换。由此可见,囊泡转运承载和介导细胞物质定向运输的同时,囊泡膜不断地被融汇、更替和转换,从一种细胞器膜(或质膜)到另一种细胞器膜(或质膜),形成膜流并驱动着细胞膜和内膜系统不同功能结构之间的相互转换与代谢更新(图3-54)。

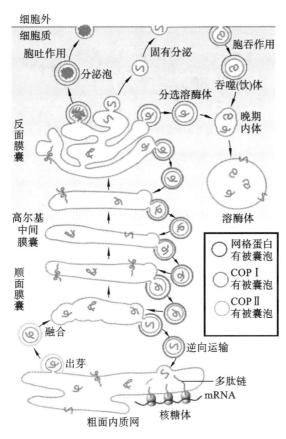

图 3-54 由囊泡介导的细胞内膜流示意图

八、线粒体

线粒体(mitochondrion)是一种可以在光学显微镜下看到的细胞器,普遍存在于除哺乳动物成熟红细胞以外的所有真核细胞中。细胞生命活动所需能量的80%是由线粒体提供的,它是细胞进行生物氧化和能量转换的主要场所,因此有人将线粒体形象地比喻为细胞的"动力工厂"。

(一)线粒体的数量、形态和大小

线粒体的数量、形态和大小在不同细胞内差别很大,在同一细胞不同生理状态下也不一样。例如,巨大变形虫中约含50万个线粒体,而利什曼原虫中只有1个巨大的线粒体,肝细胞内约有1700个线粒体,而许多哺乳动物的成熟红细胞缺少线粒体,对于大部分动物细胞而言线粒体的数量由数百到数千个不等。此外,线粒体的数量与细胞的生理功能及生理状态也有密切关系,在新陈代谢旺盛的细胞中线粒体数量较多,如人和哺乳动物的心肌、小肠、肝等内脏细胞中线粒体数量丰富;运动员肌细胞中的线粒体数量比普通人肌细胞中的多。

线粒体在生活细胞中具有多形性、易变性、运动性和适应性等特点。光学显微镜下的线粒体

79

呈线状、粒状或杆状等，直径 $0.5\sim1.0~\mu m$，长 $1.5\sim3.0~\mu m$，但在一定条件下线粒体的形状变化是可逆的。

线粒体的大小也因细胞种类和生理状态的不同而不同。例如，大鼠肝细胞的线粒体可长达 $5~\mu m$；在胰腺的外分泌细胞中可观察到长达 $20~\mu m$ 的巨大线粒体，人的成纤维细胞线粒体甚至可长达 $40~\mu m$。

（二）线粒体的超微结构

线粒体在电镜下呈现出双层单位膜套叠而成的封闭的囊状结构，主要由外膜、内膜、膜间隙和基质组成（图 3-55）。

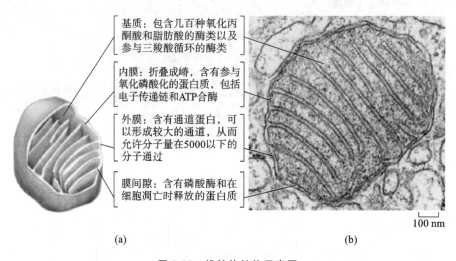

基质：包含几百种氧化丙酮酸和脂肪酸的酶类以及参与三羧酸循环的酶类

内膜：折叠成嵴，含有参与氧化磷酸化的蛋白质，包括电子传递链和ATP合酶

外膜：含有通道蛋白，可以形成较大的通道，从而允许分子量在5000以下的分子通过

膜间隙：含有磷酸酶和在细胞凋亡时释放的蛋白质

100 nm

(a)　　　　　　　　　　　　　(b)

图 3-55　线粒体结构示意图

(a)线粒体结构模拟图；(b)电镜下线粒体的结构图

1. 外膜　外膜是包围在线粒体外表面的一层单位膜，厚 $5\sim7$ nm，平整光滑，脂类和蛋白质的比例约为 $1:1$。外膜上分布着多种转运蛋白，它们构成直径 $2\sim3$ nm 的脂质双分子层的大通道，因为形成的通道比较大，所以这些蛋白又被称为孔蛋白（porin），允许分子量在 5000 以下的分子通过。

2. 内膜　内膜位于外膜的内侧，也是由一层单位膜组成，厚 $5\sim6$ nm。内膜通透性很小，分子量大于 150 的分子就不能通过，但内膜上分布着一些载体蛋白，通过这些载体蛋白的转运作用可以选择性进行膜两侧物质交换。

内膜将线粒体的内部空间分成两部分，其中由内膜直接包围的空间称内腔，含有基质（matrix），也称基质腔（matrix space）；内膜与外膜之间的空间称为外腔或膜间隙。线粒体内膜向线粒体基质折叠形成的结构称为嵴（cristae），嵴的形成有效地增大了线粒体内膜的表面积。在不同种类的细胞中，线粒体嵴的数量、形态和排列方式有较大差别。嵴与嵴之间的内腔部分称嵴间隙（intercristal space），而由于嵴向内腔突进造成外腔向内伸入的部分称为嵴内隙（intracristal space）。内膜中脂类和蛋白质的比例为 $2:8$，蛋白质的含量明显高于其他膜成分。

在内膜和嵴膜的内表面附有许多带柄的球状小颗粒，称为基粒（basal granule），实际是 ATP 合酶（ATP synthase）。ATP 合酶是一个多组分的复合体，在分离状态下具有 ATP 水解酶活性，在膜结合状态下具有 ATP 合酶活性。基粒与膜面垂直而规则排列，粒间相距 10 nm。每个线粒体有 $10^4\sim10^5$ 个基粒。

3. 膜间隙　内膜和外膜之间的空间被称为膜间隙（intermembrane space），宽 $6\sim8$ nm，其中充满无定形液体。由于线粒体外膜含有孔蛋白，通透性较高，而线粒体内膜通透性较低，所以线

Note

粒体膜间隙内容物的组成与细胞质基质十分接近，含有众多生化反应底物、可溶性的酶和辅助因子等。此外，在线粒体膜间隙中还分布着许多与细胞凋亡密切相关的蛋白质。

在线粒体的内、外膜上存在着一些特殊的结构，在这些地方，膜间隙变狭窄，称为转位接触点（translocation contact site）。用免疫电镜可观察到转位接触点处有前体蛋白积聚，这提示转位接触点是蛋白质等物质进出线粒体的通道。

4. 基质 在线粒体内腔充满了电子密度较低的可溶性蛋白质和脂肪等成分，即基质。基质中分布着上百种酶类，如氧化丙酮酸和脂肪酸的酶类，参与三羧酸循环的酶类以及和蛋白质合成相关的酶类等。此外，在线粒体的基质中还含有一种除了细胞核和叶绿体以外的其他细胞器都不具有的特殊物质——DNA。线粒体不仅含有 DNA，还含有与之匹配的一套完整的遗传信息复制、转录和翻译相关的蛋白酶体系和核糖体，这些构成了线粒体相对独立的遗传体系。

（三）线粒体的功能

机体每天都需要摄入一定量的糖、脂肪、蛋白质以满足各种生命活动所需要的能量，但是糖、脂肪、蛋白质并不能直接为机体提供能量，它们必须经过氧化和能量转换，并将能量以 ATP 的形式存储于细胞中以供细胞使用。而该过程大部分都发生在线粒体中，所以线粒体的主要功能就是对糖、脂肪和蛋白质等各种物质进行氧化和能量转换，是储能和供能的场所，在细胞生命活动中，约 95% 的能量来自线粒体。

糖、脂肪、蛋白质等物质在酶的作用下，被氧化而释放能量的过程称为细胞氧化（cellular oxidation）。由于细胞氧化过程和机体的呼吸过程一样，都需要消耗氧气并最终生产 CO_2 和 H_2O，所以细胞氧化又被称为细胞呼吸（cellular respiration）。细胞呼吸所产生的能量储存于细胞能量转换分子 ATP 中。ATP 是一种高能磷酸化合物，细胞呼吸时，释放的能量可通过 ADP 的磷酸化而及时储存于 ATP 的高能磷酸键中作为备用；反之，当细胞进行各种活动需要能量时，又可去磷酸化，断裂一个高能磷酸键以释放能量来满足机体需要。以糖为例，细胞氧化的基本过程可分为糖酵解、乙酰 CoA 的生成、三羧酸循环和电子传递偶联氧化磷酸化四个阶段，蛋白质和脂肪的彻底氧化只在第一步中与糖有所区别。除了第一步糖酵解是在细胞质中进行的以外，其余三个阶段均在线粒体内进行。

1. 糖酵解 当淀粉或糖原等被分解为葡萄糖并被细胞摄入后，它们首先在细胞质基质中经过十步反应生成 2 分子丙酮酸，同时脱下 2 对 H 原子交给受氢体 NAD^+ 携带，形成 2 分子 NADH 和 2 分子 H^+，这一过程不需要耗氧，为无氧氧化过程，所以又被称为糖酵解（glycolysis）。

葡萄糖 $+ 2ATP + 2ADP + 2Pi + 2NAD^+ \rightarrow 2$ 丙酮酸 $+ 4ATP + 2NADH + 2H^+ + 2H_2O$

1 分子葡萄糖在糖酵解过程中一共生成 4 分子 ATP，但由于要消耗 2 分子 ATP，所以净生成 2 分子 ATP。若从糖原开始糖酵解，因无须消耗 1 分子 ATP 使葡萄糖磷酸化，则总反应净生成 3 分子 ATP。这种由高能底物水解释能，直接将高能磷酸键从底物转移到 ADP 上，使 ADP 磷酸化生成 ATP 的作用，称为底物水平磷酸化（substrate level phosphorylation）。

2. 乙酰 CoA 的生成 糖酵解形成的丙酮酸进入线粒体基质中，在丙酮酸脱氢酶系作用下形成乙酰 CoA（图 3-56）。丙酮酸脱氢酶系是由 3 种酶（丙酮酸脱羧酶、二氢硫辛酸乙酰转移酶和二氢硫辛酸脱氢酶）和 5 种辅酶（焦磷酸硫胺素（TPP）、硫辛酸、CoA、黄素腺嘌呤二核苷酸（FAD）和 NAD^+）组成的多酶复合体。乙酰 CoA 是 CoA 的乙酰化形式，可以看作活化了的乙酸，是能源物质代谢的重要中间代谢产物。糖、脂肪、蛋白质三大营养物质均是通过形成乙酰 CoA 进入共同的三羧酸循环和氧化磷酸化代谢通路。

3. 三羧酸循环 当乙酰 CoA 形成之后，在线粒体基质中，它继续与草酰乙酸结合形成柠檬酸。柠檬酸经一系列反应，在各种酶的催化下经过不断的氧化脱羧，最终降解成草酰乙酸，而草酰乙酸又可与另一分子的乙酰 CoA 结合重新形成柠檬酸，进入下一个循环。因为该循环以柠檬

81

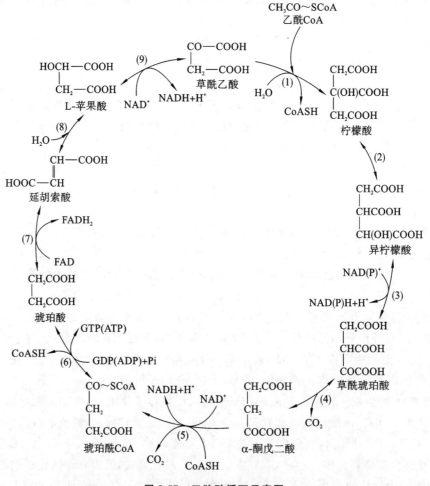

图 3-56　乙酰 CoA 的形成

酸为起始,而柠檬酸含有三个羧基,所以将该循环命名为三羧酸循环(tricarboxylic acid cycle, TAC)。三羧酸循环首先由生物化学家 Hans Krebs 发现,他也因此获得 1953 年诺贝尔生理学或医学奖,为了纪念他,三羧酸循环也称 Krebs 循环(图 3-57)。每循环 1 次,氧化分解 1 分子的乙酰 CoA,产生 4 对 H 原子和 2 分子的 CO_2。脱下的 4 对 H 原子,其中有 3 对以 NAD^+ 为受氢体,另 1 对以 FAD 为受氢体,转入电子传递链。NAD^+ 能够接受 2 个电子(e^-)和 1 个质子(H^+),变成还原态的 NADH,另一个质子则留于基质中。FAD 能够接受 2 个 H 原子,即 2 个质子和 2 个电子,转变成还原态的 FADH。脱羧形成的 CO_2 逐渐扩散到线粒体外,然后转移到细胞外。

图 3-57　三羧酸循环示意图

三羧酸循环是各种有机物进行最后氧化的过程,也是各类有机物相互转化的枢纽。除了丙酮酸外,脂肪酸和一些氨基酸也从细胞质进入线粒体,并进一步转化成乙酰 CoA 或三羧酸循环的其他中间体。三羧酸循环的中间产物可用来合成包括氨基酸、卟啉及嘧啶核苷酸在内的许多物质。只有经过三羧酸循环,有机物才能进行完全氧化,提供远比糖无氧酵解所能提供的多得多的能量,供生命活动所需。

三羧酸循环总的反应式如下:

2 乙酰 CoA＋6NAD$^+$＋2FAD＋2ADP(GDP)＋2Pi＋4H$_2$O→4CO$_2$＋6NADH＋6H$^+$＋2FADH$_2$＋2CoASH＋2ATP(GTP)

4. 氧化磷酸化偶联与 ATP 形成 经过上述 3 步反应,1 分子葡萄糖一共可以产生 12 对 H,这些 H 要进一步氧化成水,整个细胞呼吸的过程才完全结束。但是 H 并不直接与 O$_2$结合,而是先解离为质子(H$^+$)和电子(e$^-$),电子经过线粒体内膜上的酶体系逐级传递给 O$_2$,使 1/2 O$_2$形成 O^{2-},最后 O^{2-}与基质中的 2 个 H$^+$结合形成 H$_2$O。

在线粒体的内膜上有序分布着一系列能够可逆地接收和释放质子和电子的化学物质,它们组成的传递电子的酶体系,称为呼吸链(respiratory chain)或电子传递链(electron transport chain)。呼吸链的主要成分包括泛醌(CoQ)、细胞色素 c(Cyt c)及Ⅰ、Ⅱ、Ⅲ、Ⅳ四个酶蛋白复合体。其中复合体Ⅰ、Ⅲ、Ⅳ中既能传递电子又能传递质子的酶和辅酶称为递氢体,复合体Ⅱ中只传递电子的酶和辅酶称为电子传递体(表 3-6)。

表 3-6 线粒体呼吸链组分

复合体	酶 活 性	辅 基	作 用
Ⅰ	NADH-CoQ 还原酶	FMN、铁硫蛋白(FeS)	递氢体
Ⅱ	琥珀酸-CoQ 还原酶	FAD、FeS	电子传递体
Ⅲ	CoQ-细胞色素 c 还原酶	细胞色素 b、FeS、细胞色素 c$_1$	递氢体
Ⅳ	细胞色素 c 氧化酶	细胞色素 a、细胞色素 a$_3$、Cu	递氢体

电子沿着呼吸链传递的过程中产生大量的能量,这些能量存储在 ATP 的高能磷酸键中,而能够使 ADP 磷酸化生成 ATP 的装置也分布在线粒体的内膜上,即基粒。基粒附着在线粒体内膜(包括嵴)的内表面,由头部、柄部和基片三部分组成。其头部又称偶联因子 F$_1$,是由 α$_3$β$_3$γδε 五种亚基组成的复合体,分子量为 360000。偶联因子 F$_1$具有 ATP 酶的活性,其主要作用为催化 ADP 产生 ATP。柄部起到连接头部与基片的作用,分子量为 18000,对寡霉素敏感,所以寡霉素可以抑制 ATP 合成。基片又称偶联因子 F$_0$,是由至少 4 种多肽组成的疏水蛋白,分子量为 70000,偶联因子 F$_0$镶嵌于内膜的脂质双分子层中,不仅起连接偶联因子 F$_1$与内膜的作用,还是质子流向偶联因子 F$_1$的穿膜通道(图 3-58)。

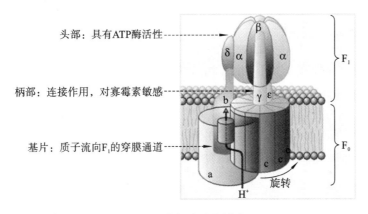

图 3-58 基粒的结构模式图

经糖酵解和三羧酸循环产生的 NADH 和 FADH$_2$是两种还原性的电子载体,它们所携带的电子经线粒体内膜上的呼吸链逐级定向传递给 O_2,本身则被氧化。由于电子传递所产生的质子(H^+)浓度梯度和电位差,其中所蕴藏的能量被 F_0F_1 ATP 合酶用来使 ADP 磷酸化合成 ATP,在这个过程中发生氧化的同时伴随着磷酸化,称为氧化磷酸化(图3-59)。

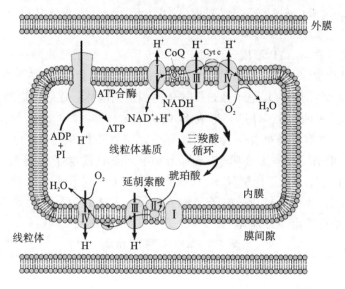

图 3-59　电子传递和氧化磷酸化的偶联

总体来看,在细胞呼吸的过程中,1分子葡萄糖在糖酵解过程中通过底物水平磷酸化产生2分子 ATP 和2分子 NADH 以及2分子丙酮酸;糖酵解产生的丙酮酸在生成2分子乙酰 CoA 的同时产生2分子 NADH,2分子乙酰 CoA 经过三羧酶循环和氧化磷酸化形成6分子 NADH、2分子 $FADH_2$ 和2分子 ATP/GTP,这样1分子葡萄糖彻底氧化将产生10分子 NADH、2分子 $FADH_2$ 和4分子 ATP。1分子 NADH 和1分子 $FADH_2$ 可以分别形成2.5分子 ATP 和1.5分子 ATP(图3-60)。因此,1分子葡萄糖完全氧化共可生成32分子 ATP,其中仅有2分子 ATP 是在线粒体外通过糖酵解过程中的底物水平磷酸化形成的,由此可见葡萄糖氧化磷酸化产生 ATP 的效率大大高于底物水平磷酸化。

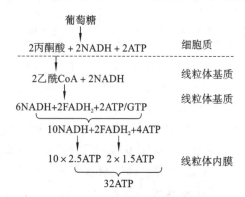

图 3-60　葡萄糖氧化磷酸化产生 ATP 的过程

(四)线粒体的半自主性

线粒体是细胞中除了细胞核和叶绿体以外唯一一个含有 DNA 的细胞器,线粒体中的 DNA 被称为线粒体 DNA(mitochondrial DNA,mtDNA)。线粒体不仅含有 mtDNA,还含有包括 mRNA、rRNA、tRNA、核糖体和氨基酸活化酶在内的蛋白质合成体系。这是线粒体具有自主性的一面,但是线粒体的自主性是有限的,线粒体中90%以上的蛋白质依然来自核基因编码,其在转录和翻译过程中对核基因有很大的依赖性。因此,线粒体是半自主性细胞器。

1. 线粒体 DNA(mtDNA)　mtDNA 分布于线粒体的基质中,有时也和线粒体内膜结合在一起。mtDNA 一般为裸露、闭合、环状的,这一点与细菌的 DNA 结构非常类似。1个线粒体内平均含有5~10个 mtDNA 分子。mtDNA 分子构成了线粒体基因组,又称剑桥序列,共含有16569个碱基对(bp)。根据 mtDNA 的转录本在氯化铯(CsCl)中密度的不同,可以将组成 mtDNA 的两条链分为重链(H)和轻链(L)。重链和轻链上的编码物各不相同(图3-61),人类线粒体基因组共编

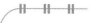

码 37 个基因,基因产物包括 2 种 rRNA(12S 和 16S)、22 种 tRNA 和 13 种蛋白质。这 13 种蛋白质都是呼吸链酶蛋白复合体的亚单位,其基因排列紧密,仅被少数(或无)非编码序列隔开。与核基因组中的非编码序列高达 90%相比,线粒体基因组结构显得非常的紧凑和经济。

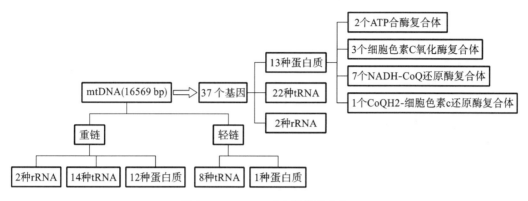

图 3-61　mtDNA 对应的基因产物

2. 线粒体蛋白质的合成　线粒体在进行蛋白质合成时,其 mRNA 的转录和翻译几乎在同一时间和地点进行,其合成的起始 tRNA 为甲硫氨酰 tRNA,这些特点都更接近于原核细胞中的蛋白质合成过程。而且线粒体的蛋白质合成系统对药物的敏感性也和细菌一致,而与细胞质系统不一致,如氯霉素可抑制细菌和线粒体蛋白质的合成,而不抑制细胞质基质中蛋白质的合成。放线菌酮可抑制细胞质基质中蛋白质的合成,而不抑制线粒体和细菌蛋白质的合成。

由于 mtDNA 的基因数量有限,因此由它编码合成的蛋白质有限,约占线粒体全部蛋白质的 10%,约为 10 种,其余约 90%的蛋白质都是由核基因编码的。例如,哺乳动物线粒体中的 100 多种蛋白质,mtDNA 编码合成的仅占 5%～10%,其余的蛋白质均由核基因编码,并在细胞质中合成后转运到线粒体中。此外,近年的研究发现,mtDNA 所用的遗传密码与通用的遗传密码也不完全相同(表 3-7)。如 UGA 可编码色氨酸,而不作为终止密码子;AUA 可编码甲硫氨酸,而不编码异亮氨酸;AGA 和 AGG 不编码精氨酸,而作为终止密码子;AUU、AUC、AUA 也可作为起始密码子。

表 3-7　线粒体与核密码子编码氨基酸比较

密码子	核密码子	线粒体密码子				
		哺乳动物	果　蝇	链孢酶菌	酵　母	植　物
UGA	终止密码子	色氨酸	色氨酸	色氨酸	色氨酸	终止密码子
AGA、AGG	精氨酸	终止密码子	丝氨酸	精氨酸	精氨酸	精氨酸
AUA	异亮氨酸	甲硫氨酸	甲硫氨酸	异亮氨酸	异亮氨酸	异亮氨酸
AUU	异亮氨酸	异亮氨酸	甲硫氨酸	甲硫氨酸	甲硫氨酸	异亮氨酸
CUU、CUC CUA、CUG	亮氨酸	亮氨酸	亮氨酸	亮氨酸	苏氨酸	亮氨酸

由上可见,线粒体有自己的 DNA 和蛋白质合成体系,即其有独立的遗传系统,这表明线粒体有一定的自主性。但线粒体的自主性是很有限的,因为 mtDNA 的分子量很小,其自身遗传信息所编码的多肽总长度不超过 4500 个氨基酸(40 多种肽分子);另外,线粒体大部分蛋白质是依赖于核基因编码的,其生长和增殖由两套遗传系统控制;同时,线粒体的遗传系统受控于细胞核遗传系统,也就是说 mtDNA 离开细胞核就不能转录与翻译,线粒体核糖体也不能组装。因此,线粒体是半自主性细胞器。

（五）线粒体与医学

以线粒体结构和功能缺陷为主要病因的疾病常称为线粒体病，主要指由于 mtDNA 突变而引起的人类疾病，mtDNA 为裸露的环状 DNA，缺少组蛋白的保护，而且没有 DNA 损伤修复系统，因此 mtDNA 的突变率很高。自 1959 年发现第一例线粒体病以来，目前已发现的线粒体病有 200 多种。

线粒体病具有母系遗传(maternal inheritance)的特点，即母亲可将她的 mtDNA 传给她所有的子女，她的女儿又可将其 mtDNA 传给下一代。这主要是因为线粒体位于细胞质中，所以受精卵的全部 mtDNA 均来自卵细胞，而精子不提供任何线粒体。

由于线粒体的主要功能是产生 ATP 为细胞提供能量，因此线粒体病主要影响的是一些对能量需求比较大的器官，如神经和肌肉系统，有人将这一类疾病统称为线粒体脑肌病(mitochondrial encephalomyopathy)，这类疾病通常在 20 岁时起病，临床特征是骨骼肌极度不能耐受疲劳，轻度活动即感疲乏，常伴肌肉酸痛及压痛，但是少见肌萎缩（表 3-8）。Leber 遗传性视神经病变 (LHON)、线粒体心肌病、帕金森病和非胰岛素依赖型糖尿病等都属于这一类疾病。以线粒体脑肌病伴高乳酸血症和卒中样发作(MELAS)为例，该疾病通常在患者 10～20 岁时发病，主要临床表现为卒中样发作、近心端四肢乏力、高乳酸血症、间断性呕吐等。在 MELAS 患者中普遍存在 mtDNA 3243A→G 突变，目前认为该突变是 MELAS 的主要致病因素。该突变使 tRNA Leu 基因发生突变，导致 16S rRNA 的合成减少，最终影响线粒体内蛋白质的合成。其他与之有关的突变有 mtDNA 11084A→G 突变和第 3771 位突变。

表 3-8　线粒体脑肌病及其主要临床表现

疾 病 名 称	主 要 临 床 表 现
MELAS	高乳酸血症和卒中样发作
肌阵挛癫痫伴破碎红纤维综合征(MERRF)	肌阵挛性癫痫发作、小脑共济失调、高乳酸血症
Kearns-Sayre 综合征(KSS)	视网膜色素变性、心脏传导阻滞和眼外肌麻痹
Leigh 病	血乳酸和丙酮酸增高，肌张力下降，肌肉中度痉挛，反应迟钝等
Alpers 病	意识丧失、呼之不应、肢体抽搐以及大小便失禁等
Menkes 病	卷毛型灰质营养不良
LHON	双眼先后发生的无痛性视力急剧下降，早期表现为视盘充血、毛细血管扩张等
NARP 综合征	视网膜色素变性、共济失调、周围神经病等
Wolfram 综合征	视神经萎缩、耳聋和早期发病的糖尿病、成年后易失明
线粒体周围神经病并胃肠型脑病(MNGIE)	恶心、吞咽困难、胃食管反流、餐后呕吐、腹胀、阵发性腹痛、腹泻、假性肠梗阻及胃轻瘫等

最近的研究表明，线粒体在肿瘤的发生和发展中也具有重要作用。线粒体膜异常在肿瘤发展中起重要作用。线粒体外膜含有丰富的苯二氮䓬类受体(PBR)与通透性转换通道复合体 (PTPC)，它们均参与细胞凋亡的调控。在肿瘤细胞中，PBR 的表达上调，可明显增加线粒体膜流动性、线粒体脂代谢及 DNA 合成，增加细胞分裂所需能量，使肿瘤细胞增殖。PTPC 的组成发生改变，导致 PTPC 蛋白过表达，这有助于肿瘤细胞对凋亡的耐受。此外，线粒体呼吸链缺陷也与肿瘤的发生、发展关系密切。Warburg 最早提出线粒体呼吸链的缺陷可导致细胞去分化，并因此发生致瘤性转化。大部分正常细胞生成 ATP 的主要方式是氧化磷酸化，而肿瘤细胞主要通过糖

酵解途径,许多肿瘤细胞线粒体内膜的 ATP 酶复合体亚基表达量显著下降。任何降低线粒体氧化磷酸化功能的事件,均可促进氧化组织中发生转化的细胞或肿瘤细胞的增殖。呼吸链酶复合体大量减少与肿瘤细胞快速增长和侵袭性增加密切相关。可见线粒体生物氧化功能的改变是细胞发生致癌性转化的机制之一。

目前线粒体病治疗的基本措施包括补充疗法、选择疗法和基因疗法。补充疗法是给患者添加呼吸链所需的辅酶,目前运用较广泛的是 CoQ,其在线粒体脑肌病、心肌病及其他呼吸链酶复合体缺陷的线粒体病的治疗中都有一定作用,同时在对缓解与衰老有关的氧化/抗氧化平衡异常也发挥了功效。另外,CoQ、L-肉碱、抗坏血酸(维生素 C)、甲萘醌(维生素 K_3)和二氯乙酰酸也能暂时缓解部分线粒体病的症状。选择疗法是选用一些能促进细胞排斥突变线粒体的药物对患者进行治疗以增加异质体细胞中正常线粒体的比例,从而将细胞的氧化磷酸化水平升高至阈值以上。一种可能的药物是氯霉素,其可作为 ATP 合酶抑制剂,连续低剂量使用此药能促进机体对缺陷线粒体的排斥。基因疗法是将正常的线粒体基因转入患者体内以替代缺陷 mtDNA 发挥作用。现在认为有三种线粒体基因疗法可行,即胞质 mtDNA 表达法、线粒体转染法和异质性细胞正选择法。

九、细胞骨架

细胞的形状多种多样,如红细胞是两边凹的圆盘形,淋巴细胞呈圆形,上皮细胞呈柱状,心肌细胞呈梭形,神经细胞呈分支状;有的细胞形状还会变化,如中性粒细胞在捕获外来细菌时,需要不断地变化自己的形状去追逐细菌。那么,为什么细胞会呈现出不同的形状?为什么有些细胞的形状会变化呢?这与细胞中的一种重要成分——细胞骨架(cytoskeleton)密不可分。细胞骨架是真核细胞中的蛋白纤维构成的网架体系,构成细胞骨架的蛋白纤维主要有三种:微丝(microfilament,MF)、微管(microtubule,MT)和中间丝(intermediate filament,IF)(图 3-62)。正如人体骨架对机体起到了支撑和保护作用一样,细胞骨架也发挥着对细胞的支撑和保护作用,但是细胞骨架的作用远不止于此,其在细胞内的亚细胞器定位、细胞内物质的运输、细胞分裂以及细胞内信号转导等多个方面发挥着重要的作用。此外,细胞骨架与人体骨架的另一个显著的区别是,细胞骨架不是静止不动的,而是处于高度动态变化的状态中。每种细胞骨架成分均由不同的蛋白质亚基通过非共价键结合而成,这些蛋白质亚基不停地组装或去组装以使得细胞适应不同的生理环境或对外来信号做出反应。

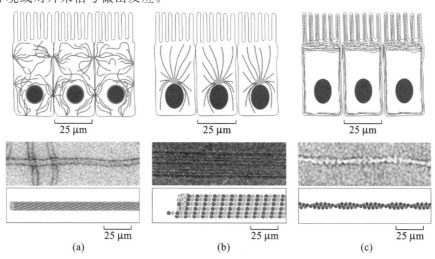

图 3-62 构成细胞骨架的三种主要蛋白纤维

(a)中间丝(IF);(b)微管(MT);(c)微丝(MF)

Note

严格地说,所有由蛋白纤维构成的网状体系都可以称为细胞骨架,细胞质、细胞外基质和细胞核中都分布着细胞骨架,下面以细胞质中的细胞骨架为例来介绍细胞骨架的组成、结构和功能。

（一）微管

微管是一种在真核细胞中高度动态变化的细胞骨架成分,组成微管的蛋白亚单位可以在细胞中的某一个地方迅速地发生去组装,并在另外一个地方快速完成组装。在典型的动物细胞中,微管从中心体处发生,然后向细胞周边延伸,最终在细胞中形成一个可供囊泡、细胞器以及其他细胞组分运输的轨道系统。此外,微管在细胞的有丝分裂以及形成细胞的一些特化结构(例如鞭毛和纤毛)等方面也发挥着重要作用。

1. 微管是有极性的中空管状结构　　微管的基本组成单位是微管蛋白亚单位,每一个微管蛋白亚单位都是一个由一分子 α-微管蛋白和一分子 β-微管蛋白组成的异二聚体,α-微管蛋白和 β-微管蛋白通过非共价键相连。多个微管蛋白亚单位通过非共价键结合在一起,首先形成原纤维,然后 13 根原纤维结合在一起形成一个中空的结构,即微管。每一个原纤维都具有极性,一般将 α-微管蛋白暴露的一端称为负极,而将 β-微管蛋白暴露的一端称为正极(图 3-63)。微管的两端之所以会被分别命名为正极和负极,是因为在体外实验中,人们观察到如果将微管蛋白放在试管中,微管蛋白亚单位将会组装在正在延伸的微管的末端。但是它们在微管两端组装的速度是不一样的,于是人们将组装速度更快的一端称为正极,而将另一端称为负极。微管的极性对于微管的功能是十分重要的,如果没有极性,微管则无法介导细胞内物质的运输。

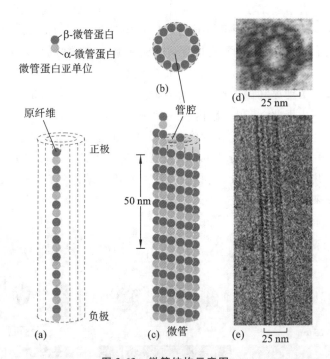

图 3-63　微管结构示意图

(a)微管蛋白亚单位和原纤维示意图;(b)和(c)为微管形成中空的管状结构;

(d)电镜下微管的管状结构;(e)电镜下微管的纤维状结构

2. 中心体是动物细胞中微管发生的地方　　在细胞中,微管从特定的位置发生,这一位置控制着微管的位置、数目和方向。例如,在动物细胞中,这一位置是中心体,中心体在没有发生有丝分裂的细胞中位于靠近细胞核的地方。中心体由一对中心粒组成,中心体的基质上含有上百个由 γ-微管蛋白组成的环状结构,这一结构是微管生长的起点,又被称为成核位点。α-微管蛋白和

Note

β-微管蛋白构成的微管蛋白亚单位以特定的方向在此处聚合在一起,从而使微管蛋白的负极锚定在中心体上,其他的微管蛋白亚单位则沿着正极的方向延伸到细胞质中(图 3-64)。

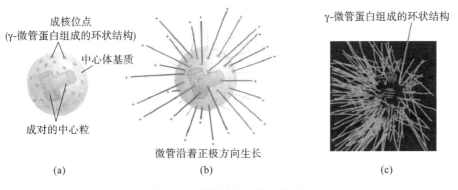

图 3-64 微管在中心体中聚合

(a)中心体由成对的中心粒(即中心体基质)构成,在中心体上,γ-微管蛋白和其他蛋白一起构成环状的成核区供微管蛋白亚单位结合;(b)微管蛋白亚单位锚定在中心体上,正极伸向细胞质中;(c)在秀丽线虫中观察到的微管在中心体上的聚合

3. 微管处于高度动态变化的状态中 除了特化细胞的微管(如鞭毛和纤毛等)外,细胞质中大多数的微管都是不稳定的,能够很快地组装或去组装,使得微管延长或者缩短,这一现象被称为微管装配的动态不稳定性。

由 α-微管蛋白和 β-微管蛋白组成的微管蛋白亚单位既可以和 GTP 结合,也可以和 GDP 结合。当微管蛋白亚单位和 GTP 结合时,其与微管蛋白末端的亲和力较强,容易添加,从而使得微管延长(又称为组装);当微管蛋白亚单位和 GDP 结合时,其与微管蛋白末端的亲和力较弱,容易发生解离,从而使得微管缩短(或称为去组装)。微管是延长还是缩短,取决于与 GTP 结合的微管蛋白亚单位的添加速度和与 GDP 结合的微管蛋白亚单位的解离速度。

微管装配的动态不稳定性的发生需要水解 GTP 提供能量,因此,GTP 是调节微管体外组装的主要物质。当微管蛋白迅速聚合时,微管蛋白分子添加到微管上的速度大于它们所携带的 GTP 水解的速度,因此新生成的微管上全是 GTP-微管蛋白亚基。正因为 GTP-微管蛋白亚基之间结合得比较牢固,其在微管末端会形成一个称为 GTP 帽的结构,可防止微管的解聚。当微管生长较慢时,GTP 帽中的亚基会在新的携带有 GTP 的亚基结合上来之前,就将自身的 GTP 水解成 GDP,从而失去 GTP 帽,携带有 GDP 的亚基由于对微管聚合体的结合不紧密而很快从游离端释放出来,如此微管不停地缩短。因此,当微管两端的微管蛋白具有 GTP 帽(与 GTP 结合)时,微管继续聚合;而具有 GDP 帽(与 GDP 结合)时,将改变异二聚体的构象使原纤维弯曲而不能形成微管的管壁,微管则趋向于解聚。

微管的装配过程可分为三个时期:成核期、聚合期和稳定期。在成核期(nucleation phase),α-微管蛋白和 β-微管蛋白聚合成短的寡聚体(oligomer)结构形成核心。然后二聚体在其两端和侧面增加使之扩展成片状带,当片状带加宽至 13 根原纤维时,闭合形成外径约为 24 nm、内径为 15 nm 的中空管状结构(即微管)。在聚合期(polymerization phase),细胞内 GTP 结合的微管蛋白亚单位添加的速度大于 GDP 结合的微管蛋白亚单位解离的速度,新的二聚体不断加到微管正端,使微管延长,直至游离的微管蛋白减少,解离速度逐渐增加。在稳定期(steady state phase),细胞质中 GTP 结合的微管蛋白亚单位的添加速度和 GDP 结合的微管蛋白亚单位的解离速度相当,微管的组装与去组装速度相等,微管的长度保持不变(图 3-65)。

影响微管装配的因素很多,如微管蛋白的浓度、pH、温度、GTP 浓度、压力、离子浓度等。在体外,如果微管蛋白的浓度达到 1 mg/mL,并给予合适的条件,如有 GTP 供能,合适的 Mg^{2+} 浓度,pH 低于 6.9,温度 37 ℃时,微管可以自发进行组装。而低温、高 Ca^{2+} 浓度等则会导致微管的去组装。此外,一些药物也可以特异性与微管蛋白结合,阻止微管的组装和去组装,从而影响细

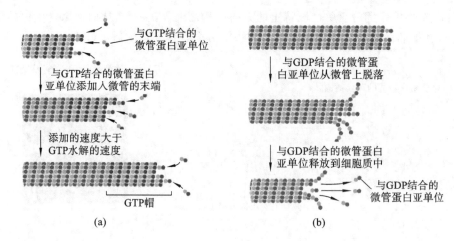

图3-65　微管的组装和去组装

(a)延长中的微管；(b)缩短中的微管

胞的正常活动(表3-9)。如长春新碱(vincristine)和秋水仙碱(colchicine)可以与微管蛋白亚单位紧密结合从而抑制微管组装。如果用长春新碱和秋水仙碱处理细胞,可以观察到细胞中的纺锤体迅速消失,细胞停留在有丝分裂中期,无法正常分裂成两个细胞。从红豆杉属植物中提取的一种化合物——紫杉醇(taxol)则可以通过与微管结合,抑制其去组装。紫杉醇与秋水仙碱的作用相反,前者抑制微管的去组装,后者抑制微管的组装,但是紫杉醇却具有和秋水仙碱相同的作用,即抑制细胞的有丝分裂,因为纺锤体在发挥正常功能时需要微管不断地组装和去组装。所以微管的动态变化对于其功能的发挥是非常重要的,一旦其动态变化受到影响,就会影响细胞的正常生命活动。以上药物均可用于肿瘤患者的临床治疗。

表3-9　影响微管装配的药物

微管特异性药物	作　　用
紫杉醇	与微管结合,抑制其去组装
长春新碱	与微管蛋白亚单位结合,抑制其组装
秋水仙碱	与微管蛋白亚单位结合,抑制其组装

4. 微管的功能

(1) 微管参与细胞内物质的运输。微管从细胞核周围的中心体发生,在细胞中延伸,构成了细胞中的网络,这个网络就好像一个交通轨道,细胞中的许多物质都是沿着微管构成的交通轨道进行运输的。

细胞中存在一类可以沿着微管运动,并能与所转运的物质结合的蛋白质,即马达蛋白(motor protein)。马达蛋白一方面可以与细胞中需要被运输的分子结合,另一方面可以利用ATP水解产生的能量驱动自身沿着微管或微丝运动。迄今为止,人们已经发现了几十种能够沿着微管运动的马达蛋白。根据这些蛋白质运输物质时沿着微管的移动方向,可以将这些蛋白质分为两大家族:动力蛋白(dynein)和驱动蛋白(kinesin)。这两种蛋白质在结构上都含有两个球状ATP结合头部和一个尾部,其头部负责与微管结合,其尾部则负责与要运输的小泡或细胞器结合。驱动蛋白和动力蛋白的头部是具有ATP水解活性的酶(ATP酶),通过水解ATP产生的能量使得蛋白质可以沿着微管移动。一般情况下,动力蛋白将物质从微管的正极向负极运输,而驱动蛋白则负责将物质从微管的负极运至正极,背向中心体运输(图3-66)。

因为微管具有极性,所以细胞内物质在沿着微管进行运输时也具有严格的方向性。例如,在神经元中,所有轴突中的微管都指向同一方向,即它们的正极均朝向轴突末梢;这样就能精确地

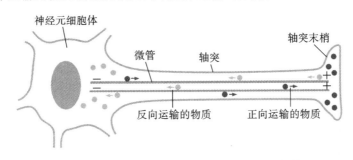

图 3-66 动力蛋白和驱动蛋白携带物质沿微管运输的示意图

保证物质从细胞体运输到轴突或者从轴突向细胞体运输的方向性(图 3-67)。

图 3-67 微管介导物质在神经元中运输的方向性

微管功能异常会导致细胞内物质的运输发生障碍,从而导致相关疾病,特别是一些神经系统相关的疾病。例如阿尔茨海默病(Alzheimer disease,AD)和亨廷顿舞蹈症(Huntington disease,HD)都是因为微管功能缺陷影响了神经元细胞中物质的正常运输,引起异常聚集物在神经元中累积,使得神经元退化,最终导致疾病的发生。

(2)微管维持细胞内细胞器的定位。真核细胞中含有许多具有不同功能的细胞器,这些细胞器在细胞中的分布不是随机的,而是受到严格控制的,微管在细胞器的定位中发挥着重要的作用。例如,在细胞中内质网的小管几乎到达细胞的边缘,而高尔基复合体总是位于细胞中,在中心体附近。在细胞生长的过程中,附着在内质网上的驱动蛋白推动内质网沿着微管向外伸展(从微管的负极向正极伸展),从而使得内质网几乎延伸到细胞的边缘而形成网状结构。而附着在高尔基复合体上的动力蛋白则推动高尔基复合体沿着微管向相反的方向伸展(即从微管的正极向负极伸展),从而使得高尔基复合体位于朝向细胞核的一侧。细胞通过这种方式维持了内膜系统在细胞中的定位并保证它们各自正常功能的发挥。如果用微管特异性药物,如秋水仙碱处理细胞时,将会导致微管的去组装,进而引起内质网坍塌,堆积在细胞核附近;而高尔基复合体则分解成小囊泡,分散在细胞质中。除去秋水仙碱后,微管重新组装,细胞器的分布又恢复至正常。

(3)微管参与纤毛和鞭毛的运动。除大部分处于高度动态变化中的微管外,还有部分微管以相对稳定的形式存在于一些细胞表面特化的结构中,如纤毛和鞭毛。纤毛为直径约 0.25 μm 的毛发样结构,覆盖在细胞膜表面,其主要作用是清除细胞表面的液体、灰尘、颗粒和微生物等。鞭毛分布在精子和许多原生动物的细胞表面,其内部结构和纤毛类似,但是更长一些。鞭毛的作用主要是推动整个细胞的运动。

无论是纤毛还是鞭毛,它们内部都是由以微管为主要成分构成的具有特殊形式的结构,大多数属于"9+2"型。在电镜下可以观察到在纤毛和鞭毛的中央有 2 条微管,称为中央微管。中央微管的外周包围一层蛋白性质的鞘,称为内鞘。9 组二联体微管(二联管)围绕在内鞘的周围,二联管两两之间以连接蛋白相连。外周二联管和中央鞘之间以辐条进行连接。A 管上还伸出动力蛋白臂,其头部具有 ATP 酶活性,可为纤毛与鞭毛的运动提供动力(图 3-68)。鞭毛与纤毛的基体(basal body)由三联体微管(三联管)组成,与中心粒相似。基体的中央无微管。

目前认为纤毛和鞭毛的运动可以通过"微管滑动模型"(sliding-microtubule model)进行阐

微管靶向药
治疗阿尔茨
海默病

Note

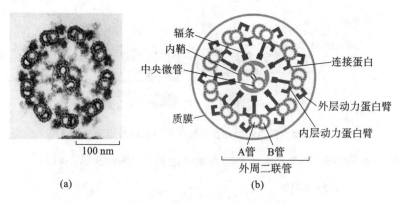

图 3-68　纤毛与鞭毛结构示意图

(a)纤毛横切面电镜照片;(b)纤毛结构示意图

释。该模型认为在纤毛和鞭毛的轴丝内,A 管动力蛋白的头部与相邻二联管的 B 管接触,促进动力蛋白结合的 ATP 水解,释放出 ADP 和 Pi,引起动力蛋白头部构象改变,使其头部及相邻二联管向正极滑动,从而在相邻二联管间产生弯曲力;动力蛋白头部结合新的 ATP,使其离开相邻 B 管;ATP 水解,动力蛋白头部的角度复原;带有 ADP 和 Pi 的动力蛋白头部与相邻二联管 B 管上的另一位点结合,开始下一个循环。

微管的功能异常将导致纤毛和鞭毛的运动出现障碍,从而引起疾病。例如,鞭毛异常可使精子失去动力而导致男性不育。Kartagener 综合征,又称为内脏逆位-鼻窦炎-支气管扩张综合征,或家族性支气管扩张症,其发病原因是呼吸道纤毛的活动障碍导致黏液纤毛运输功能下降,分泌物不能排出,引起反复长期的慢性感染。

(4) 微管在细胞分裂中发挥重要作用。微管在细胞分裂时形成纺锤体的支架,帮助染色体平均分配到两个子细胞中。除了直接将染色体拉开之外,微管在稳定纺锤体方面也发挥着非常重要的作用。

(5) 微管的其他作用。微管在细胞的极化以及细胞内信号转导方面发挥着十分重要的作用,有研究表面微管参与 Hedgehog、JNK、Writ、ERK 及 PAK 蛋白激酶信号转导通路。信号分子可直接与微管作用或通过马达蛋白和一些支架蛋白与微管作用。

(二) 微丝

微丝(microfilament,MF)是由肌动蛋白(actin)构成的多聚体,广泛存在于所有的真核细胞中。和微管一样,微丝也处于高度动态变化中,但是和微管相比,微丝更细、更短也更有韧性。微丝对于细胞运动,特别是细胞表面的运动而言特别重要。没有微丝,动物细胞将无法吞噬外来物质,沿着某一介质爬行或者进行细胞分裂。

1. 微丝的结构　　微丝是三种细胞骨架蛋白中最细的骨架蛋白,直径约 7 nm。在电镜下,微丝是由两条平行的蛋白纤维以右手螺旋方式相互缠绕形成的如双股绳子样的结构,螺距为 37 nm。微丝的组成单位为肌动蛋白,每一个肌动蛋白分子是由 375 个氨基酸组成的单链多肽,与一分子 ATP 紧密相连。肌动蛋白单体外观呈哑铃形,称为 G-肌动蛋白(球形-肌动蛋白)。每个 G-肌动蛋白由两个亚基组成,它具有结合 Mg^{2+}、K^+ 或 Na^+ 的阳离子结合位点,同时也具有结合 ATP(或 ADP)的结合位点。微丝是由多个 G-肌动蛋白形成的纤维状结构,所以有时也将微丝称为 F-肌动蛋白(即纤维状-肌动蛋白)。和微管一样,微丝也具有极性,这是因为组成微丝的肌动蛋白单体本身具有极性,多个肌动蛋白首尾相连,因此形成的微丝在结构上具有不相同的末端,通常将聚合相对缓慢的一端称为负极,而将聚合相对迅速的一端称为正极(图 3-69)。

(1) 微丝发生于细胞质膜。和微管发生于细胞的特定位置一样,微丝的发生也是特异性的,一般发生于细胞质膜,该过程受细胞外信号的调节。细胞内肌动蛋白相关蛋白(actin-related

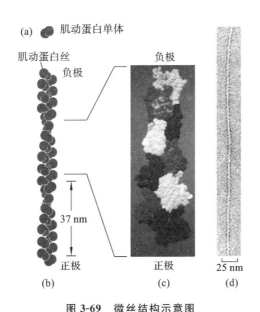

图 3-69　微丝结构示意图

(a)肌动蛋白单体;(b)微丝是由肌动蛋白单体形成的多聚体;(c)微丝具有极性;
(d)电镜下微丝的形态图

protein,ARP)在这个过程中发挥着催化作用。ARP 为微丝的生长提供"核心",封闭微丝的负极端,从而保证微丝正极端的快速延长。ARP 还可以 70°的角度结合于已经存在的微丝上,引发新的微丝的组装,从而使原本单独存在的纤维形成树枝状的网络结构。

(2)微丝处于高度动态变化的状态中。微丝和微管一样,不是静止的,而是处于高度动态变化的状态中,其组装过程也分三个阶段,即成核期、聚合期和稳定期。成核期是 G-肌动蛋白开始聚合形成核心的时期,一旦核心形成,G-肌动蛋白便迅速地在核心两端聚合,进入聚合期。在聚合期,微丝正极端的组装速度快于负极端,使得微丝不断延长;到了稳定期,肌动蛋白加入微丝的速度与其从微丝上解聚的速度基本相同。在稳定期,微丝长度基本不变,看起来似乎处于静止状态,但实际上微丝仍然在不断地进行着聚合与解聚活动,只不过微丝正极端延长长度和负极端缩短长度相同。有学者将微丝装配过程中,肌动蛋白分子添加到微丝上的速度正好等于肌动蛋白分子从微丝上解聚的速度时,微丝净长度没有改变的这一现象称为踏车现象。

细胞内微丝的组装受到肌动蛋白结合蛋白(actin-binding protein,ABP)的调节,ABP 是一类可以和 G-肌动蛋白或 F-肌动蛋白结合从而调控肌动蛋白组织结构和功能的蛋白。目前已分离出 100 多种 ABP,按其功能不同,主要分为 8 种类型,详见表 3-10。

表 3-10　ABP 的分类及功能

分　类	功　能
成核蛋白	促进肌动蛋白成核
单体隔离蛋白	与 G-肌动蛋白结合,阻止其添加至微丝末端
加帽蛋白	结合在微丝的正极或负极形成"帽子",阻止 G-肌动蛋白的添加,控制微丝的长度
单体聚合蛋白	促进结合的单体安装到微丝
微丝解聚蛋白	促进微丝的解聚
交联蛋白	将两条甚至多条微丝联系在一起形成束状或网络状结构
纤维切割蛋白	结合在微丝中部,将微丝切断
膜结合蛋白	将肌动蛋白固定到细胞膜或参与细胞黏附

除了 ABP 以外,微丝的装配还受到多种因素的影响,Mg^{2+} 和高浓度的 Na^+、K^+ 有利于微丝

的组装,而 Ca^{2+} 以及低浓度的 Na^+、K^+ 则有利于微丝的解聚。另外,微丝结合蛋白对微丝的组装也有调控作用。一些药物可以特异性地作用于微丝,如鬼笔环肽可以对微丝起到稳定作用,而细胞松弛素 B 则可以促进微丝的解聚。细胞松弛素 B 是一种来自真菌的生物碱,它也是第一个用于研究细胞骨架的药物。当用细胞松弛素 B 处理细胞后,细胞中的微丝骨架消失,从而导致细胞的各种活动无法正常进行,包括细胞的移动、吞噬作用、细胞分裂等。

2. 微丝的主要功能

(1) 微丝在细胞运动中发挥重要作用:除极少数细胞通过鞭毛和纤毛运动外,绝大多数动物细胞通过变形运动的方式实现位置移动。例如,成纤维细胞在结缔组织中的迁移,巨噬细胞和中性粒细胞捕获外来微生物以及肿瘤细胞向周围组织的浸润或经血管或淋巴管的转移等。这些细胞之所以能够发生变形运动,正是细胞中微丝和微丝结合蛋白相互作用的结果。首先,细胞通过肌动蛋白聚合使细胞表面形成突起,如片状伪足或丝状伪足。然后,当伪足接触到合适的表面时,会与基质形成新的黏附点。这时整联蛋白与细胞外基质或另一细胞表面分子结合,而细胞膜内表面的整合蛋白与微丝紧密结合,为细胞运动提供一个牢固的锚定点。最后,细胞通过内部的收缩产生拉力,利用这一锚定点将自己的身体拉向前。这一步涉及微丝的解聚。

在肿瘤转移的过程中,原发部位的肿瘤细胞需要通过上皮间质转化以进入血管并在新的地方形成转移灶,在这个过程中,微丝发挥着重要的作用。在多种肿瘤细胞中,经常可以观察到应力纤维及黏着斑破坏,肌动蛋白重组形成肌动蛋白小体,聚集在细胞皮层中,这可能与肿瘤细胞的运动功能增强有关。

(2) 微丝参与细胞内物质运输:与微管一样,微丝也可以介导细胞内的物质运输。可引导物质沿着微丝移动的马达蛋白是肌球蛋白(myosin)。肌球蛋白有很多种类,其在结构上也包含两个球形的头部和一个尾部。头部一般与微丝结合,尾部一般与待运输的物质,如小泡结合。例如,Ⅰ型肌球蛋白将小泡沿微丝的负极端向正极端移动。此外,肌球蛋白Ⅰ的尾部还可以与细胞膜结合,利用其头部可将微丝从一个部位转运至另一个部位(图 3-70)。

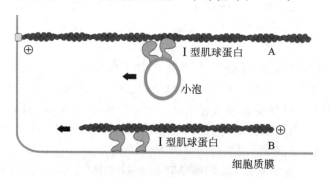

图 3-70 微丝参与细胞内的物质运输

(3) 微丝在肌肉收缩中发挥重要作用:肌细胞是所有细胞中肌动蛋白含量最高的细胞,肌动蛋白约占肌细胞总蛋白的 10%,其在肌肉收缩过程中发挥着重要作用,事实上,真核细胞中很多与微丝相结合的蛋白质都是首先在肌细胞中发现的。

肌小节(sarcomere)是骨骼肌收缩的基本结构单位,其主要成分是肌原纤维。肌原纤维由粗肌丝(thick myofilament)和细肌丝(thin myofilament)组成。粗肌丝由肌球蛋白组成,而细肌丝则由肌动蛋白(actin)、原肌球蛋白(tropomyosin)和肌钙蛋白(troponin)组成,又称肌动蛋白丝。目前普遍认为肌细胞收缩是由于粗肌丝与细肌丝之间相互滑动的结果,即肌球蛋白的头部与邻近的细肌丝结合并发生一系列的构象变化,触发肌球蛋白头部沿着细肌丝正极端"行走",从而导致肌肉收缩(图 3-71)。

(4) 微丝参与细胞分裂:在真核细胞有丝分裂末期,两个将分离的子细胞间通过形成收缩环

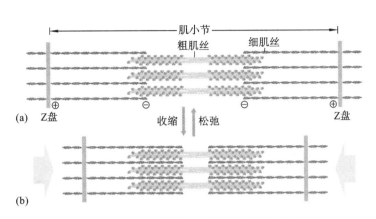

图 3-71 肌肉收缩是粗肌丝和细肌丝相互滑动的结果

(contractile ring)实现完全分离。收缩环的主要成分是微丝和Ⅱ型肌球蛋白,其收缩机制为肌动蛋白和肌球蛋白的相互滑动及微丝的伴随解聚。如果用细胞松弛素 B 处理细胞,可以观察到细胞核的分裂虽然可以正常进行,但因为无法形成收缩环,细胞不能正常分裂成两个子细胞,最终形成双核或多核细胞。

(5)微丝在维持细胞形态中的作用:作为细胞骨架的组成部分,微丝同样具有维持细胞形态的作用。在大多数细胞的质膜下存在一层特殊的由微丝和肌动蛋白结合蛋白组成的网状结构,称为细胞皮层(cell cortex)。细胞皮层中的微丝是高度动态变化的结构,与细胞质膜平行排列并与细胞质膜相连,保证细胞质膜具有一定的强度和韧性,对于维持细胞形态和促进细胞运动均具有重要意义。

应力纤维(stress fiber)又称张力纤维,是在细胞内紧邻质膜下方,由微丝和Ⅱ型肌球蛋白构成的较为稳定的可收缩的束状结构。它广泛存在于真核细胞中,常与细胞的长轴平行并贯穿细胞的全长,可介导细胞间或细胞与基质表面的黏着。应力纤维具有收缩功能,但不能产生运动,因而只能用于维持细胞的形状和赋予细胞韧性和强度。

微绒毛(microvillus)指一些动物细胞表面的指状突起,常存在于具有物质吸收功能的组织表面,如小肠和肾小管。一个小肠上皮细胞表面约有 1000 个微绒毛,极大地增大了小肠上皮细胞的表面积,有利于营养物质的吸收。微绒毛的核心是由 20~30 个同向平行的微丝组成的束状结构,肌动蛋白的正极指向微绒毛的尖端。绒毛蛋白和毛缘蛋白将微丝连接成束,赋予微绒毛结构刚性。Ⅰ型肌球蛋白位于微绒毛的肌动蛋白束和细胞质膜之间,功能尚不明确。

(三)中间丝

中间丝的直径为 10 nm,介于微管和微丝之间。在组成细胞骨架的三种主要蛋白纤维中,中间丝的强度最大,如果用高浓度的盐溶液或去离子活性剂处理细胞,大部分微管和微丝都会遭到破坏,只有中间丝安然无恙。

1. 中间丝蛋白的分类 中间丝在细胞中围绕着细胞核分布,成束成网,并扩展到细胞质膜,与细胞质膜相联结。不同类型的细胞所含的中间丝蛋白不完全相同,目前已在人类细胞中发现了编码 60 多种不同中间丝蛋白的基因,这些基因高度同源,属于同一基因家族,在体内的表达具有严格的时空和组织特异性。按照中间丝蛋白的生化、遗传及免疫特性和组织分布,可将中间丝蛋白分为六种类型(表 3-11)。

Ⅰ型中间丝蛋白和Ⅱ型中间丝蛋白都属于角蛋白,主要分布于上皮细胞中。Ⅲ型中间丝蛋白包括多种类型,其中,波形蛋白存在于间充质来源的细胞;结蛋白为肌细胞所特有,在骨骼肌、心肌和平滑肌中表达;胶质原纤维酸性蛋白特异性分布于神经胶质细胞;外周蛋白存在于中枢神经系统神经元和外周神经系统感觉神经元中。Ⅳ型中间丝蛋白主要见于神经元,神经元中的中间丝由 3 种神经元纤维蛋白 NF-L、NF-M 和 NF-H 形成异多聚体。Ⅴ型核纤层蛋白存在于内层

表 3-11 脊椎动物细胞内中间丝蛋白的主要类型及分布

类型	举 例	细胞内分布
Ⅰ	酸性角蛋白(acidic keratin)	上皮细胞
Ⅱ	中性/碱性角蛋白(neutral or basic keratin)	上皮细胞
Ⅲ	波形蛋白(vimentin)	成纤维细胞、白细胞及其他细胞
	结蛋白(desmin)	肌细胞
	外周蛋白(peripherin)	外周神经元
	胶质原纤维酸性蛋白(glial fibrillary acidic protein)	神经胶质细胞
Ⅳ	神经丝蛋白(neurofilament protein)	神经元
Ⅴ	核纤层蛋白(lamin)	各种类型的细胞
Ⅵ	神经上皮干细胞蛋白(nestin)	中枢神经干细胞

核膜的核纤层。Ⅵ型中间丝蛋白,也称神经上皮干细胞蛋白,主要存在于神经干细胞中,发现较晚,能影响神经嵴细胞的迁移模式及方向,可能与维持细胞形态有关。

细胞内中间丝蛋白的成分经常会发生变化。例如,在许多上皮来源的细胞中开始只有角蛋白,而后出现波形蛋白;胶质细胞中开始只有胶质细胞原纤维酸性蛋白,后来出现波形蛋白,但它们是分开排列的,说明中间丝蛋白的种类和成分可随细胞的生长或成熟而改变。

2. 中间丝的组装 中间丝就像一股由许多细丝相互缠绕而形成的粗绳子。组成这些细丝的亚单位是中间丝蛋白。中间丝蛋白种类多样,由此组装而成的中间丝也不同。目前在人类细胞中已发现了 60 多种中间丝蛋白,这些中间丝蛋白在结构上具有共同的特点,即都含有一个球形头部(N 端)、一个尾部(C 端)和连接头部和尾部的中间杆状区(α-螺旋区)(图 3-72)。中间丝蛋白的中间杆状区由约 310 个氨基酸残基组成(Ⅴ型核纤层蛋白氨基酸约 356 个),含有 4 段高度保守的 α-螺旋段,α-螺旋段之间被 3 个短小间隔区隔开。杆状区在中间丝蛋白装配成中间丝的过程中发挥着重要的作用,两个中间丝蛋白依靠 α-螺旋配对形成二聚体。虽然中间丝蛋白的 α-螺旋区高度保守,但其 N 端的头部和 C 端的尾部都是高度可变的,为非螺旋结构,呈球形暴露在中间丝的表面,是中间丝与胞质中其他组分相互作用的区域。不同类型的中间丝蛋白的区别主要体现在头部和尾部的大小和氨基酸组成方面。中间丝的分子量主要取决于尾部的变化,而结构的关键区域在于杆状区,它们表现出形成多级螺旋所需的分子形式。

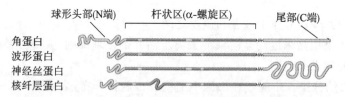

图 3-72 中间丝蛋白的结构示意图

中间丝在组装时两条平行的中间丝蛋白首先以 α-螺旋区(图 3-73(a))相互对应,缠绕成双股超螺旋二聚体(图 3-73(b))。然后两个二聚体以反向平行的方式聚合形成四聚体(tetramer)(图 3-73(c))。二聚体和四聚体以可溶的形式存在于细胞质中。八个四聚体通过侧向相互作用聚合形成原纤维(图 3-73(d)),多个原纤维继续聚合在一起最终形成电镜下直径为 10 nm 的绳索样中间丝(图 3-73(e))。通过该方式组装出的中间丝易弯曲,但非常不易折断。中间丝共由 32 条多肽组成,可通过伸出来的头尾部结合细胞内其他骨架成分,在细胞内形成完整的骨架网络体系。

3. 中间丝的主要功能

(1)为细胞提供机械支持:中间丝是三种细胞骨架中强度最大,韧性最好,稳定性最强的,在

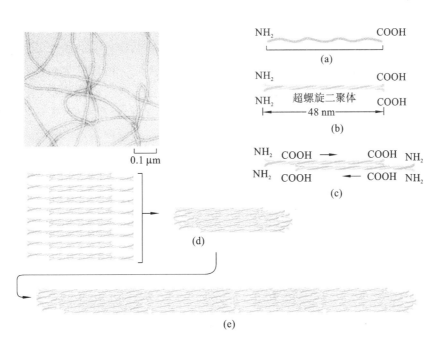

图 3-73 中间丝的组装过程

（a）杆状区的 α-螺旋区；（b）两个中间丝蛋白依靠 α-螺旋配对形成二聚体；（c）两个二聚体聚合形成四聚体；
（d）八个四聚体通过侧向相互作用聚合形成原纤维；（e）多个原纤维聚合形成中间丝

为细胞提供机械支撑方面发挥着重要的作用。

角蛋白广泛分布于脊椎动物的各种上皮细胞中，如皮肤、口腔、消化道等。此外在毛发、羽毛和爪子中也有角蛋白分布。在相邻的两个上皮细胞的细胞膜之间通常存在相距 20～25 nm 严格平行的细胞间隙，呈纽扣状结构，称为桥粒。桥粒中间为桥粒黏蛋白（desmoglein），细胞膜下方有细胞质附着蛋白质，形成致密斑，斑上有角蛋白。因此相邻细胞中的角蛋白通过细胞质斑和桥粒黏蛋白构成穿胞细胞骨架网络。这一结构赋予了细胞承受强压力的功能，使得细胞在受到拉伸或者外界压力时仍然能够保持结构的完整性。如果角蛋白功能异常，则会使得细胞承受压力的能力降低，如单纯性大疱性表皮松解症就是由于角蛋白 14（CK14）基因发生突变，使患者表皮基底细胞中的角蛋白纤维网遭到破坏，导致患者皮肤很容易受到机械损伤，即使是一点轻微的压挤便可使患者皮肤起疱（图 3-74）。

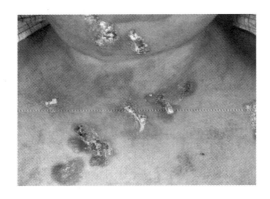

图 3-74 角蛋白功能异常导致的单纯性大疱性表皮松解症

（2）维持核膜的稳定性：中间丝在维持核膜稳定性方面也发挥着重要的作用，核纤层蛋白是构成细胞核核纤层的重要成分，其分布于细胞核的核膜周围。在正常情况下，核纤层蛋白之间连接紧密以保持细胞核形状和结构的稳定，但是在细胞增殖、细胞核分裂的过程中，核纤层蛋白则需要从紧密结合的状态变为松散结合的状态从而方便细胞核的分裂，这一过程主要是依赖于核

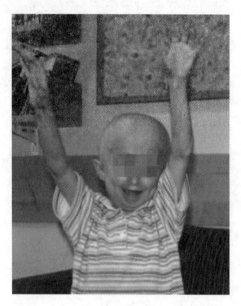

图 3-75　核纤层蛋白异常导致的早老症

纤层蛋白的磷酸化和去磷酸化来实现的。如果核纤层蛋白功能异常则会导致疾病。例如,早老症就是因为核纤层蛋白异常导致的疾病,患者通常在儿童时期就表现出皮肤松弛,头发和牙齿脱落等症状,并伴有心血管疾病(图 3-75)。核纤层蛋白缺失导致早老症的原因目前还不清楚,普遍认为可能是因为核纤层蛋白的缺失使得细胞核不稳定,从而影响了细胞的正常分裂,而导致细胞死亡的增加和细胞自我修复能力的降低。

(3)其他功能:中间丝在细胞内的物质运输、信息传递等方面也发挥着重要的作用。例如,神经元中的神经纤维在轴突营养物质的转运中发挥着重要作用;而且近年来有研究发现,中间丝参与细胞质中 mRNA 的运输,可能对其在细胞内的定位及翻译具有关键作用。

第三节　细　胞　核

在生物进化过程中,细胞核的出现是一次质的飞跃,细胞核是真核细胞与原核细胞最主要的区别。细胞核是真核细胞内最大、最重要的结构,是遗传物质储存、复制和转录的场所,是细胞生命活动的控制中心。细胞核和细胞质实现了功能的分区,它使核内物质稳定在一定的区域内,为遗传物质储存、复制、转录提供了一个稳定的环境。真核细胞中,除了哺乳动物的成熟红细胞和植物筛管等少数细胞外,都含有细胞核。一般细胞失去细胞核后,不能执行正常的生理功能,会导致细胞死亡。

不同细胞的细胞核形态各异,在分裂旺盛的组织和圆形、多边形细胞中一般呈圆形,在柱形、长形细胞中多呈椭圆形,在细长的肌细胞中多呈杆状。还有少数细胞核呈不规则状,如白细胞细胞核可呈马蹄状或多叶状。在一些异常细胞中,如肿瘤细胞,可见畸形的细胞核。

细胞核通常位于细胞的中央。在一些分泌腺细胞中,细胞核通常位于细胞底部,脂肪细胞的细胞核常被脂滴挤到细胞边缘。通常一个细胞只有一个细胞核,肝细胞、肾小管细胞、软骨细胞、骨骼肌细胞有双核或者多核,破骨细胞的细胞核可以多达数百个。

细胞核的大小与细胞大小有关,通常是细胞总体积的 10% 左右,但不同生物在不同生理状态下,细胞核的大小也存在差异,高等动物的细胞核直径为 5~10 μm。在同一种生物中,由于遗传物质的含量是恒定的,因此细胞核的大小也较为恒定,常以核质比(nuclear-cytoplasmic ratio)来估算细胞核的大小。

$$NP = \frac{V_n}{V_c - V_n}$$

式中,NP 为核质比,V_n 为细胞核的体积;V_c 为细胞的体积。

一般分化程度较低、处在分裂期的细胞的核质比较大,如胚胎细胞、肿瘤细胞、淋巴细胞,而分化成熟的细胞的核质比较小,如表皮角质化细胞和衰老细胞。

细胞核的形态结构在细胞周期中变化很大,细胞进入分裂期,核膜崩解,核内成分重新分配,不能观察到细胞核的完整结构。细胞在分裂间期时可以观察到结构完整的细胞核。细胞核的主

Note

要结构包括核膜（nuclear membrane）、核仁（nucleolus）、核基质（nuclear matrix）、染色质（chromatin）等（图 3-76）。

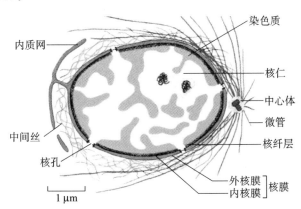

图 3-76　细胞核的主要结构模式图

一、核膜

核膜也称核被膜（nuclear envelope），是包被核内物质的双层膜结构，分为内、外两层，是内膜系统的一部分。核膜将 DNA 与细胞质分隔开，是细胞区域化的结果。DNA 复制、RNA 转录与加工在细胞核内进行，RNA 翻译合成蛋白质在细胞质中进行，避免在细胞核和细胞质内进行的生命活动相互干扰，使细胞的生命活动更加严整有序。染色质定位于核膜上，有利于解旋、复制、凝缩、平均分配到子细胞核。此外，核膜还是细胞核内外物质交换的通道。

（一）核膜的形态结构

核膜由内核膜、外核膜、核周隙、核孔和核纤层等结构构成。内核膜与外核膜在组成成分和结构上都有差异，因此核膜是不对称的双层膜结构（图 3-77）。

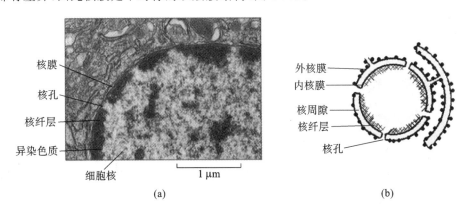

图 3-77　核膜的电镜下结构和模式图

（a）电镜下结构；（b）模式图

1. 外核膜（outer nuclear membrane） 外核膜胞质面附有核糖体，可以合成蛋白质，并与内质网相连，核周隙与内质网腔相通，可以说是内质网的特化区域。外核膜上附着有微管、中间丝等细胞骨架结构，可能与细胞核在细胞内的定位有关。

2. 内核膜（inner nuclear membrane） 内核膜基本和外核膜平行排列，表面光滑，无核糖体附着，内表面有一层网络状纤维蛋白结构，称核纤层，与染色质和核骨架相连，对核膜起支持作用。内核膜上还有核纤层蛋白 B 受体，为核纤层蛋白 B 提供结合位点，从而使核纤层能够附着在内核膜上。

Note

3. 核周隙(perinuclear space) 内外核膜之间的间隙称为核周隙,宽20~40 nm,这一宽度常随细胞状态不同而发生改变,其和内质网腔相通,含有多种蛋白质、离子等。

4. 核孔复合体 内外核膜局部融合形成的环状开口称为核孔(nuclear pore)。核孔的数目、密度和分布形式与细胞种类和生理状态有关。代谢不活跃的细胞核孔较少,如晚期有核红细胞、淋巴细胞的核孔密度为每平方微米1~3个,成熟精子的核膜上几乎看不到核孔。生长旺盛的细胞核孔数目较多,如在高度分化且代谢活跃的肝、肾细胞中,核孔密度为每平方微米12~20个。一个典型的哺乳动物细胞核核膜上有3000~4000个核孔。

核孔并非是核膜简单融合形成的孔洞,而是由多种核孔蛋白以特定方式排列形成的环状通道结构,称为核孔复合体(nuclear pore complex,NPC)。由于分离纯化核孔复合体的难度较大,迄今仍然没有一个统一的核孔复合体结构模型。目前普遍接受的结构模型是捕鱼笼式核孔复合体模型,该模型认为核孔复合体有以下4种结构(图3-78)。

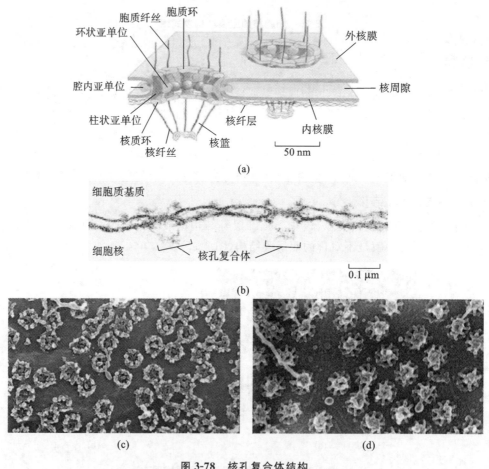

图3-78 核孔复合体结构
(a)核膜上核孔复合体结构示意图;(b)核膜的电镜照片;
(c)电镜下核孔复合体胞质面的结构;(d)电镜下核孔复合体核质面的结构

(1) 胞质环(cytoplasmic ring):位于核孔复合体结构边缘胞质面一侧的环状结构,又称为外环,环上有8条细长纤维对称分布伸入胞质中。

(2) 核质环(nucleoplasmic ring):位于核孔复合体结构边缘核质面一侧的环状结构,又称为内环,环上也对称分布有8条细长纤维,在纤维末端形成一个由8个颗粒构成的小环,构成捕鱼笼样结构,称为核篮(nuclear basket)。

(3) 辐(spoke):由核孔复合体边缘伸向中心,呈辐射状八重对称,可进一步分为三个结构域,即柱状亚单位(column subunit),位于核孔复合体边缘,连接胞质环与核质环,起支撑核孔复合体的作用;腔内亚单位(luminal subunit)穿过核膜伸入核周隙,起锚定作用;环状亚单位(annular subunit)在柱状亚单位内侧靠近核孔复合体中央,是核质交换的通道。

(4)中央栓(central plug):位于核孔复合体中心,呈颗粒状或棒状,又称中央颗粒(central granule);由于其在核质交换中可能起一定作用,又被称作中央运输蛋白(central transporter)。

核孔复合体主要由蛋白质构成,目前已知的脊椎动物的核孔复合体蛋白成分有十余种,其中 gp210 和 p62 是最具代表性的两种成分,它们分别代表着核孔复合体蛋白的两种类型。gp210 是第一个被鉴定出来的核孔复合体蛋白,代表着一类结构性穿膜蛋白,位于核膜的"孔膜区",在锚定核孔复合体的结构上起重要作用。p62 代表一类功能性的核孔复合体蛋白,对核孔复合体行使主动运输的功能非常重要。

5. 核纤层(nuclear lamina) 核纤层是位于内核膜下与染色质之间的一层由高密度纤维蛋白组成的网状片层结构。一般厚度为 10~20 nm。主要由核纤层蛋白(lamin)构成。核纤层蛋白是一类中间丝,在哺乳动物和鸟类中可分为 A、B、C 三型(图 3-79)。核纤层与核膜、核孔复合体及染色质在结构和功能上有密切联系。

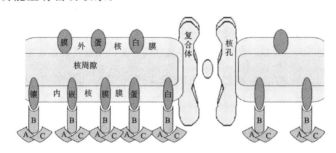

图 3-79 核纤层蛋白与核膜的关系示意图

核纤层调节核膜的解体和装配,真核细胞在细胞分裂期会经历核膜的崩解和重建,核纤层也经历了解聚和聚合。三种核纤层蛋白都具有亲膜结合作用,其中核纤层蛋白 B 与核膜结合力最强,内核膜上有核纤层蛋白 B 的受体,为核纤层蛋白 B 提供结合位点。有丝分裂前期,核纤层蛋白发生磷酸化,使核纤层解聚,核膜破裂成大小不等的核膜小泡。核纤层蛋白 A、C 分散到细胞质中,核纤层蛋白 B 由于与核膜结合力强,解聚后与核膜小泡结合在一起。在有丝分裂后期,核纤层蛋白发生去磷酸化而重新聚合,核膜小泡被引导至染色体周围,核纤层又重新在核膜下聚集,核膜再次形成。核膜的周期性变化和核纤层蛋白的磷酸化状态有关。

核纤层为染色质提供了核周锚定的位点。在细胞分裂间期,核纤层与染色质上的一些特殊位点结合,阻碍其进一步螺旋化为染色体。细胞分裂前期,随着核纤层解聚,染色质与核纤层的结合丧失,染色体形成。将核纤层蛋白 A 抗体注入分裂期细胞,不但可阻止核纤层聚合,而且可阻断分裂后期染色体解螺旋为染色质,使染色体处在凝集状态。细胞分裂间期,核纤层有助于维护和稳定染色质高度有序的结构,这对基因表达调控十分重要。

核纤层参与细胞核的构建。在间期细胞中,核纤层和内核膜中的镶嵌蛋白结合,与核基质互相连接组成细胞核的支架,参与维持核孔的形状和位置。在 CHO 细胞非细胞体系核组装系统中,去除核纤层蛋白 A、B、C,可广泛抑制核膜和核孔复合体围绕染色体的组装。

核纤层在 DNA 的复制过程中起重要作用。有研究者在爪蟾卵母细胞核重建体系的研究中发现,去除核纤层后,细胞核中虽然有 DNA 复制的酶和底物,但却没有 DNA 复制发生(图 3-80)。

(二)核膜的化学组成

核膜的主要成分是脂类和蛋白质,还含有少量的核酸。核膜中蛋白质含量占 65%~75%。电泳分析核膜蛋白质分子质量在 16~160 kDa 范围内,已鉴定出的核膜蛋白质大约有 20 种,主要包括组蛋白、基因调控蛋白、DNA 和 RNA 聚合酶,以及与电子传递有关的酶。

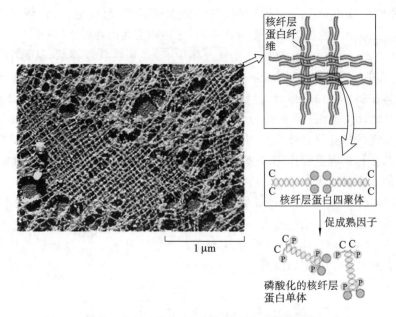

图3-80　电镜下核纤层结构以及核纤层蛋白磷酸化解聚示意图

核膜所含的酶类和内质网极为相似，内质网标志酶 G6PD 也存在于核膜上，电子传递相关酶如 NADH-细胞色素 c 还原酶、NADH-细胞色素 b_5 还原酶、细胞色素 P450 等也存在于核膜上，但是含量有差异，如细胞色素 P450 在内质网中的含量高于核膜。

核膜所含脂类与内质网中脂类种类相似，含量有所差别，核膜中不饱和脂肪酸含量较低，胆固醇和甘油三酯含量较高。内质网和核膜相似的组成成分说明它们之间存在密切关系，但在功能和结构上又有各自的特点。

（三）核膜的功能

核膜是细胞核和细胞质的界膜，在稳定细胞核的形态和成分，调控核内外物质交换，参与有丝分裂和蛋白质、核酸等生物大分子的合成和成熟方面起重要作用。

1. 区域化作用　在原核细胞中，由于没有核膜，遗传物质 DNA 分布于细胞质中，RNA 的转录和蛋白质合成也都在细胞质中，在 RNA 的 3'端转录尚未结束时，5'端核糖体就已经结合，开始进行蛋白质合成，导致 RNA 转录本不能在翻译前进行有效的剪切和修饰。在真核细胞中，核膜的出现将细胞核物质和细胞质物质限定在特定的区域内，使 DNA 复制、RNA 转录、蛋白质合成在时空上互相分隔（前后）进行，RNA 转录产物在核内进行加工修饰后才能进入细胞质，进而参与指导蛋白质的合成。这个过程使遗传信息得到完整、准确的传递，使表达调控更加精确高效。

2. 参与生物大分子合成　外核膜表面附有核糖体，所以核膜可以进行蛋白质的合成。在核周隙中存在多种结构蛋白和酶类，它也能合成少量膜蛋白和脂类。

3. 核膜控制核质间的物质交换　细胞核与细胞质之间的物质交换是细胞生命活动的必需环节，核膜在物质交换中起重要作用，决定物质交换的类型和方式。核孔复合体作为一个被动运输的亲水通道，有效直径为 9～10 nm，有的可达 12.5 nm。无机离子和小分子物质，如水分子、K^+、Ca^{2+}、Mg^{2+} 和 Cl^-，以及单糖、氨基酸、核苷酸等分子量小于 5000 的物质可以自由通过核膜。但是绝大多数大分子物质及一些小颗粒则需要通过核孔复合体进行主动运输。主动运输具有高度选择性，体现在核孔复合体的直径可以调节到比被动运输时大，为 10～20 nm，有时可以调节到26 nm。核孔复合体介导的主动运输是一个信号识别和载体介导的耗能过程，包括核输入和核输出的双向运输功能，一方面将细胞核所需要的酶类和蛋白质运送进核，另一方面将核内组装好的核糖体大、小亚基和 RNA 运到细胞质中。

（1）亲核蛋白的核输入：亲核蛋白（karyophilic protein）是在细胞质游离核糖体上合成、经核孔复合体转运入核发挥作用的一类蛋白质，其肽链中带有核定位信号。核糖体蛋白、组蛋白、DNA 和 RNA 聚合酶等都属于亲核蛋白。

1982 年，R. Laskey 发现核内有一类含量丰富的核质蛋白（nucleoplasmin），通过蛋白酶可将核质蛋白分成头、尾两部分。放射性核素标记蛋白和蛋白片段后，将它们分别注入爪蟾卵母细胞胞质中，结果在核中可以发现完整的核质蛋白和尾部片段，头部片段仍存留在细胞质中。尾部片段包裹胶体金颗粒后注入细胞质，虽然它的直径已经远远超过核孔复合体直径，电镜下依然可以看到胶体金颗粒通过核孔复合体进入细胞核。在运输过程中核孔复合体直径可以从 9 nm 调节到最大 26 nm，说明核孔复合体亲水通道的大小是可以调节的，并且对蛋白质输入有高度选择性（图 3-81）。

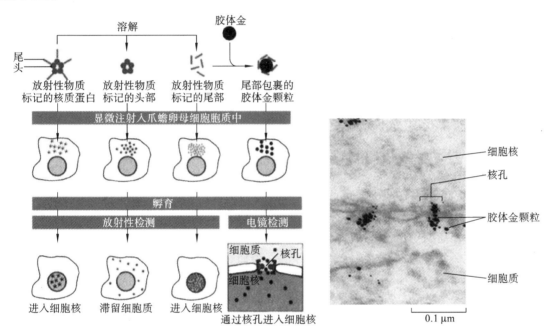

图 3-81 亲核蛋白通过核孔复合体的实验流程图和胶体金标记的亲核蛋白穿越核孔结果图

对亲核蛋白的序列分析显示，它们有一段特殊的氨基酸信号序列，这些信号序列指导亲核蛋白穿过核孔复合体进入细胞核，起"定向"和"定位"的分拣作用，这一特殊的信号序列称作核定位信号（nuclear localization signal，NLS）或核输入信号（nuclear import signal）。第一个被确定的NLS 是病毒 SV40 的 T 抗原，它在胞质中合成后很快积累在细胞核中。其 NLS 为 Pro-Pro-Lys-Lys-Lys-Arg-Lys-Val，即使单个氨基酸被替换，也会失去作用。研究发现 NLS 是由 4～8 个氨基酸组成的短肽序列，富含 Pro、Lys 和 Arg。NLS 可以位于蛋白质的任何部位，并且完成核输入后不被切除。这一特征可帮助亲核蛋白在细胞分裂完成后能够重新输入细胞核。

核定位信号的发现

亲核蛋白的入核除了需要自身的 NLS 外，还需要核输入受体（nuclear import receptor），也称输入蛋白（importin）。输入蛋白与 NLS 及核孔蛋白结合，将细胞质中结合的蛋白质经核孔复合体转运入核。

目前比较确定的是通过核孔复合体的输入蛋白有输入蛋白 α、输入蛋白 β 和 Ran 蛋白。Ran蛋白是一种 GTP 结合蛋白，调节输入蛋白复合体的组装和解体，细胞核内 Ran-GTP 的含量远高于细胞质。

亲核蛋白入核过程如下：①亲核蛋白与 NLS 受体，即 importin α/β 异二聚体结合，形成转运复合物；②转运复合物在 importin β 介导下与核孔复合体胞质环上的纤维结合；③纤维向核弯曲，核孔复合体构象发生改变，形成亲水通道，使转运复合物通过；④转运复合物与 Ran-GTP 结合，

Note

复合物解离,释放出亲核蛋白;⑤与 Ran-GTP 结合的 importin β 输出细胞核,在细胞质中 Ran 结合的 GTP 水解,Ran-GDP 返回细胞核重新转换为 Ran-GTP;importin α 在核内输出蛋白的帮助下运回细胞质(图 3-82)。

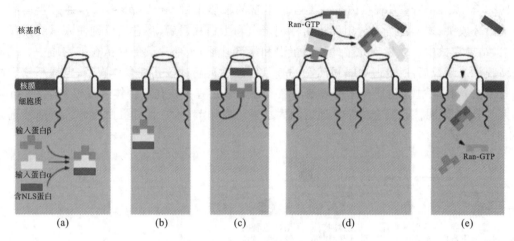

图 3-82　亲核蛋白的入核过程

(2) RNA 及核糖体亚基的核输出:除了核输入功能,核孔复合体还可以将新合成的核糖体大小亚基、mRNA 和 tRNA 等输出到细胞质。用直径为 20 nm 的胶体金颗粒包裹小分子 RNA,然后注入蛙的卵母细胞核中,会发现胶体金颗粒迅速从细胞核转运到细胞质,而注入细胞质中,胶体金颗粒会一直停留在细胞质中。由此说明核孔复合体除了有亲核蛋白入核的信号受体外,还有识别 RNA 分子的核输出受体(nuclear export receptor),又称输出蛋白(exportin)。细胞核内合成的大分子物质有核输出信号(nuclear export signal,NES),可被核孔复合体上的受体识别,进而引导其转运到细胞质。真核细胞的 RNA 一般要经过转录后加工为成熟 RNA 分子才能被转运出核。

将包裹了 RNA 的胶体金颗粒及包裹了 NLS 的胶体金颗粒分别注射到细胞核及细胞质中,通过观察同一个核孔复合体可发现上述物质的双向运输,即包裹了 RNA 的胶体金颗粒向细胞质转运;而包裹了 NLS 的胶体金颗粒则向细胞核转运。由此证实,核孔复合体对大分子和颗粒物质的运输是双向性的,即将某些物质由细胞质转运入细胞核的同时,也将另一些物质由细胞核转出至细胞质。

二、染色质

1848 年,Hofmeister 从鸭跖草的小孢子母细胞中发现染色体。1879 年,W. Flemming 提出染色质(chromatin)这一术语,用以描述细胞核中能被碱性染料强烈着色的细丝状物质。1888 年,Waldeyer 正式提出染色体(chromosome)这一术语。

染色质是间期细胞核中由 DNA 和组蛋白构成的能被碱性染料着色的物质,是遗传信息的载体。在细胞分裂间期,染色质呈细丝状,形态不规则,弥散在细胞核中。当细胞处于分裂期时,染色质高度螺旋化,折叠变粗、变短,最终凝集形成条状的染色体,以保证遗传信息平均分配到子代细胞中。因此,染色质和染色体是细胞不同时期的同种物质,化学组成相同,螺旋化折叠包装程度不同,表现形态不同。

(一) 染色质的化学组成

染色质和染色体主要由 DNA 和组蛋白构成,还含有非组蛋白及少量 RNA。DNA 和组蛋白是染色质的稳定成分,比例约为 1:1。非组蛋白及少量 RNA 可特异性结合于 DNA 上。非组蛋白的含量变化较大,常随细胞状态不同而改变,RNA 含量最少。

1. DNA DNA 是遗传信息的携带者,通过转录指导蛋白质合成。真核细胞的 DNA 序列根据在基因组中的分子组成差异可分为 3 种类型,即单一序列、中度重复序列和高度重复序列。

(1) 单一序列(unique sequence):又称单拷贝序列(single-copy sequence),在基因组中一般只有一个或少数几个拷贝,通常为具有编码功能的基因。真核生物中大多数编码蛋白质的结构基因都属于这种形式。

(2) 中度重复序列(moderately repetitive sequence):一般是非编码序列,有十个到几千个拷贝,重复次数在 $10^1 \sim 10^5$ 之间,序列长度大约在几百到几千个碱基对。大部分中度重复序列与基因表达调控有关,包括开启或关闭基因的活性,调控 DNA 复制的起始,促进或终止转录等。有一些具有编码功能,如 rRNA 基因、tRNA 基因、组蛋白基因、核糖体蛋白基因等。

(3) 高度重复序列(highly repetitive sequence):序列较短,一般是几个至几百个碱基对,重复次数在 10^5 以上,分布在染色体的端粒、着丝粒区,均无编码功能。它们是构成结构基因的间隔,可维持染色体结构,在减数分裂中与同源染色体联会有关。高度重复序列还可以进一步分为卫星 DNA、小卫星 DNA、微卫星 DNA 等。

①卫星 DNA(satellite DNA):主要分布于染色体着丝粒区。②小卫星 DNA(minisatellite DNA):每个小卫星区重复序列的拷贝数是高度可变的,常用于个体鉴定。③微卫星 DNA(microsatellite DNA):重复单位序列最短,只有 $1 \sim 5$ bp,串联成长度为 $50 \sim 100$ bp 的微卫星序列。人类基因组中至少有 30000 个不同的微卫星位点,具高度微卫星多态性,不同个体间有明显差别,但在遗传上却高度保守,因此微卫星 DNA 可作为重要的遗传标志,用于构建遗传图谱(genetic map)。

一条功能性染色质 DNA 分子能进行自我复制,得到两个完全相同的 DNA 分子,并将其平均分配到子细胞中,以保证遗传信息的稳定传递。要达到这个目的,染色质 DNA 必须包含三类不同的功能序列:复制源序列、着丝粒序列及端粒序列(图 3-83)。①复制源序列(replication origin sequence):DNA 进行复制的起始点。对于真核细胞来说,多个复制源序列可被成串激活,该序列处的 DNA 双链解旋并打开,形成复制叉。②着丝粒序列(centromeric sequence):真核生物在细胞分裂时,两个姐妹染色单体连接的区域。通过分析不同来源的着丝粒序列,可发现其共同特点是有两个彼此相邻的核心区,一个是 $80 \sim 90$ bp 的 AT 区,另一个是含有 11 个高度保守的碱基序列(—TGATTTCCGAA—)的区域,功能是形成着丝粒。在细胞分裂时,两个姐妹染色单体从着丝粒分离,保证均等分配两个子代染色单体。③端粒序列(telomere sequence):存在于真核生物染色体末端,在序列组成上十分相似,是进化中高度保守的串联重复序列。双链中的一条 3' 端为富含 TG 的序列,互补链为富含 CA 的序列。端粒序列在维持 DNA 分子末端复制的完整性与染色体的稳定性方面发挥重要作用。

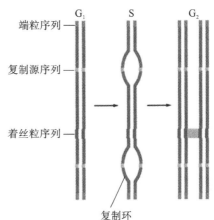

扫码看彩图

图 3-83 染色体稳定遗传的三种功能序列示意图

2. 组蛋白 组蛋白(histone)是真核细胞染色质的主要结构蛋白。富含带正电荷的精氨酸和赖氨酸,等电点(PI)一般在 10.0 以上,属碱性蛋白,故能与含负电荷的 DNA 紧密结合。在真核细胞中组蛋白共有 5 种,分为两类:一类是高度保守的核小体组蛋白(nucleosomal histone),包括 H2A、H2B、H3、H4 四种;另一类是可变的连接组蛋白(linker histone),即 H1。

核小体组蛋白的结构是非常保守的,无种属特异性,特别是 H3 和 H4,不同种属的这两种蛋白一级结构高度相似。牛和豌豆 H4 的 102 个氨基酸中仅有 2 个不同,而进化上两者的年代约相

Note

差3亿年。核小体组蛋白高度保守的原因可能有两个：其一是核小体组蛋白中绝大多数氨基酸都与DNA或其他组蛋白相互作用，可置换而不引起致命变异的氨基酸残基很少；其二是在所有的生物中与组蛋白相互作用的DNA磷酸二酯骨架都是一样的。

连接组蛋白H1不仅具有种属特异性，还有组织特异性，在进化上并没有核小体组蛋白那么保守，所以H1是多样的。在哺乳动物细胞中，H1大约有6种亚型，彼此间氨基酸顺序稍有不同。在成熟的鱼类和鸟类红细胞中H1被H5取代。

核小体组蛋白各两分子组成八聚体，构成核心颗粒，一个H1组蛋白分布在封闭DNA进入和离开组蛋白八聚体的核心位点上，起连接作用，赋予染色质极性。

组蛋白和DNA结合的紧密程度可影响DNA复制与RNA转录，细胞的很多活动可以通过调节组蛋白的修饰来影响组蛋白与DNA的结合程度，如乙酰化、甲基化、磷酸化等。乙酰化和磷酸化可使组蛋白和DNA结合力减弱，为DNA复制和基因转录提供有利条件，而甲基化可增强组蛋白和DNA的结合力，降低DNA的转录活性。

在细胞周期的S期（DNA合成期），组蛋白和DNA同时合成，在细胞质合成的组蛋白随即就被转运入核，与DNA紧密结合装配为染色质。

3. 非组蛋白 非组蛋白（nonhistone protein）是细胞核中除了组蛋白之外的所有蛋白质的总称，是一类带负电荷的酸性蛋白，含有较多的天冬氨酸、谷氨酸等酸性氨基酸。组蛋白和非组蛋白的差异见表3-12。细胞中的非组蛋白数量少、种类多、功能多样，目前已分离出500多种。大多数非组蛋白能特异性地与DNA序列识别及结合，并启动基因复制和转录，调控基因表达。此外还能促进核小体结构中的DNA进一步盘曲、折叠，形成有利于基因复制和转录的结构域。非组蛋白的含量常随细胞状态的不同而发生改变，一般功能活跃的染色质非组蛋白含量比不活跃的含量高。在细胞周期的不同阶段非组蛋白发生磷酸化修饰，是基因表达调控的重要环节。

表3-12 组蛋白和非组蛋白的差异

项　目	非组蛋白	组　蛋　白
特性	有种属和细胞特异性	无特异性
含量	活动的染色质中含量高	含量一定
合成	整个细胞周期中都能合成	在S期合成
基因表达调控	与DNA结合对基因表达起正调控作用	与DNA结合对基因表达起负调控作用

（二）染色质的类型

间期细胞核中染色质根据折叠、盘曲的程度及功能可分为常染色质和异染色质（图3-84）。

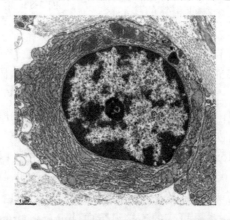

图3-84 异染色质(核内深染部分)和常染色质(核内浅染部分)电镜照片

1. 常染色质（euchromatin） 在间期细胞核中处于伸展状态，折叠和压缩程度低，碱性染料染色时着色浅的染色质称为常染色质,是转录活跃的部位,易被核酸酶在一些敏感的位点降解。常染色质大多处于细胞核的中央,一部分介于异染色质之间。在核仁相随染色质中也有一部分常染色质,往往以祥环形式深入核仁内。在细胞分裂期,常染色质位于染色体的臂上。构成常染色质的主要是单一序列和中度重复序列(如组蛋白基因和核糖体蛋白基因)。常染色质具有转录活性,但并非常染色质的所有基因都有转录活性,常染色质只是具有转录活性的必要条件。

2. 异染色质(heterochromatin) 在间期细胞核中处于凝缩状态,高度螺旋化,无转录活性或转录不活跃,碱性染料染色较深的染色质称为异染色质,也称非活动染色质(inactive chromatin),异染色质一般位于细胞核的边缘和核仁周围,可分为组成性异染色质和兼性异染色质。

(1)组成性异染色质(constitutive heterochromatin):也称结构性异染色质,是异染色质的主要类型。在整个细胞周期内总是处于凝缩状态的异染色质。此类染色质多定位于着丝粒区、端粒和次缢痕及染色体臂的某些凹陷部位,由相对简单的高度重复的 DNA 序列构成,不具有转录活性。在细胞周期中与常染色质相比,复制行为表现为晚复制、早凝缩。

(2)兼性异染色质(facultative heterochromatin):指某些细胞类型或一定的发育阶段,原来的常染色质凝聚,并丧失转录活性,变为异染色质,而在其他时期松展为常染色质。兼性异染色质的总量在不同细胞类型中也不同,一般胚胎细胞含量少,高度分化的细胞含量多。说明随着细胞分化,越来越多的基因渐次以凝缩状态关闭。例如,雌性哺乳类动物的 X 染色体就是一类特殊的兼性异染色质。在胚胎发育早期,两条 X 染色体均为常染色质,发育到一定阶段时其中的一条染色体常表现为异染色质,称巴氏小体(Barr body)或 X 小体(图 3-85)。

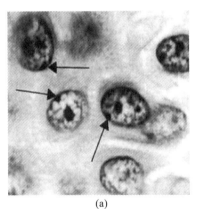
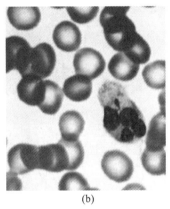

(a)   (b)

图 3-85 巴氏小体

(a)神经细胞核内的巴氏小体;(b)白细胞中的巴氏小体(鼓槌状结构)

(三)染色质的结构与包装

人类细胞核中有 23 对染色体,若每条染色体的 DNA 双螺旋都伸展开,核内全部 DNA 联结起来长约 2 m,而细胞核直径为 5～10 μm。显然,细胞核内的 DNA 要进行有序的折叠或螺旋压缩,压缩比例高达上万倍,这种压缩的初级结构就是核小体。

用非特异性核酸酶处理染色质,大多数情况下可得到长约 200 bp 的片段,但处理裸露的 DNA 分子会得到随机降解的片段。以这个实验为基础,R. Kornberg 建立了核小体模型。

1. 核小体是染色质的一级结构 核小体是组成染色质的基本结构单位,每个核小体单位包括约 200 bp 的 DNA;由 H2A、H2B、H3、H4 各两分子形成八聚体,构成核心颗粒。两个 H3、H4 二聚体互相结合形成四聚体,位于核心颗粒的中央,两个 H2A、H2B 的二聚体位于四聚体两侧。DNA 分子以左手螺旋缠绕在核心颗粒表面,每圈 80 bp,共 1.75 圈,约 140 bp,两端被 H1 锁合;相邻核心颗粒之间为一段长 60 bp 的连接 DNA(图 3-86)。组蛋白 H1 锁定核小体 DNA 的进出端,起稳定核小体的作用。多个核小体形成一条念珠状纤维,直径约为 10 nm。通过核小体,

Note

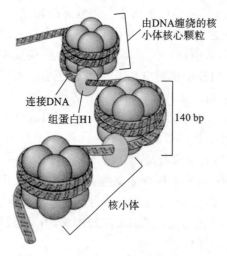

图 3-86　核小体结构模型

DNA 长度压缩了 7 倍。组蛋白与 DNA 之间的结合是结构性的,基本不依赖核苷酸的特异序列,核小体具有自我装配的性质。

2. 核小体进一步螺旋形成螺线管　由直径为 10 nm 的核小体串珠结构进行螺旋盘绕,每 6 个核小体螺旋 1 周,形成直径 30 nm、内径 10 nm 的中空螺线管(solenoid),组蛋白 H1 位于螺线管内部,是螺线管形成和稳定的重要因素,在去除组蛋白 H1 的染色质中,30 nm 纤维解体为更细的纤维(图 3-87)。螺线管是染色质的二级结构。二级结构长度又压缩了 6 倍。

3. 螺线管进一步组装成染色体　对于更高级染色体包装方式,至今尚不明确。目前被广泛接受的主要有多级螺旋模型和骨架-放射环结构模型。

(1) 多级螺旋模型(multiple coiling model):直径为 30 nm 的螺线管进一步压缩折叠形成直径为 0.2~0.4 μm 的圆筒状结构,称超级螺线管。超级螺线管使螺线管结构压缩了 40 倍,构成染色质的三级结构。超级螺线管再进一步折叠形成染色单体(超级螺线管被压缩了 5 倍),构成染色体的四级结构。四级结构使 DNA 长度压缩了 8400 倍(图 3-88)。

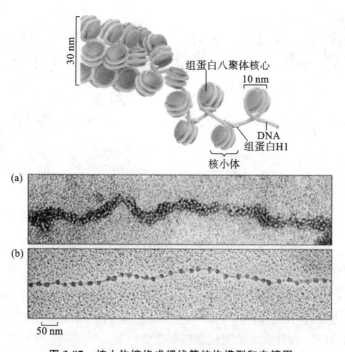

图 3-87　核小体缠绕成螺线管结构模型和电镜图

(a)电镜下直径为 30 nm 的螺线管;(b)核小体念珠样结构

(2) 骨架-放射环结构模型(scaffold-radial loop structure model):20 世纪 80 年代以来,染色体袢环模型逐渐被人们所接受。该模型认为,染色体中有一个非组蛋白构成的支架(称染色体支架),两条染色单体的染色体支架在着丝粒区相连。直径为 30 nm 的螺线管纤维一端与染色体支架的某一点结合,另一端向周围辐射呈环状迂回后再回到染色体支架上结合,两个结合点在染色体支架上靠得很近,这样的环状螺线管称为袢环。袢环包含 315 个核小体,每 18 个袢环以染色

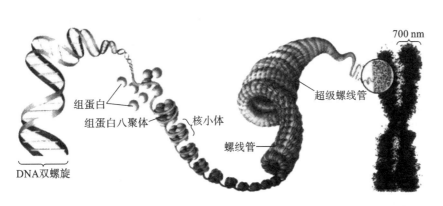

图 3-88 DNA 渐次包装成核小体、螺线管、超级螺线管和染色体的过程

体支架为轴心,呈放射状排列于同一个平面上形成微带(microstrip)。微带是染色体的高级结构单位,大约 106 个微带沿轴心支架纵向排列,构成染色单体(图 3-89)。

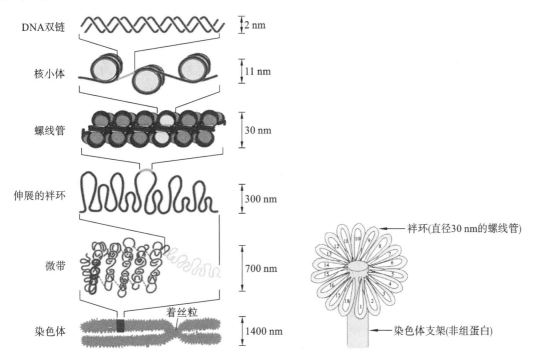

图 3-89 染色体的袢环结构模型和微带结构示意图

放射环模型很好地解释了电镜下观察到的 10 nm 和 30 nm 纤维产生的结构形态,也说明了染色质中非组蛋白的作用。而且袢环结构也是 DNA 多点复制特性的高效性和准确性的结构基础,是 DNA 基因活动区域性和独立性的结构基础。

袢环结构是间期染色质的基本存在形式。这种环状结构散布于细胞核中。用盐溶液去除组蛋白,在电镜下可以看到,有丝分裂的染色体、灯刷染色体、间期的唾腺染色体上都有大量的结合在骨架上的放射环,说明这种环状结构并不是有丝分裂染色体所特有的。

(四)染色体

不同生物的染色体大小、数目、形态各不相同,同一种生物染色体形态结构相对稳定。染色质在分裂期,通过盘旋折叠压缩近万倍,包装成大小不等、形态各异的短棒状染色体。中期染色体由于形态比较稳定是观察染色体形态和计数的最佳时期。因此常用中期染色体进行染色体研究和染色体病的诊断。

同一物种的染色体数目是相对稳定的。性细胞染色体为单倍体(haploid),用 $1n$ 表示;体细胞为二倍体(diploid),以 2n 表示。染色体的数目因物种而异,如人类 2n＝46,黑猩猩 2n＝48,果蝇 2n＝8。

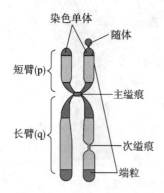

图 3-90　染色体结构域示意图

细胞在分裂期完成了 DNA 的复制,因此每条中期的染色体由 2 条相同的染色单体构成,两者在着丝粒区相连,这两条染色单体互称为姐妹染色单体(sister chromatid)。染色体被着丝粒分为长臂、短臂,在这两条臂上还可观察到主缢痕、次缢痕、随体、端粒等不同的结构域(图 3-90)。

1. 着丝粒　在两条姐妹染色单体相连处,有一个向内凹陷的缢痕,称为主缢痕(primary constriction)。着丝粒(centromere)指的是主缢痕处的染色质部分,由高度重复序列组成的异染色质构成,将染色单体分为两个臂。着丝粒在染色体上的位置可以作为染色体分析鉴别的一个重要标志。依据着丝粒在染色体上的位置,可将中期染色体分为 4 类:①中着丝粒染色体:着丝粒位于染色体中央;②近中着丝粒染色体:着丝粒靠近染色体中央,将染色体分为长短相近的两个臂;③亚中着丝粒染色体:着丝粒偏于一端,将染色体分为长短明显不同的两个臂;④端着丝粒染色体:着丝粒靠近一端,人类的正常细胞没有真正的端着丝粒染色体,在肿瘤细胞中可以看到。

电镜下可见主缢痕两侧有特化的圆盘状结构,称为动粒(kinetochore),每个中期染色体都有两个动粒,每个动粒上有 4～40 条微管与之连接,与细胞分裂后期染色体分离向两极运动相关。

着丝粒-动粒复合体(centromere-kinetochore complex)是由着丝粒和动粒共同组成的复合结构,可划分为 3 个结构域,即动粒域(kinetochore domain)、中心域(central domain)和配对域(pairing domain)(图 3-91)。

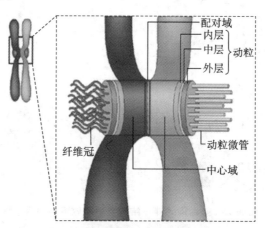

图 3-91　着丝粒结构模式图

(1) 动粒域:位于着丝粒的表面,由动粒和围绕动粒外层的纤维冠(fibrous corona)组成。电镜下呈三层板状结构,内外板的电子密度高,中间区电子密度低。内板与中心域的着丝粒异染色质结合,外板与微管纤维结合,纤维冠上结合有马达蛋白,为染色体的分离提供动力。

(2) 中心域(中央结构域):位于动粒域内侧,由高度重复的 DNA 构成。能抵抗低渗膨胀和核酸酶消化,对维持着丝粒-动粒复合体结构和功能活性有重要作用。

(3) 配对域:位于中心域的内表面,中期两条染色单体在此处相互联结,在此区域发现有两类蛋白,一类为内着丝粒蛋白(inner centromere protein,INCENP),另一类为染色单体连接蛋白(chromatid linking protein,CLIP)。随着姐妹染色单体的分离,INCENP 被迁移到纺锤体赤道区,而 CLIP 则逐渐消失。

2. 次缢痕(secondary constriction)　除主缢痕外,染色体上呈浅缢缩的部分称次缢痕,为某些染色体所特有的形态特征,次缢痕的位置、大小、数目相对稳定,是鉴定染色体的一个显著特征。

3. 随体(satellite) 随体指位于近端着丝粒染色体短臂末端的球形结构,通过次缢痕区与染色体主体部分相连。主要由高度重复序列构成,其形态、大小在染色体上是恒定的,是识别染色体的重要形态标志之一。在随体的次缢痕部位含有多拷贝的 rRNA 基因(5S rRNA 基因除外),是具有形成核仁能力的染色质区,称为核仁组织区(nucleolar organizing region,NOR)。核仁组织区位于染色体的次缢痕区,但并非所有的次缢痕都是 NOR。

4. 端粒(telomere) 端粒是染色体两臂末端由短串联重复序列构成的结构(图 3-92)。该重复序列有种属特异性,进化上高度保守,是染色体末端必不可少的结构,对维持染色体形态结构的稳定性和完整性起重要作用。端粒起到细胞分裂计时器的作用,端粒核苷酸复制和基因 DNA 不同,每复制一次减少 50～100 bp。端粒的复制靠具有反转录酶性质的端粒酶(telomerase)来完成,正常体细胞缺乏此酶,故端粒随细胞分裂而变短,细胞随之衰老。

如果用 X 射线将染色体打断,不具端粒的染色体末端因具有黏性,会与其他片段相连或两端相连而成环状。哺乳动物和其他脊椎动物的端粒重复序列为 TTAGGG,重复 500～3000 次,端粒保护蛋白可以保护端粒不被酶降解掉。

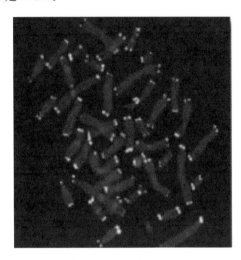

图 3-92 染色体两端端粒结构(白色部分)

5. 核型与带型 核型(karyotype)是细胞分裂中期染色体特征的总和,包括染色体的数目、大小和形态特征等。如果将成对的染色体按形状、大小依顺序排列起来进行数目和形态特征的分析,称为核型分析(karyotype analysis)。正常人有 23 对染色体,前 22 对称为常染色体,男女共有,可分为 A、B、C、D、E、F、G 7 组,A 组最大,G 组最小;第 23 对染色体称为性染色体,X 染色体较大,列为 C 组,Y 染色体较小,列为 G 组(图 3-93)。

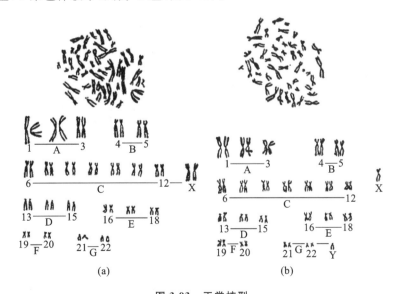

(a) (b)

图 3-93 正常核型

(a)女性核型;(b)男性核型

按照国际惯例,核型的描述第一部分为染色体总数(包括性染色体),第二部分是性染色体的组成,两者间用逗号隔开。正常女性核型描述为 46,XX。正常男性核型描述为 46,XY。核型分析在研究人类遗传病机制、物种进化、亲缘关系等方面有重要价值。常规的核型分析是通过分析 Giemsa 染色制备的染色体的形态及着丝粒的位置来进行染色体鉴定的。该法只能通过着丝粒和次缢痕区分差异较大的染色体,染色体显带技术的产生和发展为核型分析研究提供了有力的技术支持。

目前常用的染色体显带技术有 G 显带、Q 显带、R 显带及高分辨率显带技术。这些技术使用特殊的染料染色,使染色体沿其长轴显现出明暗或深浅相间的横纹,通过这样的技术手段可以恒定地显示人体 24 条染色体的特异性带型。因此通过染色体显带技术进行核型分析,可准确地识别每条染色体,提高了核型分析的准确性,为临床上某些疾病的诊断和病因研究提供了技术支持。

三、核仁

核仁(nucleolus)见于间期细胞核内,在细胞分裂期呈现周期性变化,分裂前期消失,分裂末期又重新出现。核仁的形状、大小、数目依生物的种类、细胞的形状和生理状态不同而有所差异。每个细胞核一般有 1～2 个核仁,也有 3～5 个的。一般蛋白质合成旺盛和分裂增殖较快的细胞有较大和数目较多的核仁,反之核仁很小或缺失。核仁的位置不固定,或位于核中央,或靠近内核膜。核仁的主要功能是转录 rRNA 和组装核糖体。

(一) 核仁的形态结构

核仁与其他的细胞器不同,周围没有界膜包围,在光学显微镜下通常是均匀的球体,有较强的折光性,容易被碱性染料或酸性染料染色。在电镜下,核仁是裸露无膜的球形致密结构。超微结构有 3 个特征性的区域:纤维中心(fibrillar center,FC)、致密纤维组分(dense fibrillar component,DFC)、颗粒组分(granular component,GC)(图 3-94)。

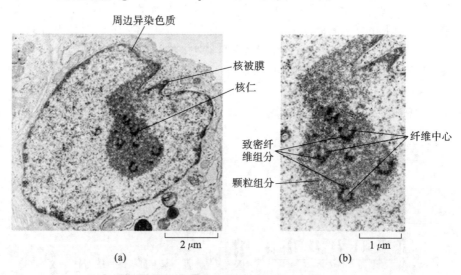

图 3-94　电镜下人成纤维细胞核结构
(a)完整的细胞核;(b)核仁

1. 纤维中心(fibrillar center,FC) 电镜下被致密纤维组分不同程度包围的一个或几个低电子密度的圆形区域,是 rDNA 的存在部位。rDNA 是染色质上伸展出的 DNA 袢环,袢环上 rRNA 基因成串排列,通过转录产生 rRNA,然后组织形成核仁,因此又称这些 DNA 为核仁组织者。rRNA 基因通常分布在几条不同的染色体上,人类细胞的 rRNA 基因分布在第 13、14、15、

21、22 号 5 对染色体的次缢痕部位,因此这 10 条染色体上 rRNA 基因共同构成的区域称为核仁组织区。含有核仁组织区的染色体称为核仁组织染色体(nucleolar-organizing chromosome)。

2. 致密纤维组分(dense fibrillar component,DFC) 核仁结构中致密纤维组分位于核仁浅染区周围的高电子密度区,呈环形或半月形包围纤维中心(FC)。电镜下可见由致密的细纤维丝构成,主要含有正在转录的 rRNA 分子、核糖体蛋白,还有一些特异的 RNA 结合蛋白,构成核仁的海绵状网架。用 RNA 酶和蛋白酶可以消化该区域的纤维丝。

3. 颗粒组分(granular component,GC) 由直径 15～20 nm 的颗粒构成,分布在致密纤维组分的外侧,直到核仁边缘。这些颗粒是 rRNA 基因转录产物进一步加工成熟的处在不同阶段的核糖体亚单位的前体颗粒。

以上三种组分都存在于核仁的基质中。核仁基质为核仁区一些无定型的蛋白质和液体物质,因为核仁基质和核基质结构上彼此连通,没有其他结构屏障,所以有人认为核仁基质和核基质是同一种物质。核仁周围的异染色质被称为核仁周围染色质,与含有 rDNA 的常染色质统称为核仁相随染色质。

(二) 核仁的化学组成

核仁的主要成分是蛋白质、RNA、DNA。在不同的细胞中以及在不同的生理状态下这三种成分的含量不尽相同。分析离体核仁发现,蛋白质占核仁干重的 80% 左右,主要包含核糖体蛋白、组蛋白、非组蛋白等多种蛋白质,还有很多参与核仁生理功能的酶类。RNA 约占核仁干重的 10%,RNA 转录和蛋白质合成旺盛的细胞里 RNA 含量较高。DNA 占核仁干重的 8% 左右。核仁还含有少量的脂类。

(三) 核仁的周期性变化

核仁是一种动态的结构,随细胞周期的变化而变化,在细胞有丝分裂前期消失,在细胞有丝分裂末期出现,这种变化称为核仁周期。

在细胞的有丝分裂前期,染色质凝集,伸入核仁组织区的 rDNA 袢环缠绕、回缩到核仁组织染色体的次缢痕部位。rRNA 合成停止,核仁的各种成分分散于细胞核基质中,核仁变小,并逐渐消失。当细胞进入有丝分裂末期,染色体逐渐解旋成染色质,核仁组织区 DNA 解凝聚,DNA 袢环重新伸出,rRNA 的合成重新开始,核仁的致密纤维组分和颗粒组分开始出现,核仁形成。核仁常发生融合现象,人类细胞中,细胞分裂后含有 10 个 rDNA 的袢环生成 10 个小核仁,之后互相融合形成 1 个大核仁。核仁形成的分子机制尚不清楚,但周期变化中 rRNA 基因的激活是核仁重建的必要条件。选择性抑制 rRNA 基因的活性很快会引起核仁解体(图 3-95)。

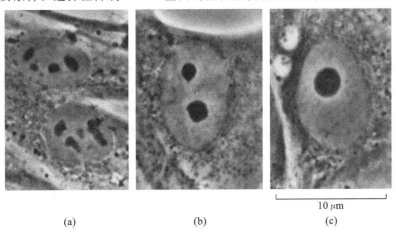

10 μm

(a)　　　　　(b)　　　　　(c)

图 3-95　核仁周期(体外培养人纤维细胞)

(a)细胞分裂后的数个小核仁;(b)核仁聚集融合;(c)形成 1 个大核仁

（四）核仁的功能

核仁是 rRNA 合成、加工和核糖体亚基装配的重要场所,除了 5S rRNA 外,真核细胞所有的 rRNA 都是在核仁内合成的。构成核糖体亚单位的 70 多种蛋白质在细胞质中合成转运至细胞核后都被转移至核仁进一步装配成核糖体亚基,再被运出细胞核参与蛋白质合成。

1. rRNA 基因的转录和加工　核仁中重复排列的 rDNA 序列在 RNA 聚合酶 I 的作用下进行转录,真核细胞的 rRNA 基因在染色质轴丝上呈串联重复排列;rDNA 没有组蛋白核心,是裸露的 DNA 节段,两个相邻基因之间为一段非转录的间隔 DNA。沿转录方向,新生 RNA 链从 DNA 长轴两侧垂直伸展出来,而且从一端到另一端有规律地逐渐增长,形成箭头状结构,外形似"圣诞树"。每个箭头状结构代表一个 rRNA 基因转录单位,在箭头状结构间存在着裸露的不被转录的间隔 DNA(图 3-96)。

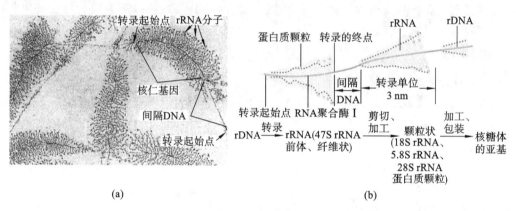

图 3-96　核仁中 rRNA 合成加工过程

(a)rRNA 电镜图;(b)rRNA 基因转录示意图

rRNA 基因转录首先形成 47S rRNA 前体分子,然后剪切成 45S rRNA,45S rRNA 甲基化后经 RNA 酶裂解为 18S rRNA 和 32S rRNA,后者再裂解为 28S rRNA 和 5.8S rRNA。成熟的 rRNA 大小仅为 45S rRNA 的一半,丢失的大部分是非甲基化和 GC 含量较高的区域。最终 45S rRNA 剪切成 28S、18S 和 5.8S 三种 rRNA。5S rRNA 的基因并不定位在核仁上,通常定位在常染色体上,在 RNA 聚合酶 III 的作用下合成,5S rRNA 合成后被转运入核至核仁区参与大亚基的装配。

原核生物与真核生物核糖体在蛋白质和 rRNA 组成上存在很大差异,但结构总体相似,特别是负责与 mRNA 结合的小亚基。原核和真核细胞的 rRNA 都具有甲基化现象,这种甲基化与 RNA 的转录后加工过程的酶识别有关,另外原核生物 5S rRNA 和真核生物 5.8S rRNA 结构高度保守,常用于研究生物进化。

2. 核糖体亚单位的组装场所　核糖体大小亚基的组装是在核仁内进行的。新合成的 45S rRNA 前体很快与来自细胞质的蛋白质结合形成 80S 核糖体蛋白复合体。在加工过程中,80S 核糖体的大颗粒逐渐在酶的作用下失去一些蛋白质和 RNA,然后剪切成两个大小不同的核糖体亚基。28S rRNA、5.8S rRNA、5S rRNA 和 49 种蛋白质一起装配成大亚基,沉降系数为 60S。18S rRNA 和 33 种蛋白质一起装配成小亚基,沉降系数为 40S。大小亚基经核孔复合体转运到细胞质,进一步装配形成有功能的核糖体。一般认为核糖体的成熟只发生在转移到细胞质之后,这样才有利于阻止有功能的核糖体不在细胞核内加工信使 RNA(mRNA)的前体,避免未完成加工的 mRNA 前体提前翻译(图 3-97)。

示踪实验表明,小亚基组装大约半小时,大亚基大约需要一小时。加工下来的蛋白质和 RNA 分子存留在核仁中,可能对催化核糖体构建有积极的作用。

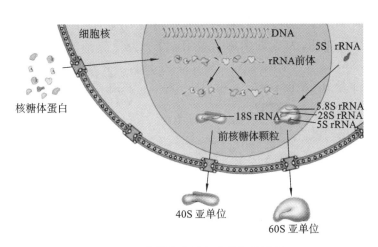

图 3-97 核糖体在核仁中的组装过程

四、核基质

（一）核基质的含义

1974 年，Ronald Berezney 和 Donald Coffey 首次用非离子去垢剂、核酸酶和高盐溶液冲洗处理细胞核，在去除了核膜、染色质、核仁后，发现细胞核还剩下一个以蛋白质为主要成分的纤维网络，并将这种结构称为核基质（nuclear matrix）。因其和细胞骨架基本形态相似，并且和细胞骨架存在一定联系，所以又被称为核骨架（nuclear skeleton）（图 3-98）。

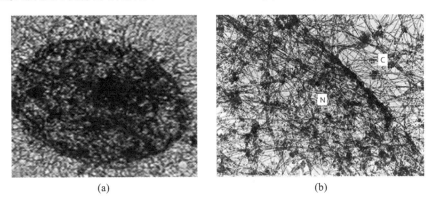

图 3-98 核基质电镜照片

(a)在有去垢剂和 2M 盐溶液存在下分离的细胞核电镜照片，只剩下由 DNA 环包围的核基质；(b)小鼠成纤维细胞的核基质。首先用去垢剂、高盐溶液提取，然后用核酸酶和低盐溶液处理除去染色质镶嵌 DNA。可见由残存的纤维状基质构成的细胞核(N)和细胞骨架基质构成的细胞质(C)

目前关于核骨架或者核基质有广义和狭义两种概念。广义概念认为核基质包括核纤层、核孔复合体、残存的核仁和不溶的网络结构；狭义概念是指真核细胞核内除去核膜、核纤层、染色质、核仁以外存在的一个由纤维蛋白构成的网架体系。核骨架是一个动态的结构，可随细胞不同的生理、病理状态发生可逆的变化，这种变化和细胞核状态密切相关。例如，成年鸡红细胞核内很少合成 RNA，其核骨架就很不发达，而在胚胎成红细胞核中 RNA 合成旺盛，核骨架很发达。由于核基质与 DNA 复制、RNA 转录和加工、染色体组装及病毒复制等生命活动密切相关，故日益受到重视。

核基质的组成较为复杂。电镜下，核基质是一个以纤维蛋白成分为主的纤维网架结构，这些纤维粗细不一，直径在 3～30 nm 之间。纤维单体直径 3～4 nm。核基质主要组分是蛋白质，通过电泳分析发现核基质中蛋白质多达 200 多种，一类为核基质蛋白（nuclear matrix protein，NMP）

（分子质量为 40～60 kDa），大多数是纤维蛋白，其中相当一部分是含硫蛋白，其二硫键具有维持核基质结构完整性的作用，为各种细胞所共有；另一类是核基质结合蛋白（nuclear matrix associated protein，NMAP），与细胞类型、分化程度、生理状态有关。

核基质还含有少量 RNA 和 DNA，其中 RNA 对维持核基质的三维结构是必需的，而 DNA 与核基质紧密结合而未被核酸酶降解。

（二）核基质的功能

近年来研究表明，核基质可能参与 DNA 复制、基因转录、hnRNA 的加工、染色体有序包装和构建等生命活动。

1. 核基质参与 DNA 复制

（1）核基质上锚定 DNA 复制复合体：实验证明与 DNA 复制有关的酶、相关因子和 DNA 袢环一起锚定在核基质上形成复合体，进行 DNA 复制。核基质上有 DNA 聚合酶的特殊结合位点，酶通过与核基质结合而被激活。复制起始点结合在核基质上，并且随着复制的进行，新合成的 DNA 从核基质移向 DNA 袢环。所以看起来 DNA 复制时就像把 DNA 从一个固定的复合体里释放出来。

（2）核基质上结合新合成的 DNA：体外实验表明，通过脉冲标记显示新合成的 DNA 先结合在核基质上，并且只有 DNA 复制起始点结合到核基质时，DNA 合成才能开始。放射自显影试验也提示 DNA 复制起始点结合在核基质上。

（3）在核基质上 DNA 的复制效率提高。最初的复制模型认为，DNA 复制起始点在核基质上，随着复制的进行，DNA 合成酶沿模板移动形成新 DNA。实际上在离体实验中，DNA 复制效率极低且错误极多，而在含有核基质成分的非细胞体系中进行 DNA 复制，效率就很高。说明核基质为 DNA 准确高效地复制提供了良好的空间支架。

2. 核基质参与基因转录和加工

（1）核基质与基因转录活性相关：实验发现绝大部分新合成的 RNA 存在于核基质上，说明 RNA 合成是在核基质上进行的。雌激素刺激鸡输卵管细胞中卵清蛋白表达的实验发现，只有活跃转录的卵清蛋白才结合在核基质上，而不转录的 β 珠蛋白基因则没有结合在核基质上。另有实验发现，成红细胞中正在转录的 β 珠蛋白基因结合在核基质上。以上实验说明：具有转录活性的基因结合在核基质上，大多与核基质结合的基因才能被转录。

（2）核基质参与 RNA 的加工修饰：mRNA 前体 hnRNA 的加工常以核糖核蛋白复合体形式进行，用核酸酶处理核糖核蛋白复合体，剩余的蛋白质可以组装成核基质样的物质，由此推断核基质参与了 RNA 转录后的加工。

3. 核基质参与染色体的构建　在骨架-放射环结构模型中，螺线管细丝折叠成的袢环锚定结合在核基质上，每 18 个袢环组成 1 个微带，再由微带沿纵轴支架排列成染色体单体（图 3-99）。这个模型说明核基质参与染色体的构建，并参与 DNA 超螺旋化的稳定过程。

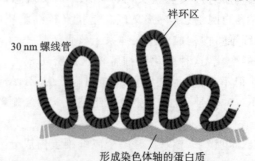

图 3-99　染色质结合在核基质/染色体骨架上

4. 核基质与细胞分化相关 核基质的发达状况与核内 RNA 合成、细胞分化程度密切相关。分化程度高的细胞合成 RNA 能力强，相对的核基质也较发达。核基质的改变可能影响基因的转录活性，导致细胞分化。在肿瘤细胞中，核基质存在异常，因此很多癌基因也结合在核基质上，导致转录增强。另外，核基质上也存在某些致癌物作用的位点。

五、细胞核与医学

细胞核是细胞生命活动的枢纽，细胞核结构功能受损，将导致严重后果，会引起细胞生长、增殖、分化等的异常，从而引生疾病。

（一）细胞核异常与肿瘤的发生和发展

与正常细胞相比，肿瘤细胞生长旺盛、代谢活跃，细胞核通常所占比重较大，核质比较高，细胞核的形状也会出现各种畸形。骨髓瘤细胞中甚至可见细胞核分裂、细胞质不分裂的双核细胞。肿瘤细胞的核膜通常增厚，且表面有不规则的突起，核孔数目增加。肿瘤细胞的核仁也会增大、增多，这是由于肿瘤细胞有极其活跃的 RNA 代谢改变。肿瘤细胞组蛋白修饰也会发生异常，如磷酸化水平增高，降低组蛋白和 DNA 的结合力，有利于转录的发生。染色体异常被认为是肿瘤的特征之一，很多肿瘤细胞都存在染色体畸变。

（二）遗传物质异常导致遗传病

遗传物质改变导致的疾病统称为遗传病，可细分为染色体遗传病和基因遗传病。染色体数目或结构异常导致的疾病称为染色体病，如 21-三体综合征、先天性睾丸发育不全综合征等。由于染色体异常往往涉及多种基因，因此染色体病常表现为复杂的综合征。

由基因突变引起的疾病称为基因病，包括单基因遗传病（简称单基因病）、多基因遗传病（简称多基因病）。单基因病根据基因在常染色体上还是性染色体上，以及该基因是显性还是隐性等还可以继续细分。常见的单基因病有血友病、白化病、色盲等。日常很多常见的疾病和畸形有更复杂的病因，还需要环境因素的影响才会发病，它们的遗传基础涉及多个基因突变，如哮喘、冠心病、原发性高血压、精神分裂症等。

（三）端粒的异常和一些常见病的病因相关

研究发现高血压患者血管内皮细胞端粒长度异常，并且高血压动物模型发现，血管平滑肌细胞的端粒消耗加快；在一些非胰岛素依赖的糖尿病患者白细胞中也发现端粒长度缩短的现象。因此研究者推测一些和年龄老化相关的疾病发病机制可能与年龄增加导致的端粒消耗加速、长度缩短有关。端粒的异常增加了等位基因丢失的风险使患者基因不稳定，从而提高了发病风险。

（四）核纤层蛋白异常与早衰

在早老症患者的表皮细胞中，电镜观察可发现核纤层增厚的现象。核纤层不仅能稳定核膜结构，而且与异染色质组装、基因的转录以及 DNA 复制等密切相关。核纤层主要由两类蛋白组成：A 型核纤层蛋白和 B 型核纤层蛋白。A 型核纤层蛋白主要包括 Lamin A 和 Lamin C，B 型核纤层蛋白主要包括 Lamin B1 和 Lamin B2。当编码核纤层蛋白的基因发生突变，可以直接引起细胞核纤层的损伤，造成细胞衰老，也将引发机体一系列与衰老相关的退行性病变。Lamin A 及其结合蛋白的突变将影响核膜蛋白的定位和功能，或影响基因组的稳定性，导致早老症的发生。

能力检测

参 考 文 献

[1] 吕社民,边惠洁,左伋.人体分子与细胞[M].2版.北京:人民卫生出版社,2021.

[2] 丁明孝,王喜忠,张传茂,等.细胞生物学[M].5版.北京:高等教育出版社,2020.

[3] 陈誉华,陈志南.医学细胞生物学[M].6版.北京:人民卫生出版社,2018.

[4] 杨恬.细胞生物学[M].2版.北京:人民卫生出版社,2010.

(何海涛　孙　娇　陈云玲)

Note

第四章 细胞的生命活动

学习目标

素质目标:通过对知识链接"细胞周期研究历史"的学习,让学生感悟其中蕴含的科学精神,将对科学的探索与对祖国的热爱紧密相连。

能力目标:能用所学的知识概述细胞周期的调控机制。能够从细胞分化的机制中,认识到个体发育的机制和寻找新的疾病防治措施的重要意义。能够理解细胞衰老和死亡的定义、机制、影响因素及与疾病发生的关系等。能够全面理解和掌握细胞衰老与死亡的相关知识和技能,为未来从事医学生物学研究或临床工作打下坚实的基础。

知识目标:掌握细胞分裂的主要方式及各期重要事件,熟悉有丝分裂与减数分裂的差异,了解细胞周期与医学的关系。掌握细胞分化、细胞衰老与死亡的复杂调控机制,熟悉细胞分化、细胞衰老与死亡的概念和决定细胞分化的内、外部因素,了解环境对细胞分化的影响、细胞凋亡的生化特征等。掌握相关的细胞生物学知识,能够解释细胞衰老和死亡的调控机制,能够运用实验技术研究细胞衰老和死亡。

扫码看课件

第一节 细 胞 增 殖

细胞分裂(cell division)是细胞生命活动的重要特征之一,指一个亲代细胞形成两个子代细胞的过程。通过细胞分裂,亲代细胞的遗传物质和某些细胞成分可以相对均等地分配到两个子代细胞中,有效地保证了生物遗传的稳定性。细胞分裂的方式主要包括无丝分裂、有丝分裂和减数分裂三种,不同分裂方式在分裂过程和子代细胞的遗传特性等方面各具特点。

一、无丝分裂

(一) 无丝分裂的概念

无丝分裂(amitosis)最早是1841年雷马克在观察鸡胚血细胞时发现的。因为分裂时没有纺锤丝与染色体的变化,所以称为无丝分裂。在这种分裂方式中,细胞核和细胞质直接进行分裂,所以这种分裂方式又称为直接分裂(direct division)。无丝分裂是一个简单而快速的过程,在细胞无丝分裂早期,球形的细胞核及核仁都伸长。然后细胞核进一步伸长呈哑铃形,中央部分狭细。最后细胞核分裂,这时细胞质也随着分裂,并且在滑面内质网的参与下形成细胞膜。在无丝分裂中,核膜与核仁都不消失,没有染色体和纺锤丝的出现,也看不到染色体复制的规律性变化。但实际上染色质要进行复制,并且细胞要增大。当细胞核体积增大一倍时,细胞核就发生分裂,细胞核中的遗传物质就分配到子细胞中去。但是,两个子代细胞所获得的遗传物质和其他细

Note

119

质成分并不一定是均等的,无丝分裂中细胞维持其遗传稳定性的机制目前仍不清楚。

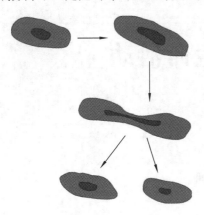

图 4-1　蛙红细胞的横缢式分裂

无丝分裂有多种形式,最常见的是横缢式分裂,细胞核先延长,然后在中间缢缩、变细,最后分裂成两个子细胞核(图 4-1)。此外,还有碎裂、芽生分裂、变形虫式分裂等多种形式。在同一组织中可以出现不同形式的分裂。无丝分裂在低等生物中普遍存在,在高等生物中也常见。人体大多数腺体有部分细胞进行无丝分裂,主要见于高度分化的细胞,如肝细胞、肾小管上皮细胞、肾上腺皮质细胞等。另外,创伤、癌变及衰老的细胞也能进行无丝分裂。在一定条件下,无丝分裂和有丝分裂交替进行。无丝分裂具有能量消耗少、分裂迅速、分裂中细胞仍可执行其功能等特点,其快速性与便捷性有利于细胞应激并适应外界环境变化。

(二) 无丝分裂各期的主要特征

无丝分裂大致可划分为四个时期。

第一期:细胞核内染色质复制倍增,核及核仁体积增大,核仁组织中心分裂。

第二期:以核仁及核仁组织中心为分裂制动中心,以核仁与核膜周染色质相联系的染色质丝为牵引带,分别牵引着新复制的染色质和原有的染色质。新复制的染色质在对侧核仁组织中心发出的染色质丝的牵引下,离开核膜,移动到细胞的赤道面上。

第三期:核拉长呈哑铃形,中央部分缢缩变细,这是因为赤道面部位的核膜周染色质不与核膜分离,而核仁组织中心发出的染色质丝(与核膜周染色质相联系)螺旋化加强,产生的牵引拉力导致赤道面部位的核膜内陷。

第四期:核膜内陷加深,最后缢裂成两个完整的子细胞核。每个子细胞核中含有一半原有染色质和一半新复制的染色质。

二、有丝分裂

(一) 有丝分裂的概念

有丝分裂(mitosis)是高等真核生物体细胞分裂的主要方式。该分裂方式由 E. Strasburger 在 1880 年首次在植物细胞中发现,随后 W. Fleming 于 1882 年在动物细胞中发现。其特点是细胞中有纺锤体和染色体出现,子染色体被平均分配到子细胞,这种分裂方式普遍见于高等动植物中。动物细胞和低等植物细胞的有丝分裂与高等植物细胞是不同的。

(二) 有丝分裂各期的重要事件

有丝分裂是一个连续的动态变化过程,持续时间为 0.5~2 h,包括细胞核分裂和细胞质分裂,也是形态学变化最为丰富的时期。根据分裂细胞的形态和结构的变化,有丝分裂分为前期、中期、后期和末期(图 4-2)。细胞在分裂之前,必须进行一定的物质准备。细胞增殖包括物质准备和细胞分裂整个连续的过程。在前期和中期之间有时还划分出一个前中期。

1. 前期(prophase)　前期是指自分裂期开始到核膜解体为止的时期。前期细胞发生的主

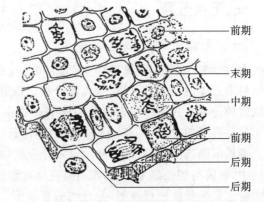

图 4-2　有丝分裂模式图

前期
末期
中期
前期
后期
后期

Note

要事件有 4 个：染色质的凝聚、分裂极的确定、纺锤体的形成和核仁的消失。

染色质凝聚是前期开始的第一个特征，实际上是染色体的螺旋化、折叠和包装过程。前期开始，细胞核内细丝状的染色质开始凝集形成丝状或颗粒状结构，逐渐缩短变粗，最终成为染色体(chromosome)。因为染色体在间期已经复制，所以每条染色体由两条姐妹染色单体(sister chromatid)组成。随着前期的进展，染色体缩短变粗，含有着丝粒(centromere)的主缢痕(primary constriction)变得清晰可见。

随着染色质的凝聚，原来分布在细胞同一侧并已经完成复制的两个中心体(centrosome)开始沿核膜外围分别向细胞的两极移动，它们最后到达的位置将决定细胞分裂极。中心体是与染色体分离相关的细胞器，每一中心体由一对中心粒(centriole)及周围无定形基质所构成。中心粒的活动与分裂极的确定有关，且其复制具有周期性。一对互相垂直的中心粒在 G_1 晚期开始分离，中心粒复制始于 S 早期。原中心粒在 S 期和 G_2 期长大，在有丝分裂期生长成熟。在细胞分裂之前，中心粒已经复制形成两对，每对中心粒连同其外周物质各形成一个微管组织中心。每对中心粒周围分布着大量放射状的微管，称为星体微管(astral microtubule)，由此构成两个星体(aster)，在核膜附近并排。中心粒之间也有微管形成，因这些微管由纺锤体的一极通向另一极，故称为极微管(polar microtubule)，绝大多数极微管不是连续的，而是由来自两极的微管在纺锤体赤道面彼此重叠、侧面相连构成。

星体微管、极微管通过其远离中心粒的一端(A 端)加入微管蛋白二聚体而不断伸长，从而推动中心粒移向细胞两极。由于两个组织中心延长的微管(＋)端可交错搭桥、相互作用，可推动两个组织中心沿着核膜呈弧线向两极移动到达相应位置，决定细胞分裂极。两极之间在靠近核膜处形成初步的纺锤体(spindle)。纺锤体是在前期末出现的一种纺锤样的细胞器，由星体微管、极微管和动粒微管纵向排列组成(图 4-3)。

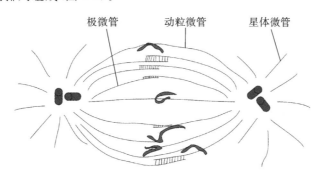

图 4-3　纺锤体微管的组成

在前期末，随着核膜的崩裂，由纺锤体发出的微管一端(A 端)附着于染色体的动粒上，这些微管称为动粒微管(kinetochore microtubule)。此时，动粒微管的延长由其靠近中心粒一端(D端)的微管蛋白二聚体来组装完成。高等植物细胞虽然没有中心粒，但具有中心粒外周物质，也可形成纺锤体，确定细胞分裂极。

晚前期，随着染色质凝集形成染色体，构成核仁关键部分的核仁组织区便组装到染色体上，RNA 合成停止，结果导致核仁的自然消失。

2. 前中期(prometaphase)　前中期是指自核膜破裂起到染色体排列在赤道面上为止的时期。前中期细胞发生的主要事件如下：核膜破裂、完成纺锤体的装配和染色体向赤道面的运动。

核膜破裂发生于前期末，原因与核纤层蛋白磷酸化有关，磷酸化可发生于核纤层蛋白多肽链的多个位点，致使核纤层解聚，核膜因此破裂，形成许多断片及小泡，分散于细胞质中。前中期的染色体剧烈地运动，个别染色体剧烈地旋转、振荡，徘徊于两极之间。由于极微管和动粒微管之间的相互作用，染色体向赤道面运动，最后各种力达到平衡，于是染色体仍排列到赤道面上。

3. 中期(metaphase) 中期是指从染色体排列到赤道板上,到它们的染色单体开始分向两极之前的时期。该期染色体最大限度地被压缩,并排列在细胞中部赤道面上形成赤道板(equator plate),呈现出典型的中期染色体形态特征。中期染色体浓缩变粗,显示出该物种所特有的数目和形态,中期时间较长,适于做染色体的形态、结构和数目的研究,如核型分析。

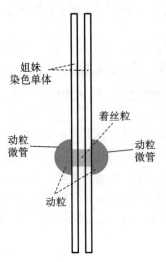

图4-4 动粒与着丝粒示意图

各类生物的染色体在有丝分裂中期都有稳定的形态结构和数目。染色体是由一对姐妹染色单体组成的,姐妹染色单体仅在着丝粒部位相连接。着丝粒位于异染色质区内,这里富集了卫星DNA,是DNA串联重复序列。着丝粒的主要作用是使复制的染色体在有丝分裂和减数分裂中均等地分配到子细胞中,着丝粒所在位置也是姐妹染色单体在分开前相互连接的位置。染色体在着丝粒两侧有一个特化部位,是由多种蛋白质形成的复合体结构,称动粒(kinetochore),也称着丝点(图4-4)。动粒是由着丝粒结合蛋白在有丝分裂期间特别装配起来的、附着于主缢痕外侧的圆盘状结构,内侧与着丝粒结合,外侧与动粒微管结合,每一个中期染色体含有两个动粒,位于着丝粒的两侧。

动粒的外侧主要用于纺锤体微管附着,内侧与着丝粒相互交织。染色体依靠动粒捕捉由纺锤体极体发出的微管,没有动粒的染色体不能与纺锤体微管发生有机联系,也不能和其他染色体一起向两极运动。用咖啡因处理细胞,可以使动粒与染色体脱离,可见在分裂期动粒单独向两极移动。中期细胞中出现的由染色体、星体、中心粒及纺锤体所组成的暂时性结构,称为有丝分裂器(mitotic apparatus),参与染色体分离、向两极的移动及平均分配到子细胞的过程。这一结构的出现使有丝分裂机制更加完善,可确保复制完备的两套遗传物质能均等地分配给两个子细胞,这对维持遗传物质的稳定性起着重要的作用。

4. 后期(anaphase) 后期指每条染色体的两条姐妹染色单体分开并移向两极的时期。在后期被分开的染色体称为子染色体。子染色体到达两极时后期结束。染色单体的分开常从着丝点处开始,然后在两个染色单体动粒微管的牵引下逐渐移向两极。当它们完全分开后就向相对的两极移动。这种移动的速度依细胞种类而异,为0.25~5 μm/min。平均速度约为1 μm/min。子染色体向两极的移动是靠纺锤体的活动来实现的。同一细胞内的各条染色体都差不多以同样速度同步地移向两极,这保证了遗传物质被均等地分配到两个子细胞中去,避免了遗传物质在移动过程中的丢失,从而确保了物种染色体数目的稳定性。

染色单体分离的动力并非来自与两极相连的染色体微管的张力。着丝粒区的优先分离立即打破了力的平衡。微管聚散说认为,染色单体移向两极是由于动粒微管向极端的不断解聚,进而使动粒微管变短,同时动粒微管解聚出来的微管蛋白又不断地聚合到极微管末端,从而使极微管伸长。这种动粒微管的解聚和极微管的聚合,使纺锤体伸长,两组子染色体向两极移动。微管滑动学说认为,染色体在后期的移动是靠极微管上横桥的滑动来实现的。由于横桥在微管上的附着和脱开相继进行,微管产生滑动并伸长,加大两极距离,以推动染色体向两极移动。如果将第一种学说称为过程A,将第二种学说称为过程B,根据有些学者的观察,许多动物细胞先发生过程A,然后发生过程B,但有的细胞只发生过程A。可见,这两种学说在客观上可起到互相补充和完善的作用。后期结束时,两组染色体分别达到两极凝集成团,这两组染色体团之间仍然留有纺锤体部分。

5. 末期(telophase) 末期指从子染色体到达两极开始至形成两个子细胞为止的时期。此期的主要过程是子核的形成和细胞体的分裂。子核的形成大体上是经历一个与前期相反的过程。在后期末,随着染色体移动到两极,染色体可因其组蛋白 H1 的去磷酸化而发生解螺旋,伸长、松散为细丝状染色质纤维;分散在细胞质中的核膜小泡相互融合,其周围也有内质网成分。内质网及原来崩解的核膜片段重新聚合,形成两个子细胞核的完整核膜。核孔重新组装,去磷酸化的核纤层蛋白又聚合形成核纤层,并连接于核膜上;RNA 合成恢复,核仁重新出现,两个子细胞核形成。核仁的形成与特定染色体上的核仁组织区的活动有关。

当细胞分裂进入后期末或末期初,在赤道部位的细胞膜内侧,出现了大量肌动蛋白和肌球蛋白聚合形成的环状结构,称收缩环(contractile ring)。随着收缩环的收缩,赤道部位细胞膜内陷,形成分裂沟(cleavage furrow),随着分裂沟的逐渐加深,最终将细胞质分为两部分。

母细胞体一分为二的过程称胞质分裂(cytokinesis)。核分裂与胞质分裂通常伴随进行,但彼此间相互独立。果蝇早期胚胎细胞核可以连续分裂 13 次而不进行胞质分裂。动物细胞中胞质分裂发生的时间及部位与纺锤体的作用密切相关。在胞质分裂初期,细胞膜总是在与纺锤体相垂直的赤道面上折叠形成分裂沟;在分裂沟形成的初期,若用显微操作的方法移动纺锤体在细胞中的位置,分裂沟将消失,而在纺锤体新的位置上将有新的分裂沟形成。

综上所述,有丝分裂包括核分裂及胞质分裂两个过程,其实质是通过细胞骨架的重排,将染色质与细胞质平均分配到子细胞中。染色质凝集、纺锤体及收缩环的出现是有丝分裂活动中 3 个重要特征,也是生物进化的结果。细菌细胞仅有一条 DNA,没有微管和微丝,细胞分裂时已复制的 DNA 不发生凝集,仅附着于细胞膜上,借助细胞膜的变化将两条 DNA 分配到两个子细胞中。真核细胞中,伴随着生物的进化,其 DNA 含量逐渐增多,并包装于数条染色质内,分散于细胞核中,在此种情况下,要保证遗传物质平均分配到子细胞中去,染色质凝集成形态、数量一定的染色体,需要微管再分布后形成纺锤体。

在有丝分裂过程中,蛋白质的磷酸化与去磷酸化是细胞许多形态变化产生的分子基础,如染色质凝集与去凝集、核膜的解聚与重建等。此外,蛋白质的磷酸化状态还可影响分裂细胞的黏附性。例如,有丝分裂时,细胞彼此间及细胞与胞外基质间连接松弛,即与此相关。

三、配子发生与减数分裂

配子发生(gametogenesis)是有性生殖过程中精子和卵子的形成过程,是个体发育的前奏。配子发生的特点是除有丝分裂之外,在成熟期都要进行减数分裂(meiosis)。

(一)精子的发生

精子发生(spermatogenesis)是指从精原细胞发育成熟形成精子并排出体外的一个连续过程,历经 64～72 天。该过程在睾丸曲细精管内进行(图 4-5)。在睾丸曲细精管上有规律地分布着各期生精细胞。精子发生可分为增殖期、生长期、成熟期和变形期四个时期。

1. 增殖期 精原细胞一般位于精巢管靠近基膜边缘的位置。精原细胞为卵圆形或多角形,直径为 9～10 μm。核呈卵圆形,直径 6～7 μm,占据整个精原细胞体积的大部分。核内染色质较均匀,部分染色质凝聚成异染色质团块。紧靠核外膜处可见进入细胞质的部分染色质。细胞质中可见一些大小不同的膜囊和泡状结构。精原细胞分为 A、B 两种类型。A 型精原细胞可进一步分为 Ad 型精原细胞和 Ap 型精原细胞。正常情况

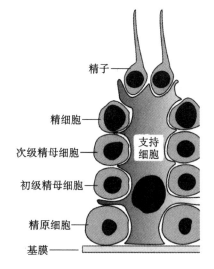

图 4-5 精子的发生模式图

下，Ad 型精原细胞不发生任何有丝分裂，具有自我更新能力，被视为精子发生的精原干细胞；Ap 型精原细胞则通常分化增殖为两个 B 型精原细胞。B 型精原细胞经数次分裂后个体增大为初级精母细胞（primary spermatocyte）。随后，初级精母细胞开始 DNA 合成过程。精原细胞中的染色体数目是二倍体（2n），人类精原细胞具有 46 条染色体（23 对）。

2. 生长期 B 型精原细胞通过有丝分裂产生初级精母细胞，染色体数目仍为 2n，初级精母细胞为卵圆形，有一个较大的圆形核，核染色质颗粒着色深，主要分布于靠近核内膜的位置。细胞质中的核糖体丰富，分布亦较均匀。

3. 成熟期 初级精母细胞形成后，迅速进行减数分裂Ⅰ，形成两个次级精母细胞（secondary spermatocyte）。次级精母细胞时期，核发生明显变化。起始阶段，核异染色质数量增加并相互之间连成浓密粗网状。细胞质中囊泡数量增加。随后，核经历减数分裂的变化。这是次级精母细胞区别于初级精母细胞的最重要特征。每个次级精母细胞再经减数分裂Ⅰ，结果共形成 4 个精细胞（spermatid）。染色体数目减少一半，变为 n。早期精细胞核呈圆形，染色质高度浓缩，细胞质电子密度也很高。整个细胞成为电子密度极高的均匀球体，直径为 3.5～4 μm。精细胞各自分开，位于一个单独的小腔穴中发育。中期的精细胞，细胞质中出现大小不等的高尔基囊泡，并在核的一端相互融合形成泡状结构，即顶体囊。在顶体形成过程中，电子密度逐渐增大，其中蛋白质水解酶逐渐浓缩。顶体囊与细胞核之间有明显的膜界限。晚期的精细胞，顶体囊中的蛋白酶进一步沉积浓缩，电子密度增大。顶体囊也逐渐向前伸长，形成棘状突起。以人为例，精细胞中只有 23 条染色体。因此，这两次连续的分裂合称为减数分裂。由于次级精母细胞的间期很短，它们很快就进行第二次成熟分裂而形成两个精细胞。

4. 变形期 在变形期，精细胞完成分化形成精子。精子位于生精小管的管腔中，精子聚集成束，一般头部朝向管壁或深埋在支持细胞的细胞质中。哺乳动物成熟精子外形像蝌蚪，其基本结构包括头部、颈部和尾部，人精子全长约 60 μm。精子形成初期，细胞质相对均匀地包围在核外周，其间偶见结构简单的线粒体。随着精子成熟，细胞质逐渐丢失减少，仅在顶体和核之间有一条月牙形的细胞质带，电子密度比核质高。而相对于顶体另一端，几乎没有细胞质的存在，仅残留一些膜性结构。精子的核染色质则从精子细胞的高度凝聚浓缩状态解聚为弥散状态。核区电子密度变得很低，核质由絮状染色质构成。核仁一个，位于细胞核的近中央位置。核膜不完整，仅由若干不连续的膜性结构与精子质膜形成精子底部边界。

（1）头部：各种动物精子的形态大同小异，头部的差异较为显著。精子头部主要由细胞核、顶体及少量细胞质组成，呈圆球形、长柱形、螺旋形、梨形和斧形等。精子头部形状由细胞核和顶体的形状决定。

①顶体形成：精子的高尔基复合体经过变化形成一个大的囊泡，称为顶体泡（acrosomal vesicle）。然后，顶体泡与精子细胞膜、核膜相互贴近并增大，凹陷为双层膜帽覆盖于细胞核的前端，状如帽子，即为顶体（acrosome）。顶体是一种膜系细胞器，内含有多种水解酶和糖蛋白，如透明质酸酶、酸性磷酸酶、顶体蛋白酶等，总称顶体酶。受精时顶体酶释放，有助于精子穿过卵的透明带。

②核染色质凝聚：在精子的细胞核中，与 DNA 结合的组蛋白相继被过渡蛋白、鱼精蛋白替换。然后 DNA 与鱼精蛋白结合，形成高度浓缩的 DNA-鱼精蛋白复合体，使 DNA 处于稳定的非转录状态；并以一种独特的方式包装在一个极小的空间内，形成一个染色质高度浓缩的精子细胞核，伴随大量细胞质的丢失。若组蛋白未被鱼精蛋白完全替代，或过渡蛋白在细胞核内持续存在，则精子不能发育成熟。这种未发育成熟的精子没有受精能力，在精液中比例过高，常导致男性不育。

（2）颈部：此部最短，位于头部以后，由中心体构成的节柱连接头尾，又称为连接段。它前接细胞核的后端，后接尾部。核膜虽为双层膜结构，但两层膜之间的间距很小，而且只有在核后端与颈部的连接处有核膜孔。

（3）尾部：颈后的尾部又分为三部分，即中段（middle piece）、主段（principle piece）和末段（end piece）。主要结构是贯穿于中央的轴丝（axoneme）。精细胞的两个中心粒移向细胞核的尾侧，微管形成轴丝，伸向细胞尾部，随细胞变长相应伸长，部分线粒体聚集在轴丝近侧段形成线粒体鞘，细胞质向尾部汇集并脱落。精子轴丝的结构与动物的鞭毛（或纤毛）相似，基本是"9＋2"型，即位于中央的 2 条是单根的微管，外周是 9 条双联微管，经过上述变化，精子变为蝌蚪状（图 4-6）。

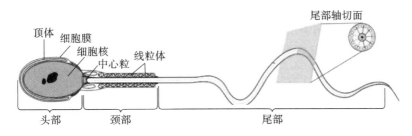

图 4-6　精子结构模式图

精子获能

（二）卵子发生

从卵原细胞（oogonium）发育为卵子的过程称为卵子发生（oogenesis）。动物卵子的发育和成熟的过程包括增殖期、生长期和成熟期这三个发育阶段。

1. 增殖期　哺乳动物卵巢内卵原细胞增殖及形成卵母细胞都是在胎儿出生前或出生后不久完成的。在人胚胎第 6 周时，生殖嵴有 1000～2000 个原始生殖细胞，它们以分化方式成为卵原细胞。至第 20 周时，生殖细胞约为 700 万个，其中约 200 万个为卵原细胞，约 500 万个已发育成初级卵母细胞。在卵巢内，卵原细胞通过有丝分裂大量增殖，可延续至胚胎第 6 个月。此后，大多数卵原细胞发生凋亡，到胎儿出生时卵巢含有的初级卵母细胞约 100 万个，其中绝大多数已经进入第一次减数分裂前期的双线期。出生后初级卵母细胞继续退化、死亡，至青春期时，初级卵母细胞只有 3 万～4 万个。因此，哺乳动物的卵子发生是从胎儿出生到排卵这一时期。卵原细胞中，有二倍数染色体（2n），所以也是二倍体。以人为例，卵原细胞中有 46 条染色体。

2. 生长期　卵原细胞体积增大成为初级卵母细胞（primary oocyte），细胞内积累了大量卵黄、RNA 和蛋白质等物质，合成和储存受精后的胚胎发育所需各类信息。在减数分裂诱导物质的诱导下，初级卵母细胞进入减数分裂Ⅰ并停止在前期Ⅰ的双线期，其染色体仍为二倍体（2n）。初级卵母细胞的生长期较长，可持续数日至数月，有的可达数十年。生长期的卵母细胞核内核仁增大增多、合成活跃，细胞核膨大，称为生发泡（germinal vesicle）。细胞质中合成并储存核糖体及各种核糖核酸，它们结合翻译为各种不同的结构蛋白，在高尔基复合体内合成皮质颗粒。线粒体大量增加，初级卵母细胞体积增大，多黄卵中营养物质的积累使得细胞体积可增加 200 倍。哺乳动物胎儿的营养由母体供应，因此不需要储备大量营养物质。鱼类、两栖类等动物的卵子中含有大量的卵黄，所以在生长期时卵母细胞含有许多核糖体和粗面内质网，可合成内源性的卵黄物质；同时，卵母细胞伸出突起，吸收外源性的卵黄物质。

女性生殖细胞在卵泡（follicle）中发育，卵泡的发育过程分为 4 个阶段。

（1）原始卵泡（primordial follicle）：由中央 1 个初级卵母细胞与其周围 1 层卵泡细胞（follicular cell）构成，初级卵母细胞由胚胎期卵原细胞分化而成。

（2）初级卵泡（primary follicle）：由中央 1 个初级卵母细胞与其周围的单层或多层卵泡细胞构成。卵泡周围的间质细胞逐渐密集形成卵泡膜。在卵母细胞与卵泡细胞间出现一层以糖蛋白为主要成分的非细胞性结构，称为透明带（zona pellucida），具有很强的抗原性，其表面有特异性受体，能对同种精子进行专一性的识别与结合，从而使受精过程具有物种专一性。

Note

（3）次级卵泡（secondary follicle）：当卵泡细胞增至6～12层时,细胞间出现一些大小不等的腔并逐渐合并成一个大的卵泡腔。腔内充满由卵泡细胞分泌和从血管渗透来的卵泡液,内含透明质酸酶和性激素。沿透明带周围卵泡细胞呈放射状排列,称放射冠（corona radiata）;其余的卵泡细胞沿卵泡腔分布,称颗粒层。卵泡膜分化为内、外两层。次级卵泡的生长主要受促卵泡激素（follicle-stimulating hormone,FSH）的影响,大的次级卵泡可发育成熟和排卵,小的次级卵泡大部分将闭锁。

（4）成熟卵泡（mature follicle）：卵泡液增多和卵泡腔扩大,将初级卵母细胞和其周围的卵泡细胞挤至卵泡一侧,形成突向卵泡腔的突起,称为卵丘（cumulus oophorus）。此时的卵泡称近成熟卵泡或囊状卵泡。当囊状卵泡增大至直径为15～20 mm时向卵巢表面突出,即为成熟卵泡。

3. 成熟期　随着垂体促性腺激素的大量分泌,黄体生成素（luteinizing hormone,LH）渗入卵泡液,促使初级卵母细胞恢复并完成减数分裂Ⅰ,形成2个细胞:一个是次级卵母细胞（secondary oocyte）;另一个细胞很小,称为第一极体（first polar body）。减数分裂Ⅱ后,次级卵母细胞形成1个卵细胞和1个小的细胞即第二极体（second polar body）;第一极体则形成2个第二极体,第二极体不能继续发育而退化、消失。卵细胞即成为卵子,它们都具有单倍数染色体（n）,人类即有23条染色体。这样1个初级卵母细胞经过减数分裂形成1个卵细胞和3个极体（图4-7）。

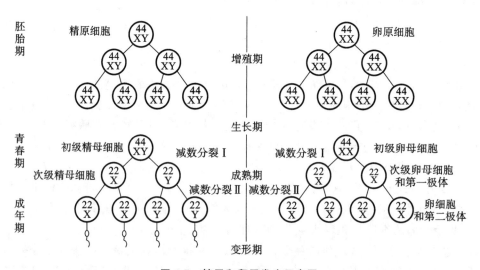

图4-7　精子和卵子发生示意图

胚胎自第5个月后,卵巢中的生殖细胞不再分裂且大量退化消失。新生儿两侧卵巢共有70万～200万个原始卵泡,青春期已减少到约4万个。卵泡生长速度较慢,1个原始卵泡发育至成熟排卵,并非在1个月经周期内完成,而是跨几个月经周期才能完成。在1个月经周期内,卵巢虽然有若干不同发育状况的卵泡,但其中只有1个卵泡发育至一定大小时才可在垂体促性腺激素作用下,于月经周期增生期内迅速生长成熟并排卵。卵子的形成都要经过减数分裂,但是在初级卵母细胞完成减数分裂Ⅰ后,只形成一个大的次级卵母细胞并排出第一极体。排卵时,次级卵母细胞停留在减数分裂Ⅱ中期,必须在精子入卵后卵子才完成减数分裂Ⅱ,并排出第二极体,形成卵细胞,第二极体在随后的发育中退化、消失。若未受精,次级卵母细胞在24 h内死亡。

（三）减数分裂

减数分裂（meiosis）是指有性生殖的个体在形成生殖细胞过程中发生的一种特殊分裂方式,仅发生在生命周期某一阶段。经过减数分裂,有性生殖生物配子中的染色体数目由$2n$变为n。受精后雌雄配子结合形成的受精卵中染色体数又恢复为$2n$,从而保证了有性生殖遗传中染色体数目上的恒定。

1. 减数分裂Ⅰ 第一次减数分裂进程中细胞内发生复杂的生化和形态变化,可进一步分为前期Ⅰ、中期Ⅰ、后期Ⅰ和末期Ⅰ。

(1) 前期Ⅰ:减数分裂的特殊过程主要发生于此期。此期主要事件为同源染色体配对、交换与重组,随后随机分离进入 2 个子代细胞。根据细胞形态变化的特点,前期Ⅰ通常被人为划分为 5 个时期:细线期、偶线期、粗线期、双线期、终变期。

① 细线期(leptotene):细胞核及核仁的体积均增大,核中的染色体呈细线状,此时染色体的复制已完成,但在光学显微镜下观察不到染色单体,所以每条染色体呈一条细线,称为染色线(chromonema)。细线状染色体通过其端粒附着于核膜上,在局部出现成串的、大小不一的柱状结构,称为染色粒(chromomere)。

② 偶线期(zygotene):染色质进一步凝聚,分别来自父母、形态及大小相同的同源染色体(homologous chromosome)从靠近核膜的某一点开始相互靠拢在一起,在相同位置上的染色体准确地配对,这个过程称为联会(synapsis)。联会的结果是每对染色体形成一个紧密相伴的二价体(bivalent)。人的 23 对染色体形成 23 个二价体。

联会时,同源染色体之间沿着纵轴方向形成的一种特殊的结构,称为联会复合体(synaptonemal complex)。电镜下,每个联会复合体呈三条纵带状结构,总宽度为 150~200 nm,两侧电子密度高的为侧体,属于同源染色单体的一部分;中央区较明亮,正中由蛋白质构成的暗色纵线,为中央成分,中央成分和侧体之间经梯形排列的横纤维相连接。联会复合体中央区有直径约 90 nm 的蛋白质集合体,称为重组结(recombination nodule),形状多为圆形、椭圆形或棒形(图 4-8)。联会染色体主要由蛋白质、RNA 及少量 DNA 组成。联会复合体是同源染色体配对过程中细胞临时生成的特殊结构,对于同源染色体配对、交换和分离均发挥重要作用。

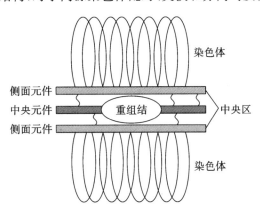

图 4-8 联会复合体模式图

③ 粗线期(pachytene):通过联会紧密结合在一起的两条同源染色体,进一步螺旋化凝聚而变得短粗。在光学显微镜下可以看到每个二价体都是由两条同源染色体组成的,每条染色体有 2 条染色单体连于 1 个着丝粒。这样每个二价体含 4 条染色单体,称为四分体(tetrad)。同源染色体的姐妹染色单体之间互称非姐妹染色单体(non-sister chromatid),见图 4-9。

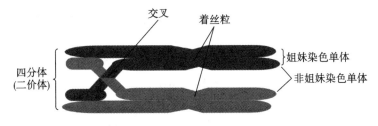

图 4-9 非姐妹染色单体交叉模式图

127

重组结中含有大量与 DNA 重组有关的酶,是一个多酶集合体。重组结的数目与交叉的数目大致相等,重组结在联会复合体的分布与交换的分布基本一致。因此,一般认为重组结是与交换有关的结构。粗线期的过程较长,可达几天,甚至数月。人的粗线期约为 16 天。

④双线期(diplotene):作为临时性亚细胞结构的联会复合体在双线期发生去组装,逐渐趋于消失,紧密配对的同源染色体相互分离。同源染色体的大部分片段分开,但仍在非姐妹染色单体之间的某些部位上,残留一些接触点,称为交叉(chiasma)。交叉被认为是粗线期同源染色体交换的形态学证据。同源染色体的交叉部位和数量与物种、细胞类型、染色体长度等有关,一般每个染色体至少有一个交叉,染色体较长,交叉也较多。在人的生殖细胞中,每个二价体平均有 2.36 个交叉。随着二价体进一步螺旋化、缩短,联会复合体解体,联会的同源染色体相互排斥而发生分离,交叉点逐渐向两端移动,称为交叉端化(chiasma terminalization)。此期中,初级卵母细胞中有 rRNA 的扩增,形成大量核糖体,供早期胚胎发育使用。

⑤终变期(diakinesis):二价体高度螺旋化,变得非常粗短并移至细胞核的周边区。交叉数目减少,一般只有二价体的端部保留交叉。此期核仁消失,核膜逐渐解体,纺锤体装配完成,在其作用下染色体开始移向细胞中部的赤道面上。终变期结束标志着前期Ⅰ完成。

(2)中期Ⅰ:各二价体排列在赤道面上,纺锤体形成,纺锤丝的微管与着丝粒区的动粒相连。一对同源动粒朝向两极。这时,二价体仍有交叉联系着。

(3)后期Ⅰ:二价体中的同源染色体彼此分开,分别被纺锤丝拉向两极,每一极只获得同源染色体中的一条,即二分体(dyad)。结果导致每极的染色体数为细胞原有染色体数的一半,以人为例,分裂后所形成的细胞中,只有 23 个二分体,而且发生重组(交换)。因此,后期Ⅰ是减数分裂中染色体减半的关键时期。因为粗线期中同源染色体的非姐妹染色单体发生了交换,所以每条染色体的染色单体上的 DNA 并不相同。非同源染色体之间以自由组合的方式进入两极,有利于生物变异与进化。

(4)末期Ⅰ:各二分体移向两极后,到达两极的非同源染色体又聚集起来,核膜、核仁重新出现,然后细胞分裂为两个子细胞。

减数第二次分裂与减数第一次分裂紧接,也可能出现短暂停顿。DNA 不再复制。每条染色体的着丝粒分裂,姐妹染色单体分开,分别移向细胞的两极,有时还伴随细胞的变形。

2. 减数分裂Ⅱ　第二次减数分裂过程与有丝分裂基本相同,可分为前期Ⅱ、中期Ⅱ、后期Ⅱ、末期Ⅱ这 4 个时期。

(1)前期Ⅱ:与前期Ⅰ相似。末期Ⅰ松散的染色体再次凝聚,核膜崩解、核仁消失,再次形成纺锤体。

(2)中期Ⅱ:各二分体的着丝粒排列到细胞中央的赤道面上形成赤道板。注意此时已经不存在同源染色体了,着丝粒纵裂形成两条染色体。

(3)后期Ⅱ:每条染色体(二分体)的着丝粒分离,两条姐妹染色单体也随之分开,成为两条染色体。在纺锤丝的牵引下,两条染色体分别移向细胞的两极。

(4)末期Ⅱ:到达两极的染色体,解旋、伸展,分别进入两个子细胞中。核膜、核仁重现,两个子细胞只含有单倍数染色体。至此,第二次减数分裂结束。

上述过程中,染色体只复制一次,细胞连续分裂两次,这是染色体数目减半的一种特殊分裂方式。减数分裂和受精作用不仅是保证物种染色体数目稳定的机制,同时也是物种适应环境变化不断进化的机制。

3. 减数分裂的生物学意义　①保证了有性生殖生物个体世代之间染色体数目的稳定性。减数分裂导致了性细胞(配子)的染色体数目减半,即由体细胞的 $2n$ 条染色体变为 n 条染色体的雌、雄配子,再经过两性配子结合,合子的染色体数目又重新恢复到亲本的 $2n$ 水平,使有性生殖的后代始终保持亲本固有的染色体数目,保证了遗传物质的相对稳定。②为有性生殖过程中创造变异提供了遗传的物质基础。③各对非同源染色体之间以自由组合方式进入配子,为自然选择提供了丰富的材料。④在减数分裂的粗线期,由于非姐妹染色单体上对应片段可能发生交换,同源染色体上的遗传物质发生重组,可形成不同于亲代的遗传变异。

有丝分裂和减数分裂之间的联系和区别总结如表 4-1 所示。

表 4-1 有丝分裂和减数分裂的比较

项 目	有 丝 分 裂	减 数 分 裂
发生范围	体细胞	生殖细胞
分裂次数	1 次	2 次
前期	无染色体的配对、交换、重组	有染色体的配对、交换和重组(前期Ⅰ)
中期	二分体排列在赤道面上	四分体排列在赤道面上(中期Ⅰ)
后期	染色单体移向细胞两极	同源染色体分别移向细胞两极(后期Ⅰ)
末期	染色体数目不变	染色体数目减半(末期Ⅰ)
分裂结果	子细胞染色体数目与分裂前相同,子细胞遗传物质与亲代细胞相同	子细胞内染色体数目比分裂前减半,子细胞遗传物质与亲代细胞及子细胞之间均不相同
持续时间	一般为 1~2 h	较长,可为数月、数年、数十年

四、细胞增殖及其调控

(一)细胞增殖有关的概念

生长和增殖是生物的基本特性,无论是单细胞的生物还是多细胞的生物,每个细胞都必须进行生长和分裂。细胞增殖(cell proliferation)是细胞的重要生理功能之一,是生物体的重要生命特征,是生物体生长、发育、繁殖以及遗传的基础。细胞通过分裂形成的新细胞必须具有与亲代细胞相似的遗传性,因此,细胞分裂的前提是遗传物质的复制,各种细胞器及生物大分子的倍增与细胞体积的增大。细胞通过分裂,将复制的遗传物质均等地分配到两个子细胞中,保证了细胞遗传的稳定。

细胞增殖周期(cell proliferation cycle),简称为细胞周期(cell cycle),是指细胞从一次有丝分裂结束开始到下一次有丝分裂结束为止所经历的全过程。细胞周期具有高度精确的特性,首先必须实现细胞分裂前遗传物质的精确复制,进而通过细胞分裂确保子细胞遗传物质的精确分配。细胞周期是细胞生命活动的基本过程,细胞在周期时相的变迁过程中进入增殖、分化、衰老和死亡等不同的生理状态。

细胞周期可分为有丝分裂期和分裂间期两个基本的部分。有丝分裂期又称为 M 期,而分裂间期则分为 DNA 合成前期(G₁期)、DNA 合成期(S 期)、DNA 合成后期(G₂期)。M 期和 S 期是细胞周期的两大关键环节,M 期一结束,2 个子代细胞就形成了,这也标志着这一轮细胞周期的结束。细胞周期具有高度精确性,绝大多数真核细胞的细胞周期严格按照"G₁期—S 期—G₂期—M 期—G₁期"的规律连续循环(图 4-10)。

细胞周期是一个相当复杂的过程,不同类型的细胞周期持续的时间不完全相同,而且细胞的分裂状态各异。细胞周期时间(cell cycle time,Tc)是指细胞经历一次细胞周期所用

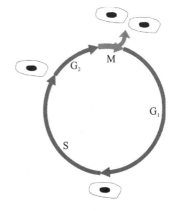

图 4-10 细胞周期示意图

的时间。不同的生物、不同的组织以及机体发育的不同阶段，细胞周期时间差异很大。周期短的不足 1 h（如卵裂期细胞），周期长的可达 1 年（如肝细胞），甚至有些细胞的周期和人的寿命一样长（如骨骼肌细胞和神经细胞）。

此外，细胞周期的长短还与细胞体积大小有关。同类细胞中，体积大的能够较快地进入 S 期，而体积小的需经过较长的 G_1 期，方可进入 S 期。

细胞周期所持续的时间一般为 12～32 h。人的细胞周期约为 24 h，分裂期 30 min，G_1 期 9 h，S 期 10 h，G_2 期 4.5 h。M 期所持续的时间较短，一般为 30～60 min；根据细胞的类型和所处的条件不同，分裂间期的时间跨度也不同，有几小时、几天、几周或更长时间。

不同生物的细胞周期时间是不同的，同一系统中不同细胞的细胞周期时间也有很大的差异。一般说来，S 期＋G_2 期＋M 期的时间变化较小，而 G_1 期持续时间的差异可能很大。如小鼠食管和十二指肠上皮细胞同属于消化系统，它们的细胞周期时间却明显不同，分别为 115 h 和 15 h。这种差异主要是由 G_1 期的不同造成的，因为食管上皮细胞的 G_1 期长达 103 h，而十二指肠上皮细胞的 G_1 期仅为 6 h。由此看来，细胞周期的长短主要取决于 G_1 期的长短（表 4-2）。

表 4-2　几种不同类型细胞的细胞周期时间比较

细胞类型	细胞周期各时相/h				
	G_1 期	S 期	G_2 期	M 期	合计
人宫颈癌细胞	8	6	4.5	1.5	20
人骨髓瘤细胞	25～30	12～15	3～4	—	40～49
人骨髓单核细胞					
指数期细胞	5	12.1	2.1	0.5	19.7
半稳定期细胞	30.2	16.2	3.8	0.6	50.8
停滞期细胞	47.7	31.0	7.3	0.7	86.7
中国仓鼠成纤维细胞	2.7	5.8	2.1	0.4	11
小鼠肿瘤细胞	—	12	6	0.5	18.5
小鼠成纤维细胞	9.1	9.9	2.3	0.7	22

（二）细胞周期各时期的特点

1. G_1 期　从细胞分裂完成到 DNA 合成开始的阶段。细胞体积逐渐增大，合成大量 RNA（包括 tRNA、mRNA、rRNA 等）。RNA 的合成导致结构蛋白和酶蛋白的大量合成，而这些酶蛋白又控制着合成新细胞所需成分的代谢活动。G_1 期又分为 G_1 早期和 G_1 晚期两个阶段。细胞在 G_1 早期合成各种在 G_1 期内所特有的 RNA 和蛋白质，而在 G_1 晚期至 S 期则合成 DNA 复制所需要的若干前体物质和酶类，包括胸腺嘧啶激酶、胸腺嘧啶核苷酸激酶、脱氧胸腺嘧啶核苷酸合成酶等，特别是 DNA 聚合酶含量急剧增加。这些酶含量的增加对于充分利用核酸底物在 S 期合成 DNA 必不可少。

（1）RNA 的合成：G_1 期 RNA 的含量迅速增加，与此同时，RNA 聚合酶活性也迅速提高。用 RNA 合成抑制剂便可阻断细胞从 G_1 期向 S 期转换。例如，RNA 合成抑制剂放线菌素 D（actinomycin D）与双链 DNA 结合形成稳定复合物，从而抑制 DNA 修复，还会导致 DNA 的单链断裂，抑制 RNA 的合成，作用于 mRNA 干扰细胞的转录过程，还可使细胞周期停滞在 G_1 期，进而抑制细胞增殖。可见，G_1 期合成 RNA 是细胞进入 S 期的必要条件。

（2）蛋白质的合成：RNA 在此期大量合成，导致蛋白质含量明显增加。S 期所需的 DNA 复制相关的酶类（如 DNA 聚合酶）及与 G_1 期向 S 期转变相关的蛋白质（如触发蛋白（trigger protein）、钙调蛋白（calmodulin，CaM）、细胞周期蛋白（cyclin）等）均在此期合成。触发蛋白是一种不稳定蛋白,它对于细胞从 G_1 期进入 S 期是必需的。只有当其含量积累到临界值,细胞周期才能朝 DNA 合成方向进行。钙调蛋白是真核细胞内重要的 Ca^{2+} 受体,调节细胞内 Ca^{2+} 的水平。钙调蛋白的含量在 G_1 晚期可达到峰值,用抗钙调蛋白药物处理细胞,可延缓细胞从 G_1 期到 S 期的进程。G_1 期蛋白质含量的增加,一方面可能与蛋白质合成增强有关,另一方面则可能与其降解减弱有关。

(3) 蛋白质磷酸化:蛋白质磷酸化作用在此期也较为突出,组蛋白的磷酸化在 G_1 期开始增加,促进 G_1 晚期染色体结构成分的重排,有利于 S 期 DNA 合成。非组蛋白和一些蛋白激酶在 G_1 期也可发生磷酸化,已知大多数蛋白激酶磷酸化作用于底物蛋白的丝氨酸、苏氨酸或酪氨酸位点上。

扫描电镜结果发现,G_1 期细胞变得扁平,表面出现许多泡状结构及指状的微绒毛。当 G_1 期继续进行时,细胞的边缘变薄和变得活跃,呈现皱褶形状。

如前所述,各种细胞的细胞周期时间不同,主要取决于 G_1 期的长短。已知此期细胞合成的触发蛋白起重要作用,只有当这种蛋白合成量的浓度积累达到一定程度时,哺乳动物细胞才能越过 G_1 晚期阶段的一个特定时相位点,称为限制点(restriction point,R 点),从 G_1 期进入 S 期。在此阶段,与 DNA 合成有关的一些酶活性,特别是 DNA 聚合酶活性显著增高。

R 点的限制作用使机体细胞或体外培养细胞处于不同的增殖状态。

①持续增殖细胞:细胞通过 R 点后,始终保持旺盛的增殖活性,连续进行增殖,也称周期细胞。这类细胞分化程度低,能量代谢和物质代谢水平高,对外界信号极为敏感且细胞周期时间较为恒定。它们不断地补充分化、衰老、死亡的细胞,保持组织的更新,维持机体代谢平衡,如上皮基底细胞、胚胎细胞、骨髓造血干细胞、体外培养的对数生长期细胞和恶性肿瘤细胞。

②暂不增殖细胞:细胞较长时间地停留在 G_1 期,合成大量特异性的 RNA 和蛋白质,随后代谢活性下降,处于细胞增殖的静止状态,也称 G_0 期细胞。但是,这类细胞并没有丧失增殖的能力,在适宜的条件下可被激活成为增殖状态。如肝、肾和胰等脏器的实质细胞和皮肤成纤维细胞均属此种类型。

③终末分化细胞:丧失增殖能力,始终停留在 G_1 期,结构和功能发生高度分化,直至衰老死亡,也称终端分化细胞,如哺乳动物的红细胞、角化上皮细胞、肌细胞和神经细胞等。

总之,无论细胞处在细胞周期的哪个阶段,只有 RNA 含量和染色质凝集程度达到一定阈值才能进入具有增殖活性的状态。研究细胞群体中细胞之间增殖动力学的各种变化,为解释细胞对环境信号及药物治疗的不同反应提供了科学依据,对临床医学的理论研究和实践都具有重要意义。

2. S 期 从 DNA 合成开始到 DNA 合成结束的阶段。此期细胞进行 DNA 复制,合成组蛋白及非组蛋白,最后完成染色体的复制。DNA 的复制需要多种酶的参与,包括 DNA 聚合酶、DNA 连接酶、胸腺嘧啶核苷激酶和核苷酸还原酶等。随着细胞由 G_1 期进入 S 期,这些酶的含量或活性可显著增高。

DNA 复制具有严格的时间顺序性。通常在 S 期,GC 含量较高的 DNA 序列早复制,AT 含量较高的 DNA 序列晚复制。就染色质而言,常染色质的复制较异染色质早。对放射自显影技术的研究发现,女性的两条 X 染色体中有一条 DNA 复制延迟,称迟复制 X 染色体。

S 期是组蛋白合成的主要时期。此时细胞质中可出现大量的组蛋白 mRNA,新合成的组蛋白从细胞质进入细胞核,与复制后的 DNA 迅速结合,组装成核小体,进而形成具有两条单体的染色体。除了组蛋白合成以外,在 S 期细胞中还进行着组蛋白持续的磷酸化。中心粒的复制也在 S 期完成。原本相互垂直的一对中心粒彼此分离,各自在其垂直方向形成一个子中心粒,由此形成的两对中心粒在以后的细胞周期进程中将发挥微管组织中心的作用,纺锤体微管、星体微管的形成均与此相关。根据扫描电镜观察结果,S 期细胞的主要形态特征是细胞更为扁平,外表光滑无泡,微绒毛较少且不明显,在细胞边缘上出现垂直的"折"(亮区)。

DNA复制是细胞增殖的关键。细胞增殖的主要物质基础是细胞质和遗传物质的成倍增加,细胞质的合成贯穿于整个细胞周期,遗传物质复制仅局限在S期。正常情况下,只有完成了复制的染色质才能凝集成染色体,进行细胞分裂。当DNA合成过程受到人为阻断时,M期推迟出现,直到这种阻断被解除,DNA复制完成,才会进入M期。有研究将处于S期的细胞和处于G_2期的细胞进行融合,形成双核体细胞,结果发现,处于S期的细胞核会推迟G_2期的细胞核进入M期,只有等到S期的细胞核完成DNA复制之后,两个融合的细胞核才会同时进入分裂期。由此可见,DNA复制的不完全可产生一种使M期延迟的信号。也有研究发现,当处于G_2期细胞的DNA受到损伤(如X射线照射)时,M期的出现也会推迟,直至损伤完全修复为止,说明DNA复制是细胞分裂的首要条件。

DNA复制的启动,需要有一种非组蛋白的启动信号,称为S期激活因子(S-phase activator)。该因子存在于细胞质中,在细胞周期运行到G_1期和S期交界阶段才开始合成,在S期中期含量最高,S期结束时瞬时消失。细胞融合实验证明:用S期细胞与G_1期细胞融合,则G_1期的细胞核提前8 h进入S期,这是因为G_1期细胞已经为DNA复制做了准备,只是缺乏DNA复制的启动信号,当接受了融合细胞S期细胞核的激活因子的信号后,处于G_1期的细胞就可以进入S期。在S期还不断合成新的蛋白质,多为与DNA复制有关的酶,如胸苷激酶、DNA聚合酶等。如果在S期细胞中加入抑制蛋白质合成的药物如嘌呤霉素、环己亚胺等,DNA合成的速度会明显下降,甚至完全停止。在细胞内组蛋白的合成与DNA复制同步进行,合成的组蛋白能迅速地进入细胞核,与核内的DNA及时组装形成核小体。如果在S期细胞中加入抑制DNA合成的药物如阿糖胞苷、羟基脲等,则组蛋白的合成立即终止。可见,DNA和组蛋白在染色质复制过程中互为条件、相互制约,形成联动装置,以保证新合成的组蛋白在数量上适应DNA复制的需要。

3. G_2期 从DNA合成结束到有丝分裂期前的阶段。这一时期为细胞分裂准备期,主要为细胞分裂准备物质条件。G_2期将加速合成新的RNA和蛋白质,如合成一些与M期结构、功能相关的蛋白质和与核膜破裂、染色体凝集密切相关的成熟促进因子。微管蛋白在此期合成达到高峰,为M期纺锤体微管的组装提供了丰富的原料。已复制的中心粒在G_2期逐渐长大,并开始向细胞两极分离。根据扫描电镜观察结果,G_2期细胞的主要形态特征是细胞边缘的"折"仍存在,细胞表面再次出现微绒毛。

4. M期 M期为细胞有丝分裂期。在此期细胞中,染色体凝集后发生姐妹染色单体的分离,核膜、核仁破裂后再重建,细胞质中有纺锤体、收缩环出现,随着两个子细胞核的形成,细胞质也一分为二,由此完成细胞分裂。在有丝分裂期,除非组蛋白外,细胞中蛋白质合成显著降低,其原因可能与染色质凝集成染色体后,其模板活性降低有关。DNA的合成在M期完全被抑制。M期细胞的膜也发生显著变化。细胞变圆,细胞贴壁能力下降,根据这一特点,可进行细胞同步化筛选。

(三) 细胞增殖的调控

细胞周期的演进具有高度精确性,包括细胞周期事件发生的严格时序性、遗传物质复制的精确性以及分配的均等性等。细胞周期调控是一个精细复杂的过程,依赖于复杂的细胞周期调节蛋白网络。2001年诺贝尔生理学或医学奖授予美国科学家利兰·哈特韦尔、英国科学家蒂姆·亨特(Hunt T)和保罗·纳斯(Nurse P),以表彰三位科学家发现了所有真核生物中调节细胞周期的关键分子及其作用,这些研究成果在细胞生长和细胞周期调控方面具有巨大的影响。细胞周期调控系统由一类直接或间接参与细胞周期调控的基因组成,包括细胞周期蛋白(Cyclin)、周期蛋白依赖性激酶(CDK)和CDK抑制因子(CKI)。这三类蛋白共同构成了Cyclin-CDK-CKI的信号调控网络,从而实现了细胞周期全过程的精确调控。

1. Cyclin 真核细胞中的一类蛋白质,随细胞周期进程周期性地出现及消失。Cyclin通过选择性与CDK结合而形成复合物,通过介导CDK激活过程而参与细胞周期的调控。随着近年来研究的进展,Cyclin 的种类越来越多。在哺乳动物细胞中,Cyclin 总共有 8 类,分别是 Cyclin A～H。其中 Cyclin D 有 D1、D2 和 D3 三种,Cyclin B 有 B1 和 B2 两种。所以 Cyclin 连同亚类,总共有 11 种。Cyclin 含量随细胞周期时相的变化而变化,不同的 Cyclin 在不同的周期时相内开始表达,或者是达到含量和活性的峰值。依据出现及发挥作用的细胞周期阶段,Cyclin 可分为 4 类:①G₁ 期细胞周期蛋白:Cyclin D。②G₁/S 期细胞周期蛋白:Cyclin E。③S 期细胞周期蛋白:Cyclin A。④M 期细胞周期蛋白:Cyclin B。

不同的 Cyclin 在分子结构上存在共同点,即均含有一段氨基酸组成保守的细胞周期蛋白框。该保守序列含约 100 个氨基酸残基,可介导 Cyclin 与 CDK 结合而形成复合物,参与细胞周期的调控。在 S 期及 M 期细胞的 Cyclin 分子中还存在一段被称为破坏框的特殊序列,由 9 个氨基酸残基构成,位于蛋白质分子的近 N 端,可通过多聚泛素化蛋白酶体途径介导 Cyclin A、B 的快速降解。Cyclin D 分子结构中虽然没有破坏框,但可通过其 C 端的一段 PEST 序列的介导,发生降解。

2. CDK CDK 为一类必须与 Cyclin 结合后才具有激酶活性的蛋白激酶,可通过磷酸化多种细胞周期相关蛋白,在细胞周期调控中发挥关键与核心作用。现已被鉴定的 CDK 为 CDK1～8。在不同的 CDK 分子结构中,均存在一段相似的激酶结构域,其中有一小段序列高度保守,是介导 CDK 与 Cyclin 结合的区域。

在细胞周期的各个阶段,不同的 CDK 通过结合特定的 Cyclin,使一系列蛋白质磷酸化,由此引发细胞周期中的一些主要事件。表 4-3 介绍了细胞周期中一些主要的 CDK 与 Cyclin 的结合关系及作用特点。

表 4-3 细胞周期中主要的 CDK 与 Cyclin 的结合关系及作用特点

CDK 类型	结合的 Cyclin	作用时期	作 用 特 点
CDK1	Cyclin A	G₂ 期	促进 G₂ 期向 M 期转换
	Cyclin B	G₂ 期、M 期	磷酸化多种与有丝分裂相关的蛋白质,促进 G₂ 期向 M 期转换
CDK2	Cyclin A	S 期	能启动 S 期的 DNA 的复制,并阻止已复制的 DNA 再发生复制
	Cyclin E	G₁ 晚期	使 G₁ 晚期细胞跨越限制点向 S 期发生转换
CDK3	?	G₁ 期	—
CDK4	Cyclin D	G₁ 中晚期	使 G₁ 晚期细胞跨越限制点向 S 期发生转换
CDK5	?	G₀ 期?	
CDK6	Cyclin D	G₁ 中晚期	使 G₁ 晚期细胞跨越限制点向 S 期发生转换

CDK 在整个细胞周期中表达相对恒定,所以在整个细胞周期的调控过程中,有明显周期性表达的 Cyclin 和表达相对稳定的不同的 CDK 相互结合形成复合物,激活 CDK,从而起到在不同的时相精准调控细胞周期的作用。G₂ 期向 M 期进行调控的过程中,CDK 首先与 Cyclin 结合改变 CDK 空间构象,暴露出 CDK 与底物结合的激酶催化活性位点,从而部分激活 CDK 活性。随后 CDK 分子上 3 个重要的磷酸化位点,即第 161 位苏氨酸(Thr161)残基、第 15 位酪氨酸(Tyr15)残基以及第 14 位苏氨酸(Thr14)残基进行多重磷酸化/去磷酸化修饰。Thr161 为激酶活化型磷酸化位点,Thr161 磷酸化后增强 CDK 活性。Tyr15 和 Thr14 为激酶抑制型磷酸化位点,磷酸化后抑制 CDK 活性。因此,CDK 的激酶活性只有在结合 Cyclin 的前提下,分步完成 Thr161 磷酸化及 Tyr15、Thr14 去磷酸化,在 Cyclin 及多重磷酸化/去磷酸化双重作用下才能被完全激活。

3. CKI CDK 的活性也受到 CKI 的负性调节。CKI 是一类对 CDK 活性进行负性调节的蛋白质。目前已知的哺乳动物的CKI可分为两个家族:一类是INK4(inhibitor of CDK4)家族,是CDK4的抑制剂,包括p15、p16、p18、p19等,INK4分子和Cyclin有结构上的相似性,可以通过竞争性结合的方式,阻断Cyclin D-CDK4/CDK6复合物形成,从而阻断细胞周期。另一类是CIP/KIP家族,KIP全称是kinase inhibition protein(激酶抑制蛋白)。代表性分子有p21、p27、p57等。KIP分子也可以阻断Cyclin-CDK复合物形成,KIP在功能上和INK4类似,但是KIP分子的C端差异很大,从而介导了不同KIP分子发挥不同的特异性功能,因此抑制了大多数CDK-Cyclin的磷酸化激酶活性。

综上所述,参与细胞周期内源性调控的核心因子是Cyclin和CDK。其中,Cyclin对于CDK的功能,起到的是正向促进作用,而且Cyclin的周期性积累与降解对细胞周期的进程起着关键性的作用。CDK的活性在结合Cyclin的前提下,需要磷酸化和去磷酸化才能被完全激活。CKI能和CDK或Cyclin或Cyclin-CDK复合物结合,抑制CDK的催化活性,起到负向的抑制作用。这种正负调控的平衡被打破,细胞就可能发生异常增殖。

4. Cyclin-CDK复合物对细胞周期的核心调控 不同的Cyclin-CDK复合物和CKI在细胞周期的不同时期(G₁期、S期、G₂期、M期)发挥作用,共同调控细胞周期的进展。

(1)G₁期中Cyclin-CDK复合物的作用:G₁期Cyclin主要包括Cyclin D1、D2、D3和E。其中,Cyclin D1是发现最早也是研究最深入的Cyclin。Cyclin D1在G₁早期表达,是细胞周期启动因子,也是生长因子感应器。Cyclin D1过表达使细胞加速从G₁期转换到S期,细胞快速通过G₁/S期检测点,S期缩短;阻断或敲除Cyclin D1使细胞发生细胞周期阻滞,可以诱导细胞发生凋亡。Cyclin D能和CDK4/CDK6结合形成复合物(到底是结合CDK4还是CDK6,由细胞种类决定)。Cyclin D与CDK4/CDK6结合,能使CDK4/CDK6的172位Tyr残基发生磷酸化,激活CDK的活性。

Cyclin E的合成开始于G₁中期,在细胞进入S期时表达水平最高,同时Cyclin E的降解也发生在S期,而Cyclin E在G₂期和M期不表达。Cyclin E主要在G₁晚期发挥作用,是G₁期和S期转换的限速因子。在G₁期和S期,Cyclin E能和CDK2形成复合物,能使Rb磷酸化而失活,磷酸化的Rb与E2F分离,失去对E2F转录活化功能的抑制,使细胞从G₁期进入S期。

(2)S期中Cyclin-CDK复合物的作用:S期的Cyclin主要是Cyclin A,在G₁晚期开始增多,在S期和G₂期表达达到峰值,并能检测出激酶活性。如果细胞内Cyclin A表达受到抑制,细胞周期会停滞在S期。当细胞进入S期之后,Cyclin D/Cyclin E发生降解,表达水平迅速降低,从而使G₁期的Cyclin E-CDK2复合物解体。游离的CDK2又能与S期高表达的Cyclin A结合,从而形成Cyclin A-CDK2复合物,启动DNA的复制,并阻止已复制的DNA再发生复制。

(3)G₂期和M期中Cyclin-CDK复合物的作用:M期Cyclin主要是Cyclin B,Cyclin B在G₁晚期开始合成,在S期表达升高,在G₂晚期和M期表达达到峰值,并进入核内与CDK1结合形成复合物,从而激活CDK1的激酶活性。Cyclin B-CDK1复合物又称促成熟因子(maturation promoting factor,MPF)。MPF主要在G₂末期发挥作用,可以引导细胞进入有丝分裂的M期。当细胞退出M期,Cyclin B降解,CDK1失活,底物去磷酸化。在MPF作用下,M期细胞在形态结构上发生变化,如促进染色体的凝集,核膜崩解,纺锤体形成,姐妹染色单体分离,引导细胞进入下一个细胞周期。

5. 细胞周期检测点 细胞中存在着一系列监控系统,可对细胞周期发生的重要事件及出现的故障加以检测,只有当这些事件完成或故障修复后,才允许细胞周期进一步运行,这些监控系统即为检测点。检测点的意义在于确保细胞周期每一事件的有序、全部、正确完成,从而保证细胞在增殖过程中,产生具有正常遗传性能和正常生理功能的子细胞。在细胞周期进程中,G₁期、S期、G₂期和M期分布有不同的检测点,包括未复制DNA检测点、纺锤体组装检测点、染色体分离检测点、DNA损伤检测点。细胞周期检测点是细胞周期顺利运转的保障。

细胞周期
研究历史

(1) 未复制 DNA 检测点:在正常的细胞周期中,DNA 未发生复制时,细胞不能进行有丝分裂。未复制 DNA 检测点的作用主要包括识别未复制 DNA 并抑制 MPF 激活。在裂殖酵母与爪蟾卵细胞提取物中,有两种蛋白激酶在未复制 DNA 检测点发挥着重要的功能,即蛋白激酶 ATR 与 Chk1,它们能阻止未经 DNA 复制的细胞发生分裂。

在 DNA 复制过程中,ATR 在与 DNA 复制叉结合后被激活,由此引起一系列蛋白激酶级联反应,即蛋白激酶 ATR 磷酸化激活 Chk1,Chk1 再磷酸化激活 Cdc25 磷酸酶,使 Cdc25 不能脱掉 M 期 CDK1 上的 Thr14 和 Tyr15 磷酸基团,因此 Cyclin A/B-CDK1 复合物保持失活状态,不能磷酸化启动 M 期的靶蛋白。上述活动可持续发生,直至所有复制叉上 DNA 合成全部完成,复制叉解体,因此细胞必须在 DNA 合成结束后才能进入 M 期。

(2) 纺锤体组装检测点:该检测点的作用主要是阻止纺锤体装配不完全或纺锤体装配发生错误的中期细胞进入后期,监测是否所有动粒都与纺锤体微管正确相连。对酵母纺锤体组装检测点突变体的研究证实,Mad2 是纺锤体组装检测点作用机制中关键的蛋白质。在细胞周期进程中,后期促进复合物(anaphase promoting complex,APC)所介导的分离酶抑制蛋白(Securin)的多聚泛素化控制着中期向后期的转换,Mad2 对 APC 的激活因子 Cdc20 有抑制作用。在中期染色体上,若有某一动粒未与纺锤体微管相连接,Mad2 将结合于该动粒上并被短暂激活,进而与 Cdc20 结合,使 Cdc20 失活,APC 活化及 Securin 的多聚泛素化受阻,姐妹染色单体着丝粒间不能分离,由此阻止了细胞进入后期。一旦染色体上所有的动粒均被动粒微管附着,纺锤体组装完成,Mad2 与动粒的结合停止,恢复其无活性状态,Cdc20 活性抑制状态被解除,引起 APC 相继活化及 Securin 的多聚泛素化,则启动染色单体的分离及细胞向后期的转化。

在细胞周期进程中,末期发生的各种事件及随后的细胞质分裂,均需要 MPF 失活。Cdc14 磷酸酶的活化,使 CDH1 关键位点脱磷酸进而激活,而 CDH1 为 APC 活化因子,促使 Cyclin B 发生多聚泛素化而被降解,导致 MPF 活性的丧失,使细胞进入末期。

(3) 染色体分离检测点:通过监测发生分离的子代染色体在后期末细胞中的位置,来决定细胞中是否产生活化的 Cdc14 磷酸酶,以促进细胞进入末期,发生细胞质分裂,最后退出 M 期。该检测点的存在阻止了在子代染色体未正确分离前末期及细胞质分裂的发生,保证了子代细胞含有一套完整的染色体。

(4) DNA 损伤检测点:在细胞周期进程中,DNA 可能因受到外界化学及物理因素的影响而发生损伤,此时,DNA 损伤检测点将阻止细胞周期继续运行,直到 DNA 损伤被修复。如果细胞周期阻在 G_1 期或 S 期,受损的碱基将不能被复制,由此可避免基因组产生突变以及染色体结构的重排。若细胞周期被阻在 G_2 期,可使 DNA 双链断裂在细胞进行有丝分裂前被修复。

因此,DNA 损伤检测点有 4 种,分别是 G_1 期、G_1/S 期、S 期、G_2/M 期检测点。G_1/S 期检测点的作用是调控细胞从静止状态进入 DNA 合成期;G_2/M 检测点的作用是决定细胞是否一分为二形成两个子代细胞。如果通过 G_2/M 检测点,细胞的染色体收缩,有丝分裂开始。这两个检测点能够监视细胞周期的调控,确保遗传物质准确遗传到子代细胞中。细胞周期调控是在上述检测点作用下,通过对各种调控因子的激活和灭活,使细胞依次启动和完成细胞周期循环的过程。

以上 4 种细胞周期检测点的特点及作用机制总结见表 4-4。

表 4-4 细胞周期检测点的特点及作用机制

检测点类型	作 用 特 点	与作用相关的主要蛋白质
未复制 DNA 检测点	监控 DNA 复制,决定细胞是否进入 M 期	ATR、Chk1、Cdc25、Cyclin A/B-CDK1
纺锤体组装检测点	监控纺锤体组装,决定细胞是否进入后期	Mad2、APC、Securin

续表

检测点类型	作用特点	与作用相关的主要蛋白质
染色体分离检测点	监控子代染色体在后期末细胞中的位置,决定细胞是否进入末期及发生细胞质分裂	Tem1、Cdc14、M 期 Cyclin
DNA 损伤检测点	监控 DNA 损伤的修复,决定细胞周期是否继续运行	ATM/ATR、Chk1/2、p53、Cdc2、Cyclin E/A-CDK2

综上所述,Cyclin 在细胞周期进程中起正向调控作用,与 CDK 结合后引起 CDK 活化,而 CKI 在细胞周期进程中起负向调控作用,与 CDK-Cyclin 复合物结合后抑制其活性,三者缺一不可。除 Cyclin-CDK 复合物和细胞周期检测点确保细胞周期每一事件的有序、全部、正确完成外,还有多种因素与细胞周期调控密切相关,如生长因子(一类由细胞自分泌或旁分泌产生的多肽类物质)、抑素(一种由细胞自身分泌,能抑制细胞周期进程的糖蛋白)、胞内信使(如 cAMP/cGMP、RNA 剪接因子)等。对细胞周期调控分子机制的进一步研究,将有助于理解肿瘤细胞中染色体是如何进行重排、丢失或不均等地分配到子代细胞中,从而更好地对肿瘤进行预防、诊断及治疗。

(四) 细胞增殖与医学

细胞通过正常的分裂、增殖、分化与衰老维持着机体自身的稳定,许多生长因子、细胞因子、激素及癌基因产物对 DNA 代谢的调节都是通过影响细胞周期来实现的,许多基因的表达又受到细胞周期的制约。细胞周期失调是肿瘤的主要特征之一。一方面,肿瘤细胞周期异常表现为 Cyclin 的过度表达,导致对 CDK 的正调节作用过强。又或者 CKI 失活,导致对 CDK 负调节作用减弱,造成细胞分化缺乏和细胞过度增殖。另一方面,细胞周期检测点的失调会破坏癌基因与抑癌基因的平衡,激活细胞增殖相关通路,导致细胞过度分裂,最终促使肿瘤的发生和进展。目前研究发现,Cyclin、CDK、CKI 对细胞周期的作用主要通过两条途径来实现,一条是 Rb 为主的调控途径,另一条是 p53 为主的调控途径。

Rb 为主的调控机制

1. Rb 为主的调控途径 Rb 基因(Rb transcriptional corepressor)为视网膜母细胞瘤易感基因,是世界上第一个被克隆和完成全序列测定的抑癌基因。Rb 基因位于人类染色体 13q14.2,基因转录产物约 4.7 kb,表达产物为 928 个氨基酸组成的蛋白质(分子质量约 105 kDa,又称为 P105-Rb)。Rb 蛋白分布于细胞核内,是一类 DNA 结合蛋白,该蛋白具有抑制细胞增殖和细胞转化作用。Rb 蛋白有磷酸化和去磷酸化两种状态,磷酸化是非活性状态,去磷酸化是活性状态,其磷酸化状态为 Rb 基因调节细胞生长分化的主要形式。

p53 为主的调控机制

2. p53 为主的调控途径 p53 基因为研究最为深入和广泛的抑癌基因,被誉为"基因组守护者"。p53 基因定位于人类染色体 17p13.1,基因转录产物约 20 kb,表达产物为编码 393 个氨基酸的核内磷酸化蛋白,分子质量为 53 kDa,具有蛋白质-DNA 和蛋白质-蛋白质结合的功能。p53 基因分为野生型和突变型两种。野生型 p53 蛋白极不稳定,半衰期仅数分钟,具有反式激活功能和广谱的肿瘤抑制作用。现已明确 p53 是细胞生长周期中负性调节因子,与细胞周期的调控、DNA 修复、维持基因组稳定、细胞分化、细胞凋亡等生物学功能有关。

第二节 细胞分化

Note

细胞分化(cell differentiation)是指多细胞生物体中的未特化幼稚细胞逐渐分化成熟、具有特定功能细胞的过程。这是一个复杂的生物学过程,它使多细胞生物体能够执行各种特定的生物学功能。细胞分化过程受到多种信号和调控机制的影响。这些信号可以来自细胞内部、邻近细胞、激素、细胞外基质等。这些信号可以触发基因表达的变化,导致细胞特化。研究细胞分化有助于了解发育过程、组织再生以及疾病的发生机制。细胞分化对于生物学研究和医学应用具有重要意义。此外,干细胞疗法是利用干细胞的多能性和分化潜力来治疗多种疾病的治疗方法。

动物和人类胚胎的三胚层代表不同类型细胞的分化去向,卵细胞在受精后立刻进入反复的有丝分裂阶段,这一快速的分裂时期称为卵裂(cleavage)。在动物早期胚胎发育过程中,受精卵经过卵裂被分割成许多小细胞,这些小细胞组成的中空球体称为囊胚(blastula)。囊胚形成后,便进入原肠胚形成(gastrulation)期。在原肠胚形成期之前,细胞间并无可识别的明显差异。在原肠胚形成期,产生了内、中、外三个胚层,它们具有不同的发育和分化去向:内胚层(endoderm)将发育为消化道及其附属器官、唾液腺、胰腺、肝脏、肺等的上皮成分;中胚层(mesoderm)将发育成骨骼、肌肉、纤维组织和真皮,以及心血管系统和泌尿系统;外胚层(ectoderm)则形成神经系统、表皮及其附属物(图 4-11)。

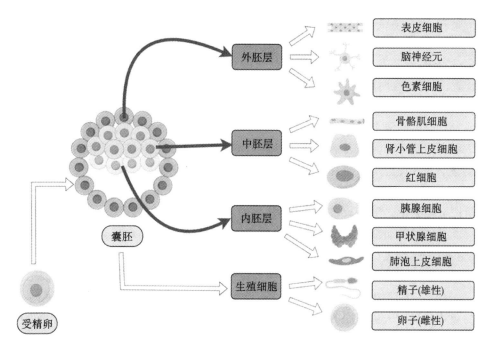

图 4-11 脊椎动物细胞分化示意图

一、细胞分化的发生

(一)细胞分化是基因选择性表达的结果

在细胞分化过程中,细胞会选择性地表达或抑制特定基因,从而决定其特定的细胞类型和功能。这种选择性基因表达是多细胞生物体中实现细胞多样性和功能特化的关键机制。具体如下。

(1)基因表达调控:每个细胞都包含了相同的基因组,但不同类型的细胞具有不同的特征和功能。在细胞分化过程中,某些基因会被激活,而其他基因会被抑制。这一调控过程是高度选择性的,它使细胞能够在表达特定基因的情况下选择特定的细胞命运。

(2)细胞命运决定:细胞分化是一个从多能干细胞到特定功能的成熟细胞的连续过程。通过激活或抑制特定的基因,不同的细胞逐渐选择特定的细胞命运,从而确定细胞的特性。

（3）基因表达网络：细胞内的基因表达是相互关联的网络。当某个关键基因被激活时，它可能导致其他相关基因的激活或抑制。这种复杂的网络效应，有助于细胞在分化过程中获得其特定类型和功能。

（4）细胞特定调控因子：在细胞分化过程中，存在一些特定的调控因子，如转录因子等，它们帮助细胞选择性地表达或抑制基因。这些调控因子与决定细胞命运的选择性表达密切相关。

因此，细胞分化是一个高度调控的过程，其中细胞选择性地表达或抑制基因，以确定其特定的细胞类型和功能。维持多细胞生物体多样性和功能分工的关键在于，支持不同类型的细胞在组织和器官中共同协作以维持生物体的正常功能。

（二）细胞分化是特定基因在时间与空间上的差异表达

在个体发育过程中，多细胞生物体的细胞既有时间上的分化，也有空间上的分化。一个细胞在不同的发育阶段可以有不同的形态结构和功能，即时间上的分化；同一种细胞的后代，由于每种细胞所处的空间位置不同，其环境也不一样，可以有不同的形态和功能，即空间上的分化。在高等动物个体胚胎发育过程中，随着细胞数目的不断增加，细胞的分化程度越来越高，细胞间的差异也越来越大；同一个体的细胞由于所处的空间位置不同而有不同的发育命运，出现头与尾、背与腹等不同。这些时空差异为形成功能各异的多种组织和器官提供了基础。

在分化过程中，不同类型的细胞会选择性地激活或抑制特定基因，这取决于细胞所处的时间点和空间位置。首先，在时间上，在多细胞生物体的发育过程中，细胞会经历不同的发育阶段，每个阶段需要不同的基因表达模式。细胞会在不同的时间点选择性地激活或抑制特定的基因，以适应其当前发育阶段的需求。细胞能够逐渐获得其特定细胞类型和功能。其次，在空间上，不同部位或组织中的细胞可能需要表达不同的基因，以适应其所处的空间位置和组织环境。不同类型的细胞能够形成各种组织和器官，以协同工作来维持生物体的结构和功能。如在胚胎的神经系统发育中，会逐渐分化出多种类型的细胞，如神经细胞和胶质细胞。同基因在神经细胞分化的不同发育阶段会被激活。例如，在神经细胞分化的早期，特定的基因可能会调控神经细胞特征，而在后期可能会调控胶质细胞特征。在骨髓血细胞发育中，造血干细胞会分化出各种血细胞类型，如红细胞、白细胞和血小板。不同类型的血细胞分化发生在不同的部位，如红髓和黄髓。不同细胞类型表达不同的基因，以适应其在不同部位的功能。在免疫系统中 T 淋巴细胞分化成不同的亚型，如辅助 T 淋巴细胞（Th 细胞）和细胞毒性 T 淋巴细胞（Tc 细胞）。同类型的 T 淋巴细胞在不同的免疫环境中表达不同的基因。例如，Th 细胞在感染时可能会表达特定的免疫调节基因，而 Tc 细胞在识别和消灭感染细胞时可能会表达不同的基因。细胞分化过程涉及基因在时间和空间上的差异表达，使不同类型的细胞能够适应其特定的生物学功能和环境，从而形成多细胞生物体及其功能的多样性。

二、细胞分化的机制

生物体中的每种特殊细胞类型都表达构成该物种基因组的所有基因的子集。每种细胞类型均由其特定的受调控基因表达模式定义。因此，细胞分化是细胞从一种细胞类型向另一种细胞类型的转变，并且涉及从一种基因表达模式向另一种基因表达模式的转变。发育过程中的细胞分化可以理解为基因调控的结果。调控基因及其顺式调控模块是基因调控网络中的节点，它们接收输入信息并在基因调控网络的其他地方创建输出。发育生物学中的系统生物学方法强调了研究不同发育机制如何相互作用以产生可预测的模式（即形态发生）的重要性。这种方法对于深入理解细胞分化的机制至关重要，因为它可以帮助揭示各种生物学过程之间的复杂关系和相互影响。

尽管进化上保守的分子过程参与了细胞分化过程中"开关"机制的运作，但这些过程在动物物种中与细菌的基因调控机制存在显著差异。即使在动物的单细胞近亲中,这些基因调控机制也表现出很大的不同。在动物中,一种关键的基因调节蛋白的表达可以启动特定谱系细胞的分化过程。在个体发育的过程中,这种调节蛋白的表达会触发一系列下游基因的表达,形成一个复杂的调控网络。某些基因会被永久性地关闭,而另一些基因则会被持续激活。此外,这些基因的产物通常作为转录因子,进一步通过正反馈机制增强蛋白质的调节作用,从而维持细胞的分化状态。维持一系列细胞分化活动只需要激活参与某一特定发育途径的起始基因。该基因一旦被激活,它就维持在活化状态,能充分诱导细胞沿着某一方向分化,从而导致特定谱系细胞的发育。具有这种正反馈作用的起始基因通常称为细胞分化主导(或主控)基因。例如,在哺乳动物的肌前体细胞向肌细胞分化过程中,myoD 基因起重要作用。myoD 基因在肌前体细胞和肌细胞中表达,它的表达将引起某一级联反应,包括 MRF4、成肌蛋白(myogenin)基因的顺序活化,导致肌细胞分化(图 4-12)。myoD、MRF4 和 myogenin 基因都编码一个含有碱性螺旋-环-螺旋(bHLH)的DNA 结合域的转录因子。一般将 myoD 基因视为肌细胞分化的主导基因。有趣的是,经 myoD 基因转染的成纤维细胞以及其他一些类型的细胞也能够转化为肌细胞。研究资料表明,myf-5 具有 myoD 基因的类似功能。在正常情况下,myoD 基因的表达对 myf-5 基因的表达有抑制效应,Myf-5 蛋白能补偿 MyoD 蛋白功能的缺失。具体而言,动物细胞分化高度依赖于调节蛋白和增强子 DNA 序列的生物分子凝聚物。

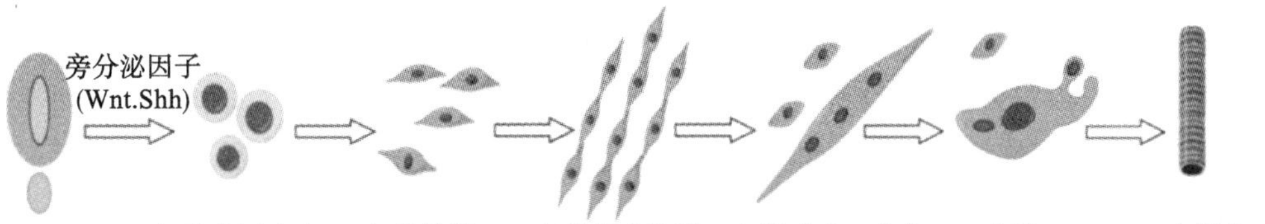

神经管和脊索　肌原细胞　分裂的肌母细胞　细胞排列　肌管开始形成　肌管成熟　肌纤维形成

旁分泌因子
(Wnt.Shh)

细胞命运决定　　细胞扩增　　细胞停止扩增　　细胞融合、分化　　细胞　　有肌肉
(通过激活myoD　(生子作用)　(MRF4、myogenin　(Meltrin和肌肉　继续融合　收缩功能
或myf-5)　　　　　　　　依次激活的同时　特异性蛋白表达)
　　　　　　　　　　　　需要有细胞黏附
　　　　　　　　　　　　因子参与)

图 4-12　细胞分化机制示意图

细胞分化通常由细胞信号转导途径控制。在细胞分化控制过程中,许多在细胞之间传递信息的信号分子称为生长因子。尽管特定信号转导途径的细节有所不同,但这些途径通常有以下步骤。一个细胞产生的配体与另一个细胞的胞外区域的受体结合,诱导受体的构象变化。受体胞质结构域的形状发生变化,受体获得酶活性。然后受体催化、磷酸化其他蛋白质,并使其激活。一连串的磷酸化反应最终激活休眠的转录因子或细胞骨架蛋白,从而促使靶细胞发生分化。不同细胞和组织响应外部信号的能力可能有所不同。

信号诱导是指一系列信号事件的级联,其中细胞或组织向另一细胞或组织发信号,以影响其发育命运。Yamamoto 和 Jeffery 研究了洞穴和地表鱼眼睛形成中晶状体的作用,这是信号诱导的一个典型例子。通过相互移植,Yamamoto 和 Jeffery 发现地表鱼的晶状体泡可以诱导洞穴和地表鱼的眼部其他部分发育,而洞穴鱼的晶状体泡则不能。

其他重要机制属于不对称细胞分裂的范畴,这种分裂可产生具有不同发育命运的子细胞。由于母体细胞质决定簇或信号转导的不对称表达,可能会发生不对称细胞分裂。在前一种机制中,由于母细胞中调节分子的分布不均匀,在细胞质分裂过程中产生了不同的子细胞。每个子细胞继承的不同细胞质导致每个子细胞具有不同的分化模式。例如,果蝇通过不对称分裂形成其体轴图案。RNA 分子是细胞内分化控制信号的重要类型。所有细胞分裂结束时细胞的大小决定了它是否能成为特化的生殖细胞或体细胞。

139

（一）影响细胞分化的内部因素

1. 细胞命运决定　在发育生物学领域，一个目标是了解特定细胞如何发育成最终细胞类型，称为命运决定。胚胎的一些发育过程在细胞和组织水平上进行以形成有机体。这些过程包括细胞增殖、细胞分化、细胞运动和程序性细胞死亡。胚胎中的每个细胞以蛋白质、RNA甚至表面相互作用的形式接收来自邻近细胞的分子信号。几乎所有动物在早期发育过程中都会经历类似的一系列事件，这是一个被称为胚胎发生的保守过程。在胚胎发生过程中，细胞存在于三个胚层中，并经历原肠胚形成期。虽然关于胚胎发生的研究已持续一个多世纪，但直到最近科学家们才发现胚胎发生涉及一组基本相同的蛋白质和mRNA。进化保守性是诸如果蝇、小鼠等生物体被用作模型来研究胚胎发生和发育的原因之一。在研究不同的模型系统时，科学家们发现细胞的命运可以通过多种机制来决定。主要有两种机制：一是细胞内部的转录因子的特定组合，二是细胞与周围细胞之间的相互作用。根据细胞命运的决定机制，细胞可分为三种类型：自主指定细胞、条件指定细胞和合胞指定细胞。

（1）自主指定细胞的命运主要由细胞内部的遗传信息和分子特征决定，受外部环境的影响较小。

（2）条件指定细胞的命运则依赖于与周围细胞的相互作用以及外部信号，表现出较高的环境敏感性。

（3）合胞指定细胞则通过多细胞合体的方式共同决定其命运。

科学家们常通过细胞消融和细胞移植这两种实验方法来验证细胞的命运。在细胞消融实验中，去除特定细胞以观察其缺失对周围细胞和组织的影响。而在细胞移植实验中，将特定细胞移植到不同的环境中以观察其命运是否会改变。这些实验结果有助于确认和理解被研究细胞的命运决定过程。

新型分子工具的发展，尤其是绿色荧光蛋白（GFP）和荧光显微技术等的重大进展，使得对秀丽隐杆线虫及其胚胎细胞谱系的绘制成为可能。这种命运映射技术已被广泛用于研究细胞在分化过程中如何获得特定功能。仅通过观察胚胎发育中的细胞分化，难以揭示推动这一特异化过程的机制。为此，基因和蛋白的敲除、敲除恢复以及过表达等分子技术被应用于探究命运决定的机制。同时，改进的成像工具（活体共聚焦显微镜和超分辨率显微镜）使得实验操作后细胞中分子变化的可视化成为可能，能够与对照组进行精确比较。此外，移植实验可以与基因操作和谱系追踪相结合，进一步加深研究的深度。新的细胞命运测定技术包括使用可诱导的Cre-lox转基因小鼠进行的谱系追踪，其中报告基因（如brainbow）能够用于实验性地映射特定细胞群。这些报告基因在研究大脑和其他组织中追踪细胞分化路径时具有重要作用。

在胚胎发生过程中，对于多次细胞分裂（具体数量取决于生物体的类型），胚胎的所有细胞在形态和发育上都是相同的。这意味着每个细胞都具有相同的发育潜力，并且所有细胞本质上都是可互换的。这些细胞的发育等效性通常通过细胞移植和细胞消融实验来确定。随着胚胎的成熟，结构的出现，更复杂的命运决定开始发生，继而细胞分化，开始执行特定的功能。在正常情况下，一旦细胞具有特定的命运并经历了细胞分化，通常它们就无法恢复到初始的状态；然而，新的研究表明，在某些情况（包括伤口愈合和癌症）下，去分化是可能的。

细胞特定命运可以分为两种状态：不确定状态和确定状态，其中不确定状态指在被定型或指定的状态下，细胞类型尚未确定，细胞对某种命运的任何偏见都可以逆转或转化为另一种命运。如果细胞处于确定的状态，那么细胞的命运就无法逆转或改变。一般来说，这意味着决定分化为脑细胞的细胞不能转化为皮肤细胞。细胞命运确定之后开始发生分化，即结构和功能上的实际变化，从而产生特定的细胞类型。差异化通常涉及外观和功能的变化。

细胞的命运可以通过三种方式被指定：自主规范、条件规范和合胞体规范。

自主规范是由细胞内在特性产生的。它引起细胞多样性发育。细胞固有特性源自母体细胞质决定簇（蛋白质、小调节 RNA 和 mRNA）不对称表达和细胞裂解导致子细胞产生的不同特性。因此，细胞的命运取决于细胞分裂过程中分泌到细胞质中的因子。1887 年，一位法国医学生 Laurent Chabry 在研究被囊动物胚胎时证明了自主规范决定细胞命运。这种不对称细胞分裂通常发生在胚胎发生的早期。

正反馈可能会造成同质性的不对称。在导致不对称的外部刺激或刺激非常弱或无组织的情况下，通过正反馈，系统可以自发地形成自主规范。一旦反馈开始，任何小的初始信号都会被放大，从而产生有效的模式。这通常是在侧向抑制的情况下发生的，其中相邻细胞通过抑制或诱导信号诱导特异化，如 Notch 通过直接诱导谱系定义转录因子和细胞因子的表达，使辅助 T 淋巴细胞分化为 Th1、Th2、Th9 和 Th17 谱系。在 CD8$^+$ T 淋巴细胞中，Notch 可决定是否要发育成终末分化效应细胞或记忆前体细胞。Notch 通过影响 Akt 和 mTOR 通路以及代谢重编程来促进 T 淋巴细胞活化。Notch 信号转导对调节性 T 淋巴细胞具有抑制作用，提供了促进效应 T 淋巴细胞反应的间接机制（图 4-13）。

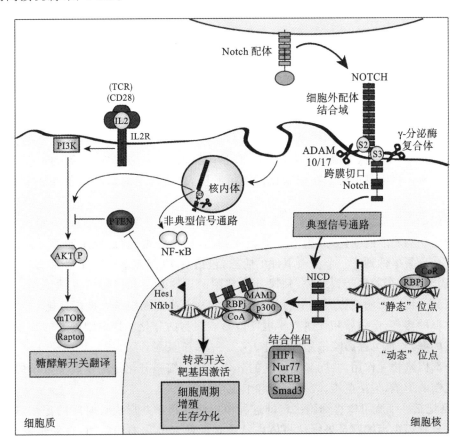

图 4-13 免疫中 T 淋巴细胞分化的 Notch 信号通路

在多发性硬化症、关节炎和哮喘的临床前模型中，通过使用针对 Notch 配体的抗体或化学抑制剂来靶向 Notch 通路，能够减少 T 淋巴细胞介导的病理反应。在小鼠癌症模型中，激活 Notch 通路会增强抗肿瘤 T 淋巴细胞反应。

幼稚 T 淋巴细胞向效应细胞的分化对于应对不同类型的病原微生物并建立免疫记忆至关重要。最新研究表明，Notch 信号通路在所有已知的 T 淋巴细胞效应亚群分化中都发挥着关键作用，这也引发了该通路多样化机制的探讨。临床前模型已显示，通过调控 Notch 通路有望减轻免疫病理反应，这进一步强调了 Notch 在调控 T 淋巴细胞分化和功能中的重要性。因此，Notch 介导的 T 淋巴细胞命运决定机制不仅揭示了其统一原则,还为提供更加精准的治疗细胞类型和特异性环境奠定了基础。

单细胞水平和组织水平的正反馈机制导致了对称性破缺,这一过程是"全有或全无"的。一旦对称性破坏,相关细胞将变得显著不同,形成双稳态或多稳态系统,其中一个或多个细胞被赋予了特定的细胞命运。即使初始的刺激或抑制信号消失,确定的细胞仍会继续沿特定的路径分化,表现出对信号的记忆效应。

在自主指定细胞的实验中,细胞消融和分离的结果如下:如果某个细胞的部分组织被消融,该细胞将因无法补偿缺失部分而被自主指定为特定细胞类型。同样,当特定细胞从整体结构中分离出来时,这些细胞在体外仍然能够形成特定的组织或结构。这表明,信号转导源于组织内部,而非来自中心器官或系统。

与自主规范不同,条件规范是一种依赖于细胞间信号或形态发生素浓度梯度的外在过程。细胞间的感应相互作用是组织图案化的常见模式。在这种机制中,具有相同发育潜力的细胞群体中,只有暴露于外部信号的细胞被诱导进入不同的发育路径,其余细胞则保持原状。

另一种细胞命运决定机制是区域决定,它依赖于细胞在胚胎中的位置(位置值)。例如,当把鸡胚预定形成大腿的中胚层移植到翅膀区域时,该组织不会发育成翅膀,而是形成脚趾组织。

在条件规范的细胞中,指定的细胞需要来自外部细胞的信号转导。因此,如果组织被消融,细胞将能够再生或发出信号以重组最初被消融的组织。此外,如果腹部组织被切除并移植到背部,新形成的组织将是背部组织。这是周围的细胞和组织影响新形成的细胞的结果。

合胞体规范是自主规范和条件规范的混合,在昆虫中发生。这种方法与合胞体内的形态因子梯度作用有关。由于在合胞体中没有细胞边界,这些形态因子可以以浓度依赖的方式影响细胞核。此外,由于多个单核细胞的融合,一个细胞可能包含多个细胞核,细胞的可变分裂会难以确定细胞走向哪一种细胞命运。在细胞化的最后阶段,自主规定的细胞与条件规定的细胞逐渐区分开来。

细胞分化和细胞周期控制之间存在密切的关系。细胞分化是指细胞通过特定的分子和信号途径发生结构和功能上的变化,成为不同类型的细胞,如神经细胞、心肌细胞等。而细胞周期是指细胞从一个分裂事件到下一个分裂事件的阶段,包括 G_1 期、S 期、G_2 期和 M 期。在细胞分化过程中,细胞周期的各个阶段受到调控,确保分化细胞的正确复制和遗传信息的传递。例如,调节因子和信号分子可以影响细胞周期中的关键检测点,从而决定细胞是否进行分化。

细胞内部的器官、蛋白质和代谢产物也可以影响细胞的分化。特定细胞器的数量和功能,以及代谢通路的调控,都可以影响细胞的特性。

这些内部因素相互作用,共同影响细胞的分化过程。细胞分化是一个高度复杂的过程,受到多种调控机制的影响,包括遗传、表观遗传和细胞信号转导等。

2. 细胞记忆　细胞可以将细胞决定的这种作用储存起来并形成长时间的记忆,逐渐向特定方向分化。果蝇成虫盘细胞是果蝇幼虫体内已决定的尚未分化的细胞团,在幼虫发育的变态期之后,不同的成虫盘可以逐渐发育为果蝇的不同器官,如腿、翅、触角等成体结构。有研究人员将成虫盘的部分细胞移植到成体果蝇腹腔内,在果蝇腹腔中移植 9 次、细胞增殖 1800 代之后再移植到幼虫体内,被移植的成虫盘细胞在幼虫变态时,仍能发育成相应的成体器官。

细胞记忆对细胞分化的影响原理或机制涉及细胞在分化过程中如何"记住"其前体细胞状态并将其传递给后代细胞。这种细胞记忆现象通常与表观遗传学和某些调控机制有关。

表观遗传学是通过 DNA 甲基化、组蛋白修饰和非编码 RNA 等机制来调控基因表达的方式。细胞在分化过程中可能会在特定基因上产生表观遗传学标记,这些标记可以在后续细胞分裂中被继承,从而维持特定基因的活性或沉默状态。这可以影响细胞分化的稳定性,使分化状态在多代细胞中得到传承。如干细胞的去甲基化过程是胚胎发育中细胞分化的关键步骤。

细胞内部的信号通路能够调控细胞的命运。在细胞分化过程中,特定信号通路和调控因子会启动或抑制特定基因的表达。这些信号通路和调控因子可能在细胞分化后继续保持活性,以维持细胞分化状态。例如,在干细胞分化为神经细胞时,神经生长因子信号通路可能会在神经细胞分化后继续影响细胞功能和维持神经细胞标志基因的表达。

一些细胞器和亚细胞结构的稳定性和功能可能会影响细胞分化状态的记忆。例如,特定类型的细胞(如肌细胞、神经细胞)拥有独特的亚细胞结构,这些结构的稳定性有助于维持细胞的特定分化状态。

在多细胞组织中,细胞间相互作用可以通过细胞间信号传递和细胞-细胞相互作用,影响细胞分化和细胞记忆。细胞之间的相互作用可能会通过细胞附着、细胞间信号转导和细胞外基质共享来保持特定类型细胞的特征。

尽管细胞记忆机制还处在研究中,但理解这些机制有助于我们更深入地理解细胞分化的稳定性和可塑性,以及了解细胞分化在再生医学和组织工程等领域的应用。

3. 核质之间的相互作用 除了细胞命运决定和细胞记忆之外,核质之间的相互作用在细胞分化过程中扮演了关键角色,影响细胞的基因表达、细胞信号转导和细胞结构,从而调控细胞分化。

细胞内的核质蛋白质通过相互作用来形成复杂的蛋白质网络。这些相互作用可以影响基因的转录、剪接和核内转运。例如,转录因子和辅助蛋白质的相互作用可以调控特定基因的表达,这对于细胞分化是至关重要的。核膜控制着细胞核和细胞质之间分子的交换。在细胞分化过程中,特定信号分子和蛋白质必须穿越核膜,以影响核内事件,如基因转录。这种核膜通透性的调控对于细胞分化和特定细胞类型的维持至关重要。

另外,细胞核内部的组织结构可以影响细胞分化。核内某些区域可能富集了特定蛋白质或RNA,从而调控特定基因的表达。例如,在干细胞分化为神经细胞的过程中,核内的组织结构可能发生变化,以支持神经细胞特定基因的表达。

RNA与核质蛋白之间的相互作用对于RNA的运输、稳定性和翻译都是至关重要的。这些相互作用可以影响细胞中特定基因的表达,从而影响细胞分化。例如,mRNA与核质蛋白复合物的相互作用可以影响mRNA的运输和翻译。

染色质的三维结构在核内的空间组织中起着关键作用。不同类型的染色质互动和折叠可以调控特定基因的可及性。这对于细胞分化中的基因调控至关重要,因为它决定哪些基因会被激活或沉默。

核质之间的相互作用对于细胞分化过程的调控至关重要,因为它们影响了基因表达和信号转导,以确保细胞可以采取适当的形态和功能,以适应其在组织和器官中的特定角色。

(二)影响细胞分化的外部因素

1. 细胞外信号系统 生物体内的细胞可以通过细胞外信号分子相互通信,这些信号分子包括生长因子、细胞因子、激素等。它们可以激活或抑制细胞内的信号转导途径,从而影响细胞的分化方向。例如,Th17细胞作为一种新发现的促炎症细胞,其细胞因子表达谱、分化特征与Th1细胞、Th2细胞明显不同,许多细胞因子和转录因子参与Th17细胞的分化过程。但关于Th17细胞分化的调节机制尚无定论,因此Th17细胞亚群的分化调控一直是研究的热点。研究表明,TGF-β、IL-6是启动Th17细胞分化的关键因子,与ROR-γt等转录因子共同参与Th17细胞的分化调节过程。Th17细胞分化主要由IL-1β、IL-6和IL-23共同诱导完成,其特征是转录因子RORC2的表达和STAT3途径的激活。ROR-γt作为Th17细胞的特异性转录因子,对Th17细胞分化起关键作用,可诱导IL-17和IL-17F细胞因子编码基因的表达,通过TGF-β和IL-6的共同作用,诱导组织中ROR-γt表达,启动ROR-γt信号转导通路,促进Th17细胞的进一步分化,并

Note

维持 Th17 细胞的分泌功能。ROR-γt 特异性高表达可诱导 Th0 细胞向 Th17 细胞分化,并产生大量 IL-17,说明 ROR-γt 参与 Th17 细胞的分化过程,并且是促进 Th0 细胞向 Th17 细胞分化的关键转录因子。Th0 细胞在 IL-6R 和 TGF-βR 与配体作用并传递信号的条件下,STAT3 和 ROR-γt 相继被激活,先启动 IL-12 基因的转录,并使 IL-4 和 IFN 两种基因处于失活状态。IL-12 以自分泌形式使 Th17 细胞的活化进一步加强,再通过 IL23 发挥作用,最终完成并稳定 Th17 细胞的分化。在 Th17 细胞的分化过程中,IL-6 和 TGF-β 通过启动参与自身免疫病(AID)、感染性疾病的发生和移植排斥过程。Th17 细胞主要通过分泌白介素(IL-17A、IL-17F、IL-21、IL22、IL-26)等具有很强的促炎症作用,可导致组织器官的炎症损伤,在炎症性疾病及 AID 中发挥重要作用。IL-17 不仅是 Th17 细胞的特征性细胞因子,也是强烈的前炎症性细胞因子,在介导炎症反应过程中发挥中枢性调节作用,在健康的机体中几乎检测不到。当发生实验性变态反应性脑脊髓炎(EAE)、类风湿关节炎(CIA)、系统性红斑狼疮等 AID 时,IL-17 分泌增加。IL-17 具有强大的招募中性粒细胞、促进多种细胞释放炎症因子、促进细胞增殖及抑制肿瘤细胞生长等多种生物学作用,可导致炎症反应、AID 的发生发展。IL-17 通过诱导其他炎症细胞因子(如 IL-6、TNF、粒细胞-巨噬细胞集落刺激因子(GM-CSF)和前列腺素 E2,以及趋化因子如 MCP1、MIP2 等)的表达,可介导 T 淋巴细胞等炎症细胞在局部的浸润及组织损伤。IL-17 也参与中性粒细胞、DC 的增殖、成熟趋化过程等,并与一些细胞因子一起发挥促进 STAT3 途径,诱导 ROR-γt 和 ROR-α 表达,促进 Th17 细胞分化等作用(图 4-14)。

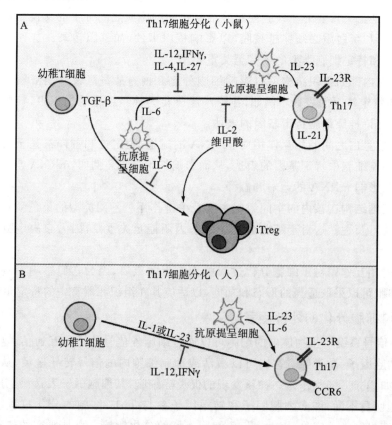

图 4-14 小鼠和人的 Th17 细胞分化

2. 细胞微环境 细胞外基质是细胞周围的支持结构,其主要成分包括胶原蛋白、纤维蛋白、透明质酸等。不同类型的细胞外基质可以提供不同的机械支持和生化信号,影响细胞的形状、迁移、增殖和分化。细胞外基质中的信号分子可以激活或抑制细胞内信号通路,从而决定细胞的分化方向。细胞与邻近细胞之间的相互作用也对细胞分化至关重要。邻近细胞可以释放信号分子,通过细胞间黏附、细胞-细胞识别和相互信号传递来影响细胞的分化方向。这种细胞与邻近细胞之间的相互作用在发育和组织再生中尤为重要。

另外,细胞外环境中的生长因子和细胞因子可以激活或抑制特定细胞的信号转导途径,从而影响细胞的分化。不同类型的生长因子可以诱导细胞朝特定方向分化,这在胚胎发育和组织修复中起重要作用。最后,细胞所处环境的氧气浓度和营养供应也对细胞的分化产生影响。不同类型的细胞对氧气和营养的需求不同,这些因素可以通过影响基因表达和代谢通路来调控细胞的分化。

总的来说,细胞微环境是影响细胞分化的关键因素之一,可以通过多种方式影响细胞的行为和命运。

3. 环境对细胞分化的影响 首先,温度、氧气浓度、pH 等外部生理条件也可以影响细胞的分化。不同类型的细胞可能需要不同的微环境来实现适当的分化。例如,孵化温度可以决定某些爬行动物(如鳄鱼)的性别,在其受精卵发育的一个特定时期,温度是性别分化的决定因子,在低温下孵化产生一种性别,在高温下孵化则产生另一种性别。而哺乳动物 B 淋巴细胞的分化与发育则依赖于外来抗原的刺激。其次,细胞所附着的基质和生物材料也可以影响其分化。细胞所附着的基质可以提供机械支持,同时也可以传递信号以影响细胞行为。例如,碘缺乏将引起甲状腺肿、生长发育迟缓;在妊娠期感染风疹病毒易引起发育畸形,该病毒主要作用于胚胎的视觉器官和心脏,引起先天性白内障和心脏发育畸形。最后,外部刺激,如辐射、药物等,也可以影响细胞的分化。某些药物可以诱导细胞分化或抑制细胞分化,这在医学和生物研究中具有重要意义。

总之,外部因素在细胞分化过程中起着重要作用,细胞的分化方向受到这些因素的调控。研究这些因素对于理解发育、进行生物学研究、再生组织和治疗疾病、研究干细胞治疗等具有重要意义。

三、细胞分化的调控

(一) 基因组的调控

1. 基因的选择性表达是细胞分化的普遍规律 不同类型的细胞在体内执行不同的功能,需要表达不同的基因来满足其特定需求。这种选择性表达有助于确保每种类型的细胞在结构和功能上都能够执行特定的任务。在胚胎发育过程中,细胞朝不同的方向分化,形成各种不同类型的细胞,如神经细胞、肌细胞、皮肤细胞等。这些不同类型的细胞表达不同的基因,以获得其特定的功能。如:神经细胞表达神经相关基因,以形成神经网络;而肌细胞表达肌肉相关基因,以执行肌肉收缩。免疫系统中的不同类型的细胞,如 T 淋巴细胞、B 淋巴细胞和巨噬细胞,表达不同的基因,以执行其特定的免疫功能。T 淋巴细胞表达 T 淋巴细胞受体基因,以识别和攻击感染机体的病原体,而 B 淋巴细胞表达抗体基因,以产生抗体来中和病原体。基因的这种选择性表达有助于维持免疫系统的正常功能。

在细胞分裂过程中,不同的细胞周期阶段需要表达不同的基因,以确保细胞进行正确的复制和分裂。例如,细胞在 S 期表达 DNA 复制相关基因,而在 M 期表达分裂相关基因,以确保细胞分裂顺利进行。

细胞在不同的环境条件下可能需要调整其基因表达,允许不同类型的细胞根据其功能和位置来表达不同的基因,差异化的基因表达是生物多样性的基础,从而促进生物体内各种不同类型细胞的形成。这种适应性的基因表达调整可以使细胞在不同环境下生存和执行功能。

2. 基因组改变是细胞分化的特例 早期研究显示,一些分化的细胞(如果蝇的卵巢滤泡细胞)是果蝇生殖系统中一个复杂而重要过程的产物,其经历分化,以支持卵母细胞的成熟和胚胎的发育。在果蝇卵巢中,最初存在一组称为"辅助生殖细胞"的多功能干细胞。这些干细胞可以自我更新,同时也可以分化成卵巢滤泡细胞。这些卵巢滤泡细胞分化出的数量和类型会根据卵母细胞的成熟和生殖需求进行调控。卵巢滤泡细胞最初围绕在卵母细胞周围,形成一个称为滤泡的结构,为卵母细胞提供保护和支持。卵巢滤泡细胞在卵巢滤泡中经历多个分化步骤,包括分化成梳毛细胞和横纹带细胞。这些不同类型的细胞具有不同的功能,包括维护卵巢滤泡的结构和支持卵子成熟。随着卵母细胞的成熟,卵巢滤泡细胞会发生进一步的分化,合成和分泌关键的信号分子(如卵巢激素),协调细胞之间的相互作用以支持卵子的成熟和胚胎的发育。成熟的卵母细胞和其周围的滤泡细胞将在一定时机释放到卵巢上,进一步参与受精和胚胎发育过程。果蝇卵巢滤泡细胞分化过程是复杂的,涉及多个细胞类型之间的相互作用,以确保卵子的正确成熟和受精。在这个过程中基因组发生了量的变化,表现为特定基因的选择性扩增。在果蝇的其他一些细胞(如卵巢滋养细胞、唾液腺细胞和马尔皮基氏管细胞)的发育过程中,还呈现出基因组扩增现象,染色体多次复制,形成多倍体(polyploid)和多线体。

与上述情况相反,一些细胞在分化过程中则发生遗传物质(染色质或染色体)的丢失。典型的例子是,研究者在脊椎动物和人类免疫细胞发育研究中发现,B 淋巴细胞和 T 淋巴细胞是两种特殊的白细胞,它们负责产生抗体和介导细胞免疫应答。这些细胞在分化过程中会经历基因重排(指它们的 B 淋巴细胞受体(抗体)和 T 淋巴细胞受体(抗体)的基因会发生结构性改变)。这种重排允许它们生成成千上万种受体变种,以应对各种抗原。在特定情况下,细胞分化可能伴随着染色体数目的改变或染色体结构的改变。例如,在性细胞的形成过程中,雌性哺乳动物的卵子会经历染色体重组,以确保受精卵有正确数量的染色体。基于以上事例,人们对细胞分化的机制曾提出一些假说,如基因扩增、DNA 重排和染色体丢失假说等。但这些假设提出的细胞分化机制并不是细胞分化的普遍规律。

(二) 细胞质中的细胞分化决定因子与传递方式

1. 母体效应基因产物的极性分布决定了细胞分化与发育的初始命运　一些研究提示,成熟的卵细胞中储存有 20000～50000 种 RNA,其中大部分为 mRNA。这些 mRNA 直到受精后才被翻译为蛋白质。其中部分 mRNA 在卵细胞质中的分布不均。

母体效应基因产物的极性分布对细胞分化和发育的初始命运至关重要,因为它们在早期胚胎发育中提供了关键的信号和指导,决定了不同细胞的发育命运。如在爪蟾的胚胎发育中,母体效应基因产物的极性分布在早期胚胎的前后极性建立中起到关键作用。其中最著名的是 Wnt 和 β-catenin 信号通路。在爪蟾早期胚胎中,Wnt 蛋白以母体效应基因产物的形式存在,并在卵细胞中呈极性分布。这些蛋白质在受精卵分化过程中起到了关键作用。Wnt 蛋白质的前端积累促使 β-catenin 蛋白保持稳定,这一过程在受精卵的背面发生。这样,β-catenin 蛋白在背面积累,而在腹部很少出现。在背部,高浓度的 β-catenin 启动了表皮细胞的发育;而在腹部,较低浓度的 β-catenin 促使内脏和内胚层细胞的发育。这种极性分布决定了胚胎不同部位的细胞分化的初始命运。

在果蝇的胚胎发育中,母体效应基因产物的极性分布也非常关键,决定了胚胎前后极性和细胞命运的分化。在果蝇卵母细胞中,母体细胞会产生极性分布蛋白质和 mRNA,如 nanos 和 bicoid。nanos mRNA 积累在卵细胞的后端,而 bicoid mRNA 积累在前端。当卵子受精后,nanos 和 bicoid 的分布方式直接影响了受精卵的前后极性。这些蛋白质和 mRNA 在不同位置激活和抑制了特定基因的表达,从而决定了不同细胞的发育方向。nanos 激活了胚胎的后端发育,而 bicoid 激活了胚胎的前端发育。这种分布方式导致了胚胎前后不同部位细胞的不同发育命运。

因此,母体效应基因产物的极性分布在爪蟾和果蝇等模式生物中起到了至关重要的作用,决定了早期胚胎发育中细胞的初始命运和特化。这种分布方式通过激活和抑制特定基因的表达,为不同细胞提供了具体的发育命令,从而确保了胚胎的正确发育和组织形成。

2. 胚胎细胞分裂时细胞质的不均等分配影响细胞的分化命运 胚胎细胞分裂时细胞质的不均等分配可以影响细胞的分化命运,因为这会导致不同的细胞获得不同的细胞质成分和信号分子,从而影响它们的基因表达和分化方向。这一现象被称为细胞极性化,在胚胎发育中起关键作用。胚胎干细胞(ES 细胞)是一种多功能的细胞类型,它们具有分化为不同类型成熟细胞的潜力。在胚胎发育的早期阶段,ES 细胞会经历不均等分化,其中不同细胞获得不同的命运。这部分是由细胞质不均等分配导致的。例如,在小鼠胚胎中的内细胞团和外细胞团的分化中,内细胞团位于早期胚胎的内部,它包含 ES 细胞的前体。在内细胞团的细胞分裂过程中,细胞质分布不均等,导致一部分细胞获得更多的细胞器和信号分子。这些细胞具有多能性,可以分化成不同类型的细胞,包括神经细胞、心脏细胞、肌细胞等。外细胞团位于胚胎外部,它最终会发展成胎盘和胚胎的外部包膜。由于细胞质的不均等分配,外细胞团细胞获得了不同的命运信号,使它们分化成胎盘和外胚胎膜细胞。这个例子说明了细胞质的不均等分配是如何影响胚胎干细胞的分化命运的。不同的细胞获得不同的细胞质成分和信号分子,这会在细胞内激活或抑制特定的基因,从而导致细胞分化成特定的细胞类型。这种不均等分化过程在胚胎发育中广泛存在,可确保各种不同类型细胞的正确分化,以构建出复杂的组织和器官系统。

(三) 基因选择性表达的转录水平调控

在多细胞生物体发育过程中,基因的表达具有严格的时间和空间(或组织)特异性。在不同分化类型的细胞中,基因的表达差异很大。某种基因在一种细胞中被激活,在另一种细胞中却相反。那么,是什么因素决定了分化细胞中的特异性基因表达呢?研究表明,细胞分化的基因表达调控主要发生在转录水平。基因选择性表达是指不同细胞和细胞类型中某些基因的表达水平不同,从而导致这些细胞具有不同的形态和功能。这种选择性表达是通过调控基因的转录水平实现的,涉及多种分子机制和调控因素。

1. 基因的时序性表达 基因的时序性表达是指在特定的时间点或生命周期阶段内,基因的活性和表达水平发生变化,以适应生物体的生长、发育、生殖和其他生理过程。这种时序性表达可以是在特定时间点的一次性事件,也可以是重复出现在不同时间点的周期性表达。

时序性基因表达的调控通常受到复杂的分子机制和信号通路的影响,包括转录因子、细胞信号转导、染色质状态和表观遗传修饰。这些调控机制确保了基因在特定的生理和环境条件下以正确的时间和方式进行表达,以维持生物体的功能和适应性。

在多细胞生物体的发育过程中,许多基因的表达具有高度时序性。例如,在胚胎发育期间,特定基因可能在不同的胚胎发育阶段被激活或抑制,以确保细胞和组织的正确形成和分化。

在动植物的生殖周期中,性别特征的发展、生殖细胞的产生以及生殖行为通常需要特定基因在特定时间点的时序性表达。例如,在哺乳动物的卵子发育中,激素诱导了一系列基因的表达变化,以支持卵子的成熟。

生物体的内部生物钟可以引导基因的时序性表达。这种表达包括生理过程的节奏,如昼夜节奏、呼吸节律和心跳节奏。这些节律性的基因表达有助于维持生物体的内部稳态。

在面对不同的环境压力时,细胞可能会调整基因的表达,以应对这些挑战。这种表达通常在生物应对特定环境刺激的时间和强度上表现出时序性。

在免疫反应和疾病发生过程中,许多基因的表达会发生时序性变化。这些表达发生变化的基因包括细胞因子基因等,以帮助机体对抗病原微生物或修复受损组织。

表达血红蛋白是红细胞分化的主要特征,这是因为红细胞的主要功能是携带氧气,并且血红蛋白是红细胞内的关键分子,负责氧气的结合和运输。因此,表达血红蛋白是红细胞分化的主要特征,它确保了红细胞能够履行其生理功能,维持身体的正常代谢和生存。

2. 基因的组织细胞特异性表达 在个体发育过程中,同一基因产物在不同的组织器官中表

147

达量是不一样的。基因的组织细胞特异性表达是指在不同组织和细胞类型中,某些基因会呈现出特定的表达模式,即它们在特定组织或细胞类型中的表达水平更高,而在其他组织或细胞类型中的表达水平较低。这种特异性表达是生物体发育和维持正常生理功能的重要因素之一。肌肉组织中的肌肉特异性基因(如肌球蛋白基因)、胰腺中的胰岛素基因、视网膜中的视觉色素基因等只在特定组织或细胞类型中表达,而在其他组织或细胞类型中几乎不表达。这种特异性表达有助于确保每种类型细胞执行其特定的功能。

特异性基因表达通常涉及多种调控元件,如启动子、增强子和转录因子。这些元件在不同组织和细胞类型中以不同的方式相互作用,以实现特异性表达。如 Hox 基因家族在胚胎发育中具有特异性表达,其表达模式由复杂的转录因子相互作用和启动子元件调控。特异性基因表达有助于维持细胞的特定身份和功能。这是通过特定的信号通路和细胞信号分子来实现的。如在神经系统中,神经细胞和胶质细胞具有不同的特异性基因表达,这有助于它们执行不同的神经功能。

在某些情况下,特异性基因表达可涉及基因沉默或启动。这意味着在某些组织或细胞类型中,基因会被沉默,而在其他组织或细胞类型中基因会被启动。如在雌性哺乳动物中,X 染色体上的一个 X 染色体因子基因会在非性腺组织中被沉默,而在卵巢组织中被启动。即使在特异性表达的组织或细胞类型中,某些基因的表达水平也可以有所不同。这可能是因为不同细胞亚型或不同发育阶段中的表达水平存在差异。在免疫系统中,不同类型的白细胞具有不同的特异性基因表达,以执行其特定的免疫功能。

特异性基因表达是生物体复杂的调控网络的一部分,它有助于不同细胞类型和组织的正常功能的发挥和相互协调。这些特点和示例凸显了基因表达的多样性,以适应不同生物体的需求。

3. 细胞分化过程中基因表达调控的复杂性 细胞分化是一个高度有序和复杂的过程,其中基因表达的调控在不同阶段起着至关重要的作用。这个过程涉及多个分子和信号通路,以确保细胞在其特定类型和功能中发挥作用。细胞分化受到多种信号通路的调控,这些信号通路通过激活或抑制转录因子影响细胞中特定基因的表达。例如,胰岛素样生长因子(IGF)通过激活 PI3K-Akt 通路,参与胰岛细胞分化和生长。转录因子是调控基因表达的关键分子,它们形成复杂的网络来协调细胞分化。一个典型的例子是造血细胞的分化涉及多个转录因子家族(如 GATA、PU.1 和 RUNX),它们相互作用以控制血液细胞的分化。转录因子(或转录调节蛋白)比较普遍的作用方式如下:①一个转录因子的表达能同时调控几个基因的表达,表现为同时发生的某些基因的激活和某些基因的沉默;②组合调控,即转录起始受一个基因调节蛋白组合调控而不是受单个基因调节蛋白调控的现象。这两种转录水平的调控方式在细胞分化过程中起重要作用。

一些基因调节蛋白的组合能产生许多类型的细胞。组合调控的一个条件是许多基因调节蛋白必须能共同作用来影响最终的基因转录速率。不仅每个基因拥有许多基因调节蛋白来调控基因转运速率,而且每个基因调节蛋白参与调控多个基因。虽然有些基因调节蛋白(如 MyoD)能特异性调控单个细胞类型,但大多数基因调节蛋白存在于多种类型细胞,在体内多个部位和发育期间多次打开。图 4-15 显示了组合调控能够以相对较少的基因调节蛋白产生多种类型细胞。

在这个简单理想化的体系中,每一次细胞分裂之后就会做出一个决定,合成一堆不同基因调节蛋白的其中一个(用标上数字的圆圈表示)。调节蛋白①可因(受精后)母体效应基因产物的诱导产生,随后胚胎细胞感受到其所在胚胎中的相应位置,朝向胚胎左侧的子细胞常常诱导合成每对蛋白质中的偶数蛋白,而朝向胚胎右侧的子细胞诱导合成奇数蛋白。假设每种基因调节蛋白的合成一旦开始就自我持续下去,通过细胞记忆,逐步建立最终的组合指令。在图中假设的例子中,利用 5 种不同的基因调节蛋白最终形成 8 种细胞类型(G~N)。

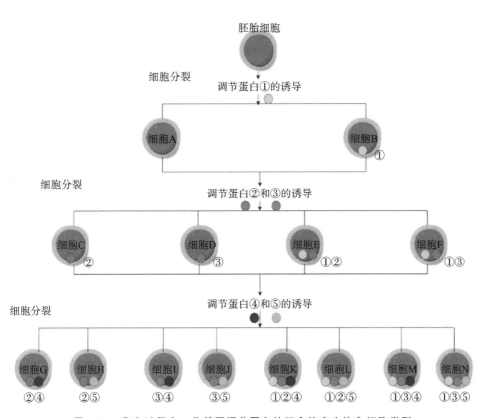

图 4-15　发育过程中一些基因调节蛋白的组合能产生许多细胞类型

（四）同源异形框基因的时空表达确定了机体前-后轴结构的分化与发育蓝图

同源异形框基因（Hox 基因）在动物胚胎的发育过程中扮演着至关重要的角色。这些基因编码转录因子，在胚胎发育的早期阶段通过调控基因表达来确定机体的前-后轴结构。同源异形框基因的时空表达模式在细胞分化过程中是关键的，因为它们指导胚胎中不同部位的细胞如何分化成特定的细胞类型。

在胚胎发育早期，胚胎的前-后轴结构决定了身体的整体布局。同源异形框基因以一种特定的时空模式表达，从而在胚胎的头端到尾端建立了一个坐标系。这种表达模式的变化指导了细胞在这一过程中的分化方向。

在果蝇（*Drosophila melanogaster*）胚胎发育的早期阶段，Hox 基因沿着前-后轴以特定的顺序表达。这些基因分为两个主要的复合体：Antennapedia 复合体和 Bithorax 复合体。Antennapedia 复合体中的 Hox 基因在胚胎的前部高水平表达，而 Bithorax 复合体中的 Hox 基因在胚胎的后部高水平表达。这种前后表达模式确保了不同部位的细胞在发育过程中获得特定的细胞命运，从而形成不同的身体结构。在脊椎动物中，Hox 基因同样发挥着关键作用。例如，在小鼠发育中，Hox 基因的表达是分段的，与身体的轴向顺序相一致。前段的 Hox 基因在早期发育阶段先表达，而后段的 Hox 基因则在后期表达。这种时空表达模式对脊椎动物身体的分节和不同部位的器官发育起到了关键的指导作用。

同源异形框基因的突变可能导致胚胎发育过程异常。例如，在果蝇中，Antennapedia 基因的突变可能导致前段细胞发育成后段细胞，从而破坏了正常的头尾结构。类似地，在脊椎动物中，Hox 基因的缺失或异常表达可能导致胚胎发育的重大问题，如肢体畸形或器官分布异常。

同源异形框基因的时空表达模式在细胞分化过程中扮演着关键的角色，它们为机体的前-后轴结构提供了分化和发育的蓝图。通过指导特定细胞的命运，这些基因确保了胚胎发育的正常进行，维护了机体的整体结构和功能。

（五）染色质成分的化学修饰在转录水平上调控细胞的特化

细胞分化还受到表观遗传学修饰的调控,包括DNA甲基化、组蛋白修饰等。这些修饰可以改变染色质的结构,影响基因的可及性。在神经细胞分化中,甲基化和乙酰化等表观遗传学修饰在神经细胞特定基因的表达中发挥关键作用。小RNA(如miRNA)和非编码RNA也参与调控基因表达。它们通过与mRNA结合,抑制或促进翻译,从而影响特定基因的表达。在干细胞分化中,miRNA在维持干细胞状态和促使细胞朝特定方向分化中发挥重要作用。细胞分化与细胞周期的调控紧密相连。例如,在胚胎发育中,细胞分化和细胞周期的调控相互作用,确保新生细胞能够顺利进入分化状态。

基因表达的激活,需要将致密压缩的染色质或核小体舒展开来,该过程涉及染色质成分的化学修饰,以及具有酶活性的蛋白复合体参与。染色质成分的化学修饰,包括DNA甲基化和组蛋白修饰等,都会引起染色质结构和基因转录活性的变化。染色质成分(DNA和组蛋白)的修饰性标记在细胞分裂过程中能够被继承并共同作用决定细胞表型,因此被称为表观遗传(epigenetics inheritance,DNA序列变化以外的可遗传的基因表达改变)。

1. DNA甲基化在转录水平上调控细胞分化的基因表达　在甲基转移酶催化下,DNA分子中的胞嘧啶可转变成5-甲基胞嘧啶,这称为DNA甲基化。甲基化常见于富含CG二核苷酸的CpG岛。甲基化是脊椎动物基因组的重要特征之一,它可以通过DNA复制直接遗传给子代DNA。哺乳动物基因组中70%～80%的CpG位点是甲基化的。甲基化主要集中于异染色质区,其余则散在于基因组中。

DNA甲基化对基因活性的影响之一是启动子区域的甲基化。研究表明,甲基化程度越高,DNA转录活性越低。虽然绝大多数管家基因持续表达,但它们多处于非甲基化状态。DNA甲基化参与转录调控的直接证据,来自对基因的活化与胞嘧啶甲基化程度的直接观察。例如,在人类红细胞发育中,与珠蛋白合成有关的DNA几乎无甲基化,而在其他不合成珠蛋白的细胞中,相应的DNA部位则高度甲基化。在胚胎期卵黄囊,ε-珠蛋白基因的启动子未发生甲基化,而γ-珠蛋白基因的启动子则甲基化,因此在胚胎期ε-珠蛋白基因活化,γ-珠蛋白基因失活;至胎儿期,在胎儿肝细胞中与合成胎儿血红蛋白有关的基因,如γ-珠蛋白基因未发生甲基化,但在成体肝细胞中相应的基因则被甲基化(图4-16)。这说明在发育过程中,当某些基因的功能完成之后,甲基化可能有助于这些基因的失活。

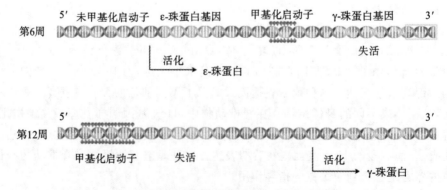

图4-16　人类胚胎红细胞中珠蛋白基因的甲基化

DNA甲基化导致基因失活(或沉默)的可能机制:①甲基化直接干扰转录因子与启动子中特定的位点结合。②甲基化导致的基因沉默可能是由特异的转录抑制因子直接与甲基化DNA结合引起的。人们利用随机甲基化DNA序列作探针进行凝胶阻滞实验,在哺乳动物细胞中找到了与甲基化DNA结合的多个蛋白,如甲基化CpG-结合蛋白-1(MeCP-1)、MeCP-2。③甲基化导的基因沉默是由染色质结构的改变引起的。研究表明,DNA甲基化只有在染色质浓缩形成致密结构以后才能对基因的转录产生抑制作用。

甲基化作用与基因组印记(genomic imprinting)密切相关。基因组印记是指父母亲基因在基因组中的表达方式中存在差异,其中一个父本的拷贝(父印记)和另一个母本的拷贝(母印记)在表达上有所不同。这种不对称的表达方式通常涉及DNA甲基化。

DNA甲基化是通过在DNA分子上添加甲基基团的方式实现的。这种甲基化的模式可以在细胞分裂过程中被复制,因此它可被传递给下一代。在基因组印记中,这种遗传信息通过甲基化来实现,其中一个父本的基因区域被甲基化,而另一个则不被甲基化。甲基化在基因组印记中发挥着关键的调控作用。通常,被甲基化的基因区域表达受到抑制,而没有被甲基化的区域则可能表达活跃。这导致了不同于正常遗传方式的基因表达模式,其中父母亲基因的表达方式有所不同。例如,在哺乳动物中的Igf2和H19基因区域,父本的Igf2基因是被甲基化的,而母本的H19基因是被甲基化的。这导致Igf2基因由父本继承的拷贝表达,而H19基因由母本继承的拷贝表达。这种差异化的表达模式是通过DNA甲基化来实现的,甲基化在发育和维持正常生理状态中起着重要作用。

基因组印记的异常可能导致一系列发育问题和疾病。例如,失去了特定基因组印记的区域可能导致生长障碍、肿瘤等疾病。因此,了解基因组印记与甲基化之间的关系对于理解正常发育和疾病发生机制非常重要。

2. 组蛋白的化学修饰影响基因的转录与细胞分化 组蛋白的共价化学修饰,如组蛋白的氨基酸残基能够被乙酰化、甲基化、磷酸化、泛素化、小分子泛素相关修饰物蛋白化(SUMO化)及糖基化。这些修饰可改变染色质的紧密程度,影响转录因子的结合以及RNA聚合酶的进入,进而调节基因的表达水平。如组蛋白H3和H4的N端赖氨酸残基的乙酰化通常与激活基因转录相关。当这些赖氨酸被乙酰化时,组蛋白与DNA之间的电荷减弱,使得染色质变得更加松弛。这样一来,转录因子和RNA聚合酶更容易进入基因区域,从而促进基因的转录。在胚胎发育中,组蛋白H3和H4的乙酰化通常伴随着多能干细胞向特定细胞类型的分化。

组蛋白上的赖氨酸残基的甲基化可以产生不同的效应。H3K4的三甲基化(H3K4me3)通常与基因激活相关,而H3K9和H3K27的甲基化通常与基因沉默相关。例如,H3K4me3在启动子区域的富集常伴随着基因的活跃转录。相反,H3K9me3和H3K27me3的富集通常与沉默状态的染色质相关,例如,在细胞分化过程中,特定细胞类型的标记性基因可能经历H3K27me3的增加,导致这些基因的沉默。另外,组蛋白泛素化通常与某些基因的激活或沉默相关。例如,组蛋白H2B的泛素化(H2Bub)通常与激活状态的基因有关。这种泛素化可以增加染色质的可访问性,促进基因的转录。

组蛋白的磷酸化通常还与信号转导通路相关,可以影响染色质结构。例如,RNA聚合酶Ⅱ的C端结构域(CTD)的磷酸化状态在转录的起始和终止过程中发挥重要作用。磷酸化可以招募不同的调控因子,影响RNA聚合酶的活性。

因此,组蛋白的化学修饰在基因的调控中发挥关键作用。这些修饰模式形成了一个复杂的网络,可以在细胞分化、发育和响应环境刺激等生物学过程中产生精确的调控,确保基因的表达在时空上能进行精细的调节。

(六) 染色质成分的共价修饰具有时空性

在细胞分化过程中,染色质成分的共价修饰具有时空性,即它们在时间和空间上的模式是动态变化的,与特定细胞类型、发育阶段和环境条件相关。这种时空性的调控确保了对基因表达的精确调控,使得细胞能够在不同环境和发育阶段中适应和响应。

不同类型的细胞在染色质修饰上可能具有不同的时空模式。例如,在造血细胞的分化中,组

Note

蛋白 H3 的乙酰化(H3Ac)在干细胞和成熟细胞之间可能表现出时空差异。在分化过程中，H3Ac 水平可能在特定基因区域上升，促进这些基因的转录，从而推动细胞朝着特定的血细胞分化。

外部环境条件对染色质修饰的时空调控也非常重要。例如，细胞在响应生长因子、激素或其他信号通路时，可能会发生染色质状态的变化。这种变化可以是暂时性的，以适应短期环境刺激；也可以是长期的，以维持细胞在特定环境中的状态。例如，细胞在应激条件下可能会经历 H3K9 和 H3K14 的乙酰化，从而增强基因的转录活性，以适应环境的变化。

染色质修饰的时空性也可以在基因级别上观察到。同一个染色质区域上的修饰在不同细胞类型或发育阶段可能表现出不同的时空模式。例如，一个特定的增强子区域可能在一种细胞类型中经历甲基化和去甲基化，而在另一种细胞类型中保持非甲基化状态，这种变化可以调控相邻基因的表达。

如上所述，染色质成分的共价修饰在细胞分化中具有时空性，这是为了确保基因表达在不同细胞类型和环境条件下的精确调控。这种时空性的调控是复杂的，涉及多种表观遗传修饰，包括乙酰化、甲基化、泛素化等，以及它们之间的相互作用。这种调控机制对于维持正常发育和细胞功能至关重要。

表观遗传学是近年来发展起来的一个研究领域，可以从分子和机制上定义为"在同一基因组上建立的染色质模板变化的总和，这些变化能够传递不同的基因转录和基因沉默模式"。在由单个受精卵发育为多细胞个体(如脊椎动物)的过程中，单一的基因组在表观遗传调控下逐渐演变为存在于 200 多种不同类型细胞中的多种表观基因组(图 4-17)。这种程序性变化被视为一种"表观遗传密码"，它扩展了经典遗传密码中隐藏的信息。染色质的共价化学修饰(如 DNA 甲基化和组蛋白乙酰化)和非共价机制(如组蛋白变体的替换、染色质重塑复合物的作用以及非编码 RNA 的调控)共同作用于染色质，形成特定的染色质状态。这种状态在细胞的分化和发育过程中作为模板，指导基因表达的精细调控和细胞命运的决定。

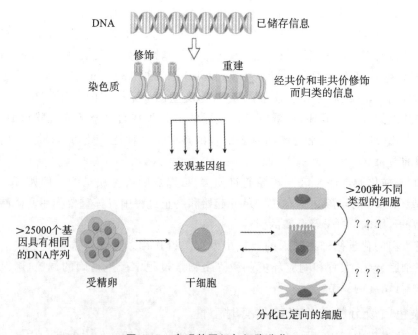

图 4-17　表观基因组与细胞分化

非编码 RNA(non-coding RNA, ncRNA)在染色质重塑中的作用已经得到一些初步的阐释。非编码 RNA 是一类不编码蛋白质的 RNA 分子，包括但不限于微小 RNA(miRNA)、长链非编码

RNA(lncRNA)和小干扰 RNA(siRNA)等。它们参与调控基因表达、染色质结构和细胞功能等生物学过程。

miRNA 是一类短小的非编码 RNA,通常包含约 22 个核苷酸。它们通过与靶基因的 mRNA 结合,引导 RNA 诱导沉默复合物(RISC)来调节基因表达。在染色质重塑中,miRNA 可以通过干扰染色质调节蛋白质和组蛋白修饰的平衡,影响基因的表达水平。例如,miRNA 可以通过靶向组蛋白修饰酶或染色质调节因子来调节特定基因的表达状态。

lncRNA 是一类较长的非编码 RNA 分子,其长度可以超过 200 个核苷酸。它们在染色质重塑中发挥着重要作用,可以通过多种机制影响基因表达。一些 lncRNA 可以招募染色质修饰蛋白质,如甲基转移酶或乙酰化酶,调节特定基因区域的组蛋白修饰。此外,一些 lncRNA 还可以通过与其他 RNA、DNA 或蛋白质相互作用,改变染色质的三维结构,影响基因的空间布局。

siRNA 是另一类非编码 RNA,它们与 RNA 诱导沉默复合物结合,导致靶基因的沉默。在染色质重塑中,siRNA 可以通过引导 DNA 甲基化、组蛋白修饰等机制,实现对基因的沉默。这种沉默作用可以影响染色质的状态,调控特定基因区域的可访问性。

此外,非编码 RNA 还可以通过调控染色质的整体结构来影响基因表达。例如,一些 lncRNA 可以与蛋白质或其他 RNA 相互作用,形成染色质结构上的复合物,影响染色质的紧密程度和三维结构,从而调节基因表达。

染色质的共价修饰在细胞分化与发育中的作用是目前研究的前沿领域,所涉及的机制近来才被人们加以阐释。人们在哺乳动物的发育过程中了解到:生殖细胞发育后期将发生 DNA 甲基化,包括亲本特异性的基因印记。受精后,雄原核基因组迅速发生去甲基化,而雌原核基因组则维持不变。受精卵中的雄原核被包装上组蛋白,其组蛋白上缺乏 H3K9me2 和 H3K27me3,而此时雌原核则具有这些标记。合子细胞基因组后续的去甲基化发生于前着床发育期,直至囊胚期。在囊胚期,内细胞团开始出现 DNA 甲基化,组蛋白 H3K9me2 和 H3K27me3 水平上升;而由滋养外胚层发育而来的胎盘则表现出相对较低的甲基化水平。

如上所述,基因表达的转录水平调控极其复杂,新的转录调控机制被不断揭示。细胞分化过程中基因表达调控的复杂性体现在多个层面,涉及信号通路、转录因子网络、表观遗传学修饰、小 RNA(SRNA)的作用以及细胞周期等。这种复杂性确保了细胞在发育和生理过程中能够以高度有序的方式完成其分化过程。

四、基因选择性表达的转录后调控

生物体发育和细胞分化的过程,实质上也是特异性蛋白质不断合成的过程。在真核生物中,基因的表达,也即基因向蛋白质的信息流向,在转录之后,还存在 RNA 加工、RNA 转运、信使 RNA(mRNA)降解、蛋白质翻译及蛋白质活性修饰等调控过程,它们均涉及生物体发育和细胞分化。在此仅从 RNA 剪接和非编码 RNA 作用两个方面阐述基因选择性表达的转录后调控在细胞分化中的作用。

1. RNA 剪接与细胞分化　RNA 剪接对细胞分化的一种调控方式为可变剪接(alternative splicing,也称选择性剪接),即在同一基因中,其剪接位点和拼接方式可以改变,从而导致一个基因能产生多个具有明显差异的相关蛋白产物,从而执行不同的功能。这种可变的 RNA 剪接模式在细胞分化中调控基因表达,影响细胞的命运和特性。

RNA 剪接可以产生不同的 mRNA 亚型,这些亚型在不同的细胞类型中表达,并编码特异性蛋白质。这有助于细胞在分化过程中获得特异的功能和形态。在细胞分化的过程中,不同时期和不同空间位置的细胞可能需要不同的基因表达模式。RNA 剪接通过产生不同的 mRNA 亚型,使得细胞可以在不同的时空条件下调整基因表达水平。一些细胞分化的决定性基因经常通过 RNA 剪接产生多个亚型,这些亚型在特定的发育阶段或细胞类型中表达。这种差异性剪接对于细胞命运的决定起到了重要的调控作用。RNA剪接可以产生不同的转录因子亚型,这些亚型在细胞分化中具有不同的功能。通过RNA剪接的调控,一个基因可以产生多个转录因子,从而影响细胞的表型和功能。一些关键的信号通路组分,如Wnt、Notch和TGF-β等,也受到RNA剪接的调控。RNA剪接可以调整这些信号通路的活性,从而影响细胞的分化方向。

异常的RNA剪接与许多疾病(包括癌症和神经系统疾病等)有关。在细胞分化过程中,正常的RNA剪接模式对于维持细胞的健康状态至关重要。

由此可看出,RNA剪接在细胞分化中是一个复杂而关键的调控机制。通过调整基因表达水平和产生多样性的RNA亚型,RNA剪接在细胞分化的各个阶段中发挥着重要的作用,确保细胞可以适应不同的环境和完成特定的分化过程。

2. 非编码RNA与细胞分化 非编码RNA(non-coding RNA)在细胞分化中的作用是近些年被揭示的。哺乳动物基因组中近98%的非编码RNA不与蛋白质编码基因相对应。在人类,虽然基因组由多达32亿个碱基组成,但编码蛋白质的基因仅为2万~3万个,其余绝大部分为非编码序列。这些非编码序列是产生微小RNA(microRNA,miRNA)、内源性siRNA(endo-siRNA)、PIWI互作RNA(PIWI-interacting RNA,piRNA)等非编码小RNA,以及长链非编码RNA(long non-coding RNA,lncRNA)的基础。

非编码RNA在细胞分化中发挥着关键作用,参与调控基因表达、染色质结构、细胞信号转导等。

lncRNA是一类长度较长且不编码蛋白质的RNA分子。它们在细胞分化中广泛参与基因表达的调控。一些lncRNA可以担任细胞分化的关键调控因子,通过与染色质相互作用、与转录因子结合或调节RNA剪接等方式,影响细胞分化过程。例如,HOTAIR是一种lncRNA,它参与了胚胎干细胞向上皮细胞的分化,并在癌细胞中表现出异常。还有研究表明,在细胞分化与发育过程中,lncRNA能调控基因组印记和X染色体沉默;许多lncRNA在Hox基因座的选择性表达中发挥重要调控作用,它们决定这些基因座染色质结构域中组蛋白甲基化修饰是否会发生、染色质结构是否允许RNA聚合酶转录等。

miRNA是一类短小的非编码RNA,它们通过与mRNA结合减少目标基因的表达。在细胞分化中,特定miRNA可以通过负向调控关键的分化相关基因影响细胞的命运。例如,miR-124在神经细胞分化中起到了关键的作用,通过靶向调控多个神经细胞特异性基因,推动神经细胞分化。

siRNA是通过RNA诱导沉默复合物(RISC)介导的RNA干扰途径的产物。在细胞分化中,siRNA可以通过干扰特定基因的表达,影响细胞的分化状态。siRNA的引入或细胞内自然产生的siRNA可使关键的基因失活,影响细胞的分化。

环状RNA(circular RNA,circRNA)是一类形成环状结构的非编码RNA。它们在细胞分化中的调控机制仍在研究中,但已经发现一些circRNA可以通过与miRNA相互作用,调控miRNA对其他靶基因的负向效应。这种调控可能在细胞分化的调节中发挥作用。

一些非编码RNA参与调控细胞周期,而细胞分化通常伴随着细胞周期的调整。一些miRNA和lncRNA可以调控关键的细胞周期调控基因,影响细胞的分化状态。

总之,非编码RNA通过多种机制调控基因表达、染色质结构和细胞功能,在细胞分化的各个阶段起到关键作用。虽然我们已经了解了一些非编码RNA在细胞分化中的作用,但这仍然是一个活跃的研究领域,有待进一步深入研究。

细胞分化的调控涉及多种机制,其中包括基因表达、信号通路、细胞-细胞相互作用和外部环境等。如在神经细胞分化中,Ngn1(Neurogenin1)是一个重要的转录因子,它激活了神经细胞相关基因的表达。在Ngn1存在的情况下,神经前体细胞将表达神经特异性基因,如神经细胞特异性蛋白质和神经递质受体。

在干细胞分化为骨细胞的过程中，Wnt 信号通路起着重要作用。Wnt 信号通过激活 β-catenin蛋白，促使干细胞朝骨细胞分化的方向发展，激活骨相关基因（如碱性磷酸酶和骨基质蛋白基因等）的表达。

Wnt/β-连环蛋白信号转导在生命的各个阶段都至关重要。它控制胚胎的早期形态发生事件，维持成人的干细胞生态位，并且在许多类型的癌症患者中失调。尽管信号转导无处不在，但人们对信号转导的动态或其是否因环境不同而异知之甚少。β-连环蛋白信号转导对多能干细胞中恒定的 Wnt 信号转导做出适应性反应，并且这些动态在分化时持续存在。在常用哺乳动物细胞系中，还观察到 Wnt 反应的动态变化。即使在饱和剂量下，也观察到多能干细胞中的信号衰减，其中配体稳定性不影响动力学状态。TGF-β 超家族配体激活素和骨形态发生蛋白（BMP）与 Wnt 信号转导相协调以形成原肠胚，以不同于诱导新 Wnt 配体产生能力的方式增加 β-连环蛋白反应。结果揭示了通路外部的变量（包括分化状态和与其他通路的串扰）显著改变 Wnt/β-连环蛋白动力学。

在胚胎发育中，形成器官和组织需要细胞之间的相互作用。在心脏发育过程中，心肌细胞与内皮细胞之间的相互作用是至关重要的。内皮细胞产生信号分子，促进心肌细胞的分化和排列，最终形成心脏组织。

在造血干细胞分化为不同类型的血细胞时，外部环境的氧气浓度可以影响分化方向。缺氧环境有助于造血干细胞朝红细胞分化，而高氧环境有助于粒细胞分化。DNA 甲基化是一种表观遗传学修饰，它可以使基因失活。在干细胞分化中，DNA 甲基化模式会发生变化，导致一些基因的失活状态解除，从而促进特定细胞类型的分化。

细胞分化的调控是高度复杂的，通常涉及多种调控机制的协同作用。这些机制确保细胞在适当的时机和地点分化为特定的细胞类型，维持多细胞生物体的正常发育和功能。不同细胞类型和发育阶段可能涉及不同的调控机制和分子。

五、干细胞

（一）干细胞的定义与特点

1. 干细胞的定义　干细胞一词在 19 世纪末被提出。20 世纪初，人们在造血干细胞理论方面做了很多开创性工作。

干细胞的关键特性是在 20 世纪 60 年代初首次定义的。人们通过在小鼠身上的开创性工作发现了造血干细胞（HSC）。麦卡洛克和蒂尔开始了一系列实验，将骨髓细胞注射到受辐射的小鼠体内。他们观察到小鼠脾脏中的肿块与注射的骨髓细胞数量呈线性相关。他们假设每个肿块（集落）都是由单个骨髓细胞（干细胞）产生的克隆。在随后的工作中，麦卡洛克和蒂尔与其他人员一起证实了每个肿块实际上都是由单个细胞产生的。他们的研究结果于 1963 年发表在 *Nature* 杂志上。同年，西米诺维奇作为首席研究员进行了一项研究，发现集落形成细胞能够自我更新，这是麦卡洛克和蒂尔理论认为的干细胞的一个关键定义特性。

第一个使用干细胞的疗法是法国肿瘤学家 Georges Mathé，他于 1958 年为一家研究所的 5 名遭受危急事故的工人进行了骨髓移植，工人全部幸存。1981 年，英国生物学家马丁·埃文斯和马修·考夫曼首次利用小鼠囊胚分离并成功培养出胚胎干细胞（ESC）。这使小鼠遗传模型得以形成，在该系统中，小鼠的基因被删除或改变，以研究它们的病理学功能。1998 年，美国生物学家詹姆斯·汤姆森首次分离出人类胚胎干细胞，这使得新的移植方法或各种细胞类型用于测试新疗法成为可能。2006 年，日本京都大学的山中伸弥团队通过仅修改四个基因的表达，将成纤维细胞转化为多能干细胞。这一壮举驱动了诱导多能干细胞（iPS 细胞）研究的兴起。

Note

2011年,一头被卡车碾过的雌性鬃狼在巴西利亚动物园接受了干细胞治疗,这是有记录的第一例使用干细胞治疗受伤野生动物的案例。

在多细胞生物体中,干细胞是未分化或部分分化的细胞,可以分化成各种类型的细胞并无限增殖以产生更多相同的干细胞。它们是细胞谱系中最早的细胞类型。它们在胚胎和成年生物体中都存在,但各自的特性略有不同。它们通常与不能无限分裂的祖细胞和通常致力于分化为一种细胞类型的前体细胞或母细胞不同。

在哺乳动物中,在胚胎发育的囊胚阶段(第5~14天),有50~150个细胞组成内细胞团。它们具有干细胞能力。在体内,它们最终分化成身体的所有细胞类型(使它们具有多能性)。这个过程从原肠胚阶段分化为三个胚层(外胚层、中胚层和内胚层)开始。然而,当在体外进行分离和培养时,它们可以保持在干细胞阶段,被称为胚胎干细胞。

成体干细胞存在于机体内的几个选定位置,称为"生态位",如骨髓或性腺中的位置。它们的存在是为了补充快速丢失的细胞类型,并且是多能或单能的,这意味着它们只能分化成一种或几种类型的细胞。在哺乳动物中,成体干细胞包括补充血细胞的造血干细胞、维持皮肤上皮的基底细胞以及维持骨骼、软骨、肌肉和脂肪的间充质干细胞。成体干细胞是细胞中的一小部分;它们的数量远远超过由它们分化而成的祖细胞和终末分化细胞。

截至2016年,唯一成熟的使用干细胞的医学疗法是造血干细胞移植。自1998年以来,培养和分化人类胚胎干细胞(干细胞系)已成为可能。分离这些细胞的过程一直存在争议,因为分离过程通常会导致胚胎被破坏。在一些欧洲国家,分离胚胎干细胞的来源受到限制,但英国和中国等其他国家已经推动了这项研究。体细胞核移植是一种克隆方法,可用于创建克隆胚胎,以将克隆胚胎干细胞用于干细胞治疗。

2. 干细胞的特点　　干细胞具有两个特性:①自我更新:经历无数细胞生长和细胞分裂周期(称为细胞增殖),同时保持未分化状态的能力。②效力:分化成特殊细胞类型的能力。从严格意义上讲,干细胞必须是全能或多能的——能够产生任何成熟的细胞类型,但多能细胞或多能祖细胞有时也会被称为干细胞。此外,干细胞功能是通过反馈机制调节的。

自我更新有两种机制可确保干细胞群的维持(大小不会缩小):①不对称细胞分裂:干细胞分裂成一个与原始干细胞相同的母细胞和另一个已分化的子细胞。当干细胞自我更新时,它会发生分裂并且不会破坏未分化状态。这种自我更新需要控制细胞周期以及维持多能性。②随机分化:当一个干细胞生长并分裂成两个分化的子细胞时,另一个干细胞进行有丝分裂,产生两个与原始干细胞相同的干细胞。干细胞使用端粒酶(一种恢复端粒的蛋白质)来保护其DNA并延长其细胞分裂极限(海弗利克极限)。

效力指干细胞的分化潜力(分化成不同细胞类型的潜力)。全能干细胞可以分化为胚胎和胚胎外细胞类型。这样的细胞可以构建一个完整的、有活力的有机体。这些细胞是由卵子和精子细胞融合产生的。受精卵最初几次分裂产生的细胞也是全能的。

多能干细胞是全能细胞的后代,可以分化为几乎所有细胞,即任何一个来自三个胚层中的细胞。多能干细胞可以分化成多种细胞类型,但只能分化为密切相关的细胞家族的细胞类型(图4-18)。它们通过各种调控机制来控制细胞的分化,包括基因表达、信号通路、表观遗传学和细胞-细胞相互作用等。

寡能干细胞只能分化为少数细胞类型,如淋巴干细胞或骨髓干细胞。单能细胞只能产生一种细胞类型,即它们自身的细胞类型,但具有自我更新的特性,这将它们与非干细胞区分开来。

在实践中,干细胞是通过它们是否能够再生组织来识别的,表明这些细胞可以长期产生新的细胞。应该有可能从移植个体中分离出干细胞,因为这些干细胞本身可以移植到另一个没有干细胞的个体中,可体现出干细胞的自我更新能力。

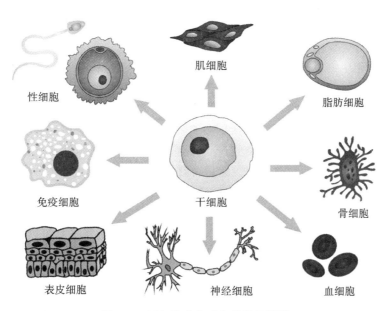

图 4-18　干细胞分化成各种组织类型

性细胞　肌细胞　脂肪细胞　免疫细胞　干细胞　骨细胞　表皮细胞　神经细胞　血细胞

干细胞的特性可以使用克隆形成测定等方法在体外进行说明,这些方法可以评估单个细胞的分化和自我更新能力。干细胞可以通过其拥有一组独特的细胞表面标记来分离。然而,体外培养条件可以改变细胞的行为,但是不清楚细胞在体内是否会表现出类似的行为。关于成体细胞群是否是真正的干细胞还存在相当多的争论。

（二）干细胞的分类

1. 胚胎干细胞　胚胎干细胞(ESC)是囊胚内细胞团的细胞,在植入子宫之前形成。在人类胚胎发育中,受精后 4～5 天达到囊胚阶段,此时它由 50～150 个细胞组成。胚胎干细胞是多能的,在发育过程中产生三个胚层的所有衍生物。换句话说,当对特定细胞类型给予足够和必要的刺激时,它们可以发育成人体内 200 多种细胞类型中的每一种。但它们对胚胎外膜或胎盘的形成没有贡献。

在胚胎发育过程中,内细胞团的细胞不断分裂并变得更加特化。例如,胚胎背部的外胚层的一部分称为“神经外胚层”,它将成为未来的中枢神经系统。在发育后期,神经形成导致神经外胚层形成神经管。在神经管阶段,前部经历脑化以生成或“塑造”成大脑的基本样式。在这个发育阶段,中枢神经系统的主要细胞类型被认为是神经干细胞。

神经干细胞自我更新,并在某个时刻转变为放射状胶质祖细胞(RGP)。早期形成的 RGP 通过对称分裂进行自我更新,形成祖细胞群。这些细胞转变为神经原性状态,并开始不对称分裂,产生多种不同的神经细胞类型,每种神经细胞类型都具有独特的基因表达、形态和功能特征。从放射状胶质细胞产生神经细胞的过程称为神经发生。放射状胶质细胞具有独特的双极形态,具有跨越神经管壁厚度的细长的突起。它具有一些神经胶质特征,最显著的特征是有神经胶质细胞原纤维酸性蛋白(GFAP)的表达。放射状胶质细胞是发育中的脊椎动物中枢神经系统的初级神经干细胞,其细胞体位于心室区,与发育中的心室系统相邻。神经干细胞属于神经细胞谱系(还包括神经细胞、星形胶质细胞和少突胶质细胞等),因此神经干细胞的效力受到限制。

迄今为止,几乎所有研究都利用了源自早期内细胞团的小鼠胚胎干细胞(mESC)或人类胚胎干细胞(hESC)。两者都具有基本的干细胞特征,但它们需要不同的环境才能维持未分化状态。小鼠胚胎干细胞在作为细胞外基质(用于支持)的明胶层上生长,并且需要血清培养基中存在白血病抑制因子(LIF)。含有 GSK3B 和 MAPK/ERK 通路抑制剂的药物混合物也被证明可以在干细胞培养物中维持小鼠胚胎干细胞的多能性。人类胚胎干细胞生长在小鼠胚胎成纤维细胞的饲养层上,需要碱性成纤维细胞生长因子(bFGF)的存在。如果没有最佳的培养条件或遗传操作,胚胎干细胞将快速分化。

人类胚胎干细胞也由多种转录因子和细胞表面蛋白的表达来定义。转录因子Oct-4、Nanog和Sox2形成核心调控网络,确保抑制导致分化和维持多能性的基因。常用于识别人类胚胎干细胞的细胞表面抗原是糖脂阶段特异性胚胎抗原3(SSEA-3)和SSEA-4,以及硫酸角质素抗原Tra-1-60和Tra-1-81。干细胞的分子定义包括更多的蛋白质,并且仍然是研究的主题。

通过在实验室中使用人类胚胎干细胞产生神经细胞或心脏细胞等特殊细胞,科学家可以在不采集患者组织的情况下获得成体细胞。然后,他们可以详细研究这些特殊的成体细胞,以尝试辨别疾病的并发症,或研究细胞对新药物的反应。

由于胚胎干细胞具有无限扩增能力和多能性,理论上,胚胎干细胞仍然是再生医学和损伤或疾病后组织替代的潜在来源。然而,目前胚胎干细胞治疗方法仍未被批准使用。首次人体试验于2009年1月获得美国食品药品监督管理局批准。然而,直到2010年10月13日才在亚特兰大启动脊髓损伤研究的人体试验。2011年11月14日,进行临床试验的公司(Geron Corporation)宣布将停止进一步开发其干细胞项目。将胚胎干细胞分化为可用细胞,同时避免移植排斥反应依然是胚胎干细胞研究人员面临的难题。胚胎干细胞具有多能性,需要特定的信号才能正确分化——如果直接注射到另一个体内,胚胎干细胞将分化成许多不同类型的细胞,从而导致畸胎瘤。对使用未出生人体组织的伦理考虑也是胚胎干细胞治疗方法未能获得批准应用的一个原因。目前,许多国家暂停或限制人类胚胎干细胞研究或新人类胚胎干细胞系的生产。

胚胎干细胞具有无限分裂的能力,在分裂的同时也能保持其自身的多能性,是通过专门的细胞周期控制机制实现的。与增殖的体细胞相比,胚胎干细胞具有独特的细胞周期特征,如G_1期缩短、G_0期缺失以及细胞周期检测点修改引起的快速细胞分裂等,这些特征使得胚胎干细胞在任何给定时间大多处于S期。胚胎干细胞的快速分裂体现在其倍增时间较短(8~10 h),而体细胞的倍增时间为20 h或更长。随着细胞分化,这些特性会发生变化:G_1期和G_2期延长,导致细胞分裂周期更长。这表明特定的细胞周期结构可能有助于多能性的建立。

特别是由于G_1期是细胞对分化敏感性增加的阶段,缩短的G_1期是胚胎干细胞的关键特征之一,并且在维持未分化表型方面发挥着重要作用。尽管确切的分子机制仍然只有部分被了解,但一些研究已经揭示了胚胎干细胞为何能迅速地通过G_1期以及可能的其他阶段的进展。

细胞周期受到细胞周期蛋白、细胞周期蛋白依赖性激酶(Cdk)、细胞周期蛋白依赖性激酶抑制因子(CKI)、视网膜母细胞瘤(Rb)家族的口袋蛋白和其他辅助因子的复杂网络的调节。通过对小鼠胚胎干细胞(mESC)的研究,研究者获得了对胚胎干细胞周期调节的独特见解。小鼠胚胎干细胞显示出G_1期高度缩短的细胞周期特征,这使得细胞能够在M期和S期之间快速交替。在体细胞周期中,观察到Cyclin-Cdk复合物的振荡活性,它控制细胞周期的关键调节因子以诱导各相之间的单向转换:Cyclin D和Cdk4/6在G_1期活跃,而Cyclin E和Cdk2在G_1晚期和S期活跃;Cyclin A和Cdk2活跃于S期和G_2期,而Cyclin B和Cdk1活跃于G_2和M期。然而,在小鼠胚胎干细胞中,Cyclin-Cdk复合物的这种典型有序的特征和振荡活性不存在。相反,Cyclin E-Cdk2复合物在整个周期中都具有组成型活性,使视网膜母细胞瘤蛋白(pRb)保持过度磷酸化,从而保持非活性状态。此时允许从M期直接过渡到G_1晚期,导致D型细胞周期蛋白的缺失,从而缩短G_1期。Cdk2活性对于小鼠胚胎干细胞的细胞周期调节和细胞命运决定至关重要;Cdk2活性的下调可延长G_1期,建立体细胞样细胞周期,并诱导分化标记物的表达。

在人类胚胎干细胞中,G_1期的持续时间显著缩短。这归因于G_1期相关Cyclin D2和Cdk4基因的高mRNA水平以及抑制G_1细胞周期进展的低细胞周期调节蛋白水平,如p21CipP1、p27Kip1和p57Kip2等。此外,Cdk4和Cdk6活性的调节因子,如Ink抑制剂家族的成员(p15、

Note

p16、p18 和 p19)，表达水平较低或根本不表达也是原因之一。因此，与小鼠胚胎干细胞类似，人类胚胎干细胞表现出高 Cdk 活性，其中 Cdk2 表现出最高的激酶活性。与小鼠胚胎干细胞类似，人类胚胎干细胞证明了 Cdk2 在 G_1 期调节中的重要性，因为当 Cdk2 活性受到抑制时，G_1 期到 S 期的转变会延迟；而当 Cdk2 被敲低时，G_1 期会停滞。然而，与小鼠胚胎干细胞不同的是，人类胚胎干细胞具有功能性 G_1 期。人类胚胎干细胞显示 Cyclin E-Cdk2 和 Cyclin A-Cdk2 复合物的活性具有细胞周期依赖性，并且 G_1 期中的 Rb 检测点具有功能性。

胚胎干细胞的另一个特点是 G_1 期检测点无功能，尽管 G_1 期检测点对于维持基因组稳定性至关重要。为了应对 DNA 损伤，胚胎干细胞不会在 G_1 期停止修复 DNA 损伤，而是依赖 S 期和 G_2/M 期检测点或发生凋亡。胚胎干细胞中缺乏 G_1 期检测点，可以去除 DNA 受损的细胞，从而避免因 DNA 修复不准确而导致的潜在突变。与这一机制一致，胚胎干细胞对 DNA 损伤高度敏感，会尽量减少传递给下一代的突变。

2. 间充质干细胞(mesenchymal stem cell，MSC)　也称为医学信号细胞，已知具有多能性，可以在成人组织中找到，如肌肉、肝脏、骨髓和脂肪组织。间充质干细胞通常充当上述各种器官的结构支撑，并控制物质的运动。MSC 可以分化成多种细胞类别，如由中胚层衍生的脂肪细胞、骨细胞和软骨细胞。中胚层增加了身体的骨骼元素，如与软骨或骨骼有关的元素。"meso"一词的意思"中间"，起源于希腊语，表示间充质细胞能够在胚胎生长早期在外胚层和内胚层之间移动。因此，这种机制有助于空间填充，这是修复与真皮(皮肤)、骨骼或肌肉中的间充质细胞有关的成人有机体伤口的关键。

众所周知，MSC 对于再生医学至关重要。它们在临床试验中得到广泛研究。由于它们易于分离并具有高产量、高可塑性，这使得它们能够促进炎症发生并促进细胞生长、分化以及恢复来自免疫调节和免疫抑制的组织。MSC 来自骨髓，在分离细胞的数量和质量方面需要采取积极的程序，并且根据捐赠者的年龄而有所不同。当比较骨髓抽吸物和骨髓基质中的 MSC 比率时，抽吸物中的 MSC 比率往往低于基质。已知 MSC 具有异质性，与其他类型的干细胞(如胚胎干细胞)相比，它们表达高水平的多能标记。注射 MSC 主要通过刺激血管生成来促进伤口愈合。

3. 其他类型干细胞

(1) 胎儿干细胞：位于胎儿器官中的原始干细胞。胎儿干细胞有两种类型：一是胎儿固有干细胞，来自胎儿固有组织，通常在流产后获得。二是胚胎外胎儿干细胞，来自胚胎外膜，一般与成体干细胞没有区别。这些干细胞是出生后获得的。这两类细胞都不是永生的，但具有高水平的细胞分裂，并且具有多能性。

(2) 成体干细胞：也称为体细胞(源自希腊语"身体的")干细胞，是维持和修复其所在组织的干细胞。它们可以在儿童和成人中找到。人类自体成体干细胞的已知来源有以下三种：①骨髓，通常需要通过手术从骨盆骨中提取。②脂肪组织(脂肪细胞)，需要通过吸脂术提取。③血液，需要通过单采术提取，其中血液是从捐献者身上抽取的(类似于献血)，然后通过提取干细胞的机器将干细胞提取出来并将血液的其他部分返回给捐献者。干细胞也可以在出生后从脐带血中提取。在所有干细胞类型中，自体采集风险最小。根据定义，自体细胞是从自己的身体中获得的，就像一个人可以储存自己的血液用于选择性外科手术一样。

(3) 多能成体干细胞：很罕见，数量通常也很少，但可以在脐带血和其他组织中找到。骨髓是成体干细胞的丰富来源，已用于治疗多种疾病，包括肝硬化、慢性肢体缺血和终末期心力衰竭。骨髓干细胞的数量随着年龄的增长而减少，并且育龄期男性的数量多于女性。迄今为止，许多成体干细胞研究旨在表征其效力和其自我更新能力。损伤的 DNA 随着年龄的增长在干细胞和构成干细胞环境的细胞中不断累积。这种积累被认为是(或至少部分认为是)随着衰老而干细胞功能障碍程度加深的原因。

大多数成体干细胞是谱系限制的(多能的)，通常通过其组织来源来指代(间充质干细胞、脂肪干细胞、内皮干细胞、牙髓干细胞等)。Muse细胞(多谱系分化应激耐受细胞)是最近发现的一种多能干细胞类型,存在于多种成体组织中,包括脂肪、真皮成纤维细胞和骨髓。虽然很少见,但Muse细胞可通过其SSEA-3的表达来识别,SSEA-3是未分化干细胞的标记,以及一般MSC的标记,如CD90、CD105。当进行单细胞悬浮培养时,细胞会产生形态和基因表达与胚状体相似的簇,包括经典多能性标记Oct4、Sox2和Nanog。

成体干细胞治疗多年来已成功通过骨髓移植用于白血病和相关骨/血液恶性肿瘤患者。成体干细胞还用于兽医学中治疗马的肌腱和韧带损伤。

在研究和治疗中使用成体干细胞并不像使用胚胎干细胞那样有争议,因为成体干细胞的产生不需要破坏胚胎。此外,在从预期接受者(自体移植物)获得成体干细胞的情况下,排斥的风险基本上不存在。

随着研究的深入和临床目的的明确,人们对人类成体干细胞的需求不断增加(通常每次治疗每千克体重需要100万~500万个细胞),缩小体外扩增细胞与人类需求之间差距,以及利用复制衰老背后因素的能力变得至关重要。众所周知,成体干细胞在体外的寿命有限,并且在开始体外培养时几乎无法检测到何时会进入复制衰老期。

羊膜干细胞是围产期干细胞中的一种,存在于羊水和脐带血中。这些干细胞非常活跃,无需饲养层即可广泛扩增,并且不具有致瘤性。羊膜干细胞是多能的,可以分化成脂肪细胞、成骨细胞、肌细胞、内皮细胞、肝细胞和神经细胞系。羊膜干细胞是一个活跃的研究课题。使用羊膜干细胞克服了使用人类胚胎作为细胞来源的伦理障碍。可以为捐赠者收集羊膜干细胞或用于自体使用。

成体干细胞的功效存在局限性,与胚胎干细胞(ESC)不同,成体干细胞无法分化为所有三个胚层的细胞。重编程允许成体干细胞产生多能细胞,即诱导多能干细胞(iPSC)。这些不是成体干细胞,而是经过重编程以产生具有多能性的细胞的体细胞(如上皮细胞)。利用蛋白质转录因子进行基因重编程,获得了具有胚胎干细胞样能力的多能干细胞。日本京都大学的山中伸弥及其同事首次演示了iPSC。他们使用转录因子Oct3/4、Sox2、c-Myc和Klf4将小鼠成纤维细胞重编程为多能细胞。随后的工作利用这些因子诱导人类成纤维细胞的多能性。有人使用了一组不同的因子,即Oct4、Sox2、Nanog和Lin28,并使用来自人类包皮的细胞进行了实验。他们能够复制山中伸弥的发现,即证实在人类细胞中iPSC是可能的。

iPSC不同于胚胎干细胞,但它们具有许多相似的特性,如多能性和分化潜能、多能性基因的表达、表观遗传模式、胚状体和畸胎瘤形成以及可行的嵌合体形成等,但这些特性之间存在许多差异。iPSC的染色质似乎比胚胎干细胞的染色质更加"封闭"或甲基化。同样,胚胎干细胞和iPSC之间的基因表达模式不同,甚至不同来源的iPSC之间的基因表达模式也不同。因此,对于iPSC的重编程和体细胞记忆的"完整性"存在疑问。尽管如此,诱导体细胞具有多能性似乎是可行的。

iPSC具有多种治疗优势。与胚胎干细胞一样,它们是多能的。因此,它们具有巨大的差异化潜力;理论上,它们可以产生人体内的任何细胞(如果重编程为"完成"多能性)。此外,与胚胎干细胞不同,医生可以利用iPSC为患者创建多能干细胞系。冷冻血液样本可作为iPSC的宝贵来源。患者可以利用自身特异性干细胞在药物治疗前筛查副作用,并降低移植排斥发生风险。尽管iPSC目前在治疗上的用途有限,但在未来的医疗和研究中具有巨大的潜力。

控制细胞周期的关键因素也能调节细胞的多能性。因此,操纵相关基因可以维持细胞的多能性并将体细胞重编程至诱导多能状态。然而,体细胞的重编程通常效率较低并且被认为是随机的。由于更快的细胞周期是细胞产生多能性的关键因素,可以采用提高重编程效率的方法诱导多能状态。通过操纵细胞周期调节因子来提高多能性的方法包括:在认为更快的细胞周期是细胞产生多能性的关键因素的观念下,可以提高重编程效率。通过操纵细胞周期调控因子来改善多能性的方法包括:过表达 Cyclin D/Cdk4,将 Sox2 在 S39 和 S253 位点磷酸化,过表达 Cyclin A 和 Cyclin E,降低 Rb 的表达,以及降低 Cip/Kip 家族或 Ink 家族成员的表达。

了解干细胞谱系是分析胚胎发育的重要程序,因为细胞谱系显示了每次分裂时细胞之间的关系。分析干细胞谱系有助于识别干细胞的有效性、寿命和其他因素。利用细胞谱系分析技术,可以在干细胞克隆中分析突变基因,这有助于研究遗传途径。

为了确保自我更新,干细胞经历两种类型的细胞分裂(图 4-19)。一方面,干细胞对称分裂,产生两个相同的子细胞,它们都具有干细胞特性。另一方面,干细胞不对称分裂,仅产生一个干细胞和一个自我更新潜力有限的祖细胞。祖细胞在最终分化为成熟细胞之前可以经历几轮细胞分裂。对称和不对称分裂之间的分子区别可能在于子细胞之间细胞膜蛋白(如受体)的差异性分离。

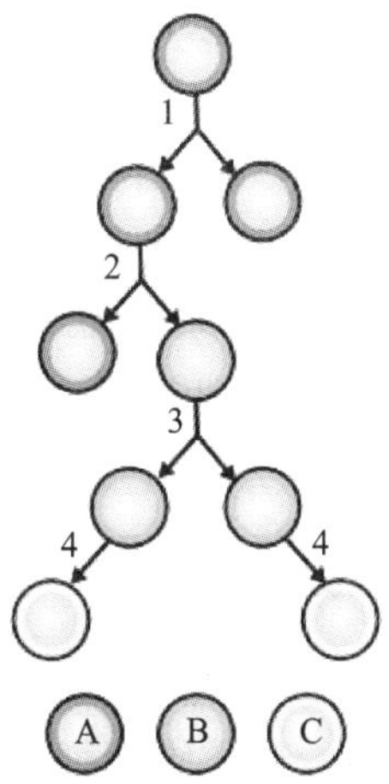

干细胞保持不分化是由于它们所处的特定生态位中的环境信号。当干细胞离开该生态位或不再接收这些信号时,它们开始分化。在果蝇卵巢的研究中,已经确定了信号分子 decapentaplegic 和黏附连接(adherens junctions)能够阻止卵巢干细胞分化。

A—干细胞;B—祖细胞;C—分化细胞;
1—干细胞对称分裂;2—干细胞不对称分裂;
3—祖细胞分裂;4—终端分化

图 4-19 干细胞分裂分化

(三)干细胞的应用前景

干细胞治疗是利用干细胞来治疗或预防疾病的方法。骨髓移植是干细胞疗法的一种形式,已使用多年,因为它在临床试验中被证明是有效的。干细胞植入可能有助于增强左心室的功能,并有助于过去患有心脏病的患者保留心脏组织。

干细胞治疗有望减轻多种疾病的症状,从而可能降低患者对药物的需求。这种治疗方法不仅能缓解症状,还能促使科学界深入研究干细胞和开发未来疗法。

医生的信条是不造成伤害,而干细胞治疗相较于传统方法更符合这一原则。外科手术通常需要切除组织,并可能伴随一定的风险和创伤。干细胞治疗可以减少人们对手术干预的依赖,从而降低与手术和麻醉相关的风险。干细胞可以在患者体内直接修复或替代受损的组织,从而减少患者对侵入性手术的需求。

在干细胞治疗中,通常使用从患者自身提取并再移植到需要修复的部位的干细胞。这种自体疗法因供体与受体是同一人,几乎消除了免疫排斥的风险,因此被认为是最安全的。然而,施行干细胞治疗时可能需要进行免疫抑制治疗,特别是在使用异体干细胞或经过基因编辑的自体干细胞时。患者可能需要通过放射治疗来去除体内的某些细胞,以确保移植干细胞的有效性。

为了降低免疫排斥风险,理想的方法是使用来自同一患者的自体干细胞,这样可以最大限度地减少免疫系统的攻击反应。虽然干细胞治疗面临一些挑战,但其潜在的益处使其在医学领域中具有广阔的应用前景。

某些干细胞的多能性使其难以获得特定的细胞类型,因为群体中并非所有细胞都均匀分化。未分化的细胞可形成所需类型以外的组织。干细胞的多能性与肿瘤的形成也有关,特别是在胚胎干细胞、胎儿固有干细胞、iPSC 中。一些干细胞在移植后形成肿瘤。

使用或研究胚胎干细胞的实践也引发了人们对伦理方面的担忧。从囊胚中收获细胞会导致囊胚死亡。人们关心的是囊胚是否应该被视为人类生命。关于这个问题的争论主要是哲学上的争论,而不是科学上的争论。

目前,正在研究的用干细胞治疗的疾病包括糖尿病、雄激素性脱发、类风湿性关节炎、帕金森病、阿尔茨海默病、呼吸系统疾病、骨关节炎、中风和创伤性脑损伤修复、先天性疾病导致的学习障碍、脊髓损伤修复、心肌梗死、牙齿缺失、听力受损、视力受损、角膜损伤、肌萎缩侧索硬化、克罗恩病等。科学家们找到了一种方法来解决由精原干细胞缺乏而导致的男性不育问题,即对细胞进行重编程并将其转变为精子。其他研究已经证明,通过在小鼠睾丸中引入人类 iPSC 可以恢复精子发生。这意味着无精症可能被终结。科学家们发现了卵巢干细胞,这是卵巢中发现的一种罕见细胞类型(0.014%)。它们不仅可以用于治疗不孕症,还可以用于治疗卵巢早衰。使用干细胞生成类器官的研究也在进行中,这将有助于进一步了解人类发育、器官发生和人类疾病建模等相关知识。

六、细胞分化与医学

细胞分化与医学之间密切相关。细胞分化是生物学领域的一个重要概念,它涉及细胞的特化和功能定位,对医学研究和实践有着重要的影响。细胞分化与医学之间的关系如下。

(1)细胞分化与组织器官发育:细胞分化是胚胎发育过程中的关键步骤,通过分化,幼稚的胚胎细胞逐渐变成各种不同类型的细胞,最终形成各种组织和器官。了解细胞分化的机制可以帮助我们更好地理解发育缺陷和畸形的原因,也为组织工程和再生医学提供了研究基础。

(2)癌症和细胞分化:癌症通常与细胞分化紊乱相关。在正常细胞分化过程中,细胞具有自我调控机制,以确保它们在适当时停止分裂、维持正常结构和功能。肿瘤细胞通常失去了这些调控机制,导致不受控制的细胞分裂和分化阻塞。因此,理解细胞分化与癌症之间的关系对癌症的治疗和研究至关重要。

(3)干细胞治疗:干细胞是具有多能性的细胞,它们可以分化为各种不同类型的细胞。在医学中,干细胞治疗利用干细胞的多能性来治疗多种疾病。研究干细胞的分化机制对于开发干细胞治疗具有关键意义。

(4)转基因与基因编辑:利用基因编辑技术,可以干预细胞的分化过程,使其分化为特定类型的细胞。这在治疗某些遗传性疾病和神经退行性疾病等方面具有巨大的潜力。

(5)细胞治疗:这是一种治疗方法,其中患者的自身细胞或外源性细胞用于修复或替代受损组织或器官。了解细胞分化过程有助于优化细胞治疗的效果。

总的来说,细胞分化对医学领域具有广泛的应用,它有助于理解疾病的发生机制,开发新的治疗方法,以及推动医学科学的进步。因此,细胞分化是医学研究和临床实践中不可或缺的一部分。

第三节 细胞衰老与死亡

在高等动物中,大多数机体细胞经历了由未分化到分化、分化到衰老、衰老到死亡的过程。生物体内每时每刻都有细胞在衰老、死亡,同时又有新生的细胞进行补偿。细胞衰老与细胞死亡是生物界的普遍规律,是不可抗拒的生理现象。人体内有 200 多种细胞,它们的寿命各不相同。例如,红细胞的寿命仅为 120 天,肝细胞的寿命约 18 个月,神经细胞的寿命与机体寿命大致相同。阐明细胞衰老与死亡的机制,对于揭示生命的奥秘和延缓个体的衰老具有重要的意义。

一、细胞衰老的定义

细胞衰老是一种以细胞分裂停止为特征的现象。在 20 世纪 60 年代初期,人们发现培养的正常人类胎儿成纤维细胞在衰老之前最多可达到 50 次细胞群倍增。这个过程被称为"复制衰老",或海弗利克极限。海弗利克对死亡细胞的发现为发现和理解细胞衰老分子途径铺平了道路。细胞衰老可由多种应激因素引发。这些应激因素包括环境和内部损伤事件、异常细胞生长、氧化应激、自噬因子等。细胞衰老的生理重要性归因于预防癌变,近来还归因于衰老、发育和组织修复。衰老细胞导致衰老表型,可导致衰弱综合征、肌少症和衰老相关疾病。衰老的星形胶质细胞和小胶质细胞导致神经退行性变。

二、细胞衰老的机制

(一) 应激反应和 DNA 损伤

从机制上讲,复制性衰老可由端粒缩短引起的 DNA 损伤反应触发。活性氧(ROS)水平升高、癌基因激活和细胞融合引起的 DNA 损伤也会诱导细胞衰老。通常,细胞衰老是在多种因素(即端粒缩短和氧化应激)的作用下发生的。DNA 损伤反应(DDR)会阻止细胞周期进程,直到 DNA 损伤(如双链断裂(DSB))得到修复。衰老细胞表现出持久的 DDR,似乎对内源 DNA 修复活性具有抵抗力。延长的 DDR 会激活 ATM 和 ATR DNA 损伤激酶。由这两种激酶引发的磷酸化级联导致细胞周期最终停滞。根据 DNA 损伤的严重程度,细胞可能不再进行修复,并经历细胞凋亡或细胞衰老。哺乳动物组织培养物和组织中的此类衰老细胞保留 DSB 和 DDR 标记。有人提出保留的 DSB 是老化过程的主要驱动因素。与基因组维护相关的基因突变与过早衰老等有关。

尽管衰老细胞不能再复制,但它们仍然具有代谢活性。衰老相关的 β-半乳糖苷酶和 p16Ink4A 两种蛋白质被认为是细胞衰老的生物标志物。天然具有这两种蛋白质的细胞会出现假阳性,如具有衰老相关 β-半乳糖苷酶的成熟巨噬细胞和具有 p16Ink4A 的 T 淋巴细胞。

衰老细胞能够转化为免疫原性表型,使其能够被免疫系统识别和清除。该免疫原性表型的特征包括:

(1)促炎性分泌表型(SASP):衰老细胞分泌多种促炎性细胞因子、趋化因子、蛋白酶和生长因子,这些分子在局部微环境中引发炎症反应。

(2)免疫配体上调:衰老细胞表面免疫配体的表达增加,增强了它们与免疫细胞的相互作用,使免疫系统更容易识别并清除这些细胞。

(3)促生存反应:衰老细胞激活某些信号通路以抵抗凋亡,这种反应使得细胞能够在不利条件下存活,同时也使其成为免疫系统的目标。

(4)异质性基因表达(promiscuous gene expression,pGE):衰老细胞表现出异常的基因表达模式,表达出在正常细胞中通常沉默的基因,这种基因表达的多样性可能影响其功能和免疫原性。

(5)衰老相关 β-半乳糖苷酶活性:这一酶的活性增加是衰老细胞的经典生物标志,可通过染色技术检测出来并用于识别衰老细胞。

这些特征的组合使衰老细胞能够被免疫系统识别并排除,在组织器官稳态和衰老过程中发挥重要作用。

(二) 端粒的作用

端粒是染色体末端的 DNA 串联重复序列,在每个细胞分裂周期中都会缩短。端粒在细胞衰老中的作用引起了普遍关注,特别是关于克隆可能对遗传产生的不利影响。每个细胞周期中染色体端粒的连续缩短也被认为限制了细胞分裂的次数,从而导致衰老。充分缩短后,负责维持端粒结构的蛋白质(如 TRF2)被置换,导致端粒被识别为 DSB 位点。这会导致复制衰老。理论上,一旦发现了生物永生的确切机制,就有可能通过基因工程改造具有相同能力的细胞。端粒缩短会激活替代 RNA 剪接的广泛改变,从而产生早衰素等衰老毒素,降解组织并使其更容易衰竭。

（三）癌基因的作用

BRAFV600E 和 Ras 是与细胞衰老有关的两个癌基因。BRAFV600E 通过 IGFBP7 的合成和分泌诱导衰老。Ras 激活 MAPK 级联,导致 p53 激活增加和 p16INK4a 上调。癌基因突变导致的衰老状态的转变是不可逆的,这种转变被称为癌基因诱导的衰老(OIS)。有趣的是,即使在组织发生致癌激活后,一些研究人员也在组织中发现了衰老表型。人们在神经纤维瘤患者的皮肤良性病变中发现了一种携带致癌突变的衰老表型,这导致 Ras 的增加。这一发现在良性前列腺病变、紫外线照射的 HGF/SF 转基因小鼠的黑素细胞病变、N-Ras 转基因小鼠的淋巴细胞和乳腺等中具有高度重复性。E2F 活性丧失可抑制小鼠脑垂体细胞的增殖。这些发现的关键在于,消除衰老反应的基因操作导致了癌症的全面恶化。有证据表明衰老细胞可能与肿瘤的癌前阶段有关。此外,据推测,衰老表型可能作为肿瘤分期的有希望的标记。体外衰老有两种类型:由 INK4a/Rb 和 p53 通路介导的不可逆衰老表型和由 p53 通路介导的可逆衰老表型。这表明 p53 通路可以有效地用于治疗干预措施来引发衰老并最终减少肿瘤发生。p53 已被证明在肿瘤学背景下具有良好的治疗相关性。在 Xue 等的论文中,RNAi 被用来调节肝癌模型中的内源性 p53。他们利用嵌合肝癌小鼠模型并用 ras 癌基因转导该模型。他们提取胚胎祖细胞,用致癌 Ras 和四环素反式激活蛋白转导这些细胞,使用强力霉素(一种四环素类似物)和四环素响应性短发夹 RNA(shRNA)控制 p53 的表达。在没有 Dox 的情况下,随着 miRNA 水平的增加,p53 被主动抑制,因此当给予 Dox 时,p53 miRNA 被关闭以促进 p53 的表达。表达 Ras 的肝癌在 p53 重新激活后显示出衰老迹象,包括衰老相关的 β-半乳糖苷酶蛋白增加等。Xue 等的研究结果表明,在没有功能性 p53 活性的肿瘤中短暂重新激活 p53,结果可以观察到肿瘤消退。研究表明,细胞衰老的诱导与炎症细胞因子的增加有关。

三、细胞坏死

坏死(necrosis)是细胞损伤的一种形式,导致活组织中的细胞通过自溶过早死亡。坏死是由细胞或组织外部因素(如感染或创伤)引起的,导致细胞成分的消化不受控制。相比之下,细胞凋亡是一种自然发生的程序性和有针对性的细胞死亡。虽然细胞凋亡通常会给生物体带来有益的影响,但坏死几乎总是有害的,并且可能是致命的。

坏死引起的细胞死亡并不遵循凋亡信号转导途径,而是激活各种受体并导致细胞膜完整性丧失,并且细胞死亡产物不受控制地释放到细胞外空间。这会在周围组织中引发炎症反应,吸引白细胞和附近的吞噬细胞,通过吞噬作用消除死亡细胞。然而,白细胞释放的针对微生物的破坏性物质也会对周围组织造成附带损害。这种过度的附带损害会抑制愈合过程。因此,未经处理的坏死导致在细胞死亡部位或其附近堆积分解的死亡组织和细胞碎片。通常需要通过手术切除这些坏死组织,这种手术称为清创术。

不可逆细胞损伤和坏死进展的结构迹象包括遗传物质的密集聚集和渐进性破坏,以及细胞膜和细胞器的破坏。通常来讲,坏死有以下几种独特的形态学模式。

（一）凝固性坏死

凝固性坏死的特征是在死亡组织中形成凝胶状物质,其中组织的结构得以维持,并且可以通过光学显微镜观察到。蛋白质变性导致凝固,导致白蛋白转变成坚硬且不透明的状态。这种坏死模式通常见于缺氧(低氧)环境,如梗死灶。凝固性坏死主要发生在肾脏、心脏和肾上腺等组织中。严重缺血最常导致这种形式的坏死。

（二）液化性坏死

与凝固性坏死相反，液化性坏死的特点是死细胞被消化形成黏性液体团。这是细菌感染（有时是真菌感染）的典型症状，因为它们能够刺激炎症反应。由于存在死亡白细胞，坏死灶液体通常呈乳黄色，通常称为脓液。脑部缺氧性梗死灶表现为液化性坏死，因为脑部含有很少的结缔组织，但含有大量的消化酶和脂质，因此细胞很容易被自身的酶消化。

（三）坏疽性坏死

坏疽性坏死可被认为是凝固性坏死的一种，其特征是下肢和胃肠道缺血。干性坏疽和气性坏疽均可导致此类坏死。如果死亡组织发生叠加感染，则会发生液化性坏死（如湿性坏疽）。

（四）干酪样坏死

干酪样坏死可被认为是凝固性坏死和液化性坏死的组合，通常由分枝杆菌、真菌感染等引起。坏死组织呈白色且易碎，就像结块的奶酪。死亡细胞分解但未完全消化，留下颗粒状物质。显微镜检查显示无定形颗粒碎片封闭在独特的炎症边界内。一些肉芽肿病变即呈干酪样坏死。

（五）脂肪坏死

脂肪坏死是一种特定类型的坏死，通常涉及脂肪组织的细胞死亡。脂肪坏死可能由多种原因引起，包括外伤、缺血、炎症或其他引起组织损伤的因素。在这一过程中，脂肪细胞的脂质被分解，导致脂肪组织的破裂和炎症反应。

在脂肪坏死中，脂肪细胞的脂质通常被酶类分解为脂肪酸，脂肪酸的释放可以引起炎症反应。这种形式的坏死可能在胰腺炎、外伤性损伤，或某些血管疾病等病理情况中发生。脂肪坏死的临床表现取决于病灶的具体位置和病因。

（六）纤维蛋白样坏死

纤维蛋白样坏死是一种特殊形式的坏死，通常由免疫介导的血管损伤引起。它以免疫复合物为标志，该免疫复合物与纤维蛋白一起沉积在动脉壁内。

（七）肌坏死

肌坏死通常由损伤、缺氧或感染而引起。常见原因包括自发性糖尿病性肌坏死（又名糖尿病性肌梗死）和梭菌性肌坏死（又名气性坏疽）。有些蜘蛛咬伤可能会导致肌坏死。在美国，只有棕色隐士蜘蛛的咬伤才会较大概率地引起肌坏死。在其他国家，同属蜘蛛（如南美洲的智利隐士蜘蛛），也被认为会导致肌坏死。黄囊蜘蛛和流浪汉蜘蛛拥有坏死毒液的说法尚未得到证实。

在盲鼹鼠（鼹鼠属）中，坏死过程取代了许多生物体中通常使用的系统性细胞凋亡的作用。低氧条件（如盲鼹鼠洞穴中常见的低氧条件），通常会导致细胞凋亡。为了适应更高的细胞死亡趋势，盲鼹鼠的肿瘤抑制蛋白 p53 进化出了一种突变，以防止细胞发生凋亡。人类癌症患者也有类似的突变。盲鼹鼠被认为更容易患癌症，因为它们的细胞不能发生凋亡。然而，经过一段的时间（根据罗切斯特大学进行的一项研究，在 3 天内），盲鼹鼠的细胞会释放干扰素 β（免疫系统通常用它来对抗病毒），以应对过度的攻击。细胞凋亡受到抑制而引起细胞增殖。在这种情况下，干扰素 β 会触发细胞坏死，这种机制也能杀死盲鼹鼠体内的癌细胞。诸如此类的肿瘤抑制机制使盲鼹鼠和其他鼹鼠对癌症具有一定的抵抗力。

四、细胞的坏死的一些影响因素

（一）外部因素

外部因素可能包括机械创伤（对身体造成物理损伤，导致细胞崩溃）、电击、血管损伤（可能破坏相关组织的血液供应）和缺血。热效应（极高或极低的温度）通常会导致细胞破裂，进而导致细胞坏死，尤其是骨细胞。

冻伤时会形成晶体，增加剩余组织和液体的压力，导致细胞破裂。在极端条件下，组织和细胞可能会因不受控制的细胞膜和细胞质破坏过程而死亡。

（二）内部因素

内部因素包括神经疾病（因器官部分神经活动缺陷导致营养缺陷而发生的疾病）、神经细胞损伤和麻痹。胰脂肪酶是脂肪坏死的主要因素。

坏死可由免疫系统的组成部分激活，如补体系统、细菌毒素、激活的自然杀伤细胞和腹膜巨噬细胞。毒素和病原体可能导致坏死；蛇毒等毒素可能会抑制酶活性并导致细胞死亡。胡蜂蜇伤也会造成坏死性伤口。

病理状况的特征是细胞因子分泌不足。坏死病症的一个典型例子是缺血，它导致氧气、葡萄糖和其他营养因子的急剧消耗，并诱导内皮细胞和周围组织的非增殖细胞（神经细胞、心肌细胞、肾细胞等）大量坏死性死亡。最近的细胞学数据表明，坏死性死亡不仅发生在病理过程中，而且也是某些生理过程的组成部分。

激活诱导的原代 T 淋巴细胞和免疫反应的其他重要组成部分的死亡是不依赖胱天蛋白酶（caspase）的，并且在形态上呈坏死状态；因此，目前的研究人员已经证明，细胞坏死性死亡不仅可以发生在病理过程中，还可以发生在组织更新、胚胎发生和免疫反应等正常过程中。

直到最近，坏死被视为一种不受调控的病理过程。然而，生物体内的坏死可能通过两种主要途径发生。第一种途径以细胞肿胀为起点，随后细胞开始起泡，接着出现核固缩（核收缩）。最终，细胞核溶解于细胞质中，这一过程称为核溶解。第二种途径是坏死的继发形式，通常在细胞凋亡和出芽之后发生。在这种情况下，细胞核分裂成碎片，这一现象称为核碎裂。

在组织病理学中，坏死的细胞核变化对于心肌梗死（心脏病发作）的诊断具有重要意义。这些变化的特征取决于 DNA 的降解方式，主要包括：①核溶解：由于 DNA 降解，细胞核染色质逐渐褪色。②核碎裂：收缩的细胞核碎片完全散开。③固缩：细胞核收缩，染色质高度浓缩。

坏死的其他典型细胞变化还包括：在 HE 染色样品中，细胞质的嗜酸性增强，表现为细胞质染色加深。通过电子显微镜观察，细胞膜呈现不连续性，这种不连续性由细胞起泡和微绒毛丧失引起。

坏死的原因有很多，对坏死的治疗取决于坏死的发生方式。对坏死的治疗通常涉及两个不同的过程，通常，必须先治疗坏死的根本原因，然后才能处理死亡组织本身。

清创术是指通过手术或非手术手段去除坏死组织，是坏死的标准治疗方法。根据坏死的严重程度，可能需要去除小块皮肤到完全截去受影响的肢体或器官。以化学方法去除坏死组织是另一种选择，其中酶清创剂（如蛋白酶、纤溶酶或胶原酶）可用于靶向清除坏死组织的各种成分。在某些情况下，使用丝光绿藻幼虫的特殊疗法也可被用来去除坏死和感染组织。

在缺血（包括心肌梗死）的情况下，组织血液供应的限制会导致缺氧并产生活性氧（ROS），这些活性氧会与蛋白质和细胞膜发生反应并损坏蛋白质和细胞膜。可以应用抗氧化治疗来清除 ROS。物理创伤和化学烧伤等造成的伤口，可以用抗生素等药物进行治疗，以避免细菌感染。保持伤口清洁、免受感染也可以避免坏死。

化学物质（如药物、酸、碱）与皮肤发生反应，可导致皮肤脱落并最终坏死。对这种坏死的治疗包括识别，并远离有害物质；治疗伤口，预防感染；并根据需要使用免疫抑制疗法，如使用抗炎药物或免疫抑制剂。以蛇咬伤为例，使用抗蛇毒血清可以阻止毒素的传播，同时使用抗生素可预防感染。即使引起坏死的最初因素已被清除，但坏死组织仍会保留在体内。

五、细胞凋亡

（一）细胞凋亡的定义

德国科学家 Vogt 于 1842 年首次描述了细胞凋亡的原理。1885 年，解剖学家 Walther Flemming 对程序性细胞死亡的过程进行了更精确的描述。然而，直到 1965 年这个话题才重新被提起。在使用电子显微镜研究组织时，Kerr 能够区分细胞凋亡和创伤性细胞死亡。在描述这一现象的论文发表后，Kerr 受邀加入阿伯丁大学，他和 Currie 及 Wyllie 于 1972 年在《英国癌症杂志》上发表了一篇开创性的文章。Kerr 最初使用了"程序性细胞坏死"这个术语，但在文章中，自然细胞死亡的过程被称为"细胞凋亡"。2000 年 3 月 14 日，Kerr 因其对细胞凋亡的描述而获得保罗·埃尔利希和路德维希·达姆施泰特奖。

多年来，"细胞凋亡"和"程序性细胞死亡"都是被广泛应用的术语。为了达到以下两项目的，细胞死亡从无人问津被推到了一个主要的研究领域：识别细胞死亡控制和效应机制是其主要目的，了解细胞死亡异常与人类疾病（特别是癌症）的联系是其次要目的。如在 1988 年，研究者首次发现，导致滤泡性淋巴瘤的基因 bcl-2 编码一种抑制细胞死亡的蛋白质。这些基因是在对秀丽隐杆线虫的研究中鉴定出来的，这些基因的同源物在人类中具有调节细胞凋亡的功能。John Sulston 因其在细胞凋亡方面的开创性研究而荣获 2002 年诺贝尔生理学或医学奖。

细胞凋亡来自古希腊语，是一种程序性细胞死亡形式，发生在多细胞生物和一些真核单细胞微生物（如酵母）中。生化事件导致特征性细胞变化（形态）和死亡。这些变化包括起泡、细胞皱缩、核碎片、染色质浓缩、DNA 碎片和 mRNA 衰变。由于细胞凋亡，成人平均每天损失 50 亿～700 亿个细胞。8～14 岁的普通儿童每天损失的细胞为 20 亿～300 亿个。

坏死是由急性细胞损伤引起的创伤性细胞死亡的一种形式，与此相反，细胞凋亡是一个受到高度调节和控制（调控）的过程，在生物体的生命周期中具有优势。例如，发育中的人类胚胎中手指和脚趾的分离是因为手指之间的细胞发生凋亡。与坏死不同，细胞凋亡会产生称为凋亡小体的细胞碎片，吞噬细胞能够在细胞内容物溢出到周围细胞并对其造成损害之前吞噬并清除这些碎片（图 4-20）。

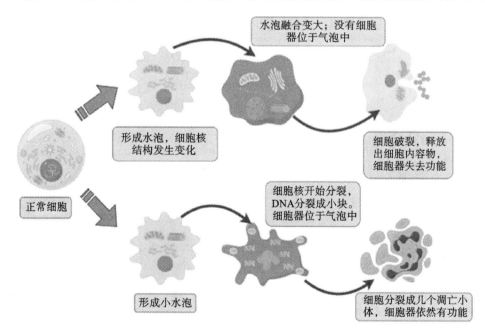

图 4-20 细胞坏死和凋亡的结构变化

由于细胞凋亡一旦开始就无法停止，因此它是一个受到高度调控的过程。细胞凋亡可以通

Note

过两种途径之一启动。在内在途径中,细胞因为感受到细胞压力而发生凋亡,而在外在途径中,细胞因为来自其他细胞的信号而发生凋亡。微弱的外部信号也可能激活细胞凋亡的内在途径。这两种途径都通过激活 caspase(一种蛋白酶或降解蛋白质的酶)来诱导细胞死亡。这两条途径都会激活起始 caspase(caspase 2、caspase 8、caspase 9、caspase 10),再激活 caspase 3、caspase 6 和 caspase 7,最后通过不加区别地降解蛋白质来杀死细胞。

有缺陷的细胞凋亡过程还与多种疾病有关。细胞凋亡过多会导致萎缩,而细胞凋亡不足则会导致细胞增殖不受控制。Fas 受体和 caspase 等一些因子促进细胞凋亡,而 Bcl-2 蛋白家族的一些成员则抑制细胞凋亡。

无标记活细胞成像、延时显微镜和透射电子显微镜等可用于比较凋亡细胞和坏死细胞。还有各种生化技术可用于分析细胞标志物如 DNA 片段(流式细胞术)、caspase 激活、Bid 裂解和细胞色素 c 释放(蛋白质印迹法)。上清液筛选 caspase、HMGB1 和细胞角蛋白 18 释放可以识别原发性和继发性坏死细胞。然而,尚未鉴定出坏死细胞的明显表面或生化标记,只有阴性标记可用。

(二) 细胞凋亡的形态特征

细胞凋亡最具体直接的体现就是其形态特征发生巨大变化,包括细胞收缩和凝聚。在细胞凋亡过程中,细胞整体会出现明显的收缩和凝聚,使细胞变得更小。这与坏死(另一种细胞死亡方式)不同,坏死会导致细胞肿胀和膨胀。

首先,细胞凋亡时,核内会出现一系列的变化。最明显的是核内出现核小体的浓缩,使核更加致密。其次,核内也会出现一系列断裂和碎片化的 DNA,形成称为"DNA 梯度"的特征性 DNA 片段。这些核内变化有助于区分凋亡与坏死。然后,细胞膜在凋亡过程中也经历特定的改变。细胞表面会出现翻转的磷脂,导致巨噬细胞更容易识别和吞噬凋亡细胞。这有助于防止凋亡细胞的内容物泄漏到周围组织,以减少炎症反应。

细胞凋亡时,细胞质变得更加浓缩,这是由于细胞内部的物质在细胞凋亡过程中重新排列和组合,使细胞内部变得更加致密。细胞内会形成囊泡或小囊泡,这些囊泡包含细胞内部的内容物,并最终被吞噬。这有助于细胞内部的有害物质被清除,而不会泄漏到周围环境(图 4-21)。

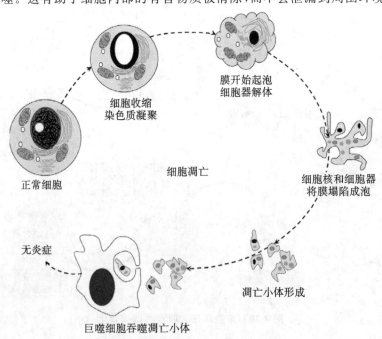

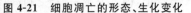

图 4-21 细胞凋亡的形态、生化变化

总的来说,细胞凋亡的形态特征包括细胞核的变化、细胞质密度的增加、细胞膜的改变以及细胞内部的囊泡形成,这些特征有助于区分凋亡与坏死,以及促使凋亡细胞在不引发炎症反应的情况下被清除。

（三）细胞凋亡的生化特征

细胞凋亡的生化特征包括一系列分子和生物化学过程。细胞凋亡的启动受到激活机制的严格调控,因为一旦细胞凋亡开始,就不可避免地导致细胞死亡。有两种激活机制途径,即内在途径和外在途径。内在途径由细胞受到应激时产生的细胞内信号激活,并且取决于线粒体膜间隙中蛋白质的释放。外在途径由与细胞表面死亡受体结合的细胞外配体激活,从而导致死亡诱导信号复合物(DISC)的形成。

内在途径也称为线粒体途径。线粒体对于多细胞生命至关重要。没有它们,细胞就会停止有氧呼吸并很快死亡。这一事实构成了一些细胞凋亡途径的基础。针对线粒体的凋亡蛋白以不同的方式产生影响。它们可能通过膜孔的形成导致线粒体肿胀,或者它们可能增加线粒体膜的通透性并导致凋亡效应物泄漏。越来越多的证据表明,一氧化氮能够通过帮助耗散线粒体膜电位从而使其具有更高的渗透性来诱导细胞凋亡。

随着线粒体膜通透性的增加,线粒体还会将称为超分子激活簇(SMAC,第二种线粒体衍生的 caspase 激活剂)的蛋白质释放到细胞质中。SMAC 与凋亡抑制蛋白(IAP)结合,从而允许细胞凋亡继续进行。IAP 通常还会抑制半胱氨酸蛋白酶(该酶负责细胞的降解)的活性。因此,可以看出实际的降解酶是由线粒体通透性间接调节的。

已经提出了两种直接启动哺乳动物细胞凋亡机制的理论(外在途径):肿瘤坏死因子(TNF)诱导模型和 Fas-Fas 配体介导模型,两者都涉及 TNF 受体(TNFR)家族。

TNF-α 是主要由活化的巨噬细胞产生的细胞因子,可介导细胞凋亡。人体内的大多数细胞有两种 TNF-α 受体:TNFR1 和 TNFR2。TNF-α 与 TNFR1 的结合已被证明可启动通过 TNF 受体相关死亡结构域蛋白质(TRADD)和 Fas 相关死亡结构域蛋白质(FADD)导致 caspase 激活的途径。cIAP1/2 可以通过与 TRAF2 结合来抑制 TNF-α 信号转导。FLIP 抑制 caspase 8 的激活。该受体的结合还可以间接导致参与细胞炎症反应的转录因子的激活。然而,通过 TNFR1 的信号转导可能以不依赖 caspase 的方式诱导细胞凋亡。TNF-α 受体超家族还包括死亡受体(DR),如 DR4 和 DR5。这些受体与 TRAIL 蛋白结合并介导细胞凋亡。已知细胞凋亡是靶向癌症治疗的主要机制之一。有人设计了发光铱复合物-肽杂合体,它模仿 TRAIL 并与癌细胞上的死亡受体结合,从而诱导癌细胞凋亡。

Fas 激活诱导的细胞死亡途径,Fas 受体(第一个细胞凋亡信号,也称为 Apo-1 或 CD95)是 TNF 家族的跨膜蛋白,可结合 Fas 配体(FasL)。Fas 和 FasL 之间的相互作用导致死亡诱导信号复合物(DISC)的形成,其中包含 FADD、caspase 8 和 caspase 10。在某些类型的细胞(Ⅰ型)中,加工后的 caspase 8 直接激活 caspase 家族的其他成员,并触发细胞凋亡的执行。在其他类型的细胞(Ⅱ型)中,Fas-DISC 启动反馈循环,螺旋式增加线粒体促凋亡因子的释放以及促进 caspase 8 的放大激活。

除了以上凋亡的生化特征之外,细胞凋亡时,细胞核 DNA 会经历断裂和碎片化,这是由 caspase 激活以及其他核内酶的作用所致。这会导致 DNA 呈现出特征性"ladder"模式,即 DNA 梯度,这种模式也是细胞凋亡的生化标志之一。磷脂分子在细胞膜上出现外翻,这导致在细胞表面会显示出磷脂的"自噬信号",使凋亡细胞更容易被巨噬细胞吞噬。此外,线粒体内部的膜通透性发生改变,释放线粒体细胞色素 c 等蛋白质到细胞质中,触发细胞凋亡。这一过程被称为线粒体通透性转变(mitochondrial permeability transition)。

细胞质和核内囊泡形成:在细胞凋亡中,细胞内会形成囊泡,这些囊泡的内容物包括细胞核

Note

碎片和细胞器的碎片。这些囊泡最终会被清除。

下调抗凋亡蛋白：在细胞凋亡过程中,通常伴随着抗凋亡蛋白(如 Bcl-2)的下调,以及促凋亡蛋白(如 Bax)的上调。这些蛋白质的变化有助于调控细胞凋亡的发生。

综上所述,这些生化特征共同构成了细胞凋亡的分子标志,它们是通过细胞内的信号转导网络和蛋白质相互作用来实现的。细胞凋亡是一种高度调控的细胞死亡过程,对维护组织稳态具有重要意义。

(四) 细胞凋亡的酶学特征

细胞凋亡是一种重要的细胞死亡方式,它在维持生态平衡、组织发育和免疫调控等生物学过程中发挥关键作用。细胞凋亡涉及一系列复杂的生化反应,其中酶学特征起着重要作用。以下是与细胞凋亡相关的主要酶学特征。

caspase 是一类蛋白酶,它们在细胞凋亡中起关键作用。通常有两种类型的 caspase,即初始 caspase(如 caspase 8 和 caspase 9)和效应 caspase(如 caspase 3 和 caspase 7)。初始 caspase 被激活后,它们会激活效应 caspase,导致细胞内多种底物的降解,最终导致细胞死亡。在细胞凋亡过程中,细胞色素 c 通过 Bax 和 Bak 蛋白的作用从线粒体释放。这种释放的机制还不清楚,但似乎源于插入外膜的大量 Bax/Bak 同二聚体和异二聚体。一旦细胞色素 c 被释放,它就会与凋亡蛋白酶激活因子-1(Apaf-1)和 ATP 结合,然后与 pro-caspase 9 结合,形成一种称为凋亡体的蛋白质复合物。凋亡体将 caspase 酶原裂解为其活性形式的 caspase 9,后者又将 caspase 酶原裂解并激活为效应器 caspase 3。它们参与凋亡信号转导途径,导致 DNA 降解和细胞的结构崩解。caspase 3 是一个执行性 caspase,它切割多种蛋白质(如核小体蛋白和细胞骨架蛋白),导致细胞的结构崩解。

DNA 酶在细胞凋亡中负责 DNA 的降解。这些酶会在凋亡开始时切割细胞核 DNA,导致 DNA 碎片化。典型的 DNA 酶包括核小体相关的酶和核小体外的酶。如 DNA 依赖性核酸内切酶(DNA-dependent endonucleases),负责切割 DNA 分子。

细胞凋亡时,核酸内切酶(endonuclease)会切割核酸链,导致 DNA 和 RNA 的降解。这些酶在 DNA 降解和核小体分解中发挥重要作用。例如,caspase 激活的 DNA 酶(caspase-activated dNase,CAD),在 caspase 3 的作用下被激活,从而引发 DNA 降解。

凋亡诱导因子(apoptosis-inducing factor,AIF)可以通过与它们的受体的相互作用和信号转导来激发细胞凋亡。例如,Fas 配体(FasL)是一个典型的凋亡诱导因子,它可以激发细胞凋亡。它可通过与 Fas 受体(又称 CD95)相互作用来诱导细胞凋亡。这是一个非常重要的细胞凋亡机制,参与了免疫调节、组织发育和抗肿瘤免疫反应等生理过程。Fas 配体与 Fas 受体结合激活了 Fas 受体。激活的 Fas 受体内部会引发一系列信号转导事件,其中包括招募和激活 caspase 8。caspase 8 是启动性 caspase 之一,起到激发细胞凋亡的关键作用。caspase 8 激活后,它开始进行级联激活,依次激活其他执行性 caspase,如 caspase 3。这些 caspase 的活性导致了 DNA 降解、蛋白质的切割和细胞结构的崩解,最终导致细胞凋亡。一旦 caspase 被激活,细胞则进入凋亡程序,最终导致细胞死亡。

Fas 配体与 Fas 受体之间的相互作用是免疫细胞调控和免疫监视的关键机制,它允许机体清除受损或恶化的细胞,以维持组织健康和免疫平衡。这说明了凋亡诱导因子是如何通过与其受体的相互作用和信号转导来激发细胞凋亡。其他凋亡诱导因子也可能通过类似的机制触发细胞凋亡,尽管具体的信号转导通路和细胞响应可能有所不同。

在哺乳动物细胞中,肿瘤坏死因子受体 1(TNF-R1)和 Fas 受体的激活启动了细胞凋亡信号通路,该通路涉及 Bcl-2 家族中促凋亡成员(如 BAX、BID、BAK 和 BAD)和抗凋亡成员(如 Bcl-Xl 和 Bcl-2)之间的平衡。这种平衡决定了在线粒体外膜上促凋亡二聚体的形成比例。

促凋亡二聚体的形成增加了线粒体膜的通透性,导致细胞色素 c 和第二线粒体活化因子(SMAC/DIABLO)等凋亡因子的释放。这些因子的释放进而激活 caspase,最终导致细胞凋亡的执行。

在非凋亡状态下,促凋亡蛋白的调控机制尚未完全明确。然而,一般认为,Bax 和 Bak 的活化是通过 BH3 结构域蛋白(Bcl-2 家族的一个亚群)的作用来实现的。BH3 结构域蛋白通过结合并抑制抗凋亡 Bcl-2 家族成员,解除其对 Bax 和 Bak 的抑制,从而促使线粒体膜的通透性改变和细胞凋亡信号的传递。

细胞凋亡的负调控抑制细胞死亡信号通路,帮助肿瘤细胞逃避免疫清除并产生耐药性。抗凋亡蛋白(如 Bcl-2)和促凋亡蛋白(如 Bax)之间的比例是决定细胞生存或死亡的关键因素。许多蛋白质家族充当调节因子,包括抗凋亡因子(如 IAPs 和 Bcl-2 蛋白)和促生存因子(如 cFLIP、BNIP3、FADD、Akt 和 NF-κB),这些因子通过不同的机制来调节凋亡信号的强度和持久性。

内质网应激是一种细胞内环境不稳定的情况,可能由多种因素引起,如蛋白质折叠、氧化应激、钙平衡紊乱等。当内质网应激发生时,内质网感受器如肌醇需求酶 1(IRE1)、内质网蛋白激酶 RNA 依赖蛋白激酶(PERK)和激活转录因子 6(ATF6)等被激活。它们起到识别内质网应激的作用,并通过信号转导通路向核内的适应性基因表达产生影响。

另外,当内质网应激发生时,PERK 通过真核起始因子 2α(eukaryotic initiation factor 2α,eIF2α)磷酸化抑制了蛋白质合成,这导致转录激活因子 4(ATF4)的表达上调。ATF4 是一个转录因子,可以诱导一系列的基因表达,其中包括增强子结合蛋白同源蛋白(CHOP)。CHOP 是一个凋亡诱导基因,它在内质网应激情况下表达上调。CHOP 等凋亡诱导基因可以影响细胞凋亡信号转导通路。CHOP 与其他凋亡调控蛋白如 Bcl-2 家族的成员相互作用,改变细胞内的凋亡平衡,推动细胞朝凋亡方向发展。

内质网应激酶活化也可以影响 caspase 的活性。特别是,IRE1 可以通过信号转导途径与 c-Jun氨基端激酶(JNK)相互作用,从而激发 caspase 的活性,促进细胞凋亡。

因此,内质网应激酶通过引发内质网应激响应,诱导特定凋亡诱导基因的表达,以及影响细胞凋亡信号转导通路,激发细胞凋亡。这种细胞凋亡激发机制有助于维持细胞内环境的稳定性,同时也可在一些病理情况下导致细胞凋亡。

(五)细胞凋亡的检测方法

细胞凋亡是一个重要的生物过程,在各种生理和病理条件下发挥作用。检测细胞凋亡对于研究和确定临床目的都很重要。有几种方法可用于细胞凋亡检测,并且可以根据它们针对的细胞凋亡的具体方面将它们大致分为不同的类别。

Annexin V-FITC/DAPI 细胞凋亡检测法是一种常用的流式细胞分析方法,用于区分不同的细胞状态,尤其是活细胞、早期凋亡细胞和晚期凋亡细胞。这个方法基于两种荧光染料:膜联蛋白(Annexin)V-异硫氰酸荧光素(FITC)和 $4',6$-二脒基-2-苯基吲哚(DAPI),这两者分别与不同的细胞成分结合,以区分凋亡细胞和非凋亡细胞。

1. Annexin V-FITC Annexin V 是一种细胞膜磷脂酰丝氨酸结合蛋白,它有高亲和力,能与暴露在细胞膜表面的磷脂酰丝氨酸结合。在早期凋亡过程中,磷脂酰丝氨酸被外露在细胞膜上,因此早期凋亡细胞会结合 Annexin V-FITC,产生荧光信号。

2. DAPI 一种 DNA 染料,能够进入细胞并结合到细胞核内的 DNA。DAPI 染料会发出蓝色荧光。

Annexin V-FITC/DAPI 细胞调亡检测法的操作方法如下:①收集细胞样本,通常使用离心法分离细胞,然后洗涤并悬浮在含有 Annexin V-FITC 和 DAPI 的细胞缓冲液中。②在含有 Annexin V-FITC 和 DAPI 的细胞缓冲液中孵育一段时间,通常约 15 min,使 Annexin V-FITC 结合到表面的磷脂酰丝氨酸,而 DAPI 可染色核 DNA。③用冷却的流式细胞仪(flow cytometer)

进行细胞分析。流式细胞仪会激发 Annexin V-FITC 和 DAPI 的荧光,然后检测和记录每个细胞的荧光信号。根据以上两种检测信号,细胞可以被分类为以下四类:

Annexin V-FITC 和 DAPI 双阴性:活细胞。

Annexin V-FITC 阳性,DAPI 阴性:早期凋亡细胞。

Annexin V-FITC 和 DAPI 双阳性:晚期凋亡细胞。

Annexin V-FITC 阴性,DAPI 阳性:坏死细胞。

举例:假设进行一项药物研究,希望了解新药对白血病细胞的影响。我们处理了白血病细胞系后使用 Annexin V-FITC/DAPI 细胞凋亡检测法来评估细胞是否凋亡。流式细胞仪的分析结果显示:

10%的细胞是 Annexin V-FITC 和 DAPI 双阴性,表示这些细胞仍然活着。

30%的细胞是 Annexin V-FITC 阳性,DAPI 阴性,表示这些细胞处于早期凋亡阶段。

50%的细胞是 Annexin V-FITC 和 DAPI 双阳性,说明这些细胞已经进入晚期凋亡阶段。

10%的细胞是 Annexin V-FITC 阴性,DAPI 阳性,这些细胞可能已经坏死。

根据这些结果,我们可以评估新药是否诱导了白血病细胞的凋亡,以及凋亡的程度。这有助于了解新药的疗效和安全性。

除了 Annexin V-FITC/DAPI 细胞凋亡检测法之外,还有一些常见的细胞凋亡检测方法,如下所示。

(1) TUNEL 法(TdT 介导的 dUTP 缺口末端标记法):该方法通过检测凋亡过程中 DNA 断裂的特征来识别凋亡细胞,适用于组织切片和细胞悬液。

(2) Caspase 活性测定:通过测定细胞内 caspase 家族酶的活性,尤其是 caspase 3,可以检测到细胞凋亡的启动和执行阶段。

(3) 线粒体膜电位检测:凋亡过程中,线粒体膜电位会发生变化。使用 JC-1 等荧光染料可以检测线粒体膜电位的丧失,从而识别早期凋亡细胞。

(4) 流式细胞术(细胞周期分析):通过检测细胞周期内 DNA 含量的变化,可以区分凋亡细胞(通常表现为亚 G1 峰)和正常细胞。

(5) 蛋白质印迹法:用于检测凋亡过程中凋亡相关蛋白(如 Bax、Bcl-2、caspase)的表达水平和活化状态。

(6) DNA 凝胶电泳:凋亡过程中,DNA 会出现特定的梯状条带,这可以通过凝胶电泳检测到,尤其是在晚期凋亡细胞中。

(六) 细胞凋亡与医学

细胞凋亡与医学之间有着密切的关系,表现在:①细胞凋亡在癌症治疗中起着关键作用。癌症通常是由异常细胞的不受控制增殖而引起的。许多抗癌药物和治疗方法通过诱导癌细胞凋亡来抑制癌症的生长和蔓延。②免疫细胞通过识别并引发异常或受感染细胞的凋亡来帮助维护免疫系统的稳态。这有助于清除感染和其他疾病。③在自身免疫病中,免疫系统错误地攻击正常细胞。理解细胞凋亡的机制有助于解释自身免疫病的发病机制,也可以用于开发治疗方法。④在组织损伤后,细胞凋亡对于清除受损细胞以及促进新细胞的生长和再生非常重要。这对于伤口愈合、器官移植和组织工程等方面都具有关键意义。⑤细胞凋亡在神经退行性疾病(如帕金森病和阿尔茨海默病)中起到一定的作用。研究细胞凋亡的机制有助于寻找治疗这些疾病的方法。⑥研究细胞凋亡过程有助于开发新的药物,用于治疗各种疾病,包括癌症、心血管疾病、神经系统疾病等。⑦细胞凋亡对于炎症和免疫反应的调节起到重要作用。了解细胞凋亡对于开发抗炎疗法和进行免疫调节治疗非常有帮助。

总之,细胞凋亡在医学中具有广泛的应用,不仅可以帮助理解疾病的发病机制,还可以为疾病的治疗和药物开发提供重要的线索和方法。因此,研究细胞凋亡对医学研究和临床实践具有重要价值。

六、细胞死亡的其他方式

除了细胞凋亡和坏死,还存在其他一些细胞死亡形式,如下所示。

(一)坏死性凋亡

坏死性凋亡是一种混合性的细胞死亡方式,介于坏死和凋亡之间。它通常由坏死因子受体(如 TNF 受体)激活,引发。在坏死性凋亡中,细胞经历细胞膜破裂。当凋亡相关的信号通路元件(如 caspase 8)活性被抑制时,细胞可能通过坏死性凋亡途径来应对细胞死亡信号。

(二)自噬性细胞死亡

自噬性细胞死亡(autophagic cell death)涉及细胞自噬过程,其中细胞通过将部分细胞器或蛋白质包裹在自噬体中来进行自我分解。这通常发生在细胞受到应激(如养分限制或用某些药物处理)时。在一些条件下,细胞可能通过过度的自噬过程导致自噬性细胞死亡,如长时间的饥饿或缺氧。

(三)剥蚀性细胞死亡

剥蚀性细胞死亡是一种由炎症信号引发的程序性细胞死亡,通常与免疫反应和细胞内病原体清除有关。剥蚀性细胞死亡涉及气孔的形成和促炎因子的释放。白细胞在对引起细胞感染的病原体做出反应时,可以通过剥蚀性细胞死亡来清除受感染的细胞。

(四)细胞铁死亡

细胞铁死亡是一种新发现的细胞死亡形式,与细胞内游离铁积累有关。铁死亡可能在某些神经退行性疾病和肿瘤中起到作用。

(五)细胞焦亡

细胞焦亡(pyroptosis)是一种程序性细胞死亡方式,细胞在发生焦亡时,细胞渗透性肿胀破裂且细胞膜失去完整性。细胞凋亡时细胞膜结构完整并分割包裹成为几个凋亡小体。细胞坏死时细胞膜通透性增高,致使细胞肿胀后细胞破裂。故三者在形态学上及在细胞功能表达上有所不同(表 4-5)。虽然细胞焦亡与细胞凋亡都被认为是程序性细胞死亡形式,但细胞焦亡途径依赖于 caspase 1、caspase 4、caspase 5、caspase 11,而细胞凋亡的发生则依赖于 caspase 3、caspase 6、caspase 8 等。在诸多方面二者仍存在相关性,如在 Annexin V 染色、TUNEL 染色、DNA 损伤、染色质凝聚、膜起泡、caspase 3 激活、caspase 6 激活、caspase 8 激活、caspase 9 激活途径上细胞凋亡与细胞焦亡非常相似;但在炎症、焦亡体、完整的细胞核、孔隙形成、细胞肿胀、渗透裂解、7-AAD 染色、caspase 1 激活、caspase 4 激活、caspase 5 激活、caspase 11 激活、gasdermin 裂解上二者存在明显差异。

表 4-5 不同细胞死亡形式的差异及相同点

死亡类型	相同点	诱 因	细胞形态	细胞膜	细胞器	DNA
细胞坏死		病理性变化剧烈或功能丧失	膨大变形	细胞膜破裂	变形或肿大	随机降解
细胞凋亡	都是程序性坏死	生理条件下的基因调控	缩小	细胞膜结构完整	完整	降解为 180～200 bp 及其整倍的片段
细胞焦亡		病理学刺激	膨大变形	细胞膜破裂	变形	随机降解

除常见的细胞凋亡和细胞坏死外,其他较为少见的细胞死亡方式包括肿瘤坏死因子相关凋亡诱导(TRAIL 诱导的凋亡)和硫化物诱导的细胞死亡等。

每种细胞死亡方式都具有不同的调控机制和生物学意义,可以在不同的生理和病理情境中发挥

Note

作用。了解这些不同的细胞死亡方式对于深入理解细胞生物学、疾病机制和药物研发非常重要。

能力检测

参 考 文 献

[1] 杨恬.医学细胞生物学[M].3版.北京：人民卫生出版社,2014.

[2] 胡火珍,税青林.医学细胞生物学[M].8版.北京：科学出版社,2019.

[3] 陈誉华,陈志南.医学细胞生物学[M].6版.北京：人民卫生出版社,2018.

[4] 胡以平.医学细胞生物学[M].3版.北京：高等教育出版社,2014.

[5] 王望九.医学生物学[M].2版.北京：中国中医药出版社,2016.

[6] 刘佳,周天华.医学细胞生物学[M].2版.北京：高等教育出版社,2019.

[7] 赵宗江,高碧珍.细胞生物学[M].4版.北京：中国中医药出版社,2021.

[8] 王金发.细胞生物学[M].2版.北京：科学出版社,2022.

[9] 杨维才,贾鹏飞,郑国锠.郑国锠细胞生物学[M].北京：科学出版社,2015.

（刘　超　张钰哲）

第五章 胚胎发育

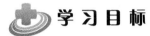
素质目标:通过知识链接"无创产前基因检测技术(NIPT)",让学生认识到在面向人民生命健康、基于创新驱动、实现"健康中国"的发展道路上,基因科技是生命科技时代的基石;培养学生刻苦钻研、求真务实、积极探索的科学精神。

能力目标:能根据人体胚胎发育的分期及不同发育阶段的重要事件,分析辨别胚胎发育的异常情况。

知识目标:掌握人体胚胎的发育过程及其特点,熟悉胚胎发育的分子基础,理解胚胎发育与医学的关系。

扫码看课件

第一节 胚胎发育过程

胚胎发育指胚胎从受精卵到胚胎脱离卵膜的这一过程。最早的起源是将只有单套染色体的细胞,融合成具有双套染色体的卵,可以经卵子与精子受精而形成,也可以经无性繁殖产生,在进行快速的有丝分裂后形成各种细胞,各种细胞分化成不同的组织、器官与系统,如皮肤组织、骨骼与肌肉组织、神经系统、循环系统等,最后形成完整的生物个体。

一、卵裂和囊胚的形成

精子与卵子结合之后会形成受精卵,受精卵形成后不断分裂成较小的细胞,这个过程称卵裂(cleavage)。卵裂所产生的子细胞称卵裂球(blastomere)。由于卵黄的分布具有不对称的特性,因此受精卵可以分为动物极(会发展成外胚层)和植物极(会发展成中胚层与内胚层)。在卵裂时期,受精卵会先分裂成两个细胞,之后细胞通常会逐次倍增。但是对哺乳动物而言,有时会有不同时分裂造成只有奇数个细胞的现象。在这个阶段,胚胎的总体积大致不变。

细胞分裂成16～64个细胞的阶段,称为桑葚胚(morula),在这个阶段,动物极的分裂频率会超越靠近植物极且具有卵黄的细胞群。到了128个以上细胞数目的阶段,称为囊胚(blastula),囊胚内部靠近动物极的区域会形成一个囊胚腔(图5-1)。

卵裂方式与卵黄含量的多少及分布有直接关系。卵黄相对较少(少黄卵和中黄卵)而分布均匀的卵,卵裂后整个卵子被完全分割,这种卵裂方式称为完全卵裂(holoblastic cleavage);卵黄多而分布集中的卵子受精后形成的合子卵裂时仅有一部分细胞质被分割,而卵黄部分不分裂,因而称为不完全卵裂(meroblastic cleavage)。由于卵裂方式的不同,不同类型的囊胚形成。卵裂方式可以细分成许多不同方式,如无脊椎动物的辐射卵裂与螺旋卵裂、昆虫的表面卵裂、哺乳动物的

Note

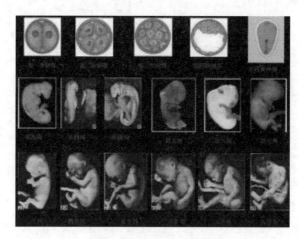

图 5-1　胚胎发育过程

旋转式分裂等。

二、原肠胚形成

(一) 原肠胚形成

原肠胚形成(gastrulation)又称原肠形成或原肠作用,是卵裂后期囊胚细胞发生的一系列剧烈而又有序的运动。在原肠胚形成过程中,囊胚细胞彼此之间的位置发生了显著的改变,用来形成内胚层和中胚层的细胞迁入胚胎内部,而用来形成外胚层的细胞则铺展在胚胎的表面,从而形成由外胚层、中胚层和内胚层三个胚层构成的原肠胚(gastrula)。原肠胚是三胚层动物胚胎发育的重要阶段,三胚层的形成为组织分化和器官形成奠定了基础。

(二) 原肠胚形成中的细胞运动

原肠胚形成在各类动物有所不同,大致可分成内陷、内卷、内移、分层、外包 5 种方式(图 5-2)。

内陷　　　　内卷　　　　　内移　　　　　　分层　　　　　外包

图 5-2　原肠胚形成过程中 5 种细胞运动方式 (引自 Glibert,2010)

1. 内陷(invagination)　由囊胚植物极细胞向内陷入,最后形成两层细胞,在外面的细胞层称为外胚层(ectoderm),向内陷入的一层为内胚层(endoderm)。内胚层所包围的腔将形成未来的肠腔,因此称为原肠腔(archenteron)。原肠腔与外界相通的孔称为原口或胚孔 (blastopore)。如海胆内胚层的形成。

2. 内卷(involution)　一群细胞沿外胚层内缘向内卷入,如两栖类中胚层的形成。

3. 内移(ingression)　即单个的细胞向胚内迁移,如海胆中胚层的形成和果蝇神经母细胞的产生。

4. 分层(delamination)　从单层细胞分化成两层细胞,或者通过迁移形成另一层细胞,如哺乳动物和鸟类下胚层的形成。

5. 外包(epiboly)　外层细胞不断增殖、扩展而将内层细胞包裹覆盖,如两栖类、海胆及被囊动物外胚层的形成。

以上原肠胚形成的几种类型常复合出现,最常见的是内陷与外包同时进行,分层与内移相伴而行。动物的胚胎利用这 5 种方式形成了外胚层、中胚层与内胚层的组合,而这三个胚层在之后

Note

会形成各种细胞。如由内胚层发展而来,具有多潜能性的间叶细胞,其可以分化成纤维母细胞、软骨母细胞、硬骨母细胞、脂肪细胞、平滑肌细胞、横纹肌母细胞、造血母细胞等。

三、神经胚形成

胚胎形成中枢神经系统原基(即神经管)的过程称为神经胚形成(neurulation),正在进行神经管形成的胚胎称为神经胚(neurula)。

神经胚形成主要有两种方式:初级神经胚形成(primary neurulation)和次级神经胚形成(secondary neurulation)。初级神经胚形成是指由脊索中胚层细胞诱导覆盖于其上的神经细胞增殖、内陷并与表皮细胞脱离形成中空的神经管。次级神经胚形成是指外胚层细胞下陷进入胚胎形成一条实心细胞索,接着再空洞化形成中空的神经管。

外胚层细胞的命运:背中线区的细胞将形成脑和脊髓,中线区外侧的细胞将生成皮肤。上述二者相交处的细胞为神经嵴(neural crest),它们将迁移到各处形成外周神经元、色素细胞、神经胶质细胞等。神经管形成的起始:来自背部中胚层的信号诱导预定神经板边缘的细胞背侧收缩,而预定的表皮细胞向中线移动,使表皮与神经板交接处凸起形成神经褶。

人类胚胎的神经管缺陷是由不同区域神经管的封口时间不同导致的。若第 2 区封口失败,则胚胎的前脑不发育,导致致死性的无脑畸形;若第 5 区不封口则导致脊柱裂。Sonic Hedgehog、Pax3 等基因是神经管闭合所必需的。孕妇服用叶酸和适量的胆固醇可降低胎儿患神经管缺陷的风险。

(一) 初级神经胚形成过程

1. 神经板形成 位于背中线处预定形成神经组织的外胚层细胞变长加厚,而预定形成表皮的细胞则变得更加扁平,使预定形成神经组织的外胚层细胞上升到周围外胚层的上面,由此形成神经板(neural plate)。

2. 神经底板形成 过去的观点认为只有神经板中线处的细胞才能形成神经底板,而外缘部分和神经褶则构成神经管最靠近背面的部分。头部神经底板的形成方式可能如此。但最近的研究证据表明,躯干神经底板具有独立起源,是由亨森结一部分细胞"插入"神经板中央形成的。

3. 神经板的整形和弯曲 神经板的整形与神经板细胞内在力量直接相关。神经板最主要的整形作用是通过位于脊索上面的神经板中线处的细胞实现的,这些细胞被称为中间铰合点。神经板的弯曲通过神经板细胞内在力量的作用而实现,同时外胚层细胞为神经管的弯曲提供了另一种动力。

4. 神经管闭合 左、右神经褶被牵引到背中线而结合到一起,神经管随即闭合。神经管的形成并非在整个外胚层同时发生,如鸡神经胚的尾部区域在原肠胚形成时,头部神经管就已形成。神经管前后两端的开口分别称为前端神经孔和后端神经孔。神经管最终形成一个与表面外胚层分离的闭合的圆柱体。神经管和表面外胚层的分离被认为是受不同的细胞黏附分子表达调节的。神经管细胞最初都表达上皮钙黏素(E-cadherin),代之以合成神经钙黏素(N-cadherin)和神经细胞黏附分子(NCAM),结果两种组织不再黏附在一起。

(二) 次级神经胚形成过程

次级神经胚形成可以看作原肠胚形成的继续,只是背唇细胞并没有内卷到胚胎内部,而是在腹面不断生长。次级神经胚形成包括髓索的形成及其随后空洞化形成神经管。蛙和鸡胚的腰椎和尾椎形成时能观察到这种形式的神经胚形成。次级神经胚形成的特点如下:神经管由胚胎内细胞组成的实心索空洞化而形成。鸟类、哺乳类、两栖类动物胚胎的后部神经管及鱼类胚胎的全部神经管的形成均为此种方式。

（三）脑区形成

神经管同时在三个层次水平上分化成中枢神经系统：①解剖学水平，神经管及其管腔膨胀和收缩进而形成脑室和脊髓的中央管；②组织学水平，神经管壁细胞发生重排形成脑和脊髓不同的功能区域；③细胞学水平，神经上皮细胞本身分化成身体中不同类型的神经元和神经胶质细胞。

（四）表皮和皮肤结构起源

神经胚形成之后，覆盖胚胎表面的细胞构成预定表皮。多数脊椎动物的表皮分为两层：外面一层为胚皮，是临时性结构，一旦底层细胞分化成表皮，胚皮便脱落；内面一层称为基层或生发层，它能形成所有表皮细胞的生发上皮。

生发层细胞分裂产生外面另一层细胞，构成棘层。棘层和生发层一起构成马氏层(Malpighian layer)。马氏层细胞再分裂产生表皮的颗粒层。颗粒层细胞不再分裂，开始分化成表皮细胞，即角质细胞，最终角质细胞形成角质层。角质层细胞生成后不久便脱落，并被颗粒层新分化形成的细胞所取代。

有两种主要生长因子能刺激表皮发育：第一种是转化生长因子-α(transforming growth factor-α，TGF-α)。TGF-α由基层细胞合成，并促进基层细胞自身分裂。银屑病患者的特征是大量表皮细胞脱落，这可能与 TGF-α 过表达有关。第二种是角质细胞生长因子(keratinocyte growth factor，KGF)。KGF 是真皮下面的成纤维细胞产生的一种外分泌生长因子，可调节基层细胞的增殖。

四、三胚层的发育

脊椎动物中胚层的分化对于器官和系统的发生起着主导作用。其中脊索是这一阶段发育的启动者和组织者，而在脊索和神经管的作用下，中胚层分化深入。脊椎动物中胚层的分化发育与神经胚的形成几乎是同时进行、相互促进的，而神经胚的形成又为中胚层的进一步发育奠定了形态结构以及诱导控制环境的基础。

（一）神经胚时期中胚层分区

脊索中胚层(chordamesoderm)形成脊索；体壁中胚层(somatic mesoderm)形成体节和神经管两侧的中胚层细胞；中段中胚层(intermediate mesoderm)形成泌尿系统和生殖器官；侧板中胚层(lateral plate mesoderm)形成心脏、血管、血细胞；头部间质(head mesenchyme)形成面部结缔组织和肌肉。

（二）心脏的发生

形成循环系统是侧板中胚层最重要的功能之一。循环系统是发育过程中最先具有功能的系统，而心脏是首先形成的功能性器官。脊椎动物的心脏起源于脏壁中胚层的两个区域(心脏原基)，分别位于身体的两侧。这两个区域与周围邻近组织的相互作用决定心脏发育。

（三）血管的形成

血管是生理限制、物理限制和进化限制协调统一的产物。由中胚层形成血管的过程称为血管形成。鸡胚拥有两种成血管细胞。第一种是脑区轴旁中胚层提供的形成头部血管的成血管细胞。第二种成血管细胞来自脏壁中胚层，它们移居到内脏器官、肠和主动脉基底部。

心脏发育的主要阶段如下：①预定心脏形成区的形成(心脏形成细胞迁移形成心脏原基)；②心脏形成细胞的分化；③两个心脏原基合拢形成心管；④心脏腔室的分隔，心脏四腔形成。

有三种生长因子可能参与血管形成的启动：第一种是碱性成纤维细胞生长因子(basic fibroblast growth factor)，能强烈地促进平滑肌细胞和周围细胞的分裂，为中胚层细胞形成血管细胞所必需；第二种是血管内皮生长因子(vascular endothelial growth factor，VEGF)，能特异性地促进成血管细胞分化,并促进成血管细胞分裂增殖,形成血管内皮;第三种是血管生成素(angiopoietin),能调节内皮细胞和平滑肌细胞之间的相互作用。

（四）血细胞的发育

血细胞发生是造血干细胞(hematopoietic stem cells,HSCs)经增殖、分化、发育成为各种成熟血细胞的过程。血细胞的形成起源于造血干细胞。1961 年,加拿大科学家 McCulloch 和 Till 首次证明血液中存在干细胞,并发现造血干细胞能分化成数百种不同类型的人体组织细胞。人的血细胞最早是在胚胎卵黄囊壁的血岛中生成的,人胚胎发育第 2 周,在卵黄囊壁的一些分散的胚外中胚层细胞聚集形成细胞群,即出现许多血岛。血岛中央的细胞逐渐变圆,分化成为原始血细胞(primitive blood cell),即造血干细胞。胚胎发育至第 6 周,从卵黄囊迁入肝的造血干细胞开始造血,胚胎发育至第 4～5 个月时脾内造血干细胞增殖分化产生各种血细胞。从胚胎后期至成体,骨髓为主要的造血器官。

造血干细胞是多能干细胞,是生成各种血细胞的原始细胞。造血干细胞分化为几种不同的造血祖细胞,造血祖细胞进而再分别分化为形态可辨认的各种幼稚血细胞。造血祖细胞的增殖能力有限,它们依靠造血干细胞的增殖来补充。

多种细胞因子和激素对血细胞生成起着调控作用。促红细胞生成素(erythropoietin)能通过刺激骨髓中的原红细胞迅速分裂,使红细胞数目增加。白细胞介素(interleukin)是一类对白细胞有趋化和激活功能的细胞因子,具有刺激淋巴细胞、单核细胞和粒细胞等血细胞发育的作用。

第二节 胚胎发育的分子基础

一、细胞黏附与识别

在细胞识别的基础上,同类细胞发生聚集形成细胞团或组织的过程称作细胞黏附(cell adhesion)。它对于胚胎发育及成体的正常结构和功能都有重要的作用。在发育过程中,不同的细胞间细胞黏附强度,决定了细胞在内、中、外三胚层的分布。在器官形成过程中,细胞黏附作用使得具有相同表面特性的细胞聚集在一起形成器官。

二、细胞骨架在胚胎发育中的作用

细胞骨架包括微管、微丝及中间丝。它们是分别由不同蛋白质以不同方式组装而成的不同直径的纤维。微管是直径 24～26 nm 的管状纤维,包括 3 种微管蛋白:α 微管蛋白、β 微管蛋白和 γ 微管蛋白。它们在排卵期的卵母细胞中合成,并贯穿整个植入前胚胎的发育过程。微丝是由肌动蛋白分子螺旋状聚合成的纤丝,又称肌动蛋白丝(actin filament),直径约 7 nm。微丝和它的结合蛋白(association protein)以及肌球蛋白(myosin)构成化学机械系统,利用化学能产生机械运动。中间丝直径界于微管与微丝之间,是最稳定的细胞骨架成分,主要起支撑作用。中间丝可分为三类,即细胞角蛋白类、波形纤维蛋白类和神经纤维蛋白类。

细胞骨架对哺乳动物卵母细胞的正常发育和受精起着十分重要的作用。近年来,借助于对细胞周期调控研究所取得的成果,以及生化分析与胚胎学的结合,人们得以在分子水平了解参与调节卵母细胞成熟和受精过程中细胞骨架系统的信号途径。多种信号途径精密调节着卵母细胞成熟和受精等特殊的细胞周期事件。微丝对于原核迁移及胚胎卵裂等具有重要作用。细胞骨架的微管蛋白在排卵期的卵母细胞中合成,并贯穿整个植入前胚胎的发育过程。其中 β 微管蛋白

Note

是控制染色体有序地排列在中期减数分裂赤道板上的主要成分。早期胚胎发育过程中细胞骨架结构发生了一系列明显的变化。在第一次有丝分裂的中期,γ微管蛋白又重新位于纺锤体的两极。随着第一次细胞周期的结束,2细胞期胚胎形成,这时微管蛋白主要分布在两细胞核周围。在2～4细胞期胚胎中,微管形成微管网络散布于细胞质中,在间期细胞核去凝集的染色质周围分布尤为突出。微丝集中于子细胞皮层和卵裂沟处,但细胞核周围微丝分布差异较大。在3～4细胞期胚胎,可见少量的微管蛋白分布在各间期卵裂球的细胞核附近。微管蛋白在有丝分裂纺锤体形成过程中具有重要作用。早期胚胎间期中微管蛋白仍以凝集状态存在,这也许是早期胚胎快速卵裂得以正常进行的前提。

三、形态发生中的细胞死亡

形态发生(morphogenesis)指生物发生中产生新的形态过程。多细胞生物既有时间上的分化,又有空间上的分化。在个体的细胞数目大量增加的同时,分化程度越来越复杂,细胞间的差异也越来越大,而且同一个体的细胞由于所处位置不同而在细胞间出现功能分工,头与尾、背与腹、内与外等不同空间的细胞表现出明显的差别。因此,胚胎发育不仅要将分裂产生的细胞分化成具有不同功能的细胞类型,还要将一些细胞组成功能和形态不同的组织和器官形成一个具有表型特征的个体,这一过程即形态发生。在形态发生的过程中,细胞间的位置关系会发生改变,和功能细胞一起形成组织,与不同的功能细胞进行协调工作,共同维持个体生命。

动物胚胎的形态发生与多种细胞的活动相关,如细胞信号转导、细胞形态变化、细胞迁移、细胞增殖和细胞凋亡等。

第三节　胚　胎　诱　导

一、胚胎诱导的定义

动物的胚胎发育中,一部分细胞在一定时期影响相邻细胞使其向一定方向分化的作用称为胚胎诱导(embryonic induction),或称为分化诱导。诱导现象普遍存在于胚胎发育时期的组织器官分化过程中,它对胚胎细胞分化和器官形成具有极其重要的作用。1924年德国科学家 Hans Spemann 和他的学生 Hilde Mangold 以蝾螈胚胎为原料,将背唇细胞移植到受体胚胎腹部,最终得到了部分具有两个体轴的孪生胚胎。移植的背唇细胞主要形成次级神经胚中的脊索,而其他结构则主要或完全由宿主胚胎的细胞形成,这显示移植的背唇细胞具有"指导"或"组织"其他细胞分化的能力,因此 Hans Spemann 将这些背唇细胞称为组织者(organizer)。背唇移植实验证实了胚胎发育过程中诱导现象的存在,Hans Spemann 也因此获得了1953年诺贝尔生理学或医学奖。

胚胎诱导中,发出诱导信号、引发诱导发生的组织称为诱导者(inductor);接受诱导信号而发生细胞分化的组织称为反应者(responder);反应者接受诱导刺激的反应能力称为感应性(competence)。在胚胎发育中,诱导者和反应者在时间上、空间上都必须相互协调才能发生相互作用。例如,神经感应性随着原肠胚发育而逐渐减弱,在原肠胚胚孔关闭时消失,说明外胚层组织的神经感应性具有时间性;所有神经管细胞都能对脊索发出的信号起反应,但只有离脊索最近的细胞被诱导分化为底板细胞,其他较远的细胞则变为非底板细胞,说明神经管细胞的神经感应性具有区域性。

在对包括组织者在内的整个中胚层形成或诱导的研究基础上,介绍三个胚层的命运决定和诱导的分子机制。

（一）中胚层诱导

对中胚层诱导的研究起源于 Nieuwkoop 用两栖类胚胎所进行的经典组织重组实验。囊胚期胚胎的动物极细胞将分化成外胚层，而植物极细胞将分化成内胚层，Nieuwkoop 发现将预定内胚层细胞和预定外胚层细胞重新组合后，预定外胚层细胞能分化成中胚层，这表明中胚层的形成是被诱导产生的。尤其是背部内胚层能诱导预定外胚层细胞形成脊索、肌节等背部中胚层组织，而腹部内胚层诱导预定外胚层细胞分化成血细胞、肾等腹部类型的组织。这些具有背部中胚层诱导能力的植物极细胞被称为 Nieuwkoop 中心。将预定外胚层细胞放在非洲爪蟾成体细胞的培养液中进行培养，发现这些预定外胚层细胞可被诱导分化成中胚层。进一步的研究发现，起主要诱导作用的信号分子是 TGF-β 超家族的成员激活蛋白（activin）和 Nodal 蛋白。除此之外，碱性成纤维细胞生长因子和骨形成蛋白（bone morphogenetic protein，BMP）家族成员也参与中胚层的诱导和分化。

（二）内胚层诱导

内胚层和中胚层在早期是紧密联系在一起的，直到原肠期才完全分开。在爪蟾胚胎中，植物极含有较大卵黄颗粒的细胞分化成内胚层。斑马鱼的内胚层来源于晚囊胚期胚盘边缘最外层的 4 层细胞，这些细胞同时也包含了中胚层前体细胞，被称为中内胚层。内胚层来源的一个重要问题是内胚层前体细胞如何分化使得内胚层与中胚层分离。

调控形成内胚层的分子机制在不同动物之间不同，且内胚层和中胚层的分化在很大程度上受同样的信号通路调控。在脊椎动物中，这些信号通路的共同成员包括 Nodal 蛋白和一些转录因子，包括 Paired 和 Forkheak 结构域家族蛋白、GATA 转录因子、Sox17 基因等。

（三）外胚层命运的决定和保护

外胚层被看作一种胚胎发育的默认结果，目前国内外报道很少。有研究表明，外胚层的分化在囊胚期开始进行。将囊胚不同区域的细胞分离出来后混合到一起，它们会按预定的区域重新有序地组合起来，后来发现在去除 VegT 的胚胎中分离的细胞失去了这种重排的能力。单个细胞移植实验表明在早囊胚期及中囊胚期，动物极细胞在诱导信号的影响下具有分化成中胚层的能力，而从晚囊胚期开始，这些细胞的命运被逐渐地限定在外胚层。体外实验中用激活蛋白（中胚层诱导因子）诱导不同囊胚期预定外胚层时，囊胚早期和中期的外胚层可以被诱导形成中胚层，但晚囊胚期或原肠早期的预定外胚层则对激活蛋白没有反应，也说明晚囊胚期动物极细胞分化成为外胚层的命运已经被限定。

外胚层的形成是否涉及主动的诱导过程目前还不清楚，但对调节外胚层分化的分子机制有一个初步认识。多个特异表达在外胚层细胞的因子如 Ectodermin、Coco、锌指结构细胞核因子 XFDL156 等被证明在保护和维持外胚层命运中起重要作用。上述基因的缺失可在不同程度上使外胚层变成中胚层。

总之，胚胎诱导是决定细胞命运和促使细胞定向分化的根本过程，是通过细胞间的相互作用来完成的。很多参与胚胎诱导的信号分子通路及其调控的靶基因的功能随着研究的发展会逐渐明确，而这些分子如何通过相互作用来调节细胞命运和形态发生运动，进而整合成不同的信号通路，也是需要深入研究的问题。

二、诱导物

能诱导原肠胚外胚层形成一定的结构，并具有区域性诱导效应的组织称为异源诱导者（heterogeneous inductor）。它们虽不是组织者，却具有与组织者相似的形态而发生效应，而且无种属的特异性。它们包括许多成体和幼体的多种组织，广泛存在于动物界。异源诱导者对于胚胎诱导的研究十分重要。由于异源诱导者来源广，组织量大，取材方便，可提纯较多的具有诱导活性的化学物质,可以深入研究它们对细胞分化所起的作用,为从分子水平研究胚胎诱导和细胞分化奠定基础。对异源诱导者的研究证明,它在预定外胚层中诱导出的组织分化范围远远超过正常发育中外胚层的分化范围,包括大多数由中胚层和内胚层分化的组织。

根据异源诱导者在早期胚胎中的诱导效应,可以分为以下两种:①植物极化因子,包括中胚层诱导,主要形成中胚层的结构,如肌肉、脊索等。②神经化因子,诱导前脑、中脑、后脑和脊髓。

第四节　胚胎发育与医学临床的应用

一、胚胎发育与肿瘤发生

肿瘤是一种由发育异常引发的疾病,从而将胚胎发育与肿瘤发生联系在一起。发育生物学的观点认为,肿瘤是一种细胞分化异常疾病,属于广义上的发育生物学研究范畴。在各种致癌因子的作用下,基因表达的某些过程出现问题,导致细胞增殖和分化异常。肿瘤细胞的增殖、分化、侵袭与转移等行为是一种特殊方式的"发育"。胚胎发育始于受精卵,其基因组按照特定的时空顺序选择性表达,进行细胞的增殖分裂以及不同种类细胞、组织和器官的分化,形成特异性分化产物,并可进行功能及形态特征的检测。

肿瘤细胞和胚胎细胞在细胞的增殖、生长与分化方面存在着诸多相似之处,它们都具有超常的分裂增殖能力,并受原癌基因控制,所不同的是胚胎经过十个月的发育形成一个正常胎儿,而一个恶变的细胞经过失控增殖在数月内形成致命的肿瘤组织。然而两者的细胞增殖又具有本质的区别,胚胎细胞增殖与分化受胚胎整体性的控制,肿瘤细胞则相对无限制生长,分化失常。

肿瘤细胞的浸润转移与胚胎细胞的植入具有很大的相似性:①它们具有相似的基质侵入行为,并用同种蛋白酶降解类似的细胞外基质结构;②生长因子对这两种细胞可能具有相似的调节作用;③胚胎滋养层细胞和肿瘤细胞的免疫学特性类似,并可能具有共同的免疫逃避机制。二者的相似性提示,学科间的交叉、渗透和相互借鉴对生物学基因理论的研究具有重要意义。

二、胚胎发育与产前诊断

胚胎发育与医学结合后产生了一门新兴学科即胎儿医学,其将产科学、儿科学、遗传学、分子生物学、外科学等众多不同领域的学科有机结合在一起。临床上以母体医学为基础,将胎儿视为完整个体,从而给予全面的监测与管理。近年来,随着医学临床转化日臻完善,胎儿遗传检测技术不断发展,胎儿医学在诸多方面取得了长足发展,如胎儿出生缺陷的筛查、诊断及预防或治疗、多胎妊娠的管理及胎儿发育生物学等。自20世纪90年代起,出生缺陷防治工作就成为我国围产保健领域的重点,从科学研究到临床实践,国家各级行政管理部门等都给予高度重视。例如,对妊娠女性增补小剂量叶酸预防开放性神经管畸形的发生,对胎儿常见染色体异常(唐氏综合征等)进行常规产前筛查和产前诊断等。1997年,卢煜明发现妊娠女性血浆中能够检测到胎儿游离DNA,这一项突破为唐氏综合征以及其他染色体病的无创产前诊断开辟了新途径。此外,胎儿结构畸形在出生缺陷中占有一定比例,高水平产前超声筛查技术能够及时诊断出胎儿结构异常,并可进行适当干预。随着分子细胞遗传学产前诊断技术及包括MRI在内的影像学检查水平的提高,产前诊断技术飞速发展,为进一步有效、合理地进行早期胎儿宫内干预提供可能,并可进一步改善胎儿近、远期预后。

无创产前基因检测技术

能力检测

参 考 文 献

[1] 安利国.发育生物学[M].2版.北京:科学出版社,2017.

[2] 王方海,金立培.发育生物学[M].2版.北京:科学出版社,2017.

[3] 刘厚齐.医学发育生物学[M].4版.北京:科学出版社,2018.

[4] 张红卫.发育生物学[M].3版.北京:高等教育出版社,2013.

[5] 陈誉华,陈志南.医学细胞生物学[M].6版.北京:人民卫生出版社,2018.

（刘　超）

第六章　遗传与变异

学习目标

素质目标：通过知识链接"A-1 型短指（趾）症"，学生认识到科学研究的价值和意义，激发学生对科学研究的兴趣，培养他们的科学素养和创新精神。

结合多基因遗传病和染色体病对人类健康的危害，激发学生学习医学遗传学的热情，使学生树立为"健康中国"服务的远大理想。通过了解遗传病患者的临床特征和相关防治手段，培养学生"医者仁心"的社会责任感。

能力目标：结合遗传定律的基本原理和应用，利用所学知识分析和解释人类遗传病的遗传方式和特征。结合多基因遗传病的发病特点，利用所学知识分析多基因遗传病再发风险的影响因素、多基因遗传病的不同性别发病率，并能根据一般群体发病率和遗传率估算多基因遗传病患者一级亲属的发病率。结合染色体畸变概念及形成机制，理解染色体畸变携带者、常见常染色体病和性染色体病发病机制及主要临床症状。结合分子病与酶蛋白病的定义，阐明其发生的机制和原理。结合遗传病的定义，阐明遗传病发生的原理和机制。能结合发病的原理和机制针对性地采用合理、合适的方法对遗传病进行诊断、治疗和预防。

知识目标：掌握遗传定律的基本概念和原理、单基因遗传病的遗传方式和特点。熟悉多基因遗传病和线粒体遗传病的特点，了解非经典孟德尔遗传及相关概念、线粒体基因组及其主要特征。掌握多基因遗传、易患性、阈值、遗传度等概念，熟悉多基因遗传的特点，了解影响多基因遗传病再发风险的因素。掌握人类染色体畸变的概念和形成机制，熟悉染色体畸变的类型以及常见染色体病，了解常见主要临床症状。掌握各种分子病和酶蛋白病的发病机制和预防方法，熟悉其临床症状，了解其治疗方法。掌握遗传病定义，熟悉遗传病特有的诊断、治疗和预防的方法。

第一节　遗传的基本定律

孟德尔（Mendel）于 1865 年发表了论文《植物杂交实验》，他以豌豆为研究对象，描述了其性状在杂交过程中传递的特点，揭示了遗传因子的分离定律和自由组合定律。1910 年，摩尔根（Morgan）以果蝇为实验材料进行杂交实验，发现了生物性状在传递中的连锁定律。孟德尔的分离定律和自由组合定律以及摩尔根的连锁与交换定律，统称为遗传学三大定律，这三大定律奠定了现代遗传学的理论基础。

一、分离定律

孟德尔选取豌豆为实验材料，在自然环境下，豌豆能够通过自花授粉，产生同型子代，维持亲代纯种性状。性状(trait)是指生物所具有的形态、功能或生化特点。孟德尔利用豌豆的这一特点,进行人工授粉,开展了杂交实验,观察了7对既明显又稳定的相对性状(表6-1)。相对性状是指一些相互排斥的性状,非此即彼,同一个体不能同时具备两种相对性状,如豌豆种子表面的圆滑和皱缩就是一对相对性状。这种可观察到的性状,称为表型(phenotype)。将豌豆亲代(P)纯种圆滑种子与纯种皱缩种子进行杂交,杂交后所结的种子就是子一代(F1)。实验结果显示所有的 F1 只出现圆滑种子,这种在 F1 杂种状态下表现出来的性状称为显性性状(dominant character),而未表现出来的性状称为隐性性状(recessive character),如种子的皱缩性状。用 F1 圆滑种子长出的植株进行自花授粉,所结的种子为子二代(F2),结果 F2 中出现了圆滑和皱缩两种不同性状的种子,这种现象称为性状的分离(segregation)。统计 253 株杂种植株 F1 所得的种子(F2),F2 种子共 7324 粒,其中圆滑的有 5474 粒,皱缩的有 1850 粒,两者之比约为 2.96∶1,接近 3∶1。其他 6 对性状的分离比率如表 6-1 所示,经统计学分析显示基本都接近 3∶1。

表 6-1 孟德尔豌豆杂交实验结果

相对性状	亲本表型	F1	F2	F2 表型比
种子形状	圆滑×皱缩	全部圆滑	5474 圆滑,1850 皱缩	2.96∶1
子叶颜色	黄色×绿色	全部黄色	6022 黄色,2001 绿色	3.01∶1
种皮颜色	褐色×白色	全部褐色	705 褐色,224 白色	3.15∶1
豆荚形状	饱满×缢缩	全部饱满	882 饱满,299 缢缩	2.95∶1
豆荚颜色(未成熟时)	绿色×黄色	全部绿色	428 绿色,152 黄色	2.82∶1
花的部位	腋生×顶生	全部腋生	651 腋生,207 顶生	3.14∶1
茎的长度	长茎×短茎	全部长茎	787 长茎,277 短茎	2.84∶1

上述实验中,决定豌豆种子圆滑或皱缩表型的基因组称为基因型(genotype),同一基因座上控制两个不同表型的基因称为等位基因(allele),一般显性基因用大写字母表示,隐性基因用小写字母表示,如 R 与 r。基因型为 RR 或 rr 的个体,表示一对等位基因彼此相同的基因型个体,称为纯合子(homozygote)。亲代圆滑纯合子基因型为 RR,皱缩纯合子基因型为 rr。由亲代 RR 与 rr 杂交产生的 F1 基因型为 Rr,这种一对等位基因不相同的基因型个体,称为杂合子(heterozygote)。孟德尔推测:F1 杂合子形成两类数目相同的配子,即含 R 或含 r 基因的配子,经自花授粉产生的 F2 基因型分别是 RR、Rr 和 rr,RR 和 Rr 表型都是圆滑种子,所以 F2 既有圆滑的种子,也有皱缩的种子,并且它们之间的比例约为 3∶1(图 6-1)。

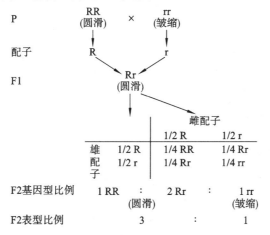

图 6-1 豌豆种子性状的分离

为了验证上述推测,孟德尔用杂合子 F1(Rr)与隐性纯合子的亲代(rr)回交。若推测成立,那么杂合子 F1 生成两种分别含有 R 或 r 的配子,当 F1 的配子(R 或 r)与亲代的配子(r)随机受精后,将形成基因型为 Rr 和 rr 的两种 F2 种子,并且 Rr 和 rr 的比例为 1∶1。实验结果与预期结果一致。孟德尔在此基础上提出了分离定律(law of segregation),即生物体在配子形成过程中,成对等位基因彼此分离,分别进入不同的配子,每一个配子只能得到成对等位基因中的一个,这一定律也被称为孟德尔第一定律。

二、自由组合定律

孟德尔的杂交实验是从一对性状开始的,在此基础上,他同时观察两对或者两对以上性状,发现了自由组合定律(law of independent assortment)。豌豆的子叶有黄、绿两种颜色,种子有圆滑和皱缩两种形状,以相对性状分析,黄色和绿色是一对相对性状,黄色对绿色为显性;圆滑和皱缩是一对相对性状,圆滑对皱缩为显性。将豌豆的黄色圆滑纯种(YYRR)与绿色皱缩纯种(yyrr)杂交后,F1 都是黄色圆滑种子(YyRr)。F1 自交后,产生 4 种 F2 种子:黄圆(315)、黄皱(101)、绿圆(108)、绿皱(32)。在 F2 中,黄(315+101)和绿(108+32)、圆(315+108)和皱(101+32)之比均为 3∶1,符合分离定律。而将两种性状同时观察,则出现了亲代没有的黄皱和绿圆性状,而且黄圆(315)∶黄皱(101)∶绿圆(108)∶绿皱(32)≈9∶3∶3∶1。孟德尔推测,F1 基因型为 YyRr,F1 将形成 YR、Yr、yR、yr 4 种数量相等的配子,F1 自交时,雌、雄配子都是如上 4 种配子,它们之间随机结合,就表现出上述 4 种表型而且呈一定的比例(9∶3∶3∶1),如图 6-2 所示。

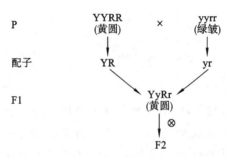

配子	1/4 YR	1/4 Yr	1/4 yR	1/4 yr
1/4 YR	1/16 YYRR (黄圆)	1/16 YYRr (黄圆)	1/16 YyRR (黄圆)	1/16 YyRr (黄圆)
1/4 Yr	1/16 YYRr (黄圆)	1/16 YYrr (黄皱)	1/16 YyRr (黄圆)	1/16 Yyrr (黄皱)
1/4 yR	1/16 YyRR (黄圆)	1/16 YyRr (黄圆)	1/16 yyRR (绿圆)	1/16 yyRr (绿圆)
1/4 yr	1/16 YyRr (黄圆)	1/16 Yyrr (黄皱)	1/16 yyRr (绿圆)	1/16 yyrr (绿皱)
总计: 9/16(黄圆)∶3/16(黄皱)∶3/16(绿圆)∶1/16(绿皱)				

图 6-2 豌豆两对性状的自由组合

孟德尔通过 F1 黄圆(YyRr)与绿皱(yyrr)亲代进行两种性状传递的测交实验,证实了他的预测。F1 基因型为(YyRr),将形成 YR、Yr、yR、yr 4 种数量相等的配子,与绿皱(yyrr)亲代进行杂交时,绿皱亲代只形成 1 种配子(yr),此时,雌、雄配子直接受精后,可形成黄圆(YyRr)、黄皱(Yyrr)、绿圆(yyRr)、绿皱(yyrr)4 种表型,并呈 1∶1∶1∶1 的比例(图 6-3)。

三、连锁与交换定律

20 世纪初,摩尔根及其同事用果蝇进行了大量的杂交实验,提出了连锁与交换定律,被后人誉为遗传第三定律,并利用该定律确定了基因在染色体上的相对位置,建立了果蝇的基因图。摩尔根于 1926 年发表了著名的《基因论》,提出了基因在染色体上呈直线排列的理论。

在黑腹果蝇中,灰身(B)对黑身(b)为显性,长翅(V)对残翅(v)为显性,这两对基因在常染色

F1的配子	黄圆 (YyRr)		×	绿皱 (yyrr)	
	YR	Yr	yR	yr	
测交后代类型	YyRr 黄圆	Yyrr 黄皱	yyRr 绿圆	yyrr 绿皱	总数
测交1	31	27	26	26	110
测交2	24	22	25	26	97
总数	55	49	51	52	207
比例	1 :	1 :	1 :	1	

图 6-3 豌豆两对性状的自由组合测交

体上。用纯种灰身长翅（BBVV）果蝇和纯种黑身残翅（bbvv）果蝇杂交，F1 全是灰身长翅（BbVv）。用 F1 进行下列两种方式的测交，所得到的结果却完全不同。

（1）取 F1 的雄果蝇与纯种黑身残翅（bbvv）的雌果蝇测交，按两对基因的自由组合定律预测，F2 应产生灰身长翅（BbVv）、灰身残翅（Bbvv）、黑身长翅（bbVv）、黑身残翅（bbvv）4 种表型的后代，且比例应为 1：1：1：1。然而实验结果并非如此，实际上 F2 中只出现和亲本相同的两种类型——灰身长翅（BbVv）、黑身残翅（bbvv），且数目相同。这一结果表明灰身和长翅、黑身和残翅是联合传递的性状，也就是说 F1 在配子形成过程中只形成 BV 和 bv 两种精子，与卵子（bv）受精后，形成灰身长翅（BbVv）、黑身残翅（bbvv）两种类型的 F2。这种现象称为完全连锁（complete linkage），如图 6-4 所示。

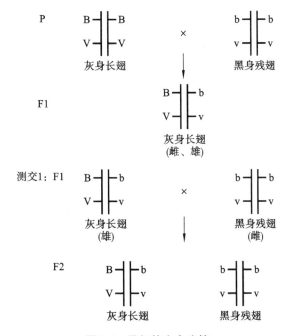

图 6-4 果蝇的完全连锁

（2）如果 F1 雌果蝇与黑身残翅（bbvv）的雄果蝇进行测交，F2 中就出现 4 种类型，灰身长翅（BbVv）占 41.5%，黑身残翅（bbvv）占 41.5%，灰身残翅（Bbvv）占 8.5%，黑身长翅（bbVv）占 8.5%。表明 83% 为亲代组合，17% 为重新组合，即重组率为 17%，这种遗传现象称为不完全连锁（incomplete linkage），如图 6-5 所示。

摩尔根对上述遗传现象进行了解释：果蝇的灰身基因（B）和黑身基因（b）是一对等位基因；长翅基因（V）和残翅基因（v）是另一对等位基因。这两对等位基因中，基因 B 和基因 V 位于同一条

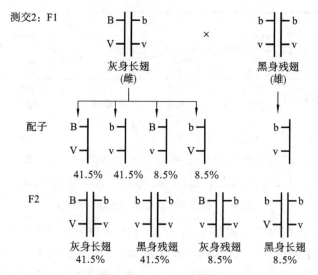

图 6-5　果蝇的不完全连锁

同源染色体上,基因 b 和基因 v 位于另一条同源染色体上,在世代传递过程中连锁在一起传递而不能自由组合。细胞学实验证实,在 F1 卵子发生过程中,同源染色体的非姐妹染色单体交叉使这两对等位基因 BV 和 bv 之间发生了交换,即形成了 Bv 和 bV 新的连锁关系,所以形成的 4 种卵子与精子(bv)受精后,就会形成 4 种类型的后代。本实验中,因交换而形成的重组类型占17%,即重组率(或交换率)为 17%。

连锁和交换是生物界普遍存在的遗传现象,凡是位于同一条染色体上的基因群,称为一个连锁群(linkage group)。摩尔根等人在 1914 年已发现黑腹果蝇有 4 个连锁群。在遗传学上充分研究过的生物中,其连锁群数目等于单倍体染色体数(n)。同一连锁群中的各对等位基因之间可以发生交换而重组。一对同源染色体上的两个基因座之间的距离越大、重组率越高。因此,重组率可反映两个基因在一条染色体上的相对距离。在遗传学上以重组率作为图距单位来衡量基因在染色体上的相对距离,当重组率为 1% 时,计为 1 厘摩(centimorgan,cM),以此构建基因连锁图。重组率在现代医学和人类基因制图中已成为基因连锁图的重要计算单位。

第二节　人类的单基因遗传

单基因遗传病(monogenic disease),是指受一对等位基因控制而发生的遗传病。单基因遗传病的遗传可分为核基因的遗传和线粒体基因的遗传。核基因遗传的单基因遗传病遵循孟德尔遗传定律,也称孟德尔遗传病,根据决定该疾病的基因所在的染色体和等位基因的显隐性关系,可分为常染色体显性遗传、常染色体隐性遗传、X 连锁显性遗传、X 连锁隐性遗传以及 Y 连锁遗传等不同的遗传方式。线粒体基因的遗传属于细胞质遗传,具有独特的遗传规律。

与经典的孟德尔遗传分析方法不同,人类性状或疾病的遗传方式只能通过观察这些性状或疾病在不同家系内的分离或传递情况进行推断,这种方法称为系谱分析(pedigree analysis)。系谱(pedigree)是指从先证者入手,追溯调查其所有家族成员的数目、亲属关系,收集某种疾病发病或性状的分布等资料,按一定格式绘制成的图谱。系谱应包括所有家族成员,无论是否发病或具有某种性状。常用的系谱绘制符号如图 6-6 所示。先证者(proband)是指某个家族中首先被医生或遗传研究者发现的罹患某种遗传病的患者或者具有某种遗传性状的成员。

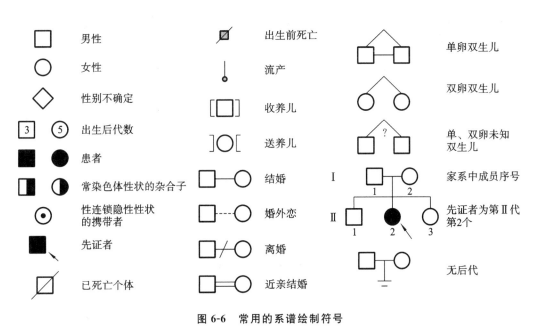

图 6-6 常用的系谱绘制符号

一、常染色体显性遗传

(一)常染色体显性遗传婚配类型及系谱特征

常染色体显性遗传病(autosomal dominant disorder)是指致病基因位于 1~22 号常染色体上,在杂合子的情况下发病的一类疾病,如多囊肾病、软骨发育不全、亨廷顿(Huntington)病、家族性高胆固醇血症等。

多囊肾病(polycystic kidney disease,PKD)(OMIM 173900)是一种常见的常染色体显性遗传病,主要表现为肾囊肿、肝囊肿、颅内动脉瘤,急性/慢性疼痛和肾结石是常见并发症,最严重的并发症是终末期肾病。该病是由定位于 16 号染色体 p13 的 PKD1 基因杂合突变引起。图 6-7 是一个多囊肾病家族的系谱。系谱中Ⅱ、Ⅲ、Ⅳ代均有患者,即连续遗传,先证者Ⅲ 3 的双亲中母亲Ⅱ 4 也患多囊肾病,先证者同胞 3 人中,先证者和其妹妹Ⅲ 6 均为患者,其兄Ⅲ 1 为正常。先证者Ⅲ 3 和Ⅲ 1 的后代中没有患者。先证者妹妹Ⅲ 6 的儿子患病。在系谱中男性和女性均有该病患者,说明该病的发病与性别无关。

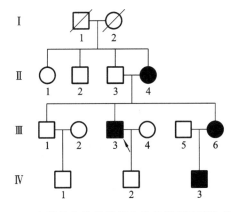

图 6-7 一个常染色体显性遗传的多囊肾病家族的系谱

如果用 A 表示决定某种显性遗传病的基因,a 表示相应的隐性等位基因,那么在完全显性(complete dominance)的情况下,患者的基因型为 AA 或 Aa(绝大多数为 Aa);正常人的基因型为

aa。在现实社会中,常染色体显性遗传病患者的双亲通常是杂合子患者(Aa)和正常纯合子个体(aa),他们之间的婚配在子代中约有1/2的可能是患者,1/2为正常人(图6-8)。

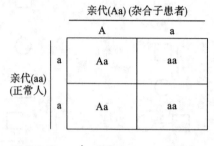

图 6-8　常染色体显性遗传病杂合子患者与正常人婚配图解

通过婚配类型分析及成人遗传性多囊肾病家系系谱举例,将常染色体显性遗传病的系谱遗传特点总结如下。

(1) 连续遗传,系谱中连续几代都有患者。

(2) 男、女患病概率均等,致病基因位于常染色体上,因此,发病与性别无关。

(3) 患者同胞和后代有1/2的患病概率,也可以说患者每次生育,都有1/2的概率生出该病患儿。

(4) 患者的双亲通常有一方患病,致病基因由患病的亲代遗传下来。如果双亲都未患病,则有可能是新发生的基因突变所致,一些突变率较高的病种有时可以见到这种情况。

(5) 由于未从亲代得到致病基因,患者正常同胞的后代都是正常的,除非发生新的基因突变。

(二) 常染色体显性遗传的其他类型

常染色体完全显性是一类典型的显性遗传,纯合子(AA)和杂合子(Aa)患者在表型上并无差别。实际上,性状的显性和隐性是相对的,由于受到遗传背景或环境因素的影响,某些突变基因性状的遗传存在着许多特殊情况,并有特殊的表型。

1. 不完全显性(incomplete dominance)或半显性(semidominance)遗传　杂合子(Aa)患者的表型介于显性纯合子(AA)患者与隐性纯合子(aa)正常人之间,即杂合子中显、隐性基因均得到一定程度的表达,表现为显性纯合子患者病情重,杂合子患者病情轻。软骨发育不全(achondroplasia,ACH)(OMIM 100800)是其中的一个例子,该病的纯合子(AA)个体病情严重,常于婴儿期死亡,杂合子(Aa)个体则可以发育成临床上所见的软骨发育不全。

2. 共显性(codominance)遗传　一对不同形式的等位基因,彼此之间没有显性和隐性的区别,在杂合状态下两种基因的作用都完全表现出来,即等位基因分别表达其基因产物,形成相应表型,称共显性。如人类的ABO血型、MN血型和人类白细胞抗原(HLA)等属于共显性遗传。其中,ABO血型(ABO blood group)(OMIM 110300)包括位于9号常染色体长臂上三个不同的等位基因 I^A、I^B 和 i。当个体携带 I^A 和 I^B 基因时,就可以分别表达红细胞膜上的 A 抗原和 B 抗原,其血型就是 AB 型。

3. 不规则显性(irregular dominance)遗传　不同杂合子(Aa)个体在不同内、外环境作用下可以表达显性基因,也可以表达隐性基因,而且显性及隐性性状的表达程度也可以不同,这种显性的传递方式有些不规则。一个群体中带有某一致病基因的个体,表现出相应疾病表型的比例一般用外显率(penetrance)来表示。如果带有致病基因的杂合子个体 100% 表现出相应表型,称为完全外显率(complete penetrance);低于 100%,则为不完全外显率(incomplete penetrance)或外显不全；未外显的个体，携带有显性致病基因但不表现疾病，尽管其表型正常，但致病基因可能传递给后代，系谱中出现隔代遗传现象。

4. 延迟显性(delayed dominance)遗传 一些常染色体显性遗传病在生命的早期并不表现，而是达到一定的年龄后才表现出来。例如，亨廷顿病(OMIM 143100)是一种进行性神经病变，临床特征为慢性进行性加重的舞蹈样动作、精神异常和痴呆。亨廷顿病的杂合子患者多在40岁以后才发病。由于发病年龄延迟，有时携带有致病基因的个体在还没有出现该病症状之前，就已经生育并且把致病基因传递给下一代，而该个体死于其他疾病或者意外，则在系谱中可以看到隔代遗传，即患者的双亲都是"正常人"。

二、常染色体隐性遗传

常染色体隐性遗传病(autosomal recessive disorder)是指致病基因位于1～22号常染色体上，在杂合子(Aa)时并不发病，只有隐性纯合子(aa)即突变基因的纯合子个体才发病的一类疾病。例如，先天性耳聋、苯丙酮尿症、半乳糖血症、白化病等，先天性代谢缺陷多数为常染色体隐性遗传病。

在常染色体隐性遗传病的等位基因A和a中，a为突变基因，只有隐性纯合子(aa)表现为疾病，而杂合子(Aa)表型正常。在常染色体隐性遗传病家系中，患者的一对等位基因分别来自其双亲，因而患者的双亲都带有一个致病基因a。若双亲表型正常，则他们的基因型均为Aa。这类带有隐性致病基因的杂合子本身不发病，但可将隐性致病基因传递给下一代，称为携带者(carrier)。

在常染色体隐性遗传病家系中，常染色体隐性遗传病患者往往是两个携带者之间婚配所生育的后代，两个携带者婚后所生子女中，约有1/4的个体为患者，或者说他们每次生育，都有1/4的概率生出该病患儿。而表型正常的子女中约有2/3是携带者，即每一个表型正常的子女有2/3的概率为携带者(图6-9)。实际上，由于隐性致病基因发生率低，人群中最多的婚配类型是携带者(Aa)与正常人(AA)之间的婚配，子代表型全部正常，但其中1/2可能是携带者。

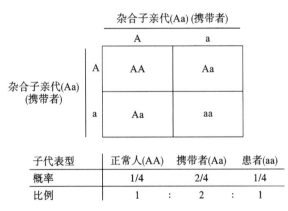

子代表型	正常人(AA)	携带者(Aa)	患者(aa)
概率	1/4	2/4	1/4
比例	1 :	2 :	1

图6-9 常染色体隐性遗传杂合子(携带者)相互婚配图解

图6-10显示了一个典型常染色体隐性遗传的先天性耳聋家族的系谱。系谱中，先证者 V2 与其哥哥均为纯合子患者，他们的双亲Ⅳ1和Ⅳ2为肯定携带者。同时，Ⅳ1和Ⅳ2为表兄妹婚配，说明该病基因疑似来源于同一祖先。在这个系谱中，无连续遗传现象。

通过上述典型系谱举例和婚配类型分析，总结常染色体隐性遗传病特点如下。

(1)患者常在系谱中呈水平分布。即患者在同一代尤其是同胞间出现；患者同胞患病的概率为1/4，致病基因携带者占表型正常同胞的2/3。

(2)患者的父母都是表型正常的致病基因携带者。患者的父母与子女通常不发病，故患者在系谱中呈散发或隔代出现，这是常染色体显性遗传病与常染色体隐性遗传病的主要鉴别点。

Note

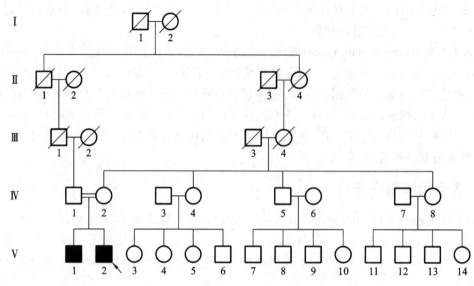

图6-10 常染色体隐性遗传的先天性耳聋家族的系谱

(3) 发病没有性别区别,男、女患病概率相等。因此,在总体上,男、女之间患者的数量基本相等。

(4) 由于近亲双方同时携带同一种致病隐性基因的概率高,其子女为隐性基因纯合子的概率明显高于正常人群,患病概率升高。近亲结婚家族里出现的疾病通常是罕见的常染色体隐性遗传病。

三、X连锁遗传

X连锁遗传病是指致病基因位于X染色体上,上、下代之间随着X染色体传递的一类疾病。根据致病基因的显隐性不同,X连锁遗传(X-linked inheritance)分为X连锁隐性遗传和X连锁显性遗传。与常染色体遗传相比,X连锁遗传有如下特点。

(1) 半合子(hemizygote):指男性X染色体上的基因型,由于正常男性只有一条X染色体,基因数目只相当于正常女性的一半,称为半合子;位于男性唯一的一条X染色体上的致病基因,不管是显性还是隐性,都能表达而导致子代发生疾病。

(2) 交叉遗传(criss-cross inheritance):男性的X染色体来源于母亲,Y染色体来源于父亲,因此男性患者的X染色体上的连锁基因只能来自母亲,将来只能传递给女儿,不存在"父—子"或"男—男"传递的现象。

(一) X连锁显性遗传病

致病基因位于X染色体上,杂合子可发病的疾病称为X连锁显性(X-linked dominant,XD)遗传病。XD遗传病对女性而言,致病基因纯合子和杂合子都表现为疾病,但一般群体中致病基因为纯合子的概率很低,因此,女性一般是杂合子发病。已报道的XD遗传病有抗维生素D佝偻病、鸟氨酸氨甲酰转移酶缺乏症、口面指综合征I型等。

抗维生素D佝偻病(vitamin D resistant rickets)(OMIM 307800)又称家族性低磷酸血症佝偻病,是一种典型的XD遗传病。该病发病率约为1:20000,多发生于儿童,由于肾小管对磷的再吸收障碍,导致血磷下降,尿磷增多,肠道对磷、钙的吸收不良而影响骨质钙化,主要表现为生长发育迟缓,身材矮小,双下肢弯曲畸形,下肢疼痛,行走无力,骨质疏松或多发性骨折,牙釉质发育不全。在成人主要表现为软骨病和骨关节畸形。患者智力正常。

抗维生素D佝偻病基因按其功能命名为PHEX基因(磷酸盐调节基因)。PHEX基因定位于Xp22.11,cDNA全长被克隆,包含2247 bp跨22个外显子的编码区,编码一条含749个氨基酸残基的蛋白质。

图 6-11 是一个较典型的 XD 遗传病——抗维生素 D 佝偻病系谱,在这个家系中可以看到代代都有患者,男性患者的后代中女儿全部患病而儿子全部正常。在整个系谱中女性患者有 5 名,男性患者有 2 名,女性发病率较男性高。

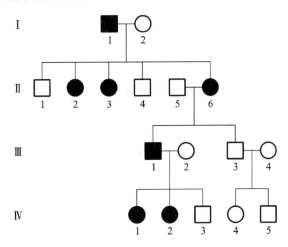

图 6-11 抗维生素 D 佝偻病系谱

在 XD 遗传病中,将突变的致病基因用 X^A 来表示,那么男性患者的基因型为 X^AY,女性患者的基因型为 X^AX^A 或 X^AX^a,但一般为 X^AX^a;正常男性的基因型为 X^aY,正常女性的基因型为 X^aX^a。女性杂合子患者(X^AX^a)与正常男性(X^aY)之间的婚配,子女中各有 1/2 的概率为患者(图 6-12);男性半合子患者(X^AY)与正常女性(X^aX^a)之间的婚配,子女中女儿都将患病,儿子都正常(图 6-13)。

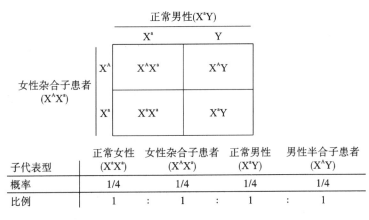

图 6-12 XD 遗传病女性杂合子患者与正常男性婚配图解

根据上述系谱举例和婚配类型分析,总结 XD 遗传病的系谱遗传特点如下。

(1) 由于交叉遗传,男性患者的女儿全部患病,儿子则全部正常。

(2) 女性杂合子患者的子女,各有 1/2 的概率患病,其传递方式与常染色体显性遗传相同。

(3) 患病群体中女性患者多于男性患者,通常约为男性患者的 2 倍,一般女性患者的病情较轻。

(4) 患者的双亲中,必有一方是该病患者;家系中可见到连续遗传现象。

(二) X 连锁隐性遗传病

X 连锁隐性(X-linked recessive,XR)遗传病的致病基因位于 X 染色体上,且为隐性基因。男性为半合子,只要携带一个致病基因就患病;而女性只有携带致病基因纯合子才发病,杂合状态

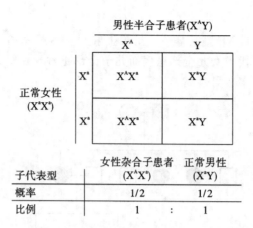

图 6- 13　XD 遗传病男性半合子患者与正常女性婚配图解

下表型正常,但可以把致病基因传给下一代,杂合子女性又称为携带者。红绿色盲、血友病 A、血友病 B、迪谢内(Duchenne)肌营养不良、葡萄糖-6-磷酸脱氢酶缺乏症等都属于 XR 遗传病。

血友病 A(hemophilia A)(OMIM 306700)是一种典型的 XR 遗传病,是由定位于 Xq28 的 F8 基因(OMIM 300841)遗传性缺陷所致的凝血障碍性出血性疾病。图 6-14 是一个 XR 遗传病——血友病 A 系谱,在这个家系中只有男性患者,是由携带者母亲传来。

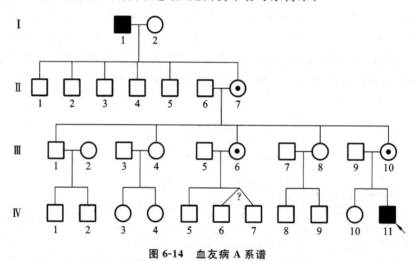

图 6-14　血友病 A 系谱

在 XR 遗传病中,由于致病基因位于 X 染色体上,用 X^b 表示,那么正常男性基因型为 X^BY,正常女性的基因型为 X^BX^B 或 X^BX^b(携带者);男性患者的基因型为 X^bY,女性患者的基因型为 X^bX^b。因此,带有致病基因的所有男性都发病,男性发病率就是致病基因频率;女性有两条 X 染色体,女性携带者数目为男性半合子数目的 2 倍,但女性只有突变基因纯合子才发病,因此女性的发病率为男性发病率的平方。

在 XR 遗传病家系中,最常见的是女性携带者(X^BX^b)与正常男性(X^BY)之间的婚配,子代中男性将有 1/2 的概率患病,1/2 的概率正常,而所有女性的表型都正常,但有 1/2 的概率为携带者(图 6-15)。XR 遗传病男性半合子患者(X^bY)与正常女性(X^BX^B)之间的婚配,所有子女的表型都正常,但由于交叉遗传,子代中所有女性均为携带者(图 6-16)。一些发病率较高的 XR 遗传病,可见到女性患者,其父母双方都带有致病基因 X^b,她是由 XR 男性半合子患者(X^bY)和女性携带者(X^BX^b)婚配所生。

根据上述典型系谱举例和婚配类型分析,XR 遗传病的系谱遗传特点如下。

(1) 男性患者多于女性患者。在一些致病基因频率低的 XR 遗传病中,往往只有男性患者。

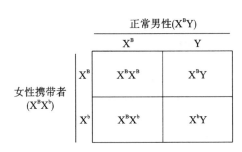

图 6-15 XR 遗传病女性携带者与正常男性婚配图解

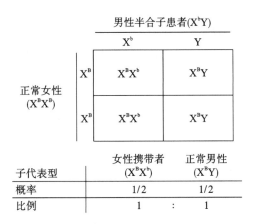

图 6-16 XR 遗传病男性半合子患者与正常女性婚配图解

（2）在一个系谱里,患者可能在几代里不连续地出现,男性患者的致病基因由携带者母亲传来（基因突变除外）,只通过女儿传递给后代。

（3）女性携带者生育的儿子有 1/2 的概率患病,女儿若表型正常,则有 1/2 的概率是携带者。

（4）由于交叉遗传,患者之间不存在"父—子"致病基因传递现象,患者往往是兄弟、姨表兄弟、舅父与外甥、外祖父与外孙等关系。

四、Y 连锁遗传

决定某种性状或疾病的基因位于 Y 染色体上,随 Y 染色体传递,这种性状或疾病的传递方式称为 Y 连锁遗传（Y-linked inheritance）。Y 染色体是人类染色体中最小的染色体。目前已经定位在 Y 染色体上的基因仅 48 种,性别决定区（SRY 基因）和无精子症因子（AZF 基因）是两个研究较为深入的基因。

外耳道多毛症（OMIM 425500）是 Y 连锁遗传的性状,表现为外耳道生长成簇的黑色硬毛。图 6-17 为外耳道多毛症的系谱,系谱中所有男性患者的儿子均有此性状,而所有女性都不具有这一性状。

由于 Y 染色体只存在于男性个体,由父亲传递给儿子,再由儿子传递给孙子,因此,Y 连锁遗传也称为限雄遗传（holandric inheritance）。

五、非经典孟德尔遗传及相关概念

孟德尔遗传定律是现代遗传学的基石。迄今为止,大多数的遗传病都被归属于孟德尔遗传

195

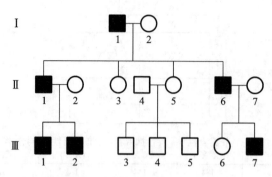

图 6-17　外耳道多毛症的系谱

病的范畴,其疾病传递遵循孟德尔遗传定律。许多研究结果证实,除了孟德尔遗传定律外,还存在其他的遗传机制,以及影响孟德尔遗传的诸多因素。

1. 表现度(expressivity)　表现度指在不同遗传背景和环境因素影响下,相同基因型的个体在性状或疾病的表达程度上产生的差异。前文提到的外显率与表现度的根本区别在于外显率阐明了基因表达与否,是"质"的问题;而表现度要说明的是在基因表达前提下的表现程度如何,是"量"的问题。在一个家系中,病患人数占相同基因型个体总数的百分比,为外显率;携带相同突变基因的患者,病情程度存在重度、中度、轻度的差异,称为表现变异性(variable expressivity)。

2. 遗传印记(genetic imprinting)　遗传印记又称基因组印记(genomic imprinting),是指来自父本和母本的等位基因在通过精子和卵子传递给子代时发生了修饰,使带有亲代印记的等位基因具有不同的表达特性,这种修饰常为 DNA 甲基化,还包括组蛋白乙酰化、甲基化等修饰。

以脐疝-巨舌-巨大发育综合征(又称贝-维综合征(Beckwith-Wiedemann Syndrome,BWS))(OMIM 130650)为例,BWS 患者表现为胚胎和胎盘过度增生,巨舌,巨大发育,儿童期易发生肿瘤。该病主要是由 11 号染色体上的 IGF2 和 CDKN1C 两个印记基因的错误表达引发,IGF2 为父本表达的等位基因,CDKN1C 为母本表达的等位基因。父本单亲二体型(UPDs)是引发 BWS 的主要原因,即 IGF2 基因双倍表达,CDKN1C 基因不表达。其他一些印记基因在胚胎发育过程中的过量或缺失表达也可导致类似 BWS 的综合征,如原来母本表达的 IPL 基因的不表达或母本的 ASCL2 基因逃避印记都将导致胚胎的过度发育。

遗传印记发生在哺乳动物的配子形成期,并持续影响下一代个体的表型。但遗传印记不会改变基因组 DNA 的序列,因此这是一种可逆的基因失活形式,仅仅影响基因的表达,不是一种永久性的改变。

3. 遗传早现(genetic anticipation)　一些遗传病在连续世代传递过程中,其发病年龄一代比一代提早且病情更重,这种现象称为遗传早现。最典型的例子是强直性肌营养不良症(myotonic dystrophy,MD),它是一组多系统受累的常染色体显性遗传病。Ⅰ型 MD(OMIM 160900)是由强直性肌营养不良蛋白激酶(DMPK)(OMIM 605377)基因 3′端非编码区的一个三核苷酸重复序列$(CTG)_n$拷贝数增加引起的。正常人的$(CTG)_n$拷贝数在 5～37 之间,而Ⅰ型 MD 患者的$(CTG)_n$拷贝数增加为 50～3000,疾病的严重程度和发病年龄与$(CTG)_n$的拷贝数相关,拷贝数越多,发病年龄越小,病情越重。由于$(CTG)_n$拷贝数在传代过程中不稳定,造成遗传早现。

4. 从性遗传(sex-influenced inheritance)　从性遗传指位于常染色体上的基因,受性别的影响而显示出男、女型分布比例的差异或基因表达程度的差异。例如,遗传性秃顶(雄激素性脱发)(OMIM 109200)为常染色体显性遗传病,但人群中男性秃顶明显多于女性。杂合子(Aa)男性表现为秃顶症状;杂合子女性则不表现秃顶,但可以传递给后代。这种表现上的差异受性别的影响,可能与雄激素的作用有关。

5. 遗传异质性(genetic heterogeneity) 遗传异质性指一种遗传性状可以由多个不同的遗传基因改变所引起,包括等位基因异质性和基因座异质性。

同一基因座上的等位基因发生不同类型的突变而引起个体表型的差异,称为等位基因异质性(allelic heterogeneity)。这样的表型差异可以是在临床上难以区别的两种疾病,也可以是表型截然不同的两种疾病。因此,等位基因异质性是单基因遗传病临床表现多样化的重要原因。例如,RET 基因的不同突变可以引起以结肠蠕动障碍和严重慢性便秘为特征的先天性巨结肠(又称 Hirschsprung 病),也可以导致Ⅱa 型和Ⅱb 型多发性内分泌腺瘤的发生。

基因座异质性(locus heterogeneity)是指两个或两个以上基因座的基因突变导致相同或相似表型发生的现象,如高苯丙氨酸血症即是由 5 个不同的基因突变引起。

基因座异质性这一概念对于遗传病的临床基因诊断和确定基因治疗靶点具有重要意义。不同病因引起的同种疾病或者同一种病因引起的不同疾病可能有不同的遗传方式、发病年龄、疾病进程、严重程度、预后以及复发率等,需要引起临床医生的注意。

六、线粒体遗传病

线粒体是真核细胞的能量代谢中心,也是唯一具有自主 DNA 的细胞器。人类不同细胞中通常具有一个甚至数百个线粒体,每个线粒体都存在两个甚至十几个线粒体 DNA。人类线粒体 DNA(mitochondrial DNA,mtDNA)全长 16569 bp,编码了 13 个蛋白质、22 个 tRNA 和 2 个 rRNA。13 个蛋白质都是氧化呼吸链复合体的组分,22 个 tRNA 和 2 个 rRNA 参与线粒体蛋白合成。人类一些常见的疾病,如氨基糖苷类药物性耳聋、帕金森病以及非胰岛素依赖型糖尿病等,往往都与 mtDNA 的突变有关。

mtDNA 突变的主要类型:点突变、大片段缺失和 mtDNA 拷贝数降低。mtDNA 点突变是最常见的突变类型,若发生在蛋白质编码区,可导致错义突变,严重的会引起氧化呼吸链复合体功能缺陷,主要与脑脊髓性及神经疾病相关,如莱伯(Leber)遗传性视神经病变和神经肌病;若发生在 tRNA 和 rRNA 基因上,将会影响 mtDNA 编码的全部多肽链的翻译过程,与线粒体肌病相关,这类疾病的临床表型更具有系统性,如线粒体脑肌病伴高乳酸血症和卒中样发作、母系遗传的肌病及心肌病等。mtDNA 大片段缺失往往涉及多个基因,导致线粒体氧化磷酸化功能下降,产生较为严重的系统代谢性疾病,典型疾病为慢性进行性眼外肌麻痹等。mtDNA 拷贝数变异,仅见于一些致死性婴儿呼吸障碍,乳酸中毒或肝、肾衰竭的病例。

莱伯遗传性视神经病变(Leber hereditary optic neuropathy,LHON)(OMIM 535000)是一种常见的遗传性视神经疾病,也是典型的线粒体遗传病之一。LHON 具有特殊的临床特征,主要累及青壮年男性,发病年龄常在 17～30 岁。男性的发病率是女性的 4～5 倍。眼科学检查主要表现为急性或亚急性视力无痛性减退,双眼同时或先后发病,可同时伴有中心视野缺失及色觉障碍。LHON 患者的视力损伤程度分为轻度、中度、重度和极重度四个程度。

1988 年 Wallace 等发现第一个与 LHON 相关的 mtDNA 突变位点,即 MT-ND4 基因 G11778A 突变。迄今发现的突变主要集中在线粒体复合体Ⅰ的亚基基因上,如 MT-ND1、MT-ND4 和 MT-ND6,主要突变有 Gly11778Ala、Thr14484Cys、Gly3460Ala 等(图 6-18)。

线粒体遗传病的特点总结如下。

(1) 母系遗传(maternal inheritance):由于受精时精子的线粒体不进入卵子,受精卵中的线粒体只从卵子而来,因此 mtDNA 只从母亲传递给下一代。母亲的线粒体疾病能遗传给下一代,男、女都可能得病,同时也只有下一代的女性才能将线粒体疾病继续往下传递。1984 年,我国科学家在江苏发现一个 507 人的母系遗传药物性耳聋大家系(图 6-19)。

(2) 同质性(homoplasmy)和异质性(heteroplasmy):在正常人的细胞中,所有 mtDNA 都来

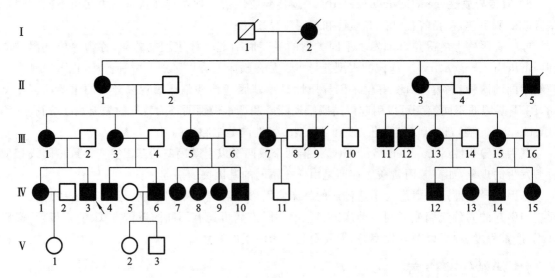

图 6-18　一个携带 MT-ND4 基因 G11778A 突变的 LHON 家系

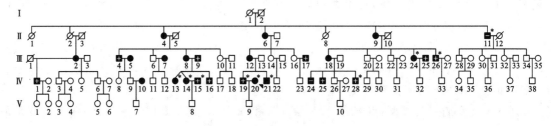

图 6-19　母系遗传药物性耳聋大家系

源于母亲的卵母细胞，若每个细胞内的所有 mtDNA 都相同，全部突变或全部正常，称为同质性；若在同一细胞里同时存在正常 mtDNA 和突变 mtDNA，则称异质性。异质性的程度以突变 mtDNA 的比例为指标。异质性可以出现在同一细胞，也可以出现在同一组织、器官，从而造成疾病表型的复杂性，同一突变在同一家系不同成员间可有不同表现，同一患者在不同发育期可有不同临床症状等。

（3）阈值效应（threshold effect）：突变 mtDNA 需要超过一定的比例才会导致线粒体功能的改变。阈值是一个相对概念，易受突变类型、组织、老化程度等影响，个体差异较大。因此，相同突变在不同家系中，可产生不同的外显率和表现度。

（4）高突变率：mtDNA 的突变率高于核基因组 DNA。mtDNA 的高突变率至少有三方面原因：①在高超氧化物的环境下，mtDNA 更易受到损伤。② mtDNA 损伤后，修复机制非常有限。由于缺乏像核基因组 DNA 所具有的多种不同的 DNA 损伤修复机制，mtDNA 发生损伤后，突变难以修复。③细胞核中 DNA 与组蛋白结合从而形成保护，但 mtDNA 是不与组蛋白结合的双链环状 DNA，更易被损伤。

（5）mtDNA 在有丝分裂和减数分裂期间，在经过复制、分离、细胞分裂时，突变和野生 mtDNA 发生分离，并随机地分配到子细胞中，使子细胞拥有不同比例的突变 mtDNA，这种随机分配导致 mtDNA 异质性变化的过程称为复制分离。突变 mtDNA 具有复制优势，在分裂不旺盛的细胞（如肌细胞）中逐渐积累，产生阈值效应。而在卵细胞形成期 mtDNA 数量剧减，称遗传瓶颈效应（genetic bottleneck effect）。"瓶颈"的 mtDNA 复制、扩增，造成子代 mtDNA 异质性的差异，出现不同的表型。

A-1 型短
指（趾）症

Note

第三节 人类的多基因遗传与疾病

人类的许多性状和疾病是由两对或两对以上的等位基因和多种环境因子相互作用的结果,这类性状和疾病被称为多基因遗传性状或多基因遗传病(polygenic inherited disease)。由于受到环境因子的影响,这种遗传方式又称为多基因遗传(polygenic inheritance)或多因子遗传(multifactorial inheritance,MF)。

一些常见的人类遗传性状,如身高、肤色、血压、智力和性格等是多基因遗传性状;一些常见的人类疾病,如原发性高血压、糖尿病、精神分裂症、哮喘、冠心病、痛风和癫痫等属于多基因遗传病;一些先天畸形,如脊柱裂、无脑畸形、唇裂、腭裂、先天性幽门狭窄和髋关节脱位等也属于多基因遗传的范畴。在多基因遗传中,每一对控制基因起到的作用是微小的,称为微效基因(minor gene);多对微效基因的作用累积起来,可以形成一个明显的表型效应,称为加性效应(additive effect)。近年来的研究发现,微效基因所发挥的作用并不等同,可能存在一些外显率相对较高、对疾病易患性起主要作用的主基因(major gene)。由于多基因遗传病参与的基因多,基因之间的遗传关系复杂,这类疾病还明显受环境影响,因此这类疾病也称为复杂遗传病(complex genetic disease)。

一、质量性状与数量性状

在单基因遗传中,由一对基因控制的相对性状差异明显,表现为"有或无",其在群体中的分布往往是不连续的,可以明显地分为2~3群(图 6-20),基本与基因型相对应,且性状不易受环境影响,因此单基因遗传的性状也称为质量性状(qualitative character)。

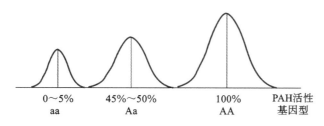

图 6-20 质量性状变异分布图

注:A、a 分别代表苯丙氨酸羟化酶(PAH)显性等位基因和隐性等位基因;
基因型 aa 为隐性纯合子,Aa 为杂合子,AA 为显性纯合子。

多基因遗传性状的变异在群体中的分布是连续的,只有一个峰,因此会有一个平均值。不同个体间的差异只是量的变异,相邻个体间差异很小,因此这类性状称为数量性状(quantitative character)。将此数量性状变异分布绘成曲线,往往表现为正态分布(图 6-21)。数量性状是一种可测量的生理或生化指标,如身高、体重、血压、血清胆固醇浓度等。在一个群体中,每个个体在这些数量性状的数值上存在差别,呈现由低到高逐渐过渡,数值极高或极低的个体只占少数,大部分个体数量性状的数值接近平均值。

二、多基因假说

1909 年,瑞典学者 Nilsson Ehle 在研究小麦籽粒颜色的遗传机制时,发现了数量遗传现象。他将红色籽粒和白色籽粒的小麦杂交,若干个不同的杂交组合出现了以下三种情况。

Note

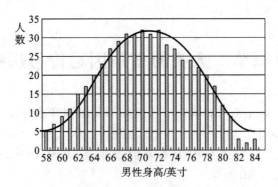

图 6-21　数量性状(男性身高)变异分布图

注:1英寸≈0.0254 米。

第一个组合:

P　　　　　　　　　红色籽粒×白色籽粒

　　　　　　　　　　　　↓

F1　　　　　　　　　　红色籽粒

　　　　　　　　　　　　↓自交

F2　　　　　　3/4 红色籽粒:1/4 白色籽粒

第二个组合:

P　　　　　　　　　红色籽粒×白色籽粒

　　　　　　　　　　　　↓

F1　　　　　　　　　　红色籽粒

　　　　　　　　　　　　↓自交

F2　　　　　15/16 红色籽粒:1/16 白色籽粒

第三个组合:

P　　　　　　　　　红色籽粒×白色籽粒

　　　　　　　　　　　　↓

F1　　　　　　　　　　红色籽粒

　　　　　　　　　　　　↓自交

F2　　　　　63/64 红色籽粒:1/64 白色籽粒

Nilsson Ehle 通过进一步研究发现:①在小麦和燕麦中,存在 3 对独立的与籽粒颜色有关、种类不同但作用相同的基因,任何一对基因在单独分离时出现 3/4:1/4 的比例,当 3 对基因分别分离时,出现了 63/64:1/64 的比例。②上述杂交组合中的红色籽粒呈现出不同程度的红色。第一个组合 F2 中,1/4 中红色籽粒:2/4 淡红色籽粒:1/4 白色籽粒。第二个组合 F2 中,1/16 中深红色籽粒:4/16 深红色籽粒:6/16 中红色籽粒:4/16 淡红色籽粒:1/16 白色籽粒。第三个组合 F2 中,1/64 深暗红色籽粒:6/64 暗红色籽粒:15/64 中深红色籽粒:20/64 深红色籽粒:15/64 中红色籽粒:6/64 淡红色籽粒:1/64 白色籽粒。③红色籽粒的深浅程度差异与决定"红色"的基因数目有关。

Nilsson Ehle 认为这些结果都符合孟德尔遗传定律,于是根据上述实验结果,提出了数量性状的多基因假说:①数量性状受一系列微效基因的支配,但仍然符合基本的遗传定律。②多基因

Note

之间不存在显隐性关系，F1 大多数表现为亲本性状的中间类型。③多基因的效应相等，彼此间的作用可以累加（加性效应），后代的分离表现为连续变异。④多基因对环境变化敏感。⑤数量性状受主基因的支配，还受到微效基因的修饰，使得性状表现出的程度受到修饰。

多基因假说阐明了数量性状遗传的一些现象，但是实际上多基因之间的效应并不是完全相等的，还存在基因之间的连锁遗传以及基因之间的相互作用等，一般只能从基因的总效应去分析数量性状的遗传规律。

三、多基因遗传病

（一）易患性与发病阈值

1. 易感性 多基因遗传病中，若干个作用微小但具有加性效应的致病基因构成了个体患病的遗传因素，这种由遗传因素决定一个个体患某种多基因遗传病的风险称为易感性（susceptibility）。易感性即个体患病的遗传基础。带有多个致病基因但尚未发病的人群称为易感人群（susceptible population）。

2. 易患性 多基因遗传病的发生是由遗传因素和环境因素的共同作用决定的，一个个体在遗传因素和环境因素的共同作用下易于患某种疾病的可能性称为易患性（liability），即易感性＋环境因素＝易患性。这是多基因遗传病中的一个特定的概念，个体的易患性低，患病的可能性小；易患性高，患病的可能性大。

在一定条件下，易患性代表个体所积累致病基因数量的多少。易患性大小的变异在群体中呈正态分布（normal distribution），在一个随机分布的群体中，大部分个体的易患性都接近平均值，易患性很低或很高的个体数量很少。

3. 发病阈值 当一个个体的易患性达到一定程度时，这些个体就表现出症状而成为患者，这种由易患性决定的多基因遗传病发病的最低限度称为发病阈值。发病阈值将连续分布的易患性变异分为两个部分：大部分的正常群体，小部分的患病群体（图 6-22），这就是所谓的阈值假说。因此，多基因遗传病属于阈值相关疾病，发病阈值是易患性变异的某一点，代表在一定条件下患病所必需的、最低的致病基因的数量。

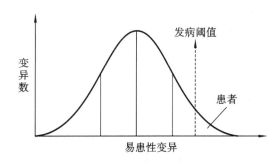

图 6-22　群体易患性变异分布与发病阈值

4. 群体发病率 一个个体的易患性无法测量，只能根据家庭成员的发病情况进行粗略的估计。一个群体的易患性平均值则可通过该群体的患病率（即超过发病阈值的部分）进行估计。根据多基因遗传病的群体易患性呈正态分布的特点，利用正态分布表，从患病率可以得到群体的阈值与易患性平均值之间的距离。以正态分布的标准差（s）作为衡量单位，正态分布曲线下的总面积是 1（100%），正态分布中平均值（m）为 0（图 6-23）。

在 $m \pm s$ 范围内的面积占曲线内总面积的 68.2%，左右两边各占 15.9%；在 $m \pm 2s$ 范围内的面积占曲线内总面积的 95.4%，左右两边各占 2.3%；在 $m \pm 3s$ 范围内的面积占曲线内总面积的 99.7%，左右两边各占 0.15%。

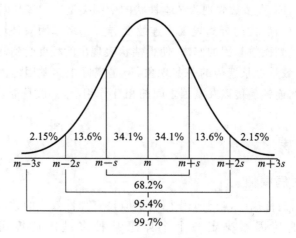

图6-23 群体易患性变异分布图

正态分布曲线下的面积代表人群总数,其易患性变异超过发病阈值部分的面积代表患者所占的百分数(即发病率)。因此,从一个群体的发病率可以推知发病阈值与易患性平均值间的距离(即相当于几个标准差)。例如,一个群体中某多基因遗传病的发病率约为0.13%,该群体发病阈值与易患性平均值之间的距离相距3个s;一个群体中某多基因遗传病的发病率约为2.27%,该群体发病阈值与易患性平均值之间的距离相距2个s。

由此可见,多基因遗传病的群体发病率越高,发病阈值距离易患性平均值就越近,其群体易患性平均值就越高;反之,多基因遗传病的群体发病率越低,发病阈值距离易患性平均值就越远,其群体易患性平均值就越低。

(二)遗传率

1. 遗传率的概念 基因遗传病由遗传因素和环境因素共同作用所致。遗传因素的作用大小可以用遗传率来衡量。遗传率(heritability)又称遗传度,是指在多基因遗传病形成过程中,遗传因素的贡献大小,一般用百分率(%)表示。遗传率越大,表明遗传因素的贡献越大。如果一种疾病完全由遗传因素所决定,则遗传率为100%;如果完全由环境因素所决定,遗传率就是0,这两种极端情况是极少见的。假设某疾病的遗传率为50%,即认为该疾病的总变异中,50%与遗传因素有关,50%与环境因素有关,而不是说某一个体出现该性状一半是由遗传因素决定的,另一半是由环境因素决定的。

某疾病的遗传率高,表明遗传因素在该疾病易患性中所起的作用大;遗传率低,则反映环境因素在该疾病易患性中起主要作用。一般来说,遗传率越低的性状或疾病,家族聚集现象越不明显。一些常见的多基因遗传病和先天畸形的遗传率如表6-2所示。

表6-2 人类常见多基因遗传病或先天畸形的遗传率

多基因遗传病或先天畸形	遗传率/(%)	多基因遗传病或先天畸形	遗传率/(%)
先天性巨结肠	80	精神分裂症	85
唇裂＋腭裂	76	支气管哮喘	78
先天性幽门狭窄	75	糖尿病(青少年型)	75
先天性髋关节脱位	70	强直性脊柱炎	70
先天性畸形足	68	原发性高血压	62
无脑畸形	60	冠心病	60
脊柱裂	60	胃溃疡	37

2. 多基因遗传病遗传率的估计方法 计算人类多基因遗传病遗传率在临床实践中有重要意义,传统的计算方法主要有两种,即 Falconer 公式和 Holzinger 公式。

(1) 从群体和先证者亲属的发病率估计遗传率:Falconer 公式是根据先证者亲属的患病率与遗传率而建立的。先证者亲属患病率越高,遗传率越大,所以可通过调查先证者亲属患病率和一般人群的患病率,算出遗传率(h^2或 H)。Falconer 公式如下:

$$h^2 = b/r \qquad\qquad ①$$

式中,h^2 为遗传率,b 为先证者亲属易患性对先证者易患性的回归系数,r 为亲缘系数。b 可由下列两个公式求得:

当已知一般人群的患病率时,用式②计算:

$$b = (X_g - X_r)/a_g \qquad\qquad ②$$

当缺乏一般人群的患病率时,可设立对照组,调查对照组亲属的患病率,用式③计算:

$$b = p_c(X_c - X_r)/a_r \qquad\qquad ③$$

在式②和式③中,X_g 为一般群体易患性平均值与发病阈值之间的差;X_r 为先证者亲属易患性平均值与发病阈值之间的差;X_c 为对照组亲属中的易患性平均值与发病阈值之间的标准差;a_g 为一般群体易患性平均值与一般群体中患者易患性平均值之间的差;a_r 为先证者亲属易患性平均值与先证者亲属中患者易患性平均值之间的差。X_g、X_r、X_c、a_g 和 a_r 均可由一般群体患病率(q_g)、对照亲属患病率 q_c($p_c = 1 - q_c$)和先证者亲属患病率(q_r)查由正态分布表所编制的 Falconer 表得到。

(2) 从双生子的发病一致率估计遗传率:Holzinger 公式是根据遗传率越高的疾病,单卵双生的患病一致率(C_{MZ})与二卵双生患病一致率(C_{DZ})相差越大而建立的。患病一致率是指双生子中一个患某种疾病,另一个也患同样疾病的频率。Holzinger 公式如下:

$$h^2 = (C_{MZ} - C_{DZ})/(100 - C_{DZ}) \qquad\qquad ④$$

单卵双生(monozygotic twins, MZ)是由一个受精卵形成的一对双生子,他们的遗传基础理论上是完全相同的,其个体差异主要由环境因素决定;二卵双生(dizygotic twins, DZ)是由两个受精卵形成的一对双生子,相当于同胞,因此他们的个体差异由遗传因素和环境因素共同决定。

关于遗传病的概念和计算应注意以下问题:①遗传率是特定人群的估计值。遗传率是由特定环境中特定人群的患病率估算得到的,因此不宜外推到其他人群和其他环境。②遗传率属于群体统计量的范畴,用到个体上毫无意义。若某种疾病的遗传率为 50%,表示在这种疾病的群体总变异中,一半与遗传因素有关,一半与环境因素有关;而不能说某个患者的发病一半由遗传因素决定,一半由环境因素决定。③遗传率的估算仅适合于没有遗传异质性,也没有主基因效应的疾病。如果决定性状或疾病存在主基因,并且主基因存在显、隐性关系,那么上述计算就会产生偏差。若有一个或几个显性主基因,那么估算的遗传率可以超过 100%;若主基因为隐性基因,则由先证者的同胞估算的遗传率可以高于由父母或子女估算的遗传率。因此,只有当由父母、同胞和子女分别估算的遗传率相近似时,这个遗传率才是合适的,才能够认为该疾病的发生可能是多基因遗传的结果。

(三) 多基因遗传病的遗传特点

将多基因遗传病与单基因遗传病或其他疾病相比,多基因遗传病有以下几个明显不同的特点。

(1) 多基因遗传病的群体发病率大都高于 1/1000(表 6-3)。

Note

表 6-3 不同类型遗传病的群体发病率

类 型	出生发病率/(‰)	25 岁发病率/(‰)	群体发病率/(‰)
多基因遗传病	50	50	600
单基因遗传病	10	3.6	20
基因突变和染色体病	6	1.8	3.8

（2）多基因遗传病有家族聚集倾向,患者亲属的发病率高于群体发病率。在系谱中,不符合或无明显的任何单基因遗传病的遗传方式,患者一级亲属的发病率为 $1\%\sim10\%$。低于通常单基因遗传病患者一级亲属 $1/2$（显性遗传病）或 $1/4$（隐性遗传病）的发病风险。

（3）近亲婚配时,子女的发病风险增高,高于随机婚配时子女的发病风险,但不如常染色体隐性遗传病那么明显,这与多对微效基因的加性效应有关。

（4）与患者亲缘系数相同的亲属（如患者的双亲、同胞、子女）有相同的发病风险。随着亲属级别的降低,患者亲属的发病风险迅速降低,接近群体发病率。

（5）多基因遗传病在不同的种族（或民族）的发病率有明显的差异,表现出遗传基础或基因库的差异。

（四）常见的人类多基因遗传病

多基因遗传病又称复杂疾病,是一类发病率较高、病情复杂的疾病,其发病涉及多基因与环境因素的共同作用,包括多条基因通路的参与。常见的多基因遗传病包括精神分裂症、躁狂症、抑郁症、糖尿病、高血压和神经退行性疾病等。目前研究认为多基因遗传因素中,除了微效基因外,还可能存在着主基因。对于多基因遗传病的研究,一方面通过疾病家系材料,依靠分类分析、优势对数计分法连锁分析、受累同胞对分析、群体关联分析等方法证实主基因的存在;另一方面通过候选基因检测、遗传标记和定位克隆主基因、全基因组关联分析等确定主基因。

1. 原发性高血压　原发性高血压（essential hypertension,EH）（OMIM 145500）是以体循环动脉压升高为主要表现的心血管综合征,是导致多种心脑血管疾病的最重要的危险因素。高血压显著增加了卒中、充血性心力衰竭、慢性心脏病等的发病风险。EH 的不同类型和病情发展的不同阶段,可有轻重不一、错综复杂的各种临床表现。患病早期的临床症状不明显,往往在体检时被发现。临床上常见症状有头痛、头晕、头胀、耳鸣、眼花、健忘、失眠、乏力和心悸等一系列神经功能失调的表现,症状轻重与血压高低不成比例;晚期累及脑、心、肾等器官后,可出现头痛、暂时性失语、肢体运动不便,甚至呕吐、偏瘫、昏迷和大小便失禁等脑组织损害表现。

EH 是多基因、多因素引起的具有很强遗传异质性的疾病,占全球高血压患者总数的 95%。目前公认的 EH 遗传率为 $50\%\sim60\%$,具有明显的家族聚集性。遗传因素在 EH 发病中的作用有赖于对易感基因的识别和克隆,才可从根本上阐明其遗传本质和发病机制。候选基因（candidate gene）指对主基因进行检测中作为候选者的并具有已知生物学功能的基因。EH 候选基因按其功能大致可分为以下几种。①肾素-血管紧张素系统基因,如 AGT 和 AGTR1 等。②水盐代谢基因,如 ADD1 和 GNB3 等。③儿茶酚胺-肾上腺素能系统基因,如 PNMT 和 ADRB3 等。④影响糖、脂蛋白代谢的基因,如 LPL 和 APOB 等。⑤调节血管功能的基因,如 NOS2A 和 NOS3 等。⑥其他高血压相关基因,如 GSTM3、PTPN1 和线粒体 tRNA[ILE] 4263A-G 点突变等。除此之外,饮食、精神应激、吸烟和肥胖等环境因素对于 EH 发病也有影响。

2. 糖尿病　糖尿病（diabetes mellitus,DM）（OMIM 125850）是以慢性血糖升高为特征临床表现的糖、蛋白质、脂肪代谢紊乱的综合征,可引起多系统损害,导致眼、肾、神经、心脏和血管等组织器官慢性进行性病变。近年中国人 DM 发病率达 9.82%,已超过世界平均水平 5.71%,DM 已成为严重威胁人类健康的公共卫生难题。按照世界卫生组织（WHO）及国际糖尿病联盟（IDF）

专家组建议,将 DM 分为 4 类:1 型 DM(约占 5%)、2 型 DM(约占 90%)、妊娠糖尿病(约占 4%)及其他特殊类型 DM(约占 1%)。

DM 的遗传率为 75%,同卵双生子中 1 型 DM 发病一致率为 30%~40%,2 型 DM 发病一致率接近 100%。在微效基因研究方面,目前已发现 10 多个基因的变异可增加 1 型 DM 的易感性,如人类白细胞抗原基因 HLA(位于 6q21.3)、免疫调节基因 CTLA4、蛋白磷酸酶编码基因 PTPN22 等。2 型 DM 是一种异质性很强的多基因遗传病,受环境因素的影响很大。全基因组关联分析和数以万计的病例对照研究发现了许多对 DM 的发生起作用的基因,这些基因定位于人类的多条染色体上,如钙蛋白酶基因 CAPN10、葡萄糖转运基因 GLUT10、胰岛素受体基因 INSR、胰岛素受体底物基因 IRS-1 及 IRS-2、胰岛素抵抗因子基因 Resistin、脂联素基因 Adiponectin 和解偶联蛋白基因 UCP2 等。不同地域和不同种族间的易感性是有区别的,基因突变、环境因素(如饮食习惯、病毒感染和自身免疫性)、个体易感性三者共同作用最终导致 DM 疾病的发生。当前,随着生活水平提高、人口老龄化、生活方式改变和诊断技术进步,DM 的患病人数还在不断上升。

3. 精神分裂症 精神分裂症(schizophrenia,SZ)(OMIM 181500)是一类以患者在思维、情感、行为等方面出现障碍,精神活动和周围环境不协调为特征的功能性精神障碍。SZ 的平均发病率为 0.07‰~0.14‰,患病率为 1.4‰~4.6‰,多发生于 15~45 岁之间,无明显的性别发病差异。遗传学调查显示,SZ 在同卵双生子中的发病一致率为 40%~60%,二卵双生子发病一致率为 10%~16%,患者一级亲属和二级亲属再发风险明显增高。

研究认为 SZ 是一组多基因遗传病,其遗传率为 70%~85%,另外一定的环境诱导如妊娠期病毒感染、出生时并发窒息、社会环境发生突变等也会导致 SZ 的发病。应用关联分析方法和全基因组扫描技术,目前已发现几十种 SZ 的易感基因或候选基因,主要分为 4 类:多巴胺受体基因 DRD、5-羟色胺受体基因 5-HTR2A、人类白细胞抗原基因 HLA、KCNN3,这些基因的多态性、突变或特定的基因型与 SZ 有不同程度的相关性。此外,一些社会心理因素、社会应激事件和孕产期影响胎儿神经系统发育的环境因素也与 SZ 的发病密切相关。

4. 支气管哮喘 支气管哮喘(bronchial asthma)(OMIM 208550)又称哮喘,是一种以气管阻塞、气道炎症等为特征的慢性炎症性疾病。全世界范围内患病率从 1%~16% 不等,我国约为 1.24%。支气管哮喘以儿童多见,男性略多于女性。目前我国是全球哮喘病死率最高的国家之一。变应原、刺激性气体、运动刺激等环境因素是导致哮喘发生的重要原因。此外,遗传因素决定了个体对哮喘的易感性,双生子研究发现哮喘的遗传率高达 78%。目前已确定了 200 多个在常染色体上分布的哮喘候选基因。从功能上看,这些基因涉及免疫识别、炎症反应、上皮修复和胞内信号转导等生物学活动,目前研究较多的哮喘易感基因有 Toll 样受体基因 TLRs、内质网跨膜蛋白基因 ORMDL3、解整合素-金属蛋白酶家族 ADAM33、人类白细胞抗原 II 类基因 HLA II、肿瘤坏死因子 TNF-α、IL-4 和 IL-3 等。

四、多基因遗传病发病风险估计

多基因遗传病涉及多种遗传因素和环境因素,发病原因复杂,不像单基因遗传病那样,能够被准确地推算出可能的发病风险。但是,一般情况下,多基因遗传病患者的一级亲属的发病风险与下列因素有关。

(一) 发病率与遗传率和群体发病率的关系

1. 应用 Edward 公式估计患者一级亲属的发病率 若某种多基因遗传病的群体发病率(p)在 0.1%~1% 之间,遗传率为 70%~80% 时,患者一级亲属的发病率(f)可以用 Edward 公式来估计,即 $f=\sqrt{p}$。

例如:先天性唇裂的一般群体发病率 p 为 0.17%,遗传率 h^2 为 76%,代入 Edward 公式后,患者一级亲属的发病率 $f = \sqrt{0.0017} \approx 4\%$。

若某种疾病的群体发病率低于 0.1% 或遗传率低于 70%,则患者一级亲属的发病率将低于群体发病率的平方根;若某种疾病的群体发病率高于 1% 或遗传率高于 80%,则患者一级亲属的发病率将高于群体发病率的平方根。显然,当群体发病率和遗传率过高或过低时,Edward 公式将不再适用于估计患者一级亲属的发病率。

2. 通过查图来估计患者一级亲属的发病率　若某种多基因遗传病的群体发病率不在 $0.1\% \sim 1\%$ 之间,遗传率不在 $70\% \sim 80\%$ 之间时,患者一级亲属的发病率可通过查图来估计。一般群体发病率、遗传率和患者一级亲属的发病率间的关系见图 6-24。

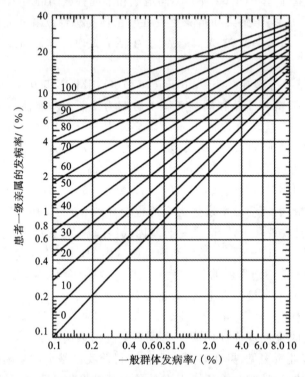

图 6-24　一般群体发病率、遗传率和患者一级亲属的发病率间的关系

以 EH 为例,该病的群体发病率约为 6%(精确值为 6.2%),遗传率为 62%,在图 6-24 的横坐标上查出 6% 的点,经过该点作一条向上的垂直线,接着在图中找出遗传率为 62% 的斜线,找出该斜线与经过 6% 的垂直线相交点,再从该点向左作一条水平横线与纵轴相交,即为患者一级亲属的发病率。依此办法,从图 6-24 中可以查出,EH 患者一级亲属的发病率约为 19%。若采用 Edward 公式计算,则 $f = \sqrt{0.062} \approx 24.9\%$,显然是高于实际发病率的。因此,当 Edward 公式适用条件不满足时,可通过查图来估计患者一级亲属的发病率。

(二) 发病率与亲缘关系的远近有关

多基因遗传病发病有明显的家族聚集倾向,患者亲属发病率明显高于群体发病率。患者一级亲属(双亲、同胞、子女)有相同的发病率,这与常染色体显性遗传明显不同。二级亲属(叔、伯、姑、舅、姨、侄子/女、外甥/外甥女等)的发病率较一级亲属明显下降,但其后远亲发病率下降较慢。例如,唇裂患者一级亲属的发病率为 4%(0.001×40),二级亲属为 0.7%(0.001×7),三级亲属为 0.3%(0.001×3)。随着亲属级别的降低(或亲缘系数的增大),患者亲属的发病率迅速下降,接近群体发病率。在发病率低的疾病中,这个特点尤为明显(表 6-4)。

表 6-4 多基因遗传病中不同亲属级别发病风险的比较

疾 病	群体发病率	发 病 风 险			
		一卵双生	一级亲属	二级亲属	三级亲属
唇裂 ± 腭裂	0.001	×400	×40	×7	×3
马蹄内翻足	0.001	×300	×25	×3	×2
神经管缺陷	0.002	—	×8	—	×2
先天性髋关节脱臼（女）	0.002	×200	×25	×3	×2
先天性幽门狭窄（男）	0.005	×80	×10	×5	×1.5

（三）患者亲属再发风险与家庭中患病人数有关

多基因遗传病的再发风险与家庭中患病人数呈正相关。一个家庭中患某种多基因遗传病的人数越多，该病的再发风险越大。例如，人群中一对表型正常的夫妇婚配，生第一胎罹患唇裂的风险是 0.17%；如果他们已生有一个唇裂患儿，说明两人携带有一定数量的此种畸形的易感基因，再生育时子女发生唇裂的风险提高到 4%；如果该夫妇前两胎均为唇裂患儿，说明他们携带有更多数量的易感基因，易患性更接近于发病阈值，第三胎发生唇裂的再发风险上升至 10%。再例如，一个家庭中只有双亲之一患神经管缺陷，再发风险为 4.5%；若双亲之一再加一个子女患病，再发风险增加到 12%；若双亲之一再加两个子女患病，再发风险增加到 20%。因此，一个家庭中患某种病的人数越多，说明该家庭携带的易感基因越多，由于基因的加性效应，患者一级亲属的再发风险升高。相反，在单基因遗传病中，父母的基因型是一定的，无论已出生几个患儿，一级亲属的再发风险从理论上计算都为 1/2 或 1/4，不会由于患儿数增多而发生变化。表 6-5 是 Smith 研制的一个表格，查表可以根据双亲和同胞中已患病的人数估计疾病的再发风险。

表 6-5 多基因遗传病再发风险估计（Smith 表格）

双亲患病数		0			1			2		
一般群体发病率/（%）	遗传率/（%）	患者同胞数			患者同胞数			患者同胞数		
		0	1	2	0	1	2	0	1	2
1	100	1	7	14	11	24	34	63	65	67
	80	1	6	14	8	18	28	41	47	52
	50	1	4	8	4	9	15	15	21	26
0.1	100	0.1	4	11	5	16	26	62	63	64
	80	0.1	3	10	4	14	23	60	61	62
	50	0.1	1	3	1	3	9	7	11	15

（四）病情严重程度与再发风险

多基因遗传病的基因加性效应还体现在病情的严重程度上。畸形或病情越严重，亲属的再发风险越高。与病情较轻的患者比较，病情严重的患者带有较多的易感基因（致病基因），其父母也一样，因而他们的易患性更接近发病阈值，再次生育时的再发风险也相应提高。以唇裂和腭裂为例，一位只有单侧唇裂的患者，其同胞的再发风险为 2.46%；一位单侧唇裂合并腭裂的患者，其同胞的再发风险为 4.21%；一位双侧唇裂合并腭裂的患者，其同胞的再发风险可高达 5.74%。这一特点与单基因遗传病不同，在单基因遗传病中，不论病情轻重，一般不会影响再发风险的高低，即在理论上再发风险仍然为 1/2 或 1/4。

（五）性别差异与再发风险

当一种多基因遗传病的群体发病率存在两性差异时，即亲属的再发风险与性别有关，这表明不同性别的发病阈值不同。群体发病率高的性别,发病阈值低,如果患病,其子女的再发风险低;群体发病率低的性别,发病阈值高,该性别患者的后代再发风险也高。这一现象称 Carter 效应。

产生 Carter 效应的原因在于,群体发病率低的性别的患者,必然带有较多的致病基因才能超过发病阈值而发病,因此其子女中将会携带更多的致病基因,从而有更高的发病风险;群体发病率高的性别的患者,必然带有较少的致病基因,故其子女有较低的发病风险。

例如,先天性幽门狭窄的患者,男性发病率是女性的 5 倍(男性发病率为 0.5%,女性发病率为 0.1%),即男性发病阈值低于女性,女性发病阈值高。男性患者的儿子的发病率为 5.5%,女儿的发病率为 2.4%;反之,女性患者的儿子的发病率为 19.4%,女儿的发病率为 7.3%(表 6-6),表明女性患者带有更多的致病基因,因此女性患者后代的发病率明显高于男性患者后代的发病率。

表 6-6　先天性幽门狭窄患者的后代发病率

患　者	后代发病率/(%)	
	儿　子	女　儿
父亲	5.5	2.4
母亲	19.4	7.3
一般群体发病率	0.5	0.1

根据上述因素来看,在估计多基因遗传病的再发风险时,应综合考虑各方面的因素,根据有关资料和数据进行全方位的综合分析和判断,从而得到较为客观准确的结论。

第四节　分子病与酶蛋白病

细胞内的结构蛋白、受体、细胞转运系统,在生命活动过程中起着非常重要的作用;机体内的代谢过程涉及多种代谢途径的精密协作,而每种代谢途径都是一个由多种酶催化的系列反应。蛋白质或酶的结构或功能异常,都可能影响代谢的正常进行和细胞的功能活动而引起疾病。由基因突变引起蛋白质分子的质或量异常所致的疾病,称分子病(molecular disease)。基因突变导致酶的质或量发生改变,引起相应代谢紊乱而引起的一类疾病,称先天性代谢缺陷(inborn error of metabolism),又称遗传性酶病(hereditary enzymopathy)。从广义上来看,先天性代谢缺陷也属于分子病,因为酶的本质是蛋白质。但从代谢过程来看,这两类疾病有着本质的区别,分子病是由蛋白质改变直接引起机体功能障碍的一类疾病,而酶蛋白病是通过干扰酶促反应而产生的疾病,故本节将这两类疾病分别予以讨论。

一、分子病的定义

分子病是由 DNA 突变导致其编码蛋白质分子的一级结构即氨基酸序列改变而引起的疾病。1949 年,美国生物化学家、诺贝尔化学奖得主 Linus Pauling 发现镰状细胞贫血患者的血红蛋白与正常人血红蛋白的电泳迁移速度不同,认为这是由两种血红蛋白分子间存在化学差异所致,首次提出了分子病的概念。1956 年,生物化学家 Ingram 用指纹图谱法在分子水平揭示了该病的化学本质,从而开辟了分子病研究的广阔前景。目前发现的分子病有 200 多种,除了镰状细胞贫血外,由凝血因子变异引起的血友病、胆固醇受体异常引起的家族性高胆固醇血症等都属于分子病的范畴。随着现代医学进入分子医学时代,越来越多的分子病逐渐被人们发现,同时许多非遗传病也被纳入分子病之中。

Note

二、分子病的分类及常见分子病

（一）血红蛋白病

血红蛋白（hemoglobin，Hb）是红细胞中具有重要生理功能的蛋白质，也是人体内含量丰富的一种蛋白质，约占人体红细胞蛋白的 70%，其主要功能是将肺部的氧气运输到机体各组织细胞中，同时将二氧化碳运输到肺部进行气体交换，这一功能的实现必须依靠血红蛋白分子构型和结构的完整性。血红蛋白分子合成异常引起的疾病称为血红蛋白病（hemoglobinopathy）。遗传性血红蛋白病包括两大类：一类是由于基因突变，导致血红蛋白中氨基酸异常而形成的异常血红蛋白病；另一类是由于遗传缺陷所致的血红蛋白中一种或几种肽链合成速率降低而引起的遗传性血红蛋白病，称地中海贫血。

血红蛋白的分子量为 64000，是结合蛋白。每个血红蛋白分子由 4 个单体构成四聚体，每个单体由 1 条珠蛋白肽链和 1 个血红素组成，1 个血红蛋白分子含有 2 对珠蛋白肽链，分别为 α 珠蛋白肽链和 β 珠蛋白肽链。α 珠蛋白肽链有两种：α 链和 ξ 链，由 141 个氨基酸组成。β 珠蛋白肽链有 ε、β、G$_γ$、A$_γ$ 和 δ 链 5 种，由 146 个氨基酸组成。在人体发育的不同阶段，两类珠蛋白肽链进行不同的组合，构成人类常见的 6 种血红蛋白。

珠蛋白基因簇是迄今研究得较为清楚的真核基因簇之一。人类的珠蛋白基因簇分为两类：一类是 α 珠蛋白基因簇；另一类是 β 珠蛋白基因簇。α 珠蛋白基因簇位于 16p13.3，每条染色体上均有 2 个 α 珠蛋白基因；β 珠蛋白基因簇分布于 11p15.4，每条染色体上只有 1 个 β 珠蛋白基因。两类基因发生突变和缺失，均会引起相应贫血疾病的发生。

1. 镰状细胞贫血　镰状细胞贫血（sickle cell anemia）是一种常染色体隐性遗传病，患者的红细胞在缺氧状态下变成镰刀状。

β 珠蛋白肽链第 6 位上的谷氨酸被缬氨酸替代后形成镰状细胞，导致其血红蛋白 S（HbS）溶解度发生改变，在低氧状态下溶解度是正常血红蛋白的 1/6。在氧分压低的毛细血管区，HbS 溶解度锐减而呈半凝胶状态并集合成管状，使红细胞扭曲成镰刀状。开始是可逆改变，经过反复缺氧则形成不可逆性镰状细胞。

镰状细胞阻塞微循环可引起局部缺血、缺氧或坏死，产生疼痛危象、腹痛、关节痛等，可导致肝、肾等不同器官的病变。镰状细胞的细胞膜易受损破裂，导致进行性溶血性贫血。患者多在成年前死亡。

2. 地中海贫血　地中海贫血（thalassemia）简称地贫，又称海洋性贫血，是临床常见的常染色体遗传性溶血性贫血。因最早是在地中海沿岸的意大利、希腊、马耳他等地发现的，故称地中海贫血。

地中海贫血是由于调控珠蛋白合成的基因缺失或突变，引起构成血红蛋白的 α 珠蛋白肽链和 β 珠蛋白肽链的合成比例失衡，红细胞寿命缩短所致。本组疾病的临床症状轻重不一，大多表现为慢性进行性溶血性贫血。根据基因缺陷的分类，临床上主要分为 α 地中海贫血及 β 地中海贫血。α 地中海贫血基因位于 16p13.3。β 地中海贫血基因位于 11p1.2。基因型为杂合子的个体由于无或仅有轻度贫血，一般称为 α 或 β 地中海贫血基因携带者，出现明显贫血症状者称为地中海贫血患者。

（二）血浆蛋白异常病

血浆蛋白（plasma protein）是血浆中最主要的固体成分，血浆蛋白种类繁多，功能各异。用不同的分离方法可将血浆蛋白分为不同的种类，最初用盐析法只是将血浆蛋白分为白蛋白和球蛋白；用醋酸纤维素薄膜电泳法可将其分为白蛋白、α1 球蛋白、α2 球蛋白、β 球蛋白和 γ 球蛋白 5 条区带，而用分辨率较高的聚丙烯酰胺凝胶电泳法则可将其分为 30 多条区带。用等电聚焦电泳与

Note

聚丙烯酰胺凝胶电泳组合的双向电泳法,分辨率更高,可将血浆蛋白分成 100 余种。目前临床较多采用简便快速的醋酸纤维素薄膜电泳法。

血浆蛋白按功能可分为八大类:①凝血系统蛋白质,包括 12 种凝血因子(Ca^{2+} 除外);②纤溶系统蛋白质,包括纤溶酶原、纤溶酶、激活剂及抑制剂等;③补体系统蛋白质;④免疫球蛋白;⑤脂蛋白;⑥血浆蛋白酶抑制剂,包括酶原激活抑制剂、血液凝固抑制剂、纤溶酶抑制剂、激肽释放抑制剂、内源性蛋白酶及其他蛋白酶抑制剂;⑦载体蛋白;⑧其他未知功能的血浆蛋白,具有运输、营养、代谢、凝血、维持渗透压、免疫等多种功能。

1. 血友病 血友病(hemophilia)是一组由血液中某些凝血因子缺乏而致患者发生严重凝血障碍的遗传性出血性疾病,男女都可发病,但绝大部分患者为男性。包括血友病 A、血友病 B、血友病 C 和血管性血友病因子缺乏的血管性假血友病。前二者为性连锁隐性遗传,后二者大多为常染色体显性遗传。

(1)血友病 A:由于编码凝血因子Ⅷ(FⅧ)的基因缺陷而导致的机体出血紊乱性遗传病,由于编码 FⅧ的基因突变导致 FⅧ蛋白表达下降或活性下降,引起患者凝血功能障碍。根据血浆中 FⅧ活性水平的不同,可将血友病 A 按病情的严重程度分为 3 类:重型(FⅧ活性≤3%),约占 50%;中型(FⅧ活性为 4%~6%),约占 10%;轻型(FⅧ活性为 7%~25%),约占 40%。重型血友病 A 患者会出现自发性出血的症状而危及生命。由于编码 FⅧ蛋白的基因位于 X 染色体上,因此血友病 A 的发病群体多为男性,其在男性中的发病率为 1/5000,女性患者罕见,约 60% 的患者有遗传病家族史,另外约 40% 的患者为新发突变。

编码 FⅧ的基因位于 Xq28,长为 186 kb,由 26 个外显子和 25 个内含子组成,编码 2351 个氨基酸。20 世纪 80 年代初,Gitschier 和 Toole 等利用基因技术成功克隆了人 FⅧ基因 cDNA 序列,揭示了血友病 A 的遗传病因学,为血友病 A 的遗传诊断和遗传风险评估奠定了理论基础。

血友病 A 的遗传方式主要表现为以下几个特点:①人群中男性患者远多于女性患者,对于单个系谱而言,往往只见到男性患者。②双亲无病时,女儿不会发病,但儿子可能会发病;儿子如果发病,则母亲是携带者,女儿也有 1/2 的可能性为携带者。③男性患者的兄弟、外甥、外孙以及母亲的男性血缘亲属如外祖父、舅父、姨表兄弟等也可能是患者。④女性患者的父亲亦为患者,母亲为携带者或患者。⑤相当一部分散发病例起因于新产生的突变,疾病的适合度越低,来源于新突变的比例越高。

目前已知的 FⅧ基因突变类型包括点突变、倒位、缺失、重复和插入等。目前血友病 A 没有有效的根治方法,普遍使用的缓解出血症状的方法为不断输注 FⅧ制品,对患者来说花费昂贵,且存在免疫抑制现象。基因治疗的出现,使其成为血友病 A 理想的治疗策略。很多学者开始致力于血友病 A 基因治疗的研究,并且取得了较大的进展。

(2)血友病 B:凝血因子Ⅸ(FⅨ)遗传性缺陷所致的严重出血性疾病,为 X 连锁隐性遗传,其发病率为 1/30000。编码 FⅨ的基因于 1982 年被克隆,它位于 Xq27.1,全长 38 kb,共 8 个外显子,7 个内含子,编码 415 个氨基酸。在正常情况下,当人的血管受到损伤而出血时,创伤表面释放的激肽原和激肽释放酶即激发凝血级联反应,将血液中可溶性的血纤维蛋白原转变成不溶的呈网状聚合的血纤维蛋白,从而使血液凝固。参与凝血级联反应过程的凝血因子有十几种,FⅨ即为其中之一。FⅨ基因可发生缺失或插入突变、单碱基置换突变、倒位突变导致功能异常使凝血异常。

在凝血级联反应中,FⅨ不仅是必需的蛋白因子,而且当 FⅨ与调控蛋白 FⅧ形成复合物后,其反应速度成千倍增加,使凝血过程仅在几分钟内即可完成。因此,当人体内缺乏 FⅨ时,可表现为自发性出血或微外伤后出血不止,严重者可因关节出血而导致关节变形甚至因内脏或颅内出血而死亡。

血友病 B 的临床治疗为蛋白替代治疗,即输血,或补充 FⅨ浓缩制剂。但由于 FⅨ在人体内半衰期仅为 24 h,患者需要反复输血或输血液制品来维持生命,不但要承受沉重的经济负担,而且要面临人类免疫缺陷病毒、乙肝病毒和朊病毒感染的风险。

2. 血管性假血友病(vWD) 血管性假血友病是由 Erik von Willebrand 在 1926 年首先报道的一种出血性疾病,命名为"von Willebrand Disease"(vWD)。有临床症状的 vWD 发病率约为 1/1000,为发病率最高的遗传性出血性疾病,vWD 患者数要远多于血友病患者数。vWD 是一种常染色体显性或隐性遗传的出血性疾病,是由血管性血友病因子(von Willebrand factor,vWF)数量的缺乏或者质量的异常引起的。vWF 由内皮细胞和巨核细胞合成,基因位于 12 号染色体短臂末端,编码 2813 个氨基酸,vWF 可以介导血小板黏附至血管损伤部位,同时与 FⅧ结合,作为载体具有稳定 FⅧ的作用。

目前国内对 vWD 的诊断和治疗尚处于起步阶段。

(三)免疫缺陷病

免疫缺陷病(immunodeficiency disease)是一组由于免疫系统发育不全或受损致免疫功能缺陷的一类疾病,根据发病原因可分为原发性免疫缺陷病与继发性免疫缺陷病;或根据缺陷的免疫成分分为细胞免疫缺陷病、体液免疫缺陷病、联合免疫缺陷病、吞噬细胞免疫缺陷病、补体免疫缺陷病等。

X 连锁无丙种球蛋白血症(X-linked agammaglobulinemia,XLA)属于原发性体液免疫缺陷病,大多数情况下男性发病,女性为携带者,但也有男性携带者不发病的报道。典型病例出生后半年左右开始发生反复化脓感染或迟至幼年发病,患者体内缺少成熟 B 淋巴细胞(简称 B 细胞),基本上不能自主产生免疫球蛋白,必须依靠免疫替代疗法维持体液免疫水平。该病严重危害患者健康,危及患者生命。80%～90%患者临床可检出相关致病基因 BTK(Bruton's tyrosine kinase)发生突变,位于 X 染色体 q21.3-22,该基因表达于正常人各期 B 细胞。BTK 属于非受体型蛋白酪氨酸激酶 Tec 家族的一员。BTK 基因缺失或突变,使 B 细胞发育受阻于原 B 细胞,极少成熟 B 细胞。患者表现为外周血中 B 细胞数显著降低(<1%),缺乏各类免疫球蛋白。骨髓检查原 B 细胞数正常,而前 B 细胞数显著下降。

XLA 患者对病原微生物高度易感,易出现反复、严重、迁延甚至致死的感染,此外自身免疫病和肿瘤的发生率增高,严重影响儿童的健康,及早诊断和恰当的治疗有可能改善预后。目前本病的治疗主要分为免疫替代和免疫重建两大类。

(四)受体病

受体(receptor)是细胞膜或细胞内能够识别和选择性结合某种配体的大分子,多为糖蛋白。由递质或激素等生物活性分子的靶细胞受体异常而导致的疾病称为受体病。按照受体异常的原因,受体病大致可分为原发性和继发性两大类。原发性受体病是指受体的先天异常,属于遗传病;继发性受体病是指因某些后天因素所引起的受体异常,大部分属于自身免疫病,少部分属于受体调节异常病。

1. 家族性高胆固醇血症 家族性高胆固醇血症(familial hypercholesterolemia,FH)是一种以血浆总胆固醇(TC)和低密度脂蛋白胆固醇(LDL-C)水平升高,身体不同部位的皮肤或肌腱散发大小不等的黄色瘤及早发冠心病为特征的常染色体显性遗传病。血浆 TC 和 LDL-C 水平升高具有代表性。目前已报道 7 种基因突变可导致该病的发生,其中最常见的被称为"FH 基因"的是位于低密度脂蛋白受体(LDL-R)、枯草菌素蛋白转换酶 9(PCSK9)、载脂蛋白 B(ApoB)上的基因。在"FH 基因"中,由 LDL-R 基因突变导致的 FH 的临床症状较其他几种基因突变导致的 FH 更为严重,ApoB100 次之。

LDL-R 基因突变是 FH 的主要病理基础。LDL-R 基因位于 19p13.1-13.3,长约 45 kb,包含 18 个外显子和 17 个内含子,编码 839 个氨基酸。成熟的 LDL-R 特异性结合 LDL-C,使其进入细

Note

211

胞内进行代谢。在存在基因突变的 FH 患者中,约有 85％的患者发生 LDL-R 基因突变,基因突变的 LDL-R 不能正常结合并清除 LDL-C,导致 LDL-C 在血液中聚集。

ApoB100 是 LDL-C 颗粒组成成分。ApoB100 基因位于 2p23-24,长约 43 kb,包含 28 个内含子和 29 个外显子。2％～5％的有临床表现的 FH 患者是由 ApoB100 突变引起。ApoB100 是构成除高密度脂蛋白胆固醇(HDL-C)以外的所有脂蛋白基本架构的一种重要蛋白质,保证循环中极低密度脂蛋白(VLDL)和 LDL-C 结构完整性,同时也充当 LDL-R 的配体。ApoB100 的异常使 LDL-C 与 LDL-R 亲和力降低,导致 LDL-C 清除能力降低。与 LDL-R 基因突变相比,ApoB100 基因突变引起的 FH 的临床表现较轻。

杂合型 FH 患者 TC 水平可达到正常人的 2 倍以上,纯合型 FH 患者 TC 水平可达正常人的 4 倍以上。皮肤和肌腱黄色瘤是 FH 临床诊断的重要标志,纯合型 FH 患者的症状比杂合型 FH 患者出现的更早更明显,多出现在臀部、肘关节、膝关节及手部。但是眼睑的黄色瘤不具有特征意义,因为在很多非 FH 患者仅单纯血脂增高的人群中也可发现。角膜弓是 FH 患者的另一个特征,约 30％的患者有角膜弓。

饮食治疗与运动疗法、他汀类药物、血浆置换可用于治疗 FH。

2. 睾丸女性化综合征　睾丸女性化综合征(testicular feminization syndrome,TFS)是男性假两性畸形的最常见类型,因雄激素受体(AR)缺损、缺失或突变而部分或全部表现女性化表型,是原发性闭经的第三大原因,约占原发性闭经的 10％。

TFS 由 Steglehner 于 1817 年首次报道,又称雄激素不敏感综合征。群体发病率为 1/60000～1/20000,相当于全部性分化障碍的 5％。70％的 TFS 属于 X 连锁隐性遗传病,通过女性携带者遗传给后代,后代中的女性 50％为携带者,男性有 50％患病。另有 30％的 TFS 的发病可能与 X 染色体上的 AR 基因随机突变有关。

体内 AR 缺失程度的不同可导致不同的临床表型,根据表型可将 TFS 分为完全型与不完全型两类,完全型第二性征发育较好,不完全型则发育较差,且有不同程度的男性化表现。

TFS 患者的染色体核型为 46,XY,Y 染色体短臂有睾丸决定基因(TDG),使性腺发育成睾丸,并分泌睾酮及抗米勒管激素(anti-Müllerian hormone,AMH)。AMH 抑制米勒管的发育,阻止子宫、输卵管及阴道上 1/3 形成,故患者无子宫、输卵管和阴道上 1/3 部分。AR 是一种蛋白质,决定该受体的基因位于 Xq11-12 的雄激素受体基因(Tfm 位点)上。TFS 患者的 Tfm 基因多有突变,加之男性无等位基因,故微小的改变也将影响靶细胞 AR 的形成,使雄激素不能与受体结合而发挥生物学效应,影响患者向男性化方向发展,表现为中肾管不能发育为附睾、输精管和精囊。胚胎及新生儿期睾丸下降受限是睾丸引带缩短的结果,后者是雄激素通过 AR 才能发挥的生物学效应。TFS 患者的 AR 缺陷,雄激素不能起效,睾丸下降受限而表现为隐睾。

(五)膜转运蛋白病

膜转运蛋白是细胞膜转运糖、氨基酸等物质的载体,若基因缺陷使膜转运蛋白的质和量发生异常,则会影响物质的转运,继而发生膜转运蛋白病(membrane transport protein disease)。

肝豆状核变性(hepatolenticular degeneration)是一种铜代谢障碍导致的疾病。本病由 Wilson 于 1912 年首次描述,故又称 Wilson 病。本病特点是铜过量沉积于组织中,尤其在肝、肾、脑、角膜等处。临床表现为进行性肝硬化,伴有基底神经节豆状核变性引起的神经症状。本病为常染色体隐性遗传病,群体发病率约为 1/20 万,杂合子发病率约为 1/200。本病发病的原因在于细胞膜与铜的转运有关的 ATP7B 基因缺陷导致铜不能从细胞内及时清除。铜在组织中沉积所引起的毒性作用,在肝、肾、脑等组织中特别明显。肝中铜的浓度可达正常值的 5～30 倍,引起肝细胞坏死,发展为肝硬化。铜沉积于肾,使近曲小管受损而出现氨基酸尿、蛋白尿等;铜沉积于脑组织,引起神经系统的毒性反应;铜被红细胞摄取后,可发生溶血性贫血。ATP7B 基因位于 13q14.3。

本病多发生在青少年期。约 40% 的患者以肝损害为主,多发生于儿童,发病形式类似慢性活动性肝炎,后来发展到肝硬化,伴有蜘蛛痣、黄疸、肝脾大、腹水、便血等肝功能不全的症状,肝功能试验常见阳性,凝血酶原时间延长等;另有约 40% 的患者以神经系统症状为主,多发生于成人,有发音和吞咽困难、运动失调、体态异常、僵硬、震颤,偶有癫痫发作等;约 20% 的患者出现精神症状,有时可被误诊为精神分裂症,也有患者兼有神经损害和肝病表现。做头颅 CT 检查常有阳性发现,最常见者为脑萎缩,其余表现为豆状核低密度灶、脑干萎缩、脑室扩大、小脑萎缩、丘脑软化灶、尾状核低密度灶等。肝型和脑型的 CT 改变无显著性差异。头颅 CT 常是诊断本病有价值的检查。

若在肝硬化或神经系统症状出现前就开始治疗,几乎所有的症状均可得到控制。

三、酶蛋白病的定义

编码酶蛋白的基因发生突变导致合成的酶蛋白结构异常,或由于基因调控系统突变导致酶蛋白合成数量减少,使机体代谢紊乱,称为酶蛋白病。

四、酶蛋白病的分类及常见酶蛋白病

(一) 氨基酸代谢病——苯丙酮尿症

苯丙酮尿症(phenylketonuria,PKU)属常染色体隐性遗传病,是为数不多的可治性、遗传性、代谢性疾病。本病由苯丙氨酸羟化酶(PAH)基因突变,导致 PAH 活性降低或丧失,苯丙氨酸在肝脏中代谢紊乱所致。正常情况下苯丙氨酸代谢的主要途径是通过肝细胞中 PAH 转化为酪氨酸,合成甲状腺素、肾上腺素和黑色素等。PKU 患者由于缺乏 PAH,苯丙氨酸不能羟化为酪氨酸,而通过另一条代谢通路,即苯丙氨酸与 α-酮戊二酸进行转氨基作用生成苯丙酮酸,大量的苯丙酮酸在血液与组织中堆积并排泄于尿液中,形成 PKU。PAH 基因位于 12q23.2,含有 13 个外显子,长 1.5 Mb,编码 451 个氨基酸。截至 2019 年,已有超过 500 种不同位点的 PAH 基因突变被证实,上述任一编码基因的突变都有可能造成相关酶的活性缺陷,使苯丙氨酸发生异常累积,亦可发生 PKU。

智力低下是本病的最主要表现。患儿出生时正常,出生后数个月可出现呕吐、易激惹、生长迟缓等现象,未经治疗者在出生后 4~9 个月就出现明显的智力发育落后,语言发育障碍。半岁以内智商(IQ)多在 90 左右,半岁后迅速降低,1 岁后在 50 左右,3 岁后在 40 左右。不同病例的智力低下的程度不同,约 60% 属于重型低下(IQ<50),其余为中、轻型,仅有 1%~4% 的病例智力接近于正常(IQ≥80)。

此外,患儿还可发生惊厥、神经和精神症状、色素脱失症,约 1/3 患儿出现皮肤干燥,易生湿疹,且一般治疗无效。患儿有特殊的发霉样气味或鼠尿味。

治疗方法有严格限制苯丙氨酸摄入的传统饮食疗法及 BH4 相关药物治疗。

(二) 糖代谢病

1. 半乳糖血症 半乳糖血症(galactosemia)为血半乳糖增高的中毒性临床代谢综合征。半乳糖血症在欧美人群中发病率为 1/60000~1/40000,日本报道的半乳糖血症发病率约为 1/100000,中国台湾地区约为 1/400000。

半乳糖来源于乳糖,乳糖来源于乳液,乳糖经乳糖酶水解后生成半乳糖和葡萄糖,再经肠道入血液循环。半乳糖需经代谢转变为葡萄糖才能加以利用,其相关酶的缺乏将导致半乳糖代谢障碍。与半乳糖代谢相关的三种酶中的任何一种酶先天性缺乏均可导致半乳糖血症:①半乳糖-1-磷酸尿苷酰转移酶(GALT)缺陷:此为经典型半乳糖血症,较为常见,其基因位于9p13.3。②半乳糖激酶(GALK)缺陷:较为罕见,其基因位于 17q25.1。③尿苷二磷酸半乳糖-4-差向异构酶

Note

(GALE)缺陷;罕见,其基因位于 1p36.11。

半乳糖血症均为常染色体隐性遗传病,杂合子者上述三种半乳糖代谢相关酶活性约为正常人的 1/2,而纯合子者酶活性显著降低。

由于婴儿的主要食物为乳制品,因此经典型半乳糖血症患儿出生后不久进食乳制品后即可出现临床症状,而在部分酶缺陷的患者中临床症状可能出现较晚或终生不出现。GALK 缺陷的半乳糖血症患儿的临床表现主要为白内障;GALE 缺陷患儿常无明显临床表现;GALT 缺陷患儿急性期常表现为低血糖、喂养困难、黄疸、体重不增、呕吐、腹泻、嗜睡以及严重的感染等症状。

由于 GALT 缺陷患儿急性期症状重,早期治疗对改善其急性期症状及预后有极大的意义,因此目前的研究热点多集中于 GALT 缺陷的早期诊断与治疗。未经治疗者大都在新生儿期死亡,平均寿命约为 6 周。如确诊应限制乳制品摄入,改用豆浆、米粉等,并辅以维生素、脂肪等必需营养物质。通常在限制乳制品 3~4 天后即可见临床症状改善,肝功能在 1 周后好转。在患儿开始摄入辅食以后,必须避免一切可能含乳制品和某些含乳糖的水果、蔬菜(如西红柿、西瓜等)。

2. 糖原贮积症　糖原贮积症(glycogen storage disease,GSD)是一种罕见的由先天性酶缺陷所导致的糖代谢障碍疾病,大多为常染色体隐性遗传。多为婴幼儿患病,患儿出现肝大和生长发育迟缓,常因此夭折,仅少数可成长为成人。糖原合成和分解所需的酶至少有 8 种,按照缺陷的酶及发现的年代顺序不同可将 GSD 分为 13 型,其中 I 型最为多见。

I 型 GSD 主要有 GSD I a 和 I b 两种亚型,I a 型约占 80%,由葡萄糖-6-磷酸酶(G6PC)先天性缺陷所致;I b 型约占 20%,由 G6PC 转运体(G6PT)缺陷所致。G6PT 可将 6-磷酸葡萄糖从细胞质转运到内质网腔,并被 G6PC 分解成葡萄糖和磷酸。G6PC 在肝脏、肾脏、小肠等组织中表达,而 G6PT 在人体各组织中均有表达,但 G6PT 仅在 G6PC 存在的前提下转运 6-磷酸葡萄糖的功能才明显,故两者在维持血糖稳定方面均发挥重要作用。

G6PC 基因位于 17q21,长约 12.5 kb,有 5 个外显子,编码 357 个氨基酸。迄今人类基因突变数据库中报道的 G6PC 致病突变有 85 种。G6PT 基因位于 11q23,长约 4.5 kb,有 9 个外显子,492 个氨基酸,致病突变有 78 种。

G6PC 和 G6PT 先天性缺陷使糖原仅能分解到 6-磷酸葡萄糖水平,糖异生途径也受阻。当外源性葡萄糖消耗殆尽时,血糖水平迅速下降,血糖降低使升糖激素分泌增多,6-磷酸葡萄糖转化为丙酮酸的旁路亢进,丙酮酸继续酵解产生大量乳酸;患儿单糖和双糖利用障碍,通过旁路转化为乳酸,形成高乳酸血症。长期高乳酸血症可导致生长迟缓和骨龄落后。GSD 虽有严重低血糖,但不影响智力发育。成年女性可出现多囊卵巢综合征。

主要的治疗方法为饮食治疗,通过增加进餐次数维持血糖水平正常。

(三) 脂代谢病

1. 肾上腺脑白质营养不良　肾上腺脑白质营养不良是一种 X 连锁隐性遗传病,也称为 X 连锁肾上腺脑白质营养不良(X-linked adrenoleukodystrophy,X-ALD),为最常见的过氧化物酶体病,发病率为 1/100000。半数以上的患者发病于儿童和青少年时期,表现为进行性的精神和运动障碍、视力及听力下降、肾上腺皮质功能低下等。由于 X-ALD 患者的临床表现极为多样,患者的发病年龄各不相同,最初受累器官分布广泛,病情发展速度个体差异很大,因而被研究者称为"复杂而令人困惑的疾病"。

X-ALD 的致病基因位于 Xq28,长 3.7 kb,编码 745 个氨基酸。X-ALD 患者的过氧化物酶体中,饱和的极长链脂肪酸(VLCFA)β 氧化过程受到损害,造成患者体内的极长链脂肪酸堆积,涉及多种组织及器官,包括脑、肾、眼、肝及肢体其他部位,以脑白质和肾上腺皮质损害为主。

2. 神经节苷脂沉积病　神经节苷脂沉积病是一组常染色体隐性遗传病。根据醇缺乏的不同可分为 GM1 神经节苷脂沉积病和 GM2 神经节苷脂沉积病。

GM1 神经节苷脂沉积病系由溶酶体 β-半乳糖苷酶缺乏所致,该酶催化 GM1 神经节苷脂分解,β-半乳糖苷酶基因位于 3p21-3,编码 677 个氨基酸。酶的不足导致 GM1 神经节苷脂沉积,由于 β-半乳糖苷酶还同时分解其他底物,如黏多糖(主要为硫酸角质素),故酶缺乏还可同时引起这些物质的沉积,导致出现与黏多糖贮积症类似的症状。婴儿型 GM1 神经节苷脂沉积病一般在出生时或出生后不久即表现为喂养困难、全身肌张力低下,逐渐出现特征性外貌异常,如方头、鼻梁凹陷、低位耳、齿龈增生。

GM2 神经节苷脂沉积病是由氨基己糖苷酶(Hex)先天不足引起,该酶有 2 种同工酶,即 Hex A 和 Hex B,二者均由 2 条多肽链组成。Hex A 为 α 和 β 2 条多肽链(α,β),Hex B 则为 2 条 β 肽链(β,β),因此 α 肽链的缺陷只影响 Hex A 的活性,而 β 肽链的缺陷对 Hex A 和 Hex B 都有影响。编码 α 和 β 肽链的基因分别位于 15q23-q24 和 5q13。Hex A 和 Hex B 均能水解糖蛋白和糖脂,但只有 Hex A 能水解 GM2 神经节苷脂,且必须依赖 GM2 激活蛋白(GM2A 基因的表达产物)。因此 Hex A、Hex B、GM2A 任一基因的突变均可引起相应的酶缺陷,从而使 GM2 神经节苷脂降解障碍而在细胞内堆积,导致 GM2 神经节苷脂沉积病。根据发病年龄不同分为婴儿型、晚婴型、少年型和成人型四型,也有将后三者统称为晚发型。本病以婴儿型最多见,由于 Hex A 活性完全丧失,所以起病早、病情重、进展快。此型症状较典型,患儿出生时正常,出生后 4 个月左右可表现出对声音刺激特别敏感,表现为突发惊厥和四肢伸展性阵挛。出生后 4～6 个月出现智力运动发育倒退现象,逐渐不能独坐及翻身取物,并对外界反应淡漠,肌张力减退,锥体束征阳性,此后出现肢体阵挛。8～9 个月可出现眼震、失明、眼底樱桃红斑。2 岁常有癫痫发作,以及脑电图异常表现,但无外周神经受累表现,无面容骨骼改变,病情逐渐进展至痴呆,常在 3～5 岁死于恶病质。

(四)嘌呤代谢病(自毁容貌症)

嘌呤代谢病(purine metabolic disease)属于 X 连锁隐性遗传的嘌呤代谢缺陷病,由次黄嘌呤-鸟嘌呤磷酸核糖转移酶(hypoxanthine guanine phosphoribosyl transferase,HGPRT)缺乏引起。缺乏该酶使次黄嘌呤和鸟嘌呤不能转换为黄嘌呤核苷酸和鸟苷酸,而降解为尿酸,表现为高尿酸血症、精神发育迟缓、舞蹈症,并有特征性的强迫性自身毁伤行为。

HGPRT 是一种广泛存在于人类各组织中的可溶性胞浆,以脑组织中含量最多,HGPRT 基因位于 Xq26-q27.2 上,长 1.6 kb,应用限制性内切酶、DNA 探针等技术,发现少数患者 HGPRT 基因大部分缺失或发生重排。

本病全部发生于男孩,女孩可作为携带者而无症状。患儿出生时完全正常,从出生后 3～4 个月时发现发育停滞、反复呕吐、全身肌张力低下。在 7～8 个月时逐渐出现细微的手足徐动或舞蹈样不自主运动。之后,已经学会的运动能力开始退化或丧失,肌张力也从低下转为增高,并出现膝反射亢进、踝阵挛或肢体挛缩。发育停滞,表现为经常躁动不安、啼哭、言语含糊不清等,并有半数的儿童出现惊厥。目前对于神经症状尚无有效的疗法。

第五节 染 色 体 病

一、染色体畸变

染色体畸变(chromosomal aberration)是指体细胞或生殖细胞内染色体发生的异常改变,是广义突变的一种类型,分为染色体数目畸变和结构畸变两大类。染色体畸变可以自发产生,称为自发畸变;也可由环境因素诱发引起,称为诱发畸变。

染色体畸变往往导致染色体上成群基因的增减或位置的移动。这些基因可以是结构基因,也可以是调控基因,可以涉及拷贝数很少的基因,也可以涉及高度重复序列。由于染色体畸变造成了基因群的改变,可能会打乱原有基因间相互作用的平衡,影响正常的新陈代谢等基本生命活动,造成多个器官的病变,在临床上表现出各种症状,因此,染色体畸变是染色体病发生的基础。染色体畸变可以发生在个体发育的任何阶段和任何细胞,生殖细胞和受精卵内染色体畸变可导致流产、死胎或染色体病;体细胞内染色体畸变则可能诱发肿瘤等疾病;有的染色体畸变不引起遗传物质的失衡,不产生临床表型,体现为正常的多样性。

导致染色体畸变的因素有很多,主要包括化学因素、物理因素、生物因素、母亲年龄和遗传因素等。

1. 化学因素　许多化学物质,如一些农药、化学药品、工业毒物和抗代谢药等都可以引起染色体畸变。常见的具有致畸变作用的化学物质:①药物:某些药物可引起人类染色体畸变或产生畸形胚胎。已有研究证实,环磷酰胺、氮芥、氨甲蝶呤、白消安(马利兰)、阿糖胞苷等抗癌药可导致染色体畸变;抗痉挛药(如苯妥英钠)可引起人淋巴细胞多倍体细胞数增高。②农药:许多化学合成的农药可以引起人类细胞染色体畸变。如某些有机磷农药(如美曲磷脂类农药)可使染色体畸变率增高。③工业毒物:包括苯、甲苯、铝、砷、二硫化碳、氯丁二烯、氯乙烯单体等,都可以导致染色体畸变。调查研究结果显示,长期接触苯、甲苯等化学品的人群出现染色体数目异常和发生染色体断裂的频率都远高于一般人群。④食品添加剂:某些食品的防腐剂和色素等添加剂中所含的化学物质可以引起人类染色体畸变,如硝基呋喃基糖酰胺 AF-2、环己基糖精等。

2. 物理因素　主要包括辐射、高热等重要诱因。在自然界存在各种各样的射线可对人体产生一定的影响,但其剂量极其轻微,因而影响不大。但大量的电离辐射对人类具有极大的潜在危害,如放射性物质爆炸后散落的放射性尘埃、医疗上所用的放射线等。工业放射性物质的污染也可引起细胞染色体的改变。细胞受到电离辐射后,可引起细胞内染色体发生异常,且畸变率随放射线剂量的增加而增高;最常见的畸变类型有染色体断裂、缺失、双着丝粒染色体、易位、核内复制、染色体不分离等,这些畸变都可使个体的性状发生异常。射线对体细胞和生殖细胞均会产生影响,如果一次接受大剂量的放射线,可在短期内引起造血障碍而死亡;长期接受放射线治疗或从事与放射线相关工作的人员,由于微小剂量放射线影响的不断累积,可引起体细胞或生殖细胞染色体畸变。

3. 生物因素　导致染色体畸变的生物因素包括两类:①由生物体产生的生物类毒素;②某些生物体如病毒本身可引起染色体畸变。真菌毒素具有一定的致癌作用,同时也可引起细胞内染色体畸变,如杂色曲霉素、黄曲霉素、棒曲霉素等;病毒也可引起宿主细胞染色体畸变,尤其是那些致癌病毒,其原因主要是影响 DNA 代谢。当人体感染某些病毒,如风疹病毒、乙肝病毒、麻疹病毒和巨细胞病毒时,就有可能引发染色体畸变。如果用病毒感染离体培养的细胞将会出现各种类型的染色体异常。

4. 母亲年龄　当母亲年龄增大时,其所生子女的体细胞中某一染色体有 3 条的情况要高于一般人群。母亲年龄越大(尤其是大于 35 岁),生育唐氏综合征患儿的危险性就越高。但母亲年龄只是环境致畸变因子在体内累积作用的表现形式,这与生殖细胞老化及合子早期所处的宫内环境有关。一般认为,生殖细胞在母体内停留的时间越长,受母体各种因素影响的机会越多,在之后的减数分裂过程中,越容易产生染色体不分离,从而导致染色体数目异常。

5. 遗传因素　某些遗传因素与染色体畸变有关。例如,染色体断裂易发生在遗传型染色体的脆性位点上;不同个体对辐射和化学诱变剂的敏感性存在很大差异;一些常染色体隐性遗传病导致染色体发生自发断裂(染色体不稳定综合征)等。近年来一些研究表明,可能存在染色体不分离的易感基因,使得某些个体更易分娩三体后代。

二、染色体数目异常引起的疾病

（一）染色体数目异常的类型

正常人体细胞的染色体数目为二倍体（diploid），即 $2n = 46$，精子或卵子为单倍体（haploid），即 $n = 23$。如果染色体数目发生了改变，体细胞染色体数目不再是 46，生殖细胞染色体数目不是 23 时，表明这个细胞发生了染色体数目畸变。染色体数目畸变分为整倍性畸变和非整倍性畸变两种。

染色体数目畸变核型的描述一般用"＋"或"－"来说明增加或减少的染色体，如"47, XY, ＋21"表示 47 条染色体，男性，多 1 条 21 号染色体；"46, XX, ＋18, －21"表示 46 条染色体，女性，多 1 条 18 号染色体，少 1 条 21 号染色体。如果性染色体异常，则直接写出，如"47, XXY"表示 47 条染色体，男性，有 2 条 X 染色体和 1 条 Y 染色体；而"45, X"表示 45 条染色体，女性，只有 1 条 X 染色体。

1. 整倍性畸变 当细胞内的染色体在二倍体（$2n$）的基础上，以单倍体数（n）为基数，成倍地增加或减少，称为整倍性畸变。其中，若在 $2n$ 的基础上增加一个染色体组，则构成 $3n$，即三倍体（triploid）；在 $2n$ 的基础上增加两个染色体组，则构成 $4n$，即四倍体（tetraploid）。通常把三倍体以上细胞或个体称为多倍体（polyploid）。如果在 $2n$ 的基础上减少一个染色体组，则称为单倍体（haploid）。在人类中，全身三倍性往往是致死的，临床病例极为罕见，但三倍体在流产胎儿中较常见，这种变化是流产的重要原因之一。全身四倍性更加罕见，多在流产的胎儿中发现，但四倍体和其他多倍体在一些组织如肝、子宫内膜、骨髓细胞、肿瘤组织和培养细胞中并不罕见。整倍性畸变的形成机制有以下几种。

（1）双雄受精：一个卵子同时与两个精子发生受精成为双雄受精（diandry），由于每个配子都携带一个染色体组，因而形成的合子为三倍体（图 6-25(a)）。

（2）双雌受精：一个异常二倍体卵子与一个正常精子受精，也可形成一个三倍体合子，这种情况称为双雌受精（digyny）（图 6-25(b)）。异常二倍体卵子形成的原因通常是在形成卵细胞的第二次减数分裂过程中，次级卵母细胞没有形成第二极体，使得本应分给第二极体的染色体组仍然留在卵细胞中。

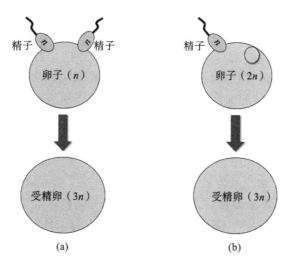

图 6-25 双雄受精和双雌受精

(a)双雄受精；(b)双雌受精

（3）核内复制：在一个细胞周期中，核内染色体复制两次，而细胞仅分裂一次，就会形成四倍体，这一现象称为核内复制（endoreduplication）。

(4)核内有丝分裂:在细胞分裂前,染色体已正常复制一次,但在细胞分裂过程中,核膜未能破裂,纺锤体不能形成,不能出现后期染色体的分离和胞质分裂,从而造成胞内染色体数目加倍,形成四倍体,这一现象称为核内有丝分裂(endomitosis)。

在自发流产的胎儿中,三倍体是最常见的类型。调查研究表明,有染色体畸变的约占50%,其中三倍体占18%,四倍体占5%。三倍体胎儿易于流产的原因可能是在胚胎发育过程中,三倍体细胞有丝分裂时形成三极纺锤体,造成染色体在细胞分裂中后期分配紊乱,导致子细胞中染色体数目异常,最终导致胚胎不能正常发育而流产。四倍体更罕见,往往以四倍体和二倍体的嵌合体形式存在。

2. 非整倍性畸变 细胞中的染色体数目在二倍体的基础上增加或减少一条或几条,称非整倍性畸变,所形成的细胞或个体称非整倍体(aneuploid)或异倍体。这是临床上最常见的染色体畸变类型。

当体细胞中染色体数目少了1条或数条时,称为亚二倍体(hypodiploid)。若某对染色体少了1条,即形成单体(monosome),此时细胞染色体数目为45条。常染色体单体常常是致死性的,临床上常见的是X染色体的单体型,称Turner综合征。

当体细胞中染色体数目多了1条或数条时,称超二倍体(hyperdiploid)。若某对染色体多了1条,即形成三体(trisome),此时细胞染色体数目为47条。三体是临床上最为常见的染色体畸变,其中最常见的是21-三体和X-三体,其次是18-三体和13-三体。相对于染色体单体,染色体三体临床表现的危害性相对轻一些,说明细胞对遗传物质的增多具有较强耐受性,而对遗传物质减少的耐受性低。

细胞内两种或两种以上染色体数目发生异常,称为复合非整倍体。其中,有一种特殊情况称为假二倍体,即细胞总染色体数虽为46条,但由于存在两种或多种染色体数目增减,即有的增加,有的减少,而最终增加与减少的染色体数目相等。

形成非整倍性畸变的机制有以下两种。

(1)染色体不分离:在细胞分裂时,如果某对染色体或两条染色体单体在后期不能正常地分离同时进入某一子细胞,则导致该子细胞增多1条染色体而另一子细胞缺少1条染色体,这种现象称为染色体不分离(chromosome nondisjunction)。

染色体不分离发生在减数分裂时,所形成的配子增加1条或减少1条染色体,受精后就会形成三体或单体。减数分裂中的染色体不分离可以发生在第一次分裂后期,也可以发生在第二次分裂后期,区别是不同的发生时期对后代配子影响的范围不同。若染色体不分离发生在合子有丝分裂的某一时期,导致三体、单体与正常细胞并存,则会形成具有两种以上核型的个体,这种个体称嵌合体(mosaic)。嵌合体的细胞群中,某些细胞(如单体细胞)可能会死亡而丢失,从而造成原三种嵌合的细胞群发育成两种嵌合的个体。

(2)染色体丢失:在细胞分裂的中后期,如果因某种原因导致某一条或多条染色体滞留,未能与纺锤丝相连,从而无法同其他染色体一起向细胞一极移动参与新细胞的形成,而滞留在细胞质中随后丢失,使分裂后的子细胞成为某一染色体单体型或亚二倍体细胞。

染色体数目异常通常累及多器官、多系统,故也称为染色体数目畸变综合征(chromosome numerical aberration syndrome)。染色体病一般具有如下临床特征:①生长发育迟缓和智力低下;②先天性多发畸形;③性染色体除上述特征外,还有生殖器异常或畸形。染色体病一般分为常染色体病和性染色体病。

(二)常染色体病

常染色体病是一类与常染色体数目或结构畸变有关的疾病。迄今为止,常染色体单体的成活个体极少见,但在流产胎儿中可以见到。临床上见到的常染色体病多为三体综合征。

1. 唐氏综合征 唐氏综合征(Down syndrome, DS)也称 21-三体综合征(trisomy 21 syndrome),或先天愚型,最早由英国医生 Down 于 1866 年进行临床描述,由此得名,长久以来其发病原因不明。直至 1959 年,法国细胞遗传学家 Lejeune 证实此病的病因是多了 1 条 G 组染色体,后经确定为 21 号染色体。

据统计,新生儿中唐氏综合征的发病率约为 1/800,我国目前约有 100 万以上的唐氏综合征患者,每年出生的唐氏综合征患儿高达 27000 例左右。唐氏综合征发病率随母亲生育年龄的增加而增高,尤其当母亲年龄大于 35 岁时,发病率明显增高。

唐氏综合征患儿出生时体重和身长偏低,生长发育迟缓,精神发育迟滞、智力低下是本病最突出、最严重的表现,但其程度各患者不完全相同,IQ 通常在 25~50(图 6-26)。患者行为、动作倾向于定型化,抽象思维能力受损;但有极少数患者可能在某一方面如绘画、音乐上具有一定的才能。患者头颅小而圆,枕部扁平,具有特殊面容,鼻梁低平,眼裂小且向外上倾斜,眼间距宽,内眦赘皮,可有斜视,嘴小唇厚,舌大外伸,耳小位低,颈背部短而宽,有多余的皮肤;手掌呈通贯掌,指短,第 5 指常内弯,腹肌肌张力低下而膨胀,常有脐疝。约 1/2 以上的患者有先天性心脏病,主要是室间隔缺损和动脉导管未闭;男性患者常有隐睾,女性患者通常无月经,但有少数能妊娠和生育。唐氏综合征患者平均寿命只有 16.2 岁,50％的患儿在 5 岁以前死亡,只有 8％的患者活过40 岁,2.6％活过 50 岁。

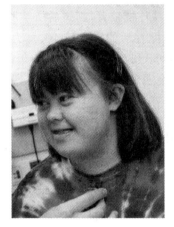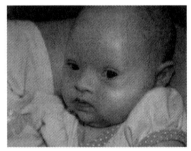

图 6-26 唐氏综合征患者

根据患者的核型组成不同,可将唐氏综合征分为三种遗传学类型。

(1)21-三体型:也称游离型,具有 3 条独立存在的 21 号染色体;约占全部患者的 92.5％。核型为 47,XX(XY),＋21(图 6-27)。此类型的发生绝大部分与父母核型无关,它是在生殖细胞形成过程中,在减数分裂时 21 号染色体发生不分离,结果形成染色体数目异常的配子,当其与正常的配子结合后,即产生 21-三体型的患儿。染色体不分离发生在母方的病例约占 95％,仅 5％见于父方,且主要为减数分裂Ⅰ不分离。减数分裂不分离的机制还有待进一步研究,有研究表明可能与染色体支架蛋白-拓扑异构酶Ⅱ(topoⅡ)的活性改变有一定关系。此型的发生率随母亲的生育年龄增加而增高。生过此型患儿的父母,再生同类患儿的风险为 1％~2％。

(2)易位型:此型约占全部患者的 5％。1960 年 Polani 首次报道了易位型唐氏综合征的病例。易位型患者具有典型的唐氏综合征临床症状。但其增加的 1 条 21 号染色体并不独立存在,而是与 D 组或 G 组的 1 条染色体发生罗伯逊易位,染色体总数为 46 条,其中 1 条是易位染色体,故称为假二倍体。最常见的是 D/G 易位,如 14/21 易位,核型为 46,XX(XY),－14,＋t(14q21q),其次为 G/G 易位,如 21/21 易位,核型为 46,XX(XY),－21,＋t(21q21q)。患者的易位染色体,如果是由亲代传递而来的,则说明其双亲之一通常是表型正常的染色体平衡易位携

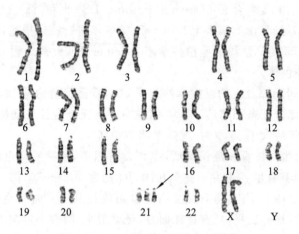

图 6-27　21-三体型唐氏综合征核型

带者(balanced translocation carrier)，其核型常为 45，XX(XY)，−14，−21，＋t(14q21q)。染色体平衡易位携带者在生殖细胞形成时，理论上经减数分裂可以产生 6 种类型的配子，但实际上只形成 4 种配子，故与正常个体婚配后，将产生 4 种核型的个体(图 6-28)。由此可见，平衡易位携带者虽外表正常，但其结婚怀孕后，常有自然流产史或死胎史，所生子女中约 1/3 正常，1/3 为易位型患儿，1/3 为平衡易位携带者。对于 21/21 平衡易位携带者，其婚后所孕胎儿中，1/2 将因核型为 21-单体而流产，1/2 为 21/21 平衡易位核型；因此存活的婴儿将 100% 为唐氏综合征患儿；对于这种类型的携带者应告知其生育风险。易位型唐氏综合征患儿常见于年龄较轻的父母所生子女，由于其双亲之一是平衡易位携带者，故发病具有明显的家族倾向。

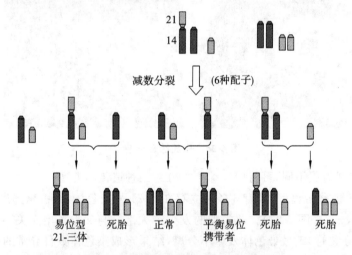

图 6-28　易位型唐氏综合征遗传图解
注：存活的胚胎有 1/3 可能性为唐氏综合征。

　　(3)嵌合型：此型较为少见，约占全部患者的 2.5%。嵌合型产生的原因主要是受精卵在胚胎发育早期的卵裂过程中，21 号染色体发生不分离。如果第一次卵裂时发生不分离，就会产生核型为 47，XX(XY)，＋21 和 45，XX(XY)，−21 的两种细胞系，而后者为单体很难存活。因此，导致嵌合体的不分离多半发生在第一次卵裂后的某次有丝分裂中，形成 45/46/47 细胞系的嵌合体。不分离发生得越晚，正常细胞所占比例就越大，患者的症状就越轻。此型患者的体细胞中含有正常细胞系，因此临床症状多数不如 21-三体型严重和典型。

　　21 号染色体是人类染色体中最小的一条，由 5.1×10^7 bp 组成，包含 600～1000 个基因，占整个人类基因组的 1.7%。由于 21 号染色体的短臂很小，仅有较少基因表达，且与唐氏综合征发生关系小,因此 21 号染色体上基因与唐氏综合征关系的研究主要集中在长臂上。部分 21-三体的基因型与表型关系的研究已将唐氏综合征的 24 种特征定位在 21 号染色体的 6 个小区域,其中 2 个区域尤为受关注:①D21S55,表达 13 种特征的最小区域,包括智力障碍、身材矮小、肌张力下降、关节松弛、鼻梁低平,舌大外伸,腭弓高,窄腭,耳畸形等。②D21S55-MX1,表达 6 种外貌特征的最小区域,包括眼裂斜、内眦赘皮、Brushfield 斑点(虹膜周围小白斑)、通贯掌、指纹尺箕和小鱼际肌无侧环。D21S55 在唐氏综合征的发病机制中起重要作用,在 21q22.2 跨 0.4～3 kb。D21S55 及 21q22.3 远端被称为唐氏综合征关键区。

2. 18-三体综合征 于 1960 年由 Edwards 医生首次报道,故又称爱德华兹综合征(Edwards syndrome)。1961 年 Patau 证实了该综合征的病因是多了 1 条 18 号染色体,因此定名为 18-三体综合征(18-trisomy syndrome)。

该病在新生儿中发病率为 1/8000～1/3500,患儿男女性别比为 1∶4,原因可能是 18-三体男性胚胎不易存活。患者宫内生长迟缓、小胎盘及单脐动脉,胎动少,羊水过多,95% 胎儿流产;一般过产期,平均妊娠 42 周;出生时体重低,平均仅 2243 g,发育似早产儿,吸吮差、反应弱,因严重畸形,1/3 的患儿在出生后 1 个月内死亡,50% 在 2 个月内死亡,90% 以上在 1 岁内死亡,只有极个别患儿存活到儿童期。18-三体综合征的主要临床特征为生命力严重低下,多发畸形,生长、运动和智力发育迟缓。其异常表型主要有眼裂小、眼球小、内眦赘皮、耳畸形伴低位、枕骨突出、小颌、唇腭裂、胸骨小;95% 的患儿有先天性心脏病,是构成婴儿死亡的主要原因;手呈特殊握拳姿势(第 2 指和第 5 指压在第 3 指和第 4 指上),有特殊的摇椅样畸形足("摇椅足")(图 6-29)。

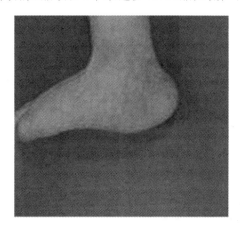

图 6-29 18-三体综合征患者的摇椅样畸形足

18-三体综合征患者中约有 80% 核型为 47,XX(XY),+18;约有 10% 患者为嵌合体,即 46,XX(XY)/47,XX(XY),+18;其余为易位型,主要由 18 号和 D 组染色体易位产生。各型 18-三体综合征产生的原因一般为新发突变,多由母亲卵母细胞减数分裂时 18 号染色体发生不分离所致,并与母亲年龄增大有关;双亲是平衡易位携带者而导致的 18-三体综合征患者很少。

3. 13-三体综合征 于 1960 年由帕托(Patau)首次报道,故又称帕托综合征(Patau syndrome)。后来通过显带技术确定多出的为 1 条 13 号染色体,故称 13-三体综合征(13-trisomy syndrome)。

新生儿中发病率约为 1/25000,女性明显多于男性。发病率与母亲年龄增大有关。患儿的畸形和临床表现比上述的 21-三体综合征和 18-三体综合征严重得多(图 6-30)。颅面的畸形包括小头、前额、前脑发育缺陷,眼球小,常有虹膜缺损,鼻宽而扁平,2/3 的患儿有上唇裂并常伴有腭裂,耳畸形伴低位,小颌,多指(趾),手指相盖叠,足跟后向突出及足掌中凸,形成摇椅足。男性常有阴囊畸形和隐睾,女性则有阴蒂肥大、双阴道、双角子宫和卵巢发育不全等。80% 的患儿有先天性心脏病,1/3 有多囊肾,存在由内耳螺旋器缺损造成的耳聋。45% 的 13-三体综合征患儿在出生 1 个月内死亡,90% 在 6 个月内死亡,生存超过 3 岁者低于 5%,平均寿命为 130 天。

本病 80% 的病例为游离型 13-三体综合征,核型为 47,XX(XY),+13;其余的为嵌合型和易位型。嵌合型一般症状较轻,易位型通常以 13 号和 14 号染色体罗伯逊易位居多,核型为 46,XX(XY),-14,+t(13q14q),其中多了 1 条 13 号染色体的长臂。易位型多由年轻母亲所生,她们常有流产史。

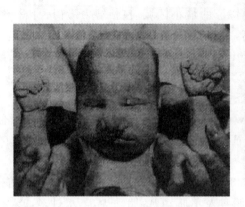
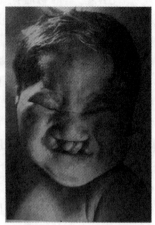

图 6-30 13-三体综合征患儿

（三）性染色体病

性染色体病是一类性染色体畸变引发的疾病,即因 X 或 Y 染色体数目或结构异常导致的疾病,因此,性染色体病具有明显的性征异常。虽然性染色体在细胞中的数目远远少于常染色体,但性染色体病的数目却占染色体病的 1/3。性染色体病的症状在婴儿或儿童时期大多不明显,且病情程度大多没有常染色体病严重。

1. Klinefelter 综合征 Klinefelter 综合征又称先天性睾丸发育不全或原发性小睾丸症,是 1942 年由 Klinefelter 等首次报道而命名的疾病。1956 年,Bradbury 等在患者的细胞内发现 X 染色质阳性(正常男性 X 染色质为阴性);1959 年,Jacob 等证实患者核型为 47,XXY,即较正常男性多出一条 X 染色体。

本病的发病率较高,在男性新生儿中占 1/1000～1/500,在男性不育就诊者中约为 1/20。Klinefelter 综合征以睾丸发育障碍和不育为主要特征。患者第二性征发育不良,阴茎发育不良、睾丸小或为隐睾,精曲小管萎缩并呈玻璃样改变,不能产生精子,因而不育。患者体征呈女性化表现,四肢细长,无胡须,体毛少,阴毛分布如女性,皮下脂肪丰富,皮肤细腻,约 25％患者有乳房发育(图 6-31)。部分患者(约 1/4)有智力低下,一些患者还有精神分裂症倾向。实验室检查可见雌激素增多,19-黄体酮增高,激素的失调可能与患者的女性化有关。

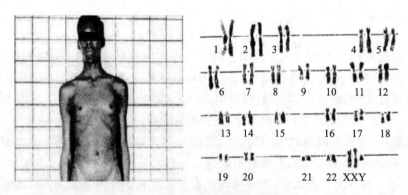

图 6-31 Klinefelter 综合征患者及核型

绝大多数患者的染色体核型为 47,XXY。约有 15％的患者为两个或多个细胞系的嵌合体,其中常见的为 46,XY/47,XXY 和 46,XY/48,XXXY。纯合型患者额外的 X 染色体是亲代生殖细胞减数分裂不分离的结果,其中 60％是母亲卵母细胞减数分裂 X 染色体不分离的结果;此外,父亲的精子在发育过程中,X 和 Y 染色体的不分离,也可形成 47,XXY 核型。对本综合征患者可在青春期用雄激素替代治疗,以维持男性表型,改善患者心理状态;对男性乳房发育,可手术切除;凡具有 Y 染色体而性腺发育不良者,易发生性腺癌变,应给予重视。

2. Turner 综合征 Turner 综合征又称女性先天性性腺发育不全或先天性卵巢发育不全,由 Turner 在 1938 年首次报道而得名。1954 年研究者发现多数患者的 X 染色质呈阴性,1959 年 Ford 等证实患者的核型为 45,X(图 6-32)。

Turner 综合征在新生女婴中的发病率为 0.2‰~0.4‰,但在自发流产胚胎中的发生率可高达 20%。本病在胎儿中约占 1.4%,但在子宫内不易存活,其中 99% 发生流产。患者表型为女性,身材矮小,智力低于正常同胞,后发际很低,可一直延伸到肩部,约 50% 患者有蹼状颈,肘外翻;乳腺发育差,无腋毛,阴毛稀少,外生殖器幼稚;卵巢发育差(1 条索状性腺),无滤泡形成,子宫发育不全,原发性闭经。此外,约有 1/2 患者有主动脉狭窄和马蹄肾等畸形。

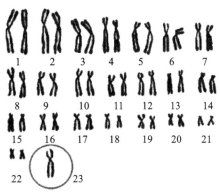

图 6-32　**Turner 综合征核型**

Turner 综合征典型核型为 45,X,约占 55%,此外还有各种嵌合型和结构异常的核型,常见嵌合型为 46,XX/45,X;结构异常型为 46,X,i(Xq)。X 单体型是由于减数分裂 X 染色体不分离,其中 80% 源于父亲的减数分裂;嵌合型则起源于卵裂时的 X 染色体不分离,临床表现较轻。研究表明,身材矮小和其他 Turner 症状主要是由 X 短臂单体性决定的,但卵巢发育不全与不孕则更多与 X 长臂单体性有关。

3. XYY 综合征 1961 年由 Sandberg 等首次报道。在男婴中发病率为 1/900,核型为 47,XYY。大多数患者的表型正常,身材高大,常超过 180 cm,偶尔可见隐睾、睾丸发育不全、尿道下裂、生育力下降等,但大多数患者可以生育。患者可能具有精神障碍,常感到欲望得不到满足,厌学,易兴奋,自我克制力差,易产生攻击性行为。

XYY 纯合型核型是父亲精子形成过程中第二次减数分裂时发生 Y 染色体不分离的结果。此外,少数个体还有 48,XXYY;48,XYYY;49,XYYYY;47,XYY/46,XY;45,X/49,XYYYY 等特殊核型。此时 Y 染色质检查中会显现出相应数量的 Y 荧光小体。一般来讲,核型中 Y 染色体数量越多,这些患者出现智力发育障碍和各种畸形的程度越严重。

4. XXX 综合征 1959 年 Jacob 首先发现核型为 47,XXX 的女性,称为"超雌"个体。XXX 综合征又称超 X 综合征(super X syndrome),发病率在女婴中为 1/1000。多数患者的外形、性功能与生育力都是正常的,只有少数患者有月经减少,原发性或继发性闭经,卵巢功能低下,乳房发育不良。约 2/3 患者智力稍低,约 1/3 患者有先天性心脏病,并有患精神病倾向。

大多数 XXX 综合征患者的核型为 47,XXX。此外还有嵌合型,即 47,XXX/46,XX;少数患者有 4 条甚至 5 条 X 染色体。患者细胞内多余的 X 染色体主要由母亲的 X 染色体不分离所致。一般来说,X 染色体越多,智力损害和发育畸形越严重。

三、染色体结构畸变引起的疾病

染色体结构畸变发生的基础是染色体断裂及断裂后的异常连接。染色体在外界因素作用下发生断裂,断裂片段发生重接。断裂的片段如果在原来的位置上重新接合,称为愈合或重合,即染色体恢复正常;如果染色体断裂后未在原来的位置上重新接合,也就是断裂的片段发生位置移动并与其他片段相接或丢失,则会引起染色体结构畸变,又称染色体重排(chromosomal rearrangement)。

结构异常染色体核型的描述方法有简式和详式两种。简式表示出异常核型中畸变染色体断裂点的位置，描述时在写出染色体总数和性染色体构成后，再加上结构畸变的符号，将所涉及的染色体序号和用长、短臂区带号表示的断裂点分别写在后面的括号内，如涉及两条染色体则用";"隔开。详式除了指出重排类型外，还需说明每一条异常染色体带的构成。

（一）染色体结构畸变的类型

根据染色体断裂后的不同连接方式，可将染色体结构畸变分为下列几种类型。

1. 缺失（deletion，del） 染色体部分片段的丢失称为缺失。其中染色体从断裂处到末端丢失称为末端缺失（terminal deletion）。如图 6-33 所示，1 号染色体长臂 2 区 1 带发生断裂，断裂点远端片段 q21 →qter 丢失，余下的衍生染色体由短臂末端到长臂 2 区 1 带构成，用简式记为 46，XX（XY），del（1）（q21）；详式描述为 46，XX（XY），del（1）（pter →q21：）。当一条染色体发生两处断裂，之间的片段丢失，这种情况称为中间缺失（interstitial deletion）。

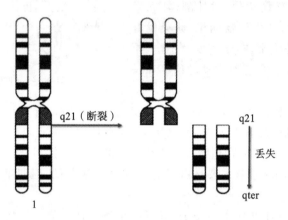

q21（断裂）

q21

丢失

qter

1

图 6-33 末端缺失

2. 重复（duplication，dup） 某一染色体片段出现两份或两份以上拷贝便构成重复。当重复片段与被重复片段方向相同时，称为正向重复；方向相反时，称为反向重复。例如，1 号染色体长臂 2 区 1 带至 3 区 1 带区段发生正向重复，这种结构畸变用简式描述为 46，XX（XY），dup（1）（q21q31）；详式描述为 46，XX（XY），dup（1）（pter →q31::q21 →qter）。重复的原因是减数分裂时两条同源染色体的错位配对和重组，结果造成一条同源染色体部分节段重复，另一条同源染色体部分缺失。

3. 倒位（inversion，inv） 一条染色体上两个断裂点之间的片段倒转 180°重接，称为倒位。如果倒位发生在同一臂内，称为臂内倒位（paracentric inversion）。如果倒位发生在长臂与短臂之间，则称为臂间倒位（pericentric inversion）。例如，2 号染色体 p21 和 q31 同时发生了断裂，两断裂点之间的片段旋转 180 °后重接，形成了一条臂间倒位的染色体，用简式描述为 46，XX（XY），inv（2）（p21q31）；详式描述为 46，XX（XY），inv（2）（pter →p21::q31 →p21::q31 →qter）。

4. 易位（translocation，t） 一条染色体的片段转移到另一条染色体称为易位。常见的易位有以下三种形式。

（1）相互易位（reciprocal translocation）：两条染色体同时发生断裂，断裂的片段交换位置后重接，形成两条衍生染色体（derivative chromosome）。当相互易位仅涉及片段位置改变而不涉及染色体片段的增减时，称为平衡易位。如图 6-34（a）所示，2 号染色体长臂 2 区 1 带和 5 号染色体长臂 3 区 1 带同时发生了断裂，两个断裂片段交换位置后重接，形成两条衍生染色体。这种结构畸变的简式描述为 46，XX（XY），t（2；5）（q21；q31）；详式描述为 46，XX（XY），t（2；5）（2pter →2q21::5q31 →5qter；5pter →5q31::2q21 →2qter）。

（2）罗伯逊易位（Robertsonian translocation）：又称着丝粒融合（centric fusion），是发生于近端着丝粒染色体的一种易位形式。当两个近端着丝粒染色体在着丝粒部位或者着丝粒附近部位发生断裂后，两者的长臂在着丝粒处接合在一起，形成一条由两条染色体的长臂构成的衍生染色体；两个短臂则构成一个小染色体，小染色体往往在第二次分裂时丢失，这可能是由于其缺乏着丝粒或者是由于其完全由异染色质构成所致。由于丢失的小染色体几乎全是异染色质，而由两条长臂构成的染色体上则几乎包含了两条染色体的全部基因，因此罗伯逊易位携带者虽然只有45 条染色体，但表型一般正常，只在形成配子的时候会出现异常，造成胚胎死亡（流产）或产生先天畸形等患儿。如图 6-34（b）所示，14 号染色体长臂的 1 区 0 带（14q10）和 21 号染色体的长臂的 1 区 0 带（21q10）同时发生了断裂，两条染色体带有长臂的断片相互连接，即在着丝粒部位融合，形成的衍生染色体包含了 21 号染色体的 21q10 →qter 节段和 14 号染色体 14q10 →qter 节段，其余部分均丢失。

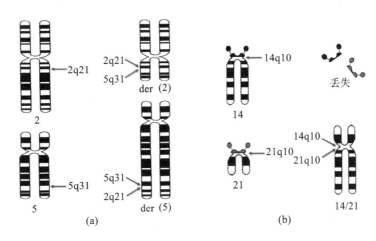

图 6-34 染色体易位示意图

（a）相互易位；（b）罗伯逊易位

（3）插入易位（insertional translocation）：两条非同源染色体同时发生了断裂，但只有其中一条染色体的片段插入到另一条染色体的非末端部位。只有发生了三次断裂时，才可能发生插入易位。

5. 环状染色体（ring chromosome，r） 一条染色体的两臂各有一次断裂，有着丝粒片段的两个断端若彼此重新连接，可形成环状染色体，在辐射损伤时尤为常见。

6. 等臂染色体（isochromosome，i） 正常情况下，一条染色体着丝粒纵裂，两条单体分离，形成两条染色体，各含长臂与短臂。但如果染色体着丝粒发生错误横裂，则会形成一条均为短臂和一条均为长臂的染色体，这样的染色体称为等臂染色体。等臂染色体还可能有其他的形成机制，如通过两条同源染色体着丝粒融合，然后短臂和长臂分开，两条短臂和两条长臂借着丝粒分别各自连接成一条等臂染色体。

7. 双着丝粒染色体（dicentric chromosome，dic） 两条染色体断裂后，具有着丝粒的两个片段相连接，即形成一个双着丝粒染色体。两个无着丝粒片段也可以连接成一个无着丝粒片段，但这种片段因无法与纺锤丝相连接，往往在细胞分裂时丢失。双着丝粒染色体常见于电离辐射后，因此在辐射遗传学中常用以估算受照射的剂量。

（二）染色体结构畸变遗传病

1. 5p 部分单体综合征 1963 年由 Lejeune 等首次报道，因患儿具有特有的猫叫样哭声，故

225

又称为猫叫综合征(cri du chat syndrome)。1964年经证实,此综合征是由5号染色体短臂部分缺失所致。

该综合征发病率在新生儿中约为1/50000,在智力低下患儿中占1%~1.5%。本病的最主要临床特征是患儿在婴幼儿期的哭声似猫叫。其他症状有生长迟缓、智力低下、小头、满月脸、眼距较宽、外眼角下斜、斜视、内眦赘皮、小颌、并指、髋关节脱臼、肤纹异常、50%以上具有先天性心脏病等。多数患儿可存活至儿童期,少数存活至成年,均伴有严重智力低下,约占IQ低于35的群体中的1%。

5p部分单体综合征的核型为46,XX(XY),5p-;也有部分为嵌合型。患儿5号染色体短臂缺失的片段大小不一,经多个DNA探针检测,证实缺失片段为5p15,即本病是由5号染色体1区5带片段缺失所引起。80%的病例为染色体片段的单纯缺失(包括中间缺失),10%由不平衡易位所引起,环状染色体或嵌合体比较少见。多数病例是由父母生殖细胞中新发的染色体结构畸变所引起,10%~15%是由平衡易位携带者产生的异常配子所引起。

2. Angelman 综合征 1965年由英国医生Harry Angelman首次报道而得名。该病的临床表现为严重的生长发育迟缓,癫痫,共济失调,语言障碍,张口吐舌,小头畸形,枕部扁平等。还伴有不同程度的特殊行为改变,如频繁出现不合时宜的大笑,明显的兴奋动作和手扑翼样运动,多动,注意力不集中等;因此也被称为快乐木偶综合征。

Angelman综合征是一种神经发育性疾病,在白种人中发病率为1/4000~1/1000。70%~75%的患者具有15号染色体片段的微缺失,其中缺失位点发生在15q11-q13,缺失片段长约4Mb。Angelman综合征的病因多为新发的母源性的15q11-q13片段缺失,约2%为父源的15q11-q13单亲二体所致。

3. Prader-Willi 综合征 该病由染色体微缺失引起,70%~80%的患者有15q11.2-q12微缺失。Prader-Willi综合征(Prader-Willi syndrome,PWS)的临床表现为胎儿期活动减少;新生儿可出现肌张力减退、反射减弱、吸吮反应差、吞咽困难、外生殖器发育不全;1岁至1岁半后出现无法控制的过量饮食、向心性肥胖,同时伴有生长发育迟缓和智力低下、特殊面容和肌张力减弱引起的模仿能力低;6岁后患儿出现体痒、抓后留痕、对疼痛不敏感;青春期发育差,因糖摄入过多易引发糖尿病,大多数在25~30岁死于糖尿病和心肌衰竭。人群中发病率约为1/25000。

研究表明,PWS的发生主要由父源的15q11.2-q12微缺失,部分为母源的15q11.2-q12单亲二体所致。目前在PWS关键区15q12(大小约320 kb)上定位了SNRNP基因,该基因在脑和中枢神经元上有表达,15q11.2-q12微缺失导致了SNRNP基因的缺失和其他未知基因的缺失。

4. Smith-Magenis 综合征 该病是一种小儿神经性相邻基因综合征,其主要临床表现为褪黑素分泌异常、昼夜睡眠颠倒、生物钟紊乱;行为异常、有自我伤害行为、痛阈低下、易怒;生长发育迟缓、智力低下、颅面部畸形,还有其他神经行为改变和心脏、肾脏的缺陷等。发病率为1/25000。

患者多为散发病例,少数为家族性遗传。约70%由17p11.2杂合性微缺失所致,缺失区间长约3.5 Mb,部分患者为RAI1基因的点突变。研究发现Smith-Magenis综合征的基因缺失热区大约有100个基因,该区的缺失与低拷贝重复序列(LCR)介导的不对称同源重组有关,重组导致RAI1基因缺失,致使调节人类生物钟的褪黑素分泌紊乱。

5. 22q11 微缺失综合征 由22q11.21-22q11.23区域杂合性缺失引起的一组临床综合征,包括DiGeorge综合征、腭-心-面综合征、面部畸形和心室流出道缺陷综合征、Cayler心面综合征和Opitz综合征等多个具有相同遗传学基础的临床综合征。22q11微缺失综合征的常见临床表现包括心脏畸形、异常面容、腭裂、胸腺发育不良和低钙血症;有的患者还会出现身体和智力发育迟缓、学习及认知困难、精神异常等现象。男女发病无明显差异。

患者中90%~95%涉及22q11.2上约3 Mb的微缺失。其余约5%的患者是由基因突变、染色体易位、其他染色体异常等所致。研究发现缺失区域包含30多个基因,如TBX1、CRKOL、

Note

HIRA、CRKL、PRODH、COMT、ZDHHC8 等，其中 TBX1 基因与心脏圆锥动脉干畸形、颅面畸形及胸腺、甲状旁腺发育不良等表型相关。

6. 脆性 X 染色体综合征 当外周血淋巴细胞在缺乏叶酸或胸腺嘧啶的培养基中培养后，其染色体上就可以观察到明显的断裂或裂隙，这些断裂或裂隙称为脆性部位。脆性 X 染色体就是指在 Xq27.3 位置处具有的脆性部位。X 染色体脆性部位是 1969 年由 Lubs 在一个患有 X 连锁的脆性 X 染色体综合征（fragile X syndrome）家族中发现的。该综合征的发病率在男性约为 1/1250，在女性约为 1/2000，无明显的种族特异性。脆性 X 染色体综合征的临床表现：受累男性表现为中度（IQ＝35～49）至重度（IQ＝20～34）智力低下，语言障碍和算术能力差；还可表现为多动症，性情孤僻，有精神病倾向。伴有大睾丸、大耳、长形面容、前额和下颌突出的体征；其中巨大的睾丸是青春期以后出现的典型体征；但患者的睾丸功能正常，可有正常的生育能力。受累女性的临床表现通常较轻，1/3 的女性杂合子患者有轻度智力低下，其发病与女性正常的 X 染色体随机失活而脆性 X 染色体在众多体细胞中保持活性有关；但女性只有遗传自母亲携带者时才发病。正常男性携带者的女儿不发病，但外孙（女）可能发病。该病在连续遗传中有遗传早现现象，即有下一代患者发病年龄提前并加重的倾向。

目前与脆性 X 染色体综合征智力低下有关的基因已被克隆，并被命名为 FMR1（Fragile X mental retardation 1）。该基因位于 Xq27.3，长 38 kb，包含 17 个外显子，其表达水平较高的组织包括脑、睾丸及卵巢。该基因的 5'末端有一个三核苷酸重复序列$(CGG)_n$，CGG 重复序列的长短在人群中具有多态性，正常人可具有 6～50 个 CGG 重复序列。脆性 X 染色体综合征智力低下患者具有 200～1000 个 CGG 重复序列。当重复次数达到约 200 次后，FMR1 基因的 5'端发生异常甲基化，导致基因转录失活而发病。CGG 重复次数的增加和相邻区域的高度甲基化也造成了脆性部位的显示。当一个个体的 CGG 重复次数达到 52 次后，这一区域在减数分裂过程中即呈现不稳定状态，其重复次数可继续增加。重复次数在 200 次之间称为前突变（premutation），带有前突变的个体称为携带者。前突变在遗传过程中不稳定，携带者在减数分裂过程中 CGG 重复次数继续增加至 200 次以上并使相邻区域高度甲基化，称为全突变（full mutation），具有全突变的所有男性和约半数女性在临床上发病。但全突变只产生于前突变，不能由正常重复的 CGG 序列形成。而且男性携带者在生女儿时并不会发生全突变。女性前突变携带者不表现症状，但在传给子代时 CGG 重复序列进一步延长，当达到全突变的长度时，其子代出现症状。此外，CGG 发生前突变后在有丝分裂时也表现不稳定，因此受累个体的体细胞中可继续发生 CGG 不同次数的重复，形成体细胞的"嵌合性"，即不同体细胞的 CGG 重复次数不同；这样一种基因突变的形式被称为动态突变。CGG 重复序列不稳定性和延长的特征，可以解释为什么脆性 X 染色体综合征智力低下的遗传不遵循孟德尔遗传定律。

目前已发现的类似三核苷酸串联重复的动态增加也是许多其他单基因遗传病（如亨廷顿舞蹈症、强直性肌营养不良等）的致病原因。由于已经基本了解这一疾病的分子基础，所以分子诊断技术将比细胞遗传学分析更加有效和可靠。对产前或出生后个体的血液或组织样品提取 DNA，用两种限制性内切酶处理，其中一种方法是不切割甲基化的 DNA，这样就可以对 DNA 进行甲基化分析并估计 CGG 串联重复的次数；另一种方法是运用 PCR 技术判断 CGG 串联重复的次数。

产前诊断之"唐氏筛查"

第六节　遗传病的诊断、治疗与预防

遗传病的诊断是一项复杂的工作，涉及儿科、妇产科、神经科、血液科、内科、外科等多学科的密切配合，不仅需要高水平医生的参与，还需要先进的诊断仪器和辅助实验检测。遗传病的诊断包括常规诊断和特殊诊断。常规诊断是指与一般疾病相同的诊断方法。特殊诊断是指采用遗传学方法进行的诊断，包括染色体检查、基因分析、系谱分析等，对遗传病的确诊非常关键。目前，临床上遗传病的诊断包括症状诊断、症状前诊断、产前诊断和植入前遗传学诊断。

随着分子生物学和基因工程技术的飞速发展，新技术、新方法在医学中广泛应用，人类遗传病的研究已经取得了许多重要成果。特别是重组 DNA 技术在医学中的应用，使得遗传病的治疗有了突破性的进展，已逐步从传统的手术治疗、饮食疗法、药物疗法等跨入基因治疗的领域，以便从根本上治疗遗传病。

"预防为主"是我国卫生工作的基本方针，而遗传病，往往发病早，困扰患者终生，大多数尚无有效疗法，预防就显得格外重要。国际上所采用的遗传咨询、产前诊断和遗传筛查结合的方法，可以有效降低常见遗传病的发病率。我国遗传病的预防也可从这三方面进行。

一、遗传病的定义

遗传病（genetic disease）是以分子水平的基因改变或者以细胞水平的染色体数目或结构畸变为主要致病因素导致的疾病。每年新生儿中患不同种类遗传病者占 4‰～5‰，随着生态环境恶化及生活方式的改变，遗传病的种类及数量逐年增多。遗传病治疗效果差，费用昂贵，不仅摧残患者的身心健康，而且对社会和家庭造成很大的负担，因此采取措施预防遗传病，及时的诊断和科学有效的治疗具有重要的临床价值。

二、遗传病的诊断

遗传病的诊断指临床医生根据患者的症状、体征以及各种辅助检查结果并结合遗传学分析，从而确认其是否患有某种遗传病并判断其遗传方式及遗传规律，是开展遗传咨询和遗传病防治工作的基础。遗传病的诊断除了和一般疾病一样要了解病史、症状和体征以及进行必要的辅助检查外，还必须应用遗传学的诊断手段，如系谱分析、细胞水平的染色体检查、生化水平的酶和蛋白质的分析以及分子水平的基因诊断等。因此，对于遗传病的诊断不但要求医生具有丰富的临床知识和技术，还必须掌握遗传病的发病原因、发病规律并与遗传实验室结果紧密结合，方可做出有效的诊断。

根据遗传病诊断的时间不同，可分为以下三种类型：症状诊断（symptomatic diagnosis）是指遗传病患者出现临床表现以后所做的诊断；症状前诊断（presymptomatic diagnosis）是指在某些遗传病临床表现出现之前所做的诊断；产前诊断（prenatal diagnosis）或称出生前诊断是以羊膜穿刺术或绒毛取样术为主要手段，对羊水中的胎儿脱落细胞或绒毛细胞进行遗传学分析，以判断胎儿的染色体或基因是否正常。随着生物技术和生殖医学的迅速发展，又形成了一个新的分支——植入前遗传学诊断（preimplantation genetic diagnosis），它是在胚胎植入前对处于卵裂期的胚胎进行检测，从而判断胚胎是否携带致病基因。

有效的产前诊断和症状前诊断可较早地发现遗传病患者或携带者，在胚胎的早期进行选择性流产，以减少或杜绝遗传病患者的出生，在症状出现之前及早治疗以控制症状的出现或减轻症状的严重程度，故这两种诊断显然比症状诊断重要得多。

根据遗传病诊断的组织水平不同，遗传病的诊断包括遗传病的临床诊断（clinical diagnosis）、细胞组织学诊断（cytohistologic diagnosis）、蛋白质水平诊断（protein-level diagnosis）和基因诊断（gene diagnosis）。

（一）病史采集与家系调查

病史是分析、诊断疾病的主要依据。遗传病大多具有家族聚集现象，故病史采集与家系调查中除了解一般病史外，还应着重收集患者的家族史、婚姻史和生育史。对遗传病患者的亲属进行调查，了解有无同类病患者，尤其是携带者。应用这种方法，不仅有利于遗传病的诊断，而且对于明确遗传病的遗传方式、发病规律很有帮助。故在进行病史采集与家系调查时，应根据调查结果，绘出详细、准确的系谱图，以便进行正确的分析和判断。

（二）临床症状与体格检查

各类遗传病，不论是染色体病或基因病，都有各自特异的临床表现，须通过细致的临床症状与体格检查，并结合一些针对性的实验室检验和辅助检查（如超声波、心电图、脑电图等）方可做出诊断。如智力发育不全并伴白内障、肝硬化等，提示患者可能为半乳糖血症；智力低下，伴有眼距宽，眼裂小，外眼角上斜等体征，要考虑唐氏综合征；若性腺发育不全或生育力下降、继发性闭经、行为异常等可考虑为性染色体病。

（三）皮肤纹理分析

皮肤纹理是指人体皮肤上某些特定部位出现的纹理图形，如手指、脚趾和手（脚）掌处形成的纹理等。皮肤纹理的特征在很大程度上受遗传因素影响。近代临床医学研究证明，一些遗传病（如唐氏综合征、13-三体综合征、18-三体综合征、猫叫综合征等）常具有特征性的皮肤纹理。因而，在遗传病的诊断上，皮肤纹理分析可作为一种简便的辅助诊断方法。

（四）性染色质检查

性染色质（sex chromatin）指高等哺乳动物体细胞，在间期细胞核中性染色体的异染色质部分显示出来的一种特殊结构。人类性染色体有 X 和 Y 两种，所以性染色质也有 X 染色质（X chromatin）和 Y 染色质（Y chromatin）两种。

女性间期细胞核中的两条 X 染色体，一条有转录活性，另一条则失去大部分转录活性，并形成固缩状态，染色很深，核膜内侧缘可见到一个 X 染色质或 X 小体，其阳性率为 12%～51%，男性则为 1%～2%。

男性的间期细胞用荧光染料（如盐酸阿的平）染色后，可见一个亮荧光小体，称 Y 染色质小体。这是由于 Y 染色体长臂远端 2/3 的区段为异染色质，被荧光染料染色后可发出荧光，这是男性细胞中特有的，其阳性率约为 70%，而女性都呈阴性，正常男性的间期细胞核中有一个 Y 染色质；核型为 47，XYY 的个体，细胞核中有两个 Y 染色质。通过性染色质检查，可判断出一个个体的细胞中有几条 X 染色质或 Y 染色质，为一些性染色体异常的遗传病（如先天性卵巢发育不全、先天性睾丸发育不全、两性畸形等）提供辅助诊断依据。

（五）染色体检查

染色体检查也称核型分析（karyotype analysis），是确诊染色体病的主要方法。近年来，随着高分辨率显带技术的应用、姐妹染色单体交换（sister chromatid exchange）的检查分析等，染色体检查能更准确地判断和发现染色体数目和结构异常，并且发现一些用常规检查方法无从识别的新的染色体结构畸变疾病。因此，对所有的常染色体异常或性染色体异常引起的疾病，通过常规染色体检查可做出较明确的诊断。

在临床工作中有下列情形之一者，建议做染色体检查：①多发性先天畸形者；②不明原因的智力发育不全、生长迟缓者；③家族中已有染色体异常或先天畸形的个体；④有反复多次早期流产史的妇女及其丈夫；⑤原发性闭经和女性不育者；⑥无精子症和男性不育症者；⑦两性内外生殖器畸形者；⑧有较长时间、较大剂量放射线或致畸突变物接触史者；⑨恶性肿瘤，尤其是恶性血液病患者。

（六）生化检查

基因突变引起的单基因遗传病往往表现在酶和蛋白质的质和量的改变和缺如，从而影响体

229

内正常代谢并涉及一些器官的发育，生化检查成为遗传病诊断中的一种重要辅助手段。包括临床生化检查和遗传病的特异性检查。根据分子代谢病的临床特点，生化检查可以从多个层次检测和分析：①代谢产物分析，酶缺陷病大部分为常染色体隐性遗传、酶缺陷导致的一系列生化代谢紊乱，检测某些代谢产物的质和量的改变，可间接反映酶的变化而做出诊断，一些先天性代谢病，由于基因的突变可造成某种特定酶的缺陷或某些蛋白质缺失、异常，进而引起一些物质在体内大量蓄积，或一些物质由于不能形成而缺乏；②酶和蛋白质分析，基因突变引起的单基因遗传病主要是特定的酶和蛋白质的质和量改变的结果。因此，对酶活性的改变和蛋白质含量的测定，是确诊某些单基因遗传病的主要方法。根据这种特点，临床上可利用酶分析的方法或其他生化方法，对一些代谢病进行分析和做出诊断。例如，半乳糖血症患儿缺少半乳糖-1-磷酸尿苷酸转移酶，检查红细胞中此酶的活性，即可做出诊断。

（七）荧光原位杂交

荧光原位杂交（fluorescence in situ hybridization，FISH）是用染色体特异性 DNA 探针与中期分裂相染色体（或间期细胞核）进行原位杂交，根据特定的荧光信号在分子水平上检测染色体数目和结构异常的一种技术。该技术是染色体高分辨率显带技术的补充和发展，目前主要用于分析常规显带技术不能识别的微小标记染色体。其应用范围如下：①鉴定标记染色体的来源，如环状染色体、双随体染色体、双着丝粒额外小染色体、染色体附加片段等标记染色体；②复杂易位，如涉及 3 个或 3 个以上断裂点而形成的染色体复杂重排导致的染色体结构畸变；③微小易位等。FISH 具有快速、经济、安全、敏感性高、特异性强等优点，自问世以来，已广泛应用于细胞遗传学的基因定位等领域中。

（八）基因诊断

基因诊断是应用 DNA 分析技术在分子（DNA 或 RNA）水平上通过检测人类遗传病的基因是否缺陷以诊断疾病，已逐渐成为遗传病诊断的主要手段。

基因诊断可分为直接分析和间接分析。当控制一种疾病的基因其正常结构及突变性质已经被掌握的时候，可选择合适的分析方法直接检测基因的缺失或突变。对于基因序列及其基因突变机制尚不清楚的遗传病，目前多利用缺陷基因及与其连锁的限制性内切酶切位点多态性为遗传标记，对有缺陷的基因进行连锁分析，做出基因诊断。

在基因诊断中，目前所采用的方法有斑点杂交、Southern 印迹杂交、限制性片段长度多态性（RFLP）分析、可变数目串联重复序列（VNTR）分析和 DNA 指纹分析、单链构象多态性（SSCP）分析、变性梯度凝胶电泳（DGGE）分析、DNA 测序分析及 DNA 芯片技术等。

基因诊断不仅可以明确指出个体是否患病、是否存在基因缺陷并揭示其基因状态，而且可以对表型正常的携带者及某种疾病的易感者做出诊断和预测。与传统的诊断方法相比，基因诊断具有许多特点：针对直接病因进行诊断；特异性强、敏感性高；适应性强，诊断范围广；目的基因无组织和发育的特异性。故基因诊断在临床应用中，一般可用于症状前诊断、产前诊断和携带者的检测。症状前诊断可用于某些常染色体显性遗传病的杂合子个体发病年龄延迟的病例，如亨廷顿舞蹈症、家族性多发性结肠息肉等。产前诊断多用于一些染色体病和先天性代谢病等严重遗传病及智力障碍、先天畸形等疾病的检测，防止患有严重疾病的患儿出生。携带者检测可对某一种遗传病患者家庭成员疑为携带者进行检测诊断。目前已发现的人类遗传病有 8000 多种，可用基因诊断的疾病达 4000 多种，如苯丙酮尿症，血友病，α、β 地中海贫血，肝豆状核变性，进行性肌营养不良，家族性多发性结肠息肉，维生素 D 缺乏性佝偻病等。

（九）产前诊断

产前诊断又称宫内诊断或出生前诊断，是指在胎儿出生前用各种方法了解胎儿在宫内的情况，以对某些先天性、遗传性疾病做出诊断。产前诊断是近代医学科学的一项重大进展，尤其是近年来随着影像学、细胞遗传学、生物化学和分子生物学等技术的不断发展,使产前诊断的方法和范围不断增加和扩大,诊断的准确性也不断提高。

产前诊断的对象:①夫妻双方之一有染色体畸变或夫妻双方核型正常,但曾生育过染色体病患儿;②夫妻双方之一有开放性神经管畸形或生育过这种畸形儿;③夫妻双方之一有先天性代谢缺陷或生育过这种患儿;④疑为遗传病基因携带者的孕妇;⑤有习惯性流产史的孕妇;⑥羊水过多的孕妇;⑦夫妻双方之一有致畸因素接触史;⑧35岁以上高龄孕妇;⑨具有遗传病家族史又是近亲婚配的孕妇等。

产前诊断主要从四个方面来检测胎儿是否患有先天性遗传病。①观察表型:可用超声波、X线、核磁共振、胎儿镜等检查观察胎儿在子宫内是否发育畸形。②染色体检查:染色体是基因的载体,用羊水中的胎儿脱落细胞、绒毛细胞或胎儿血细胞进行培养,进行染色体核型分析,能检出各种染色体异常疾病。③基因产物分析:用羊水、羊水中的胎儿脱落细胞、绒毛细胞或胎儿血细胞等进行蛋白质、酶和代谢产物的分析,可检测出某些先天性代谢病、血红蛋白分子病及神经管缺陷等。④基因检测:用DNA分子杂交和PCR等重组DNA技术检测DNA,目前主要应用于珠蛋白生成障碍性贫血、镰状细胞贫血及其他单基因遗传病的诊断。

产前诊断取材应用一般以对母体能否出现损伤为依据,可分为有创伤性和无创伤性两大类。有创伤性技术包括绒毛膜穿刺术、羊膜穿刺术、胎儿镜、胎儿组织采样;无创伤性技术包括超声诊断、X线检查、核磁共振检查、孕妇血清生化指标分析等。

三、遗传病的治疗

遗传病的治疗包括传统治疗和基因治疗两种方法,手术治疗、饮食控制疗法和药物疗法是遗传病治疗的传统方法,这些方法只能治疗少数的遗传病,而且这类治疗方法只有治标的作用,即所谓"表现型治疗",只能消除某患者的病痛,而对致病基因本身却丝毫未触及,致病基因仍将按照固有规律传递给患者的后代。近年生命科学的发展和分子医学的诞生,重组DNA技术在医学中得到了广泛应用,开始应用基因疗法治疗遗传病,遗传病的根治性治疗将翻开新的篇章。

(一) 饮食控制疗法

饮食控制疗法的原则是"禁其所忌"。有两种方法可以实现:①制定特殊食谱,控制底物或中间产物的摄入,减少代谢产物的堆积。例如半乳糖血症为半乳糖尿苷酸转移酶缺乏造成,半乳糖-1-磷酸、半乳糖等在体内增多造成幼儿期肝脾大和成年期白内障、智力损害等。婴儿期可用豆浆代替乳类,年长儿及成人应在饮食中摒除半乳糖。②用药物减少患者对所忌物质的吸收。例如给家族性高胆固血症患者服用糠麸可以减少患者肠道对胆固醇的吸收,延缓或减轻动脉粥样化等症状的形成。

(二) 药物疗法

药物疗法的原则是"补缺去余"。针对遗传病发病机理,在出生前、症状发生前或症状发生后给予适当的药物以预防或改善症状。例如,新生儿非溶血性高胆红素Ⅰ型(Gilbert syndrome),遗传方式为常染色体显性遗传,患者肝细胞内缺乏葡萄糖醛酸转移酶,胆红素在血中滞留而导致黄疸、消化不良等症状。给予患者苯巴比妥,可以诱导肝细胞滑面内质网合成该酶,使症状得到缓解,甚至消失。

(三) 手术治疗

当患者表现出明显的临床症状,尤其是有器官组织的损伤时,可通过外科手术对病损器官进行修复、切除或移植,可有效地减轻或改善症状。①手术修复:如先天性心脏病、唇腭裂、先天性幽门狭窄等的手术修复,还可以对正在妊娠的胎儿进行治疗,对先天性尿道狭窄或尿道梗阻的胎儿施行尿道狭窄修复术,可避免胎儿肾功能不全及肺发育不良,糖原贮积病Ⅰ型和Ⅱ型患者可应用门静脉和下腔静脉吻合术形成的门静脉短路,使肠道吸收的葡萄糖绕过肝细胞,使患者的肝糖原生成减少。②手术切除:部分遗传病会引起器官病损,可采用手术切除方法进行治疗。例如多指（趾）患者多余的手指或脚趾,家族性多发性结肠息肉患者肠壁的息肉,睾丸女性化患者的隐睾等。

（四）对症治疗

对症治疗是为缓解患者临床症状采取的治疗措施,从而达到减轻患者痛苦的目的。例如肾上腺性征异常综合征是肾上腺皮质激素合成过程中几种酶缺乏所引起的一组疾病,常表现为性征异常,酶的缺乏导致激素分泌失调,可给予肾上腺皮质激素治疗。又如儿童进行性肌营养不良症是一组原发于肌肉组织的遗传病,表现为进行性加重的肌肉萎缩与无力,目前只能对症治疗,如补充 ATP、维生素 E 等。早期给予乳酸钠静脉注射可使患儿肌力增加,同时给予生长激素抑制剂、别嘌呤醇、钙阻滞剂（如维拉帕米）等,效果较好。

（五）补充疗法

补充疗法即当体内缺乏某种物质时可人为给予补充,以弥补该物质的缺失。例如,先天性丙种球蛋白缺乏症患者,若能长期给予注射人血丙种球蛋白,可获得较好的治疗效果。人血丙种球蛋白注射剂中 95% 以上是免疫球蛋白 G(Immunoglobulin G,IgG),仅有微量的 IgM、IgA 和其他血清蛋白质。作为补充疗法,对于那些缺乏 IgG 和 IgG 亚类的体液免疫缺陷者,坚持注射丙种球蛋白能有效控制感染。

（六）排除疗法

将先天代谢障碍致使在体内累积过多的某些物质或代谢产物排除的方法即排除疗法。黏多糖病Ⅰ型和Ⅱ型患者,因缺乏 α-L-艾杜糖醛酸酶和艾杜糖醛酸-2-硫酸酯酶,使硫酸皮肤素和硫酸苷类降解障碍,造成黏多糖在细胞中大量蓄积,出现骨骼畸形、关节僵直、特殊面容等临床症状。在输注正常人的白细胞后,如患者对输注的白细胞有较好的耐受性,则可补充患者缺乏的酶,治疗后患者尿中排出黏多糖的量显著增加,关节活动性和其他症状都可获得显著改善。

（七）避开疗法

一些遗传病往往由于患者接触到某些物质（食物、药物）而引起发病或症状加剧,一旦避免接触,则能有效防止发病。例如,葡萄糖-6-磷酸脱氢酶缺乏症的患者应严禁食用蚕豆或忌用伯氨喹啉、氨基比林、非那西丁等药物,以防止溶血性贫血的发生。

（八）替代疗法

当机体先天性缺乏某种物质时,可用与其作用相同或相近的药物加以替代。例如,先天性睾丸发育不全症患者雄激素分泌不足,促性腺激素分泌增多,可采用雄激素替代疗法。又如,垂体性侏儒症垂体前叶生长激素分泌不足引起垂体性侏儒。体内生长激素（GH）浓度低,应用人 GH 替代疗法,效果较好。

（九）器官移植

随着免疫学知识和技术的发展,免疫排斥问题得到有效控制,器官移植也逐渐被用于治疗遗传病,因遗传病造成的某脏器功能严重损害,可通过器官移植加以矫治。例如,肾移植是迄今为止最成功的器官移植术,副作用较其他器官移植小,目前已应用在家族性多囊肾、遗传性肾炎、糖尿病、β-珠蛋白生成障碍性贫血、镰状细胞贫血、先天性肾病综合征和淀粉样变性等 10 多种遗传病上,肾移植使这些遗传病得到有效缓解。又如,对重度联合免疫缺陷病患者通过骨髓移植能重建免疫功能,迄今已有多例患者进行骨髓移植治疗,取得一定疗效的报道。

Note

（十）基因治疗

基因治疗（gene therapy）是运用重组 DNA 技术，将人的正常基因或有治疗作用的基因导入人体靶细胞，以替代、纠正或补偿缺陷基因的功能，或抑制缺陷基因的表达，达到治疗疾病的目的。基因治疗能将生殖细胞和体细胞病变基因进行矫正或修复，是一种理想的、有效的根治方法，主要治疗遗传病、恶性肿瘤、心血管疾病、感染性疾病等对人类健康有严重威胁的疾病，如血友病、类风湿、艾滋病（AIDS）等。治疗方法：①基因修正；②基因置换；③基因增补；④基因干预。基因治疗目前在临床主要用于治疗单基因遗传病、恶性肿瘤、病毒性感染、心血管疾病等，而运送治疗基因的载体系统构建将是今后研究的一个重要方向。

四、遗传病的预防

随着医学的发展，传染性疾病相对得到了有效的控制，而遗传病的发病率呈逐年上升趋势。我国人口众多，每年出生的新生儿近 2000 万，其中各种遗传病和出生缺陷的患儿可达 20 万～30 万，且遗传病的种类很多，大多数难以治疗或目前尚无有效疗法，有的即使能治疗，也由于费用昂贵难以普遍实行。遗传病的治疗是一种被动的选择，而遗传病的预防才是主动的、积极的措施，因此，开展遗传病的预防十分重要，它对降低遗传病发病率、改进人类的遗传素质具有重要的现实意义。遗传病的预防主要从遗传病的普查、携带者的检出、遗传咨询、产前诊断等方面开展工作。

（一）禁止近亲结婚

《中华人民共和国婚姻法》规定：直系血亲和三代以内的旁系血亲禁止结婚。科学家推算，每个表型正常的人身上可能携带几个甚至十几个有害的隐性致病基因，在近亲结婚的情况下，夫妻双方拥有共同的祖先，这样他们拥有一种致病基因的机会就大大增加，这些隐性致病基因在子代形成纯合体的概率大大增加，从而增加该种遗传病在后代中的发病率。据统计，苯丙酮尿症在非近亲结婚家族中的发病率约为 1/14500，而在姨表兄妹中的发病率高达 1/1700，约为非近亲结婚家族中发病率的 8.5 倍；白化病在非近亲结婚家族中的发病率约为 1/40000，而在姨表兄妹中的发病率高达 1/3000，约为非近亲结婚家族中发病率的 18.5 倍。另据统计，近亲结婚使后代患多基因遗传病和先天畸形的发病率也增高。

（二）遗传咨询

遗传咨询是指临床医生或遗传学工作者应用人类遗传学和临床医学的基本原理和技术，就遗传病患者及家属提出的病因、遗传方式、诊断、治疗、预后、复发风险和预防等问题给予科学的答复，并提出建议或指导性意见，以求降低患遗传病的胎儿的出生率，减少家庭和社会的负担，提高人口素质，达到优生的目的。其咨询的对象包括大龄孕妇；生过一胎先天畸形儿者；有原因不明的流产史、死胎史及新生儿死亡史的夫妇；先天性智力低下者及其血缘亲属；有遗传病家族史的夫妇；近亲婚配者等。例如，唐氏综合征是一种较常见的染色体异常疾病，为了预防此病患儿的出生，遗传咨询师应详细了解母亲的年龄，先前是否生育过唐氏综合征患儿以及有关的染色体核型等，21-三体型唐氏综合征发病率和母亲年龄、生育史等都有密切关系。

（三）产前诊断

产前诊断或称宫内诊断，是指在妊娠 16～20 周，经羊膜穿刺术抽取羊水，通过对羊水的生化分析、胎儿脱落细胞的生化检查或对羊水脱落细胞进行体外培养后进行染色体核型分析、生化检查，为诊断胎儿是否患遗传病或先天畸形提供依据的医学诊断技术。目前，通过产前诊断已能较准确地检出染色体、性连锁遗传病、几十种先天性代谢性疾病以及一些遗传性血液病和先天畸形。经产前诊断确诊遗传病及先天畸形后，就可对患病胎儿进行产前治疗或待出生后进行早期治疗;对那些难以治疗的患病胎儿可以及时采取终止妊娠、人工流产的措施。因此,产前诊断是对遗传病及先天畸形进行出生前诊断、治疗以及预防遗传病及先天畸形发生的一种有效的措施。

(四)婚前检查

婚前检查是指结婚前对男女双方进行常规体格检查和生殖器检查,以便发现疾病,保证婚后的婚姻幸福。全面的婚前检查,可以发现一些异常情况和疾病,从而达到早期诊断、积极治疗的目的,如在婚前检查中发现有对结婚或生育产生暂时或永久影响的疾病(如女性先天无阴道、男性隐睾畸形等),可在医生指导下做出对双方和下一代健康都有利的决定和安排。另外通过询问家族史、家系调查、家谱分析并结合检查结果,医生可对某些遗传缺陷做出明确诊断,并根据其传递规律,推算出"影响下一代优生"的风险程度,帮助结婚双方做出婚育决策,减少或避免不适当的婚配和遗传病患儿的出生。

遗传病对社会、家庭和个人的危害是巨大的,所以更应采取上述合适的方法来检测以减少遗传病的发生,才能达到优生,提高人口素质的目的,使每个家庭能生育健康的孩子。

能力检测

参 考 文 献

[1] 陈竺.医学遗传学[M].3 版.北京:人民卫生出版社,2019.

[2] 傅松滨.医学遗传学[M].4 版.北京:北京大学医学出版社,2018.

[3] 左伋.医学遗传学[M].7 版.北京:人民卫生出版社,2018.

[4] 刘祖洞,吴燕华,乔守怡,等.遗传学[M].4 版.北京:高等教育出版社,2021.

[5] 傅松滨.医学生物学[M].9 版.北京:人民卫生出版社,2018.

[6] 杜传书.地中海贫血研究的现状与未来[J].中华医学遗传学杂志,1996(5):257.

[7] 王燕燕,李晓辉,徐西华.地中海贫血诊治进展与我国现状[J].中国实用儿科杂志,2013,28(6):473-476.

[8] 黄淑帧.血红蛋白分子病[J].上海医学,1979(5):48-53.

[9] 秦德安.谈谈血红蛋白分子病[J].生物学教学,1986(2):9-10,38.

[10] 胡金良,王庆亚.普通生物学[M].2 版.北京:高等教育出版社,2014.

(包玉龙　周倩仪　邓代千)

第七章　生物的多样性

学习目标

素质目标：通过介绍国际生物多样性日（每年的 5 月 22 日），提升学生的公共教育素养和生态意识水平。

能力目标：结合生物多样性的内容，说明生物分类方法。能用所学的知识分析生物多样性的特点和生物分类的内涵。

知识目标：掌握生物分类方法，熟悉种的命名特征，了解生物的系统分类。

扫码看课件

生物多样性（biological diversity）是指地球上所有生物（动物、植物、微生物等）包含的遗传信息以及由这些生物与环境相互作用所构成的生态系统的多样化程度。生物多样性就是生命形式的多样性，是生态系统（ecosystem）生命支持的核心部分，是一个描述自然界多样性程度的广泛的概念，通常包括遗传多样性、物种多样性和生态系统多样性三个组成部分。

遗传多样性又称为基因多样性，是指地球上生物所携带的各种遗传信息的总和。这些遗传信息储存在生物个体的基因之中。因此，遗传多样性也就是生物遗传基因的多样性，以及同一物种内基因的各种变异，是一个衡量种内变异的概念。物种多样性是生物多样性的核心，主要体现一个地区内物种的丰富程度和差异性。物种（species）是生物分类的基本单位。物种多样性是指地球上动物、植物、微生物等生物种类的丰富程度，包括一定区域内的物种丰富程度和物种分布的均匀程度两个方面。物种多样性是衡量一定地区生物资源丰富程度的一个客观指标。生态系统是在一定时间和空间范围内，各种生物与其周围环境所构成的自然综合体，是生态学的功能单位。所有的物种都是生态系统的组成部分。在生态系统中不仅各个物种之间相互依赖、彼此制约，而且生物与其周围的各种环境因子也相互作用。生态系统多样性主要包括地球上生物群落多样性、生境的多样性和生态过程的多样性，涉及生态环境、生物群落和生态过程等多个方面。

生物多样性是人类社会赖以生存和发展的基础，我们的衣、食、住、行及物质文化生活的许多方面都与生物多样性的维持密切相关。我国是全世界生物多样性丰富的国家之一，并已签署《生物多样性公约》。

第一节　生物分类方法

生物分类学是一门研究生物类群间的异同，阐明生物间的亲缘关系、进化过程和发展规律的科学。

生物分类是研究生物的一种基本方法。生物分类主要是根据生物的相似程度（包括形态、结构和生理功能等），把生物划分为种和属等不同的等级，并对每一类群的形态结构和生理功能等

Note

特征进行科学的描述,以阐明不同类群之间的亲缘关系和进化关系。分类的基本单位是种。分类等级越高,所包含的生物共同点越少;分类等级越低,所包含的生物共同点越多。了解生物的多样性,保护生物的多样性,都需要对生物进行分类。

一、分类的方法

人们在不同的历史时期,都对生物种群进行过分类。从历史发展的角度看,分类方法有人为分类法和自然分类法两种,这两种方法代表了分类工作发展强有力的两个阶段。

(一)人为分类法

人为分类法主要是根据生物的经济用途或少数表面形态、结构特点进行分类,而不考虑生物的亲缘关系和演化发展的本质联系。例如,将生物分为陆生生物、水生生物;草本植物、木本植物;粮食作物、油料作物和经济作物等。另外,18世纪,瑞典植物学家林奈以生物能否运动为标准,将生物划分为动物界和植物界的两界系统。他还根据雄蕊的有无、数目,把植物界分为一雄蕊纲、二雄蕊纲等24个纲。16世纪,我国李时珍在《本草纲目》一书中将植物分为五部,即草部、谷部、菜部、果部和木部;将动物也分为五部,即虫部、鳞部、介部、禽部和兽部;人另属一部,即人部。亚里士多德根据血液的有无,把动物区分为有血动物和无血动物两大类等。

(二)自然分类法

自然分类法着重于生物间存在的不同亲缘关系,依据生物的各种特征,包括外部形态、解剖结构、生理生化、行为、地理分布和系统发育等特征进行分类。这种根据生物界自然演化过程和生物之间的亲缘关系进行分类的方法称为自然分类法。它在形态、生理遗传、进化等方面的基础上,按生物系统发育的历史,将生物系统分为多层次。它可较真实地反映生物进化的自然系谱,比人为分类法更接近于客观实际,符合系统发育的原则。

1859年,达尔文的《物种起源》出版,标志进化论学说的确立,并推动了生物科学的发展,使人们逐渐认识到现存的生物种类和类群的多样性是由古代生物经过几十亿年的长期进化而形成的,各种生物之间存在着不同程度的亲缘关系。分类学应该反映这种亲缘关系,体现生物进化的历史特点。

现代生物分类学研究生物的系统发育,特别强调分类与系统发育的关系。在研究分类的过程中,分类学家追求的分类单元应是"自然"的类群,提出的分类系统应既要反映客观实际,又要符合系统发育的原则。因为系统发育的亲缘关系是生物进化过程的实际反映。因此,研究各生物类群的分类学家,都把构建并阐明各类生物群体的系统发育关系作为主要目标,以便在此基础上按照生物系统发育的历史,使生物的分类愈来愈接近自然状态,即自然分类系统。

植物的自然分类法是以植物的形态结构作为分类依据,以植物之间的亲缘关系作为分类标准的分类方法。从生物进化的理论得知,种类繁多的植物,实际上是大致同源的。物种之间相似程度的差别,能够显示出它们之间亲缘关系上的远近。判断植物之间的亲缘关系的方法,依据的是植物之间相同点的多少。例如:菊花和向日葵在形态结构等方面有许多相同点,如它们都具有头状花序,花序下有总苞,雄蕊5枚,花药合生,因此研究者认为它们的亲缘关系比较接近。而菊花与大豆相同的特点就比较少,如大豆花的蝶形花瓣的大小和形状都与菊花不同,是二体雄蕊(花丝9枚合生,1枚离生),因此两者的亲缘关系比较疏远。

近年来,随着科学的发展,植物的分类已经不仅以形态结构为依据,而且得到了生理学、生物化学、遗传学和分子生物学等学科的密切配合。各国植物学家正在这方面继续展开深入的研究,以便使植物分类的方法更加完善。

动物的自然分类方法更加复杂,主要是根据同源性进行分类。分类学家必须考虑多种多样的特征,这些特征包括结构、功能、生物化学、行为、营养、胚胎发育、遗传、细胞和分子组成、进化历史及生态上的相互作用。特征越稳定,在确定分类时就越有价值。

二、分类的等级

在自然分类系统中,分类学家根据生物之间相同、相异的程度与亲缘关系的远近,以不同的分类特征为依据将生物划分为自高而低的 7 个等级或阶元(category),它们的顺序是界(kingdom)、门(phylum)、纲(class)、目(order)、科(family)、属(genus)和种(species)。上述 7 个阶元是最基本的,为了更准确表明生物的分类地位,可在原有等级之前增加一个"超级"(super-)或在之后增加一个"亚级"(sub-),如超纲(superclass)、亚纲(subclass)等。

每一种生物都可以通过分类系统,依不同的分类阶元,表示出它在生物界的分类地位,反映该种生物的分类属性以及与其他生物之间的亲缘关系。如人(*Homosapiens*,L)的阶元如下。

动物界 Kingdom Animalia
　脊索动物门 Phylum Chordata
　　脊椎动物亚门 Subphylum Vertebrata
　　　哺乳纲 Class Mammalia
　　　　真兽亚纲 Subclass Eutheria
　　　　　灵长目 Order Primates
　　　　　　类人猿亚目 Suborder Anthropoidea
　　　　　　　人科 Family Hominidae
　　　　　　　　人属 *Genus Homo*
　　　　　　　　　人种 *Species Sapiens*

第二节　种

一、种的概念

物种即种(species),不同专业的生物学家对物种的概念有不同的理解。分类学家认为物种是依据表型特征识别和区分生物的基本单位。现代遗传学家对物种的定义:物种是一个具有共同基因库,与其他类群有生殖隔离的群体。生态学家则认为,物种是生态系统中的功能单位,不同物种占有不同的生态位。如果两个物种以相似的方式利用同一有限的资源和能源,它们必定会发生竞争和相互排斥,其中必定有一个获得相对的胜利;如果一个物种的种内发生变异,占据了多个生态位,那么从生态学的角度看,就意味着新物种的诞生。我国学者陈世骧认为,物种是由种群所组成的生殖单元(和其他单元生殖隔离),在自然界占有一定的生境,在系谱上代表一定的分支(种是生物进化的单元)。这个定义包括了物种的四个标准,即种群组成、生殖隔离、生境地位和系谱分支,是一个广泛被接受的较为完善的定义。

对物种问题争论的焦点归纳起来主要有两点:一是把种定义为形态结构相似的个体群,把物种分为形态学种和分类学种;二是强调种间生殖隔离的机制。

种是客观存在的,又是进化发展的。一个种通过遗传、变异和自然选择,可能发展成另一个新物种。现在地球上众多的种,就是从其共同祖先逐步演化而来。

种不同于亚种(subspecies)和变种(variety),亚种是种以下的分类阶元,是指同种生物个体由于地理隔离彼此分布不同地区形成的小的个体群;变种则不是分类阶元,是指种内的种型或个体变异。

Note

二、种的命名方法

国际命名法规定,每一个物种只能有一个统一的学名。这就是18世纪瑞典植物学家林奈首创的双名法,即种的学名由两个拉丁单词或拉丁化的词组成,第一个拉丁单词是表示该种所在属的属名,是常用名词,其第一个字母要大写。第二个拉丁单词是种加词(种名),多为形容词或名词,字母均小写,其性、数、格要与属名一致。一个完整的学名,在种名之后还应附上命名人的姓氏或姓氏的缩写,第一个字母要大写,有时还要加上命名的年份,以便核查原始文献。学名字体在印刷时一般要求为斜体;手写时则在其下方加一横线。如:狼的学名应是 *Canis lupus* Linne;人的学名是 *Homo sapiens*。

对于亚种,一般采用三名法,即在种名之后再加上一个亚种名,如尖音库蚊淡色亚种(淡色库蚊)为 *Culex pipiens pallens* Coquillet(1898),其中 *pallens* 为亚种名。

如果要更正一个种的学名,把一个种从一个属划归于另一个属,给原来命名人的姓氏用括号括起,修正人的姓氏跟在括号后即可。例如,美国红杉的学名是 *Sequoia sempervirens*(D. Don)Endl.。

第三节 生物的系统分类

生物种类繁多、姿态万千,大小、结构差异悬殊。在人类对自然界探索的历程中,针对超过200万种生物的科学分类,经历了一个由浅入深、由简至繁、由低级至高级的认识过程。总的说来,人类最早把生物分成截然不同的两大界——动物界和植物界。但随着人们对生物的认识不断深化和科学的发展,近一百多年来,从两界系统经历过三界系统、四界系统、五界系统至六界系统,后又出现了三原界(或三总界)系统。

两界系统:人类对生物的分类最早只是为了易于识别和利用。我国古代人民对生物的分类是从把生物分为动物和植物开始的。我国的《诗经》《周礼》等著作中最早提及"二界分类系统"。这些著作将百余种植物和动物依据其特性进行了分类,采用如草、木、禾、竹作为植物类别的部首和虫、鱼、鸟等作为动物类别的部首来标识动物类别。此外,动物被进一步细分为毛物、鳞物、羽物、介物及裸物五类,相当于现代动物分类中的哺乳类、鱼类、爬行类、鸟类、甲壳类和软体动物类。古希腊学者亚里士多德(Aristotle)首次把生物分为动物和植物两大界,但都没有科学的理论依据。1735年,瑞典植物学家林奈以生物能否运动为标准,明确提出最传统的两界系统——动物界和植物界,将细菌、真菌等都归入植物界,该系统一直沿用至1950年。因此两界系统从18世纪中期开始建立,随着科学技术的发展而不断完善和深化。两界系统比较简便,但不能反映生物界的复杂性和进化关系。

三界系统:19世纪,由于显微镜的发明和应用,人们注意到真菌虽然营固着生活及细胞有壁,但不营光合作用,因此归属植物界有所不妥;更突出的是眼虫,它具有动植物两界的共性,按照传统的两界法无法把它们划分到具体的某一界。于是,德国的海克尔于1886年提出三界系统:植物界、动物界和原生生物界。原生生物界包含所有的单细胞生物、藻类、原生动物、真菌等。

四界系统:三界系统比两界系统前进了一步,初步反映了生物的进化系统,但并没有把细菌、蓝藻等细胞内无明显核区的与具有明显核区的单细胞真核生物(如酵母类)进行区分。在电子显微镜普遍运用于生物学领域后,人类的研究进入细胞生物学时代。人们认识到了原核生物与真核生物之间的巨大差异。四界系统把生物划分为原核生物、真菌、植物和动物。把生物中除了动、植物和真菌等具有真核区的此三界以外的生物统称为原核生物。

五界系统:根据细胞结构的复杂程度及营养方式的不同,美国生物学家魏泰克(R. H. Whittaker)于 1969 年提出了五界系统。他首先根据核膜结构的有无,将生物分为原核生物和真核生物两大类。原核生物为一界(包括细菌和蓝藻等)。真核生物根据细胞多少进一步划分,由单细胞或多细胞组成的某些生物归入原生生物界,余下的多细胞真核生物又根据它们的营养类型分为植物界(光合自养)、真菌界(腐生异养)、动物界(异养)。这种分类在学术界造成相当大的轰动,因为它构建了一个纵横统一的系统。从纵向上看,它显示了生命历史的三大阶段:原核单细胞阶段、真核单细胞阶段和真核多细胞阶段(具有三个分支)。在横向上看,它显示了生物演化的三大方向:营光合自养的植物,为自然界的生产者;分解和吸收有机物的真菌,为自然界的分解者;以摄食有机物获取营养的动物,为自然界的消费者(同时又是分解者)。五界系统虽然能反映出生物间的亲缘关系和进化历程,但仍不够完善。

六界系统:特劳巴和生物学家陈世骧(1977)等认为病毒一类非细胞生物,应另立一个病毒界,于是在 1975 年提出了六界系统,包括动物界、植物界、真菌界、原生生物界、原核生物界和病毒界。

三总界系统:由陈世骧等提出。他们认为,原五界分类系统把原生生物界列为一个中间阶层,削弱了原核与真核两个基本阶层的对比性;没有考虑原核生物界和原生生物界之间的生态关系,故提出了更完善的分类法:原核生物总界(内含细菌界和蓝藻界)、真核生物总界(内含植物界、真菌界和动物界)和非细胞生物总界(内含病毒界)。

三原界系统:20 世纪 70 年代以后,随着分子生物科学研究的深入,研究者发现了一类栖居于极端生态环境的生物。这类生物的细胞具有原核生物的细胞结构,但在分子生物水平上,它们既不同于一般的原核生物,又区别于真核生物,因此,美国著名的分子生物学家伍斯(Woese)和伍夫(Wolfe)于 1977 年提出了三原界学说。他们把这种"第三界生物"称为古细菌原界,它与真核生物原界、原核真细菌原界相比较具有以下特点。

(1)细胞膜的脂类是有醚键、有分支的直链,而真细菌和真核生物均有酯键,无分支直链。

(2)细胞壁种类多样,不含一般真细菌细胞壁中的胞壁酸、D 型氨基酸和二氨基庚二酸,更不同于无细胞壁的动物细胞和有纤维素、几丁质细胞壁的植物细胞。

(3)核糖体的 16SrRNA 核苷酸顺序独特,既不同于真细菌,也不同于真核生物。

(4)tRNA 成分不存在胸腺嘧啶(T),区别于真细菌和真核生物。

(5)蛋白质合成起始密码,始于甲硫氨酸(AUG),与真核生物相同,不同于真细菌。

(6)对抗生素的敏感性也区别于真细菌和真核生物。

(7)这类生物生态条件独特,有的是严格厌氧菌,如产甲烷菌;有的是极端嗜盐菌;有的则是嗜热嗜酸菌。统称为古细菌。

他们从分子的角度将生物分为三原界:古细菌原界(内含古细菌界,包括产甲烷菌、极端嗜热细菌和极端嗜盐细菌)、真细菌原界(内含真细菌界,包括细菌和蓝藻)和真核生物原界(内含原生生物界、真菌界、植物界和动物界)。古细菌原界远离真细菌原界而靠近真核生物原界。1990 年,伍斯进一步提出将古细菌的后缀去掉,称之为 Archaea(古核),拟与真核、原核相对应。这个研究结果和根据表型比较而建立的系统大部分是相符的,现在已被多数人所接受。

还有一些生物目前尚难确定它们的位置,比如类病毒和朊病毒,它们只含相对分子质量较小的 RNA 或只有蛋白质组成的生命物质。但随着人们对生物的认识不断深入,生物界级的分类系统也将随之不断发展而更加科学和完善。

目前,生物学家较多地接受五界系统或六界系统,但其内容各家略有出入。总之,独立成界的不同的生物,都有其客观的特征。

一、病毒界

病毒(virus)是一类体积非常微小、结构极其简单的非细胞型微生物。一般由含有核酸(DNA或者RNA)的核心部分和蛋白质外壳组成;个体微小,直径一般为15～300 nm;无独立的代谢系统,只能在特异性宿主细胞内才能繁殖。

病毒具有高度的寄生性,完全依赖宿主细胞的能量和代谢系统,获取生命活动所需的物质和能量,离开宿主细胞后,活动停止,可制成蛋白质结晶,为一个非生命体,遇到宿主细胞它会通过吸附、进入、复制、装配、释放子代病毒而显示典型的生命体特征,所以病毒是介于生物与非生物之间的一种原始的生命体。

二、原核生物界

原核生物(prokaryote)的细胞是目前已知最古老、结构最简单,并能够独立生活的一类细胞,是细胞结构的初级阶段。它们具有一般细胞的形态,细胞内同时具有DNA和RNA;无核膜,所以没有典型的细胞核;细胞质内没有线粒体、高尔基复合体以及内质网等细胞器,有细胞壁,细胞壁含有黏多肽复合物;细胞行无丝分裂,多为异养型。这种细胞称为原核细胞,由这种细胞构成的生物称为原核生物,主要包括蓝藻(蓝绿藻)、细菌、立克次体、黏细菌、螺旋体及支原体等。

三、原生生物界

原生生物有3.5万种,包括一切单细胞动物及藻类,是具有真核的单细胞生物或单细胞群体。它已进入细胞结构的高级阶段,具有染色体,DNA分子呈线状排列,形成细胞核,核的外层有双层结构的核膜包围,细胞内具有细胞器,细胞行有丝分裂。藻类如具细胞壁,则由纤维素及果胶组成。

原生生物没有组织分化,细胞中的各种细胞器分工协作完成其特有的生命过程。因此,原生生物虽然只是一个细胞,但是在生理上却是一个独立而完整的机体,有自养型的,也有异养型的,多营无性生殖,主要包括眼虫、草履虫、衣藻、绿藻及金藻等。

四、真菌界

绝大多数真菌是多细胞结构的真核生物,但与其他真核生物在营养方式、组织结构、生长发育和繁殖方式上都不同。真菌有核膜与核仁的分化,细胞质中有线粒体等细胞器和内质网等内膜结构。真菌通过无性生殖或者有性生殖过程产生各种孢子进行繁殖,大多数像植物一样营固着生活,细胞壁由纤维素及甲壳素组成,没有叶绿体,不能行光合作用,营寄生或者腐生生活。真菌包括藻菌、子囊菌、担子菌及半知菌等。

五、植物界

植物是多细胞的真核生物,具有叶绿体,行光合作用,营固着生活,是自养真核生物。细胞壁由纤维素组成,细胞质内常具有大的中心液泡。

植物分布广泛。植物界包括多细胞的藻类植物(如褐藻、红藻、多细胞绿藻)、苔藓植物、蕨类植物、裸子植物和被子植物。多细胞的藻类为低等植物,其他的为高等植物(又称有胚植物);裸子植物和被子植物又称为种子植物,其余为孢子植物。

植物界主要包括绿藻门(如水绵)、褐藻门(如海带)、红藻门(如紫菜、石花菜)、苔藓植物门(如苔纲的地衣和藓纲的葫芦藓)、蕨类植物门(又称羊齿植物,主要分为裸蕨纲、石松纲、木贼纲、真蕨纲)、裸子植物门(主要有苏铁纲、松柏纲和银杏纲)和被子植物门(主要分为单子叶植物和双子叶植物)等。

六、动物界

动物是生物界中的一大类,一般不能将无机物合成有机物,只能以有机物(植物、动物或微生物)为原料,来进行摄食、消化、吸收、呼吸、循环、排泄、感觉、运动和繁殖等生命活动,是行摄食营养的多细胞真核生物,无细胞壁,由肌肉收缩引起运动,具有神经系统,能对刺激产生反应,以协调与环境的平衡。

目前,已知动物界的种类约有150万种,其物种的多样性及其对环境的适应性比植物更加明显。动物界被细分为多个门类,其中前十大门类——原生动物门、多孔动物门、腔肠动物门、扁形动物门、线形动物门、环节动物门、软体动物门、节肢动物门、棘皮动物门以及半索动物门——共同构成了无脊椎动物的大类。这些无脊椎动物具有的共同的特征:①没有具有身体支持作用的脊索或脊椎;②若有中枢神经系统,皆非管状,且位于消化管道腹面;③如果具有血管,则主要血管位于消化管背面。脊索动物门是动物界最高等的一个门类,该门动物具有三大基本特征:脊索、鳃裂和背神经管。根据脊索的发达程度,该门动物又可分为尾索动物亚门、头索动物亚门、脊椎动物亚门三个亚门。

能力检测

参 考 文 献

[1] 喻唯民,徐力,李晓雯,等. 苯丙酮尿症研究十八年[J].中国医学科学院学报,2003,25(2):218-222.

[2] 黎丽芬. 浅析遗传病的诊断及治疗[J].中国实用医药,2017,12(1):191-193.

[3] 王丽娟,高锦声. 遗传病的预防原则[J].中国计划生育学杂志,2001,9(4):243-244.

[4] 胡金良,王庆亚. 普通生物学[M].2版.北京:高等教育出版社,2014.

(杨 琳)

Note

第八章 生物的进化

学习目标

素质目标：通过"生命至上"的价值观教育，让学生意识到生物是自然演化的产物，人作为自然演化的最高等形式，应尊重人与自然的和谐共生，尊重现存生物个体的多样性，从而做到"敬畏生命，敬畏自然"，并树立生物进化的思想和唯物主义的生命观。

能力目标：通过学习"达尔文学说"，说明自然选择的涵义。利用知识分析"经典达尔文主义"与"现代达尔文主义"的内容差异。

知识目标：掌握"达尔文学说"，熟悉"现代达尔文主义"形成的原因和内容，了解"中性突变学说"和物种形成的不同方式。

生物进化是指一切生命形态发生、发展的演变过程，进化是生命的基本特征之一。一切生物都是进化的产物，生物是不断进化的。这一科学的生命观已为人们所普遍接受，但长期以来对于生物进化的机制存在着激烈的争论。在各个历史阶段，不同的学者曾提出了各自的见解和理论，到目前为止还存在着许多有待进一步探讨和阐明的问题。

近代科学诞生以前，进化思想发展缓慢，当时广为流行的是宗教"神创论"和"物种不变论"。这种观点直到 18 世纪仍在生物学中占统治地位，其代表人物是瑞典植物学家林奈。他所提出的两界系统虽然有助于揭示生物物种之间的历史联系，但他却把物种看作是上帝创造的不可改变的产物。随着生产技术的不断革新与科学研究的深入探索，众多新兴发现与观察结果相继涌现，均与传统观念中的"物种不变论"形成了鲜明对比。在大量事实的影响下，甚至像林奈这样坚定的神创论者，在晚年也终于承认物种是可变的，杂交能产生新物种的观点。与林奈的不可改变的观点相反，法国学者布丰相信物种是变化的，现代的动物是少数原始类型的后代。他把生物与居住环境联系起来，认为气候、食物和人的驯养等因素可引起动物性状的变异。1809 年，法国学者拉马克在《动物学哲学》中运用环境作用的影响、器官的用进废退和获得性遗传等原理解释生物进化过程，并创立了第一个比较严谨的系统进化学说。其意义在于否定了神创论和物种不变论，奠定了科学生物进化论的基础，即生物都不是由神创造的，而是由更古老的生物进化而来的。1859 年，达尔文的《物种起源》出版。该书系统论证了地球上现存的生物都由共同的祖先进化而来，它们之间有亲缘关系，并提出"自然选择学说"以说明进化的原因，从而创立了科学的进化理论，揭示了生物发展的历史规律。

第一节　达尔文学说

自然选择学说(theory of natural selection)是达尔文进化论的核心部分，自然选择是达尔文在人工选择(artificial selection)的基础上提出的。人工选择是指通过人类不断选择而形成生物新类型的过程,其中包括三个基本要素:变异、遗传和人在动、植物生殖中有目的地对变异进行选择。达尔文认为,自然选择是环境对生物的选择,在那里没有人为的干扰,只是存在着类似于人类作用的因素。

一、变异与遗传

在自然界,生物通过生殖所产生的后代既能保持亲本的遗传性状,同时又具有各种各样的变异。达尔文将变异分为一定变异(definite variation)和不定变异(indefinite variation)。一定变异是指生物若干世代生长在相似的环境条件下,所有个体或大部分个体,按照同样的方式发生变异。不定变异是指生物虽生活在相似的环境条件下,不同的个体彼此间往往出现明显的差别。达尔文认为不定变异广泛存在,并是选择的主要对象,引起变异的根本原因是环境条件的改变。在生物产生的各种变异中,大部分变异都有遗传倾向。在相似的条件下和连续的世代中,变异通过遗传获得稳定与加强。同时,他也认为获得性是可遗传的。

二、生存竞争

达尔文发现生物普遍具有较高的繁殖率和强大的竞争能力。生物有繁殖过剩的倾向,但由于食物与空间的限制及其他因素的影响,每种生物只有少数个体能够发育与繁殖。这是由于生物繁殖过剩(overproduction)而引起的生存竞争。任何一种生物在生活过程中都必须为生存而竞争。生存竞争包括生物与非生物之间的竞争(如温度、空气、光线等的竞争)、生物种内的竞争(如为食物、配偶和栖息地等的竞争),以及生物种间的竞争。生存竞争导致生物大量死亡,结果只有少量个体生存下来。其中,以种内的竞争最为激烈。因繁殖过剩而引起剧烈种内的竞争,是生物发展和进化的动力。

三、自然选择

生物在生存竞争中,对生存有利的变异个体被保留下来,而对生存不利的变异个体则被淘汰,这就是自然选择或适者生存。适应是自然选择的结果。在自然选择过程中,只有适者才能生存,但适应对生存也只有相对的意义,一旦生活环境改变,原来的适应就可能变为不适应。自然选择过程是一个长期的、缓慢的、连续的过程。由于生存斗争不断地进行,因而自然选择也不断地进行,通过一代代的生存环境的选择作用,物种变异被定向地向着一个方向积累,于是性状逐渐和原来的祖先不同,这样,新的物种就形成了。由于生物所在的环境是多种多样的,因此,生物适应环境的方式也是多种多样的,所以,经过自然选择也就形成了生物界的多样性。

四、性状分歧

性状分歧(character divergence)是指生物生活在不同的环境中,向不同方向变异和发展形成多种性状的现象。自然环境变化大都是有方向的,因此经过长期的有方向的选择,微小的、有利的变异得到积累而成为显著的变异,通过性状分歧和中间类型的灭绝最终可导致新物种形成。按照达尔文的观点,性状分歧是新物种形成的基础,地理隔离(geographic isolation)对性状分歧和新物种形成有重要作用。生物进化的根本问题是物种形成问题。在不同的自然条件下,自然选择的方向不同,一个原始的物种则会发生不同的性状分歧,演变为多个物种。

达尔文学说是对进化论研究成果全面而系统的总结。它科学地解释了生命现象的统一性是由于所有的生物都有共同的祖先,生物的多样性是进化的结果,生物界千差万别的种类之间存在内在联系,为生物科学发展开创了一个新时代。其不足之处在于研究只停留在个体层次上,未研究种群在生物进化中的作用、遗传和变异的本质;且其强调物种形成都是个体渐变的结果,而无法解释物种大爆发等现象。

第二节 现代达尔文主义

现代达尔文主义亦称综合进化论(the synthetic theory,包括后来的现代综合论),是达尔文主义选择论和新达尔文主义基因论综合和提高的产物,继承和发展了达尔文的自然选择理论,由美国学者杜布赞斯基于1937年在《遗传学与物种起源》中提出。该学说得到许多著名学者的支持,如英国学者霍尔丹、费希尔和苏联学者施马里高践等。

一、突变为生物进化提供了原始材料

该学说认为,种群是生物进化的基本单位,种群(population)指在一定时间内占据一定空间的同种生物的所有个体。种群中的个体并不是机械地集合在一起,而是彼此可以交配,并通过繁殖将各自的基因传给后代。同一种群的所有生物共用一个基因库。进化是种群基因库变化的结果。这一认识区别于以往以个体为进化单位的进化学说。进化机制的研究属于群体遗传学范畴,进化的实质在于种群内基因频率和基因型频率的定向改变及由此引起的生物类型的逐渐演变。突变是生物界普遍存在的现象,也是所有遗传变异的来源,为进化提供了原始材料。当然大多数突变是有害的,可通过自然选择消除有害突变,保留适应性变异,使基因频率定向改变。

二、选择是进化的主导因素

在生物进化过程中,随机的基因突变一旦发生,就受到自然选择的作用。自然选择的实质是一个群体中的不同基因型携带者对后代的基因库做出不同的贡献。自然选择决定进化的方向,遗传和变异这一对矛盾是推动生物进化的动力。

三、隔离是新物种形成的必要条件

自然选择下群体基因库中基因频率的改变,并不意味着新物种的形成,因为基因的交流没有中断,群体分化未超出种的界限,还必须通过隔离,进一步巩固并扩大变异,而出现新的物种。隔离的机制分为两类:首先是空间隔离(地理隔离或生态隔离),使已出现的差异逐渐扩大,达到阻断基因交流的程度,即遗传性的生殖隔离(reproduction isolation),最终导致新物种的形成。其次是地理隔离,其在物种形成中起促进性状分歧的作用。生殖隔离是物种形成中最重要的步骤。

现代达尔文主义是在达尔文的自然选择学说和群体遗传学理论的基础上,结合细胞学、生态学、分类学及古生物学等生命科学中其他学科的研究成果,特别是遗传学研究的最新理论而发展起来的当代达尔文进化理论。现代达尔文主义把进化论的研究逐渐深入到基因水平。

第三节 中性突变学说

20世纪60年代以来,随着分子生物学的快速发展,人们对进化的认识也开始深入到分子水平。生物分子的进化是生物进化的重要组成部分。1968年,日本学者木村资生根据分子生物学的研究资料(核酸、蛋白质中的核苷酸及氨基酸的置换速度,以及这些置换所造成的核酸及蛋白质分子的改变,但这些改变不影响生物大分子的功能等),提出了分子进化中性学说,即"中性突

Note

变学说"或"中性突变的随机漂变理论",向达尔文的"自然选择学说"提出了挑战。此后,许多学者又根据大量的研究成果予以肯定。1969 年,美国学者金和朱克斯用大量的分子生物学资料进一步充实了这一学说,并把这一学说称为"非达尔文主义"。

一、中性突变学说的依据

20 世纪 50 年代,科学家们先后探明了不同生物体内具有相同功能的一些蛋白质的氨基酸序列和核酸的核苷酸序列。他们发现,生物间的亲缘关系越近,这些生物大分子间的差异越小;亲缘关系越远,差异越大。科学家们还发现,随着生物由低级到高级的演化,同一种分子中的氨基酸或核苷酸以一定的速度置换,也就是说每一种生物大分子不论在哪种生物体内,都以一定的速度进化着。分子进化速度即中性突变速度取决于蛋白质或核酸等大分子中的氨基酸或核苷酸在一定时间内的替换率。生物大分子进化的特点之一是每一种大分子在不同生物中的进化速度都是一样的。例如,各种脊椎动物血红蛋白分子 C 链中的氨基酸,都是以每年大约 10 个的速度置换,并且置换的速度与环境的变化和生物时代的长短无关。鲤、马和人的 C 链都是由 141 个氨基酸所构成,其中鲤和马有 66 个氨基酸不同,马和人有 18 个氨基酸不同。这种分子水平上的置换是由基因突变造成的,其中多数对生物的性状既无利也无害,属于中性突变或近中性突变。例如,决定苯丙氨酸的密码子可以是 UUU,也可以是 UUC,如果 RNA 分子中的一个碱基被置换(U→C),使 UUU 突变成了 UUC,则新密码的意义与原密码的相同。同源蛋白质如同工酶所具有的丰富的多态性表明,这些生物大分子具有同样的高级结构,都能很好地完成其生物功能,它们之中哪一个也不比别的分子更优越。也就是说,在分子水平上,突变是无害的。

二、中性突变的类型

中性突变是指这种突变对生物体的生存既没有好处,也没有害处,因而自然选择对生物不起作用。

1. 同义突变 遗传密码是简并性的,即决定一个氨基酸的密码子大多不止一个,三联体密码子中第三个核苷酸的置换,往往不会改变氨基酸的组成。例如,UUU 和 UUC 都是苯丙氨酸的密码子,它们最后一个核苷酸 C 和 U 可以互相置换而不影响氨基酸的性质,即氨基酸不变。因此 UUU 和 UUC 可以认为是同义。又如 CCC 是脯氨酸的密码子,CCC 中最后一个 C 如果被其他 3 种核苷酸的任何一种所取代,形成 CCU、CCA 或 CCG,但因为这 3 个密码也是脯氨酸的密码子,所以,虽然发生了突变,但新的密码子和原来的密码子是同义的,这种突变即是同义突变。

2. 非功能性突变 DNA 分子中有些不转录的序列,如内含子(intron)与重复序列等,对合成蛋白质中的氨基酸没有影响,因此,这些序列中如发生突变,对生物体的性状也无影响。

3. 不改变功能的突变 结构基因的一些突变,虽然改变了由它编码的蛋白质分子的氨基酸组成,但不改变蛋白质原有的功能。例如,不同生物的细胞色素 C 的氨基酸组成存在一定程度的置换,但它们的生理功能却是相同的。血红蛋白也是这样,虽然有些氨基酸置换可以产生不良的后果,如人的镰状细胞血红蛋白,但是也有很多突变对生物体血红蛋白的生理功能并无影响。

根据中性突变学说,同义突变的频率很高,加上非功能性突变和不改变功能的突变,绝大多数突变都是中性突变。

三、遗传漂变

随机遗传漂变(random genetic drift)即遗传漂变(genetic drift),指由于某种随机因素,某一等位基因的频率在群体(尤其是在小群体)中出现世代传递的波动现象。中性突变不引起生物表型的改变,对于生物的生殖力和生活力没有影响,因而自然选择对中性突变不起作用。真正起作用的是遗传漂变,即通过群体内个体的随机交配以及突变基因随同一些基因型固定下来或消失不见（即被淘汰掉）。新物种的形成不由微小的长期有利变异积累而成，而是由那些无适应性的、无好坏利害之分的中性突变积累而成。遗传漂变不只限于小种群，任何一个种群都能发生遗传漂变，遗传漂变是分子进化的基本动力。大的种群如果发生了隔离与迁移而形成小种群，遗传漂变就可能发生。换言之，中性突变学说认为，突变大多在种群中随机地被固定或消失，而不是通过选择才被保留或被淘汰。通过群体中的随机婚（交）配，一些中性突变将在群体中消失，另一些则被固定和积累下来，引起群体中基因型的变化，并最终导致原来种群的分化和新种群的形成。许多不同物种的功能相同的蛋白质（如血红蛋白、细胞色素C、核酸酶、胰岛素、免疫球蛋白、血纤维蛋白肽等）的氨基酸组成有很大差异，这是遗传漂变的结果。所以发生在分子水平的中性突变就成为分子进化论的核心，生物的进化则是中性突变在自然群体中遗传漂变的结果。

中性突变学说阐明了物种在分子水平上的进化机制。这种机制主要在于中性突变本身，是生物分子随机的自由组合，而自然选择不起作用，分子进化的方向与环境无关。中性突变进化理论使生物进化论在分子层次的水平上得到了发展。中性学说是对"达尔文进化论"在微观演化水平的进一步发展、修正和补充。

第四节　物　种　形　成

物种形成（speciation）也称物种起源，是指新物种的分化产生。它是生物进化的主要标志。物种形成是一个由量变到质变的过程。生殖隔离是新物种形成的标志，不同种群的个体间一般是不能相互交配的，即使交配成功，也不能产生可育的后代。

根据生物发展史的大量事实，物种形成可以概括为两种不同的方式：一种是渐变式，即在一个相当长的时间内旧的物种逐渐演变成为新的物种，这是物种形成的主要方式。另一种是爆发式，即在短时期内以飞跃形式从一个物种变成另一个物种。爆发式在高等植物，特别是种子植物的形成过程中，是一种比较普遍的形式。

一、渐变式物种形成

渐变式物种形成（gradual speciation）是通过突变、选择和隔离等过程，首先形成若干亚种，然后进一步逐渐累积变异造成生殖隔离而成为新物种。渐变式物种形成要经过漫长的时间和许多世代的逐渐演变才形成新物种，其中最普遍的方式是一个分布很广的物种通过地理隔离先形成亚种，然后发展出生殖隔离，形成两个或多个新物种。

渐变式物种形成又可分为两种方式，即继承式物种形成和分化式物种形成。

1. 继承式物种形成　一个物种可以通过逐渐积累变异的方式，经历悠久的地质年代，由一系列的中间类型，过渡到新物种。

2. 分化式物种形成　一个物种的两个或两个以上的群体，由于地理隔离或生态隔离，而逐渐分化成两个或两个以上的新物种。它的特点是种的数目越变越多，而且需要经过亚种阶段，如地理亚种或生态亚种，然后才变成不同的新物种。分化式物种形成又可分为异域物种形成（allopatric speciation）和同域物种形成（sympatric speciation）两种形式。

（1）异域物种形成：又称为地理隔离式物种形成（geographic speciation），是指一个物种被分成两个或两个以上的地理分隔群体时，会产生遗传漂变，再加上由于地理条件和生态条件不相同，适应性也不相同，所累积的遗传变异也就不一样，最终导致生殖隔离而形成不同的物种。

（2）同域物种形成：分布在同一地区的物种的不同群体之间，由于生态差异等原因，没有机会进行杂交和基因交流，从而分化形成新的物种。这主要是由受精前的隔离因素（如寄主以及交配

Note

季节和时间等的不同），使群体间个体不易进行杂交而造成。

二、爆发式物种形成

爆发式物种形成（sudden speciation）是指不需要悠久的演变历史，在较短时间内形成新物种的方式。这种形式一般不经过亚种阶段，而是通过染色体数目或结构的变异、远缘杂交、大的基因突变等方式形成新物种，一经出现可以很快达到生殖隔离。例如，多倍体的植物一经产生就是一个新的物种。具有 2 套染色体组的植物细胞称为二倍体细胞，具有多套染色体组的植物细胞称为多倍体细胞。对于同一种物种而言，其细胞里的染色体组是恒定的。

在自然条件下，二倍体的植物在形成配子时，若减数分裂失败（遗传物质经过一次复制，细胞只分裂一次），产生的配子是二倍体而不是单倍体；接着，又进行一次自花授粉，两个二倍体配子结合而产生四倍体的合子。这种合子发育为成熟的植株，并借助自花授粉来进行繁殖。这种新的四倍体的植株产生后与其二倍体的亲本存在生殖隔离，属于新的物种。通过形成多倍体而产生新的物种，在植物界非常常见，25%～35%的野生被子植物物种和50%的栽培植物物种就是这样形成的。小麦、燕麦、马铃薯、香蕉、花生、苹果等常见的农作物都是通过形成多倍体而产生新的物种。

能力检测

参 考 文 献

［1］ 常青,周开亚.分子进化研究中系统发生树的重建[J].生物多样性,1998,6(1):55-62.

［2］ 朱朝东,罗世孝,周欣,等.地球生物基因组计划与生物分类学[J].生物多样性,2017,25(11):1251-1254.

［3］ 张文华,戴崤,付晓琛,等.生物系统分类体系的建立和林奈的贡献[J].生物学通报,2008,43(5):54-56.

（杨 琳）

第九章　生物与环境

学习目标

素质目标: 通过"生态文明教育",引导学生认识新时代生态文明教育的重要性,为国家乃至全球的生态治理和生态文明教育发展提供中国智慧和中国方案。

能力目标: 结合种群的密度和分布类型,说明种群的增长和衰落的特点。利用知识分析生态系统中物质循环和能量流动。

知识目标: 掌握种群密度和分布类型,熟悉种群的增长模式和衰落的影响因素,了解生态系统中能量流动和物质循环、能源枯竭与环境污染对生物的影响。

生物生存在一定的环境中,在长期的进化过程中生物与环境之间保持极为密切的联系,生物通过环境不断地摄取营养物质和能量,受到环境的制约;生物的生命活动过程又能直接或间接的影响和改造环境,使得两者形成一个统一的整体。随着科学技术的进步和人口的持续增长,人类对生存环境的依赖逐渐加深,同时环境的变化也深刻影响着人类的生存和发展。人类社会出现的人口、粮食、能源、资源和环境的五大危机提示,研究生物和环境之间的关系至关重要。

第一节　种群的大小与分布

种群(population)是在一定时期内占有一定空间的同种生物个体的集合。其包含时间、空间和物种三个要素,其中物种是关键。种群的概念既可指具体的某些生物种群,如一个保护区藏羚羊种群,也可以抽象泛指所有的藏羚羊种群。种群是生态系统的重要组成部分,是生物物种在自然界中的最基本存在单位,也是物种的繁殖单位和进化单位,是群落的基本组分,因此也成为生态学中研究生物与环境关系的重要的概念之一。

一、种群的密度和分布类型

种群的密度和分布类型是种群的最基本特征,对其进行研究有利于生物资源的合理利用、生物保护和病虫害防治。

(一) 种群的密度

种群的密度(density)是单位面积、单位体积中个体的数目,如人口数/平方千米、草本植物的丛数/平方米、水体中藻类与浮游动物的个体数/平方米等。不同的生物种群的密度差别巨大,由于生物在其自然栖息地内的个体数目计数难度存在差异,针对不同类型的物种,估计种群密度的方法也有所不同。对于一些植物或者易于计数的动物,如植物、鹿群及人类,可以使用总数量调查法(total count method),直接计数调查范围内生物个体总数,计算所得到的单位面积或者空间个体数可以称为绝对密度(absolute density)。但绝大多数物种很难直接计数,研究者通常使用统计学方法,采用随机取样计数的方法如样方法(quadrat method)和标记重捕法(capture-recapture method),计数种群内的部分个体,来估测整个种群数量和密度。对于一些不容易寻找或不显眼的动物,由于只能发现或者捕捉其中的一部分,难以计算总的数量,只能采取估计的方法。通过这种方式计算得到的密度称为相对密度(relative density),相对密度是表示种群数量多少的相对指标。

(二) 种群的分布类型

组成种群的个体在其生活空间中的位置状态或布局,称为种群的分布类型。种群的分布类型一般有 3 类:①均匀或规则分布;②随机分布;③成群或聚集分布(图 9-1)。

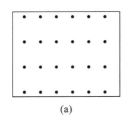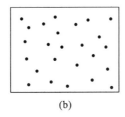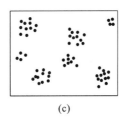

    (a)   (b)   (c)

图 9-1 种群的分布类型

由于种群内个体间的竞争,均匀或规则分布在自然界较少见,但多见于果园、人工林等一些人工群落类型。而随机分布也较为少见,一般见于一些濒危物种。成群或聚集分布是最常见的分布类型,其形成原因:①资源分布不均匀;②植物种子传播方式以母株为扩散中心;③动物的集群行为。

二、种群出生率、死亡率和存活曲线

(一) 种群的出生率和死亡率

出生率(fertility)和死亡率(mortality)是影响种群数量和密度的主要因素。在迁出率与迁入率不变的情况下,出生率与种群数量和密度呈正相关,与死亡率呈负相关。

出生率泛指任何生物产生新个体的能力,具体指标是指种群在单位时间内所出生后代个体数占种群总数的百分数,和死亡率一样,常用"‰"来表示。出生率又分为理论出生率(最大出生率)和生态出生率(实际出生率)。理论出生率(最大出生率)是理想条件(资源不受限制、种群内或种间不存在竞争)下种群内后代个体的出生率。但在自然界中,这种情况几乎不存在。生态出生率(实际出生率)是一段时间内种群中每个雌性个体实际的成功繁殖量,是种群在自然条件上所达到的出生率。种群的出生率受到不同发育阶段、环境、性成熟速度、每次生产后代的量、每年的繁殖次数及胚胎期、孵化期等多种因素的影响。

死亡率等于一定时间段内死亡个体的数量除以该时间段内种群中所有个体的数量。与出生率一样分为理论死亡率(最低死亡率)和生态死亡率(实际死亡率)。前者指种群在最适环境下由生理寿命死亡造成的死亡率,后者是种群在自然条件下的实际死亡率。死亡率在不同的发育阶段也有所不同,在一些极端的生态因子的影响下,死亡率会大大提高。

(二) 种群的存活曲线

存活曲线是以种群存活数量的对数值为纵坐标,年龄为横坐标,绘制成的一条曲线。存活曲线可直观地表示出每一个种群"死亡-存活"的情况。一般可将存活曲线分为如下 3 种基本类型(图 9-2)。

Note

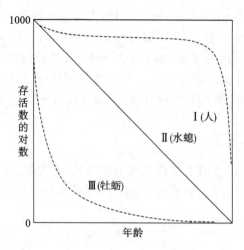

图 9-2 存活曲线的三种基本类型

1. Ⅰ型 曲线呈凸形,表示生命早期存活率高,但达到一定生理年龄,死亡率极高,短期内几乎全部死亡,如大型哺乳动物和人的存活曲线。

2. Ⅱ型 曲线呈对角线形,表示在整个生命期中,有一个较稳定的死亡率,如一些鸟类的成年阶段。

3. Ⅲ型 曲线呈凹形,表示幼体死亡率很高,仅有极少个体能达到生理寿命,如产卵鱼类、昆虫、一年生草本植物等。

在现实生活中,大部分生物种群的存活曲线并不是单纯的以上三种存活曲线之一,而是表现为接近某种类型或为中间型。

三、年龄分布

年龄的分布又指年龄的结构,是指种群中各个年龄组个体所占的百分比。它是衡量种群数量稳定性的重要因子。种群的年龄分布往往用年龄分布(结构)金字塔来表示。在此金字塔中,一般分为 3 个年龄组,分别为老年组、成年组和幼年组。年龄分布按照金字塔形状可以分为 3 种类型(图 9-3)。

1. 增长型(expanding)年龄分布 呈现出典型金字塔形锥体形状(图 9-3(a)),其基部宽,顶部狭,提示种群中有大量幼体,而老年个体很少,种群的出生率大于死亡率,代表增长型种群。

2. 稳定型(stable)年龄分布 呈现出钟形锥体形状(图 9-3(b)),3 个年龄组个体所占比例比较接近,出生率和死亡率大致相平衡,年龄结构和种群大小基本保持不变,代表稳定型种群。

3. 下降型(decline)年龄分布 呈现出壶形锥体形状(图 9-3(c)),锥体底部基部比较狭,而顶部基部比较宽,提示种群中幼年组比例小于老年组比例,说明种群的死亡率大于出生率。该类型年龄锥体代表下降型种群,揭示该种群正处于衰老阶段。

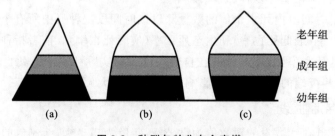

图 9-3 种群年龄分布金字塔
(a)增长型;(b)稳定型;(c)下降型

第二节 种群的增长

一、种群的增长模型

随着近代生态学与其他学科的相互交叉,人们对种群增长的研究由经典的描述性定义过渡到定量的研究。人们通过分析实验数据,建立了种群增长的数学模型,从本质上深刻地认识了种群动态的核心问题。种群的增长模型主要可以分为与密度增长无关的种群增长模型和与密度增长有关的种群增长模型两大类。

(一)与密度增长无关的种群增长模型

一种群的增长模型与密度增长无关,不受资源限制变化影响,种群数目将以指数方式增加,因此这种与密度增长无关的种群增长模型又称为指数增长模型。其又可细分为与密度增长无关的种群离散增长模型和与密度增长无关的种群连续增长模型。

1. 与密度增长无关的种群离散增长模型 如果种群各个世代不相重叠,例如,许多一年生植物和昆虫,其种群增长是不连续的,称为与密度增长无关离散增长。

最简单的种群离散增长模型由下式表示:

$$N_{t+1} = \lambda N_t$$

式中:N_t 表示 t 世代种群大小;N_{t+1} 表示 $t+1$ 世代种群大小;λ 表示世代净繁殖率。

如果种群以 λ 速率年复一年地增长,即

$$N_1 = \lambda N_0 ; N_2 = \lambda N_1 = \lambda^2 N_0 ; N3 = \lambda N^2 = \lambda^3 N_0 ; \cdots ; N_t = N_0 \lambda^t$$

将方程式 $N_t = \lambda^t N_0$ 两侧取对数,即得

$$\lg N_t = \lg N_0 + t \lg \lambda$$

这是直线方程 $y = a + bx$ 的形式。因此,以 $\lg N_t$ 对 t 作图,就能得到一条直线,其中 $\lg N_0$ 是截距,$\lg \lambda$ 是斜率。

2. 与密度增长无关的种群连续增长模型 大多数种群的繁殖都要延续一段时间并且有世代的重叠,其种群的增长是一个连续的过程,这时可用与密度增长无关的种群连续增长模型来表示。其积分式为

$$N_t = N_0 e^{rt}$$

式中:r 表示瞬时增长率;t 表示世代数。

以种群大小 N_t 对时间 t 作图,可以得到"J"形曲线(图9-4)。

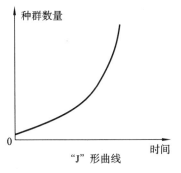

图9-4 与密度增长无关的种群连续增长模型图

(二)与密度增长有关的种群增长模型

在自然条件下,环境和生物本身是有限的,所以大多数种群的"J"形生长都是暂时的,一般仅发生在早期阶段,不少种群的增长受到自身种群密度的影响,是有限的增长。与密度增长有关的增长模型同样分为离散的和连续的,这里主要介绍最为常见的与密度增长有关的种群连续增长模型。其增长模型可以用逻辑斯谛方程来表示:

$$dN/dt = rN(1 - N/K)$$

式中:r 表示种群最大增长率;t 表示时间;N 表示种群大小;K 表示种群的稳定平衡密度或环境容纳量;$1 - N/K$ 表示种群偏离平衡状态的程度。

其积分式为

$$N_t = K/(1 + e^{a-rt})$$

式中:参数 a 的值取决于 N_0;$e = 2.71828$;K 表示环境容纳量;r 表示种群最大增长率;t 表示时间。

该积分式可表示出曲线对原点的相对位置。

该模型有两点重要假设:①有一个环境容纳量 K,当 $N_t = K$ 时,种群为零增长。②种群最大增长率 r 随密度上升而降低的变化是呈比例的。这使得种群增长曲线不再是"J"形,而是"S"形。"S"形曲线就是生态学发展史上著名的逻辑斯谛曲线。逻辑斯谛曲线常划分为 5 个时期,分别为潜伏期(开始期)、加速期、转折期、减速期和饱和期。在转折期中,当个体数达到饱和密度一半(即 $K/2$)时,密度增长最快。而在减速期个体数超过 $K/2$ 以后,密度增长逐渐变慢。在饱和期,种群个体数达到 K 值而饱和(图 9-5)。

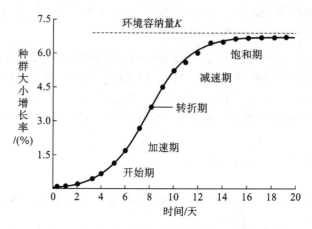

图 9-5　种群在有限环境下的连续增长模型图

二、种间关系与种群的增长

种群的增长是一个复杂的动态的过程,与种群的出生率、死亡率、迁入、迁出、年龄分布以及密度息息相关。除此之外,种间关系也会对种群的增长产生重要影响。

主要的种间关系包括竞争、捕食、寄生和互利共生。种间的竞争关系是指两种群(A 和 B)利用同样的有限资源,导致适合度降低,将不利于种群(A 和 B)的增长。捕食关系是指种群 A 摄食种群 B 的全部或者一部分,被捕食的种群 B 的种群增长速率会受到抑制,但若面临种群 B 的个体数量严重下降的极端情况,种群 A 的种群增长速率也会受到一定负面影响。寄生关系是指个体间紧密关联,其中,宿主会付出代价,寄生关系会给宿主种群的增长带来较大的负面影响。互利共生关系指个体间紧密关联,互惠利益,有利于双方种群的增长(表 9-1)。

表 9-1　种间关系对种群增长的影响

相互作用类型	种群 A 增长	种群 B 增长
竞争	-	-
捕食	+	-
寄生	+	-
互利共生	+	+

注:+代表有利于种群增长,-代表种群增长受到抑制。

三、种群的生活史对策和生殖对策

种群的生活史是指其从出生到死亡所经历的全部过程,其关键组成包括身体大小、生长率、繁殖和寿命。生物在生存斗争中获得的生存对策称为生活史对策(life history strategy)或者生态对策(bionomic strategy)。为了实现种群的延续,生物在漫长的进化过程中形成了各种生活史对策来适应不断变化的生态环境。重要的生活对策史主要包括生殖对策、取食对策、迁移对策和体型大小对策等,下文我们重点介绍生殖对策。

生物繁殖后代时所采取的各种抉择称为生殖对策。生殖对策是从生态的视角对生殖方式的审视,反映了不同的资源利用方式,对环境波动的耐受能力。最重要的两种生殖对策是 r-对策和K-对策。

采用 r-对策进行生殖的种群产生的后代发育快,数量多而个体小,具有高的繁殖能量分配和短的世代周期。这种生殖对策显示出了种群增长率最大化的特征,如昆虫就是采用 r-对策进行生殖的。采用 K-对策进行生殖的种群恰好相反,这种种群具有使种群竞争能力最大化的特征;其产生子代数量少,发育较慢,体型较大;繁殖能量分配低且具有长的世代周期,如绝大多数脊椎动物。

r-对策和 K-对策在进化过程中各有其优缺点。K-对策种群竞争性强,数量较稳定,一般稳定在 K(环境容纳量)附近,大量死亡或导致生境退化的可能性较小。但一旦受危害而造成种群数量下降,由于其 r(种群最大增长率)值较低,种群恢复会比较困难。大熊猫、大象、虎等都属于此类,在动物保护中应特别注意。相反,采用 r-对策进行生殖的种群死亡率高,但高 r 值可使其种群能迅速恢复,而且高扩散能力还可使其种群迅速离开恶化生境,在其他地方建立新的种群。采用 r-对策进行生殖的种群的高死亡率、高运动性和连续地面临新局面,更有利于形成新物种。

第三节　种群的衰落

一、种群衰落的概念

野外种群不可能长期、连续地增长。如果种群数量出现长期的下降,则称为衰落,甚至灭亡。种群衰落的常见原因:①由种群的波动造成。②由长期的人类过度捕捞或者生态栖息环境的过度破坏造成。一些个体大、出生率低、生长慢、成熟晚的生物最容易受到影响,如鲸种群的衰落主要是由人类极端捕捞造成的。

二、种群波动与种群衰落

大多数真实的种群由于环境的随机变化和密度制约不会或完全不会在平衡密度保持很长时间,而是动态和不断变化的,这种现象称为种群波动。

环境造成的随机变化很容易造成种群的不可预测的(不规则的)波动。小型的寿命短的生物比起对环境忍受力更强的大型的寿命长的生物,数量更容易发生巨大变化。例如,藻类是小型的、寿命较短、繁殖力快但对环境变化极度敏感的物种,其种群波动主要受到温度变化和营养物质获得的影响。有统计表明,威斯康星州绿湾中的藻类在每年 4、5 月种群密度达到最大,约为每毫升 30000 个细胞。从 7 月开始到次年 2 月,由于环境的变化,种群数量出现长期的下降,出现种群的衰落。而从 2 月至 4、5 月,种群数量又开始上升达到顶峰,种群数量开始增多。这可能是因为在不同的月份,水的温度和水中的营养物质含量不同,引起藻类种群数量骤然增多和减少。

在某些情况下,捕食或食草作用导致的延缓的密度制约会造成种群的周期性波动。以松针小卷蛾为例,松针小卷蛾的幼虫以松针为食物,其吞食会影响松树的生理功能,导致松针变小,进而使幼虫食物的质量降低。高密度的幼虫使松树来年质量变差,从而导致灰线小卷蛾种群出现衰落,而幼虫数量的减少使松树得到恢复,食物质量的提高又使幼虫的数量增加。这种种群的周期性波动也会引起相应种群衰落的周期性波动。

三、种群衰落的影响生态因子

（一）生态因子的分类

生态因子（ecological factor）是指环境要素中对生物起作用的因子。从不同的角度出发，生态因子分类的方式也有所不同。

1. 按照性质分类 生态因子可分为气候因子（如温度、水分、光照、风、气压、雷电等）、土壤因子（如土壤结构、土壤理化性质及土壤生物等）、地形因子（如陆地、海洋、海拔高度、山脉走向与坡度）、生物因子（动植物和微生物之间的各类种间和种内关系）、人为因子（人类活动对自然的破坏和污染作用）5 类。

2. 按照有无生命特征分类 生态因子分为生物因子和非生物因子。

3. 按照对动物种群数量变动作用分类 生态因子可以分为密度制约因子和非密度制约因子。密度制约因子，如食物、天敌等生物因子随着种群密度变化不同，对动物种群数量调节产生的压力强度也有所不同；而温度、降水等一些气候因子（非密度制约因子），它们的影响强度不会随着种群密度变化而改变。

（二）常见的影响种群衰落的生态因子

生态因子常直接作用于个体，影响个体生存和繁殖，继而会影响种群数量的变动。可以说几乎所有的生态因子都会影响种群的衰落，只不过在一定的条件下，不同的生态因子所起的作用大小不同。1913 年，美国生态学家谢尔福德提出耐受性定律：任何一个生态因子在数量上或者质量上的不足或过多，即当其接近或达到某种生物的耐受限度时会使该种生物衰退（种群衰落）或者不能生存（种群灭亡）。

在生态因子中，生物生存不可缺少的环境要素称为生存条件，例如，植物的生存条件是二氧化碳和水，动物的生存条件是食物、热能和氧气。若生存条件发生急剧的变化，会引起种群衰落和灭亡。例如，距今 2.5 亿年前的二叠纪末期，发生了地球上有史以来最严重的灭绝事件。该次物种大灭绝导致了当时地球上 90% 的海洋生物和 70% 的陆地脊椎动物死亡。当时生物种群的衰落和灭亡速度之快令人惊异，不少研究者认为这是由当时地球气候发生巨大改变（全球气候变冷）、大气成分发生改变（主要是大气中 CO_2 含量上升，氧气含量降低）、火山活动频繁及沙漠肆虐等极度恶劣的生态环境所造成的。

由于自然环境变化和选择的作用，物种种群的衰落和消亡是一个自然过程。但值得注意的是，目前许多生物种群的衰落和灭亡在以不自然的速度进行着，有研究表明目前物种灭绝的速度比起几百年前加快了 1000 多倍。这得归结于一些对生物生存不利的人为因子，如人类对动物的过度捕杀及破坏野生动植物的生存环境等。这些行为都将不利于生物多样性的维持和保护，应当引起人们的高度关注。

生物因子中的种间竞争关系也容易引起种群的衰落，特别是一些特殊的竞争关系，如生态入侵。所谓生态入侵，是指外来物种对生态环境入侵，由于缺少天敌而当地环境又适合其生长，它们与本地物种竞争生存空间、食物、土壤和水分等，在较短的时间内造成了本地生物种群的衰落或灭绝。

第四节　生态系统的基本组成

生态系统（ecosystem）是在一定空间中共同栖居的所有生物（即生物群落）与其环境之间通过

不断地进行物质循环和能量流动而形成的统一整体。生态系统包括生物群落及其无机环境。它强调的是系统中各个成员的互相作用,并且对范围和大小没有严格的限制,小至动物有机体内消化管中的微生态系统,大到整个地球生物圈,几乎包括所有的生态网络。地球上的森林、草原、荒漠、湿地、海洋、湖泊、河流等生态系统,虽然它们的外貌有区别,生物组成也各有其特点,但其基本组成结构是相似的。其包括 4 种主要组成成分。我们以池塘作为实例来说明(图 9-6)。

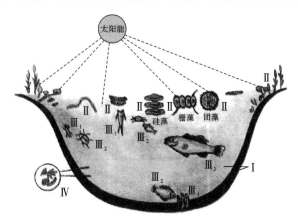

图 9-6 池塘生态系统图解

Ⅰ,非生物的环境;Ⅱ,生产者;Ⅲ₁、Ⅲ₂、Ⅲ₃,消费者;Ⅳ,分解者

一、非生物环境

非生物环境(abiotic environment)包括参加物质循环的无机元素和化合物(如 C、N、CO_2、O_2、Ca、P、K),联系生物和非生物成分的有机物质(如蛋白质、糖类、脂质和腐殖质等)和气候或其他物理条件(如温度、压力)。非生物环境成分与以下将要介绍的生产者、消费者和分解者这 3 个亚系统的生物成员通过能量流动和物质循环相互作用,共同维持整个生态系统的相对稳定性。

二、生产者

生产者(producer)是能以简单的无机物制造食物的自养生物(autotroph)。生产者通过光合作用合成复杂的有机物质,使生产者植物的生物量(包括个体生长和数量)增加,称为生产过程。生产者的生产过程称为初级生产(primary production)或第一性生产,其提供的生产力称为初级生产力(primary productivity)。

对于淡水池塘来说,生产者主要分为两类。

1. 有根的植物或漂浮植物 通常只生活于浅水中。

2. 体型小的浮游植物 主要是藻类,分布在光线能够透入的水层中,一般用肉眼看不到。但对水池来讲,它比有根植物更重要,是有机物质的主要制造者。因此,池塘中几乎一切生命都依赖它们。

三、消费者

所谓消费者(consumer)是针对生产者而言的,即它们不能以无机物质制造有机物质,而是直接或间接地依赖于生产者所制造的有机物质,因此属于异养生物(heterotroph)。异养生物再生产过程称为次级生产(secondary production),或第二性生产,提供的生产力称次级生产力(secondary productivity)。

消费者按其营养方式的不同又可分为 3 类。

1. 食草动物 直接以植物体为营养的动物,在池塘中有两大类,即浮游动物和某些底栖动物

（如环节动物）。它们直接依赖生产者而生存。食草动物可以统称为一级消费者（primary consumer）。

2. 食肉动物　以食草动物为食者，如池塘中某些以浮游动物为食的鱼类。食肉动物统称为二级消费者（secondary consumer）。

3. 大型食肉动物或顶级食肉动物　以食肉动物为食者，如池塘中的黑鱼。它们统称为三级消费者（tertiary consumer）。

四、分解者

分解者（decomposer）是异养生物。与生产者作用相反，分解者的作用是把动植物体内复杂有机物分解为生产者能重新利用的简单的化合物，并释放出能量，这个过程称为分解过程。分解者在生态系统中的作用是极为重要的，如果没有它们，动植物尸体将会堆积成灾，物质不能循环，生态系统将毁灭。分解作用是一个复杂的过程，不同的阶段有不同的生物参与。池塘中的分解者有两类：一类是细菌和真菌，另一类是蟹、软体动物和蠕虫等无脊椎动物。

第五节　生态系统的能量流动与全球地化循环

生态系统有两大基本功能，分别是能量流动和物质循环。生物群落通常包括多种植物、动物和微生物，它们因食物的关系结合在一起，互相影响，互相依存，形成食物链（网）。这些植物、动物和微生物在食物链（网）上位于不同的层次，形成不同的营养级。生态系统的能量通过食物链和食物网逐级传递的过程称为生态系统的能量流动。物质循环的各种元素最初来自岩石和地壳，并在生态系统的生物成员中被循环利用。全球生物地球化学循环简称为全球地化循环。全球地化循环主要分为三类：水循环、气体循环和沉积型循环。它对深入分析人类活动对全球气候变化的影响有十分重要的意义，尤其是气体循环中的碳循环。

一、生态系统的能量流动

（一）生态系统能量流动的特点

能量是生态系统的动力，是一切生命活动的基础。一切生命活动都伴随着能量的变化，没有能量的转化，也就没有生命和生态系统。生态系统的重要功能之一就是能量流动，能量在生态系统内的传递和转化规律服从热力学的两个定律。

热力学第一定律又称能量守恒定律：在自然界发生的所有现象中，能量既不能消灭也不能凭空产生，它只能以严格的当量比例由一种形式转变为另一种形式，生态系统的能量流动也服从该定律，因此生态系统能量流动的第一个特点是单向流动。单向流动是指生态系统能量流动的只能从第一营养级流向第二营养级，再依次流向后面的各个营养级。一般不能逆向流动，这是由动物之间的捕食关系确定的。

热力学第二定律是对能量传递和转化的一个重要概括：在能量的传递和转化过程中，除了一部分可以继续传递和做功的能量（自由能）外，总有一部分不能继续传递和做功而以热能的形式消散的能量。对生态系统来说也是如此，当能量以食物的形式在生物之间传递时，食物中相当一部分能量被降解为热能而消散掉，其余则用于合成新的组织而作为潜能储存下来。所以动物在利用食物中的潜能时常把大部分转化成了热能，只把一小部分转化为了新的潜能。因此能量在生物之间每传递一次，一大部分的能量就被降解为热能而损失掉。因此生态系统能量流动的第二个特点是逐级递减。

逐级递减是指在食物链（网）中，输入到一个营养级的能量不可能百分之百地流入后一个营养级，能量在沿食物链流动的过程中是逐级减少的。能量传递的平均效率为 $10\% \sim 20\%$，即一个营养级中的能量只有 $10\% \sim 20\%$ 的能量被下一个营养级所利用。一个食物链中每个营养级能量逐级递减的变化，若用图形表示出来，类似于金字塔，故称为生态金字塔。生态金字塔（ecological pyramid）长度代表各级能量、生物量或个体数量的大小，并按营养顺序由下而上叠置在一起。生态金字塔包括能量金字塔、生物量金字塔和数量金字塔。生态金字塔能形象地说明营养级与能量、生物个体数量、生物量之间的关系，可用于生态系统的定量研究。三种金字塔中，只有能量金字塔能较切实地反映生态系统功能。生物量金字塔易夸大大型动物的作用，数量金字塔则易夸大小型动物的作用。

（二）能量流动过程及其渠道

在大多数生态系统中，最初的能量来源于生产者（绿色植物）通过光合作用固定的太阳能，然后以食物链和食物网为媒介从生产者传到各个营养级的消费者和分解者，最终完成整个生态系统能量流动的过程。也就是说能量流动的渠道是食物链（网）。在任何生态系统中都存在着两种主要的食物链，即捕食食物链（grazing food chain）和碎屑食物链（detrital food chain），前者是以活的动植物为起点的食物链，后者是以死生物或腐屑为起点的食物链。

生态系统中能量流动的主要路径：能量以太阳能形式进入生态系统，以植物物质形式储存起来的能量沿着食物链（网）以动物、植物物质中的化学潜能形式储存在系统中，或作为产品输出，离开生态系统，或经消费者和分解者生物有机体呼吸释放的热能自系统中丢失。生态系统是开放的系统，某些物质还可通过系统的边界输入，如通过动物迁移、水流携带、人为补充等。生态系统能量的流动是单一方向。能量以光能的状态进入生态系统后，就不能再以光的形式存在，而是以热能的形式不断地逸散于环境中。

二、水循环

水是生态系统中生命必需元素得以不断运动的介质，没有水循环就没有全球生物地化循环。水也是地质侵蚀的动因，一个地方侵蚀，另一个地方沉积，都要通过水循环。因此，了解水循环是理解生态系统物质循环的基础。海洋是水的主要来源，太阳辐射使水蒸发并进入大气，风推动大气中水蒸气的移动和分布，并以降水形式落到海洋和大陆。大陆上的水可能暂时地储存于土壤、湖泊、河流和冰川中，或者通过蒸发、蒸腾进入大气，或以液态经河流和地下水最后返回海洋。

三、气体循环

气体循环主要包括碳循环和氮循环。

（一）碳循环

碳循环主要是以 CO_2 的形式随大气环流在全球范围流动循环。

1. 碳循环包括的主要过程

（1）生物的同化过程和异化过程，主要是光合作用和呼吸作用。

（2）大气和海洋之间的 CO_2 交换。

（3）碳酸盐的沉淀作用。

2. 碳循环研究的重要意义

（1）碳是构成生物有机体的最重要元素。因此，生态系统碳循环研究成了系统能量流动的核心问题。

（2）人类活动大规模地使用化石燃料，对碳循环造成了重大影响，这可能是气候变化的重要原因。

（二）氮循环

氮是蛋白质的基本组成成分，是一切生物结构的原料。虽然大气中有 79% 的氮，但一般生物不能直接利用，必须通过固氮作用将氮结合成为硝酸盐和亚硝酸盐，或者与氢结合形成氨以后，植物才能利用。氮循环是一个复杂的过程，包括固氮作用、氨化作用、硝化作用和反硝化作用。有许多种类的微生物参加这个过程。

1. 固氮作用　由自身固氮菌完成。这个过程需要能量。最典型的两类固氮菌是根瘤菌和蓝藻，根瘤菌利用共生植物提供的能量完成固氮作用而蓝藻利用光合作用得到的能量完成固氮作用。

2. 氨化作用　微生物分解有机含氮化合物释放出氨的过程。土壤中许多含氮有机物都不能被植物直接吸收，必须通过氨化作用，将氨释放出来，才能被植物利用。植物通过同化作用使无机氮进入蛋白质，经食物链（网），蛋白质中的氮元素在生态系统中被循环利用。

3. 硝化作用　氨的氧化过程。这个过程包括两步：第一步，氨转化为亚硝酸盐（NO_2^-）；第二步，亚硝酸盐（NO_2^-）转化为硝酸盐（NO_3^-）。前者需要土壤中的亚硝化单胞菌或海洋中的亚硝化球菌，后者需要土壤中的硝化杆菌或海洋中的硝化球菌。

4. 反硝化作用　硝酸盐还原产生 N_2O 和 N_2 的过程。反硝化作用与硝化作用恰好相反，第一步是由异养细菌把硝酸盐还原为亚硝酸盐，释放 NO；第二步，亚硝酸盐进一步还原产生 N_2O 和分子氮（N_2），两者都是气体。

四、沉积型循环

参加沉积型循环的物质主要来自岩石风化和沉积物的分解，沉积型循环的全球性不如气体型循环明显，循环性能也不够完善。典型的沉积型循环包括磷循环和硫循环。

（一）磷循环

虽然生物有机体的磷含量仅占体重的 1% 左右，但是磷是构成核酸、细胞膜、能量传递系统和骨骼的重要成分。因为磷在水体中通常下沉，所以它是限制水体生态系统生产力的重要因素。因为磷在生态系统中缺乏氧化-还原反应，所以一般情况下磷不以气体成分参与循环。虽然土壤和海洋库的磷总量相当大，但是能为生物所利用的量却很有限。全球磷循环的最主要途径是磷从陆地土壤库通过河流运输到海洋。磷从海洋再返回陆地是十分困难的，因此长期地离开循环而沉积起来。

（二）硫循环

硫是蛋白质和氨基酸的基本成分，对于大多数生物的生命至关重要。人类大规模使用化石燃料显著改变了自然界的硫循环，其影响之深远甚至超越了对碳循环和氮循环的干预。直观且严重的后果之一便是酸雨的形成。

硫循环是一个复杂的元素循环，既属沉积型，又属气体型。它包括长期的沉积相，即束缚在有机和无机沉积中的硫，通过风化和分解而释放，以盐溶液的形式进入陆地和水体生态系统。还有的硫以气态参加循环。

全球硫循环中，硫从陆地进入大气有 4 条途径：火山爆发释放；化石燃料释放；沙尘带入；森林火灾和湿地等陆地生态系统释放。大气中的硫大部分以干沉降和降水形式返回陆地，剩下小部分被风传输到海洋，另外还有极少的硫经大气传输到陆地。

第六节　能源枯竭与环境污染

一、能源枯竭

能源(energy source)亦称能量资源或能源资源,是为人类的生产和生活提供各种能力和动力的物质资源,是国民经济的重要物质基础。自然界中供给稳定、数量丰富、几乎不受人类活动影响的能源称为非枯竭能源;而数量有限,受人类活动影响可能会枯竭的资源为可枯竭能源。

人类的生存依赖于能源的供应。煤、石油、天然气等常规能源属于可枯竭能源;风能、太阳能、核能等新型能源属于非枯竭能源。目前世界上 80% 以上的电力都来自煤、石油、天然气的燃烧。虽然这些能源物质储量可观,但是属于不可更新能源,在世界人口急剧增长的情况下,有枯竭的可能,出现所谓的"能源危机"。如石油开采了仅仅 100 多年,人们就已经明显感觉到了"石油枯竭"的威胁。此外,传统能源的利用还带来了温室效应、酸雨等环境问题。开发优质、高效、清洁且不易枯竭的新型能源如太阳能、风能、海洋能、生物质能、地热能和氢能将是 21 世纪人类社会的努力方向之一。

二、环境污染

环境污染是指人类直接或间接向环境排放超过其自净能力的物质或能量,降低了环境的质量,破坏了生物种群、群落和生态系统结构和功能的现象。污染环境的物质种类繁多,按照其来源、形态、性质、受污染物影响的环境要素,分为不同的类型。下文我们主要介绍按照受污染物影响的环境要素进行的分类。

(一) 水体污染

水体不仅包括水,还包括水中的悬浮物质、溶解物质、底泥及水生生物等完整的生态系统。水体污染破坏了水中固有的生态系统,破坏了水体功能和它在人类生活和生产中的作用。一些有毒、致畸、致癌化学物质进入水体会直接或者间接地危害人们的身体健康。常见的水体污染物有需氧污染物、重金属、一般有机物等。需氧污染物发生化学反应会造成水中溶解氧含量的下降,影响水中生物的正常生活,引起水质恶化。重金属如 Hg、Cd、Pb、Cr 等具有显著生物毒性,且不能被微生物降解;一般有机物如油类,是海洋的主要污染物,影响鱼类的生殖和发育。为了人类的可持续发展,水体污染防治迫在眉睫。我们可以通过以下几种方式进行防治:减少和消除污染源排放的废水量;建立水资源保护区;加强水环境的综合治理和规划;采用生物综合治理的方法。

(二) 大气污染

大气污染是指由于人类活动或自然过程中某些物质进入大气,呈现出足够的浓度,达到足够的时间,并因此危害了人类的舒适、健康和福利或出现环境污染的现象。大气污染的污染源主要来自工业生产、生活用能与交通运输领域。工业生产排放的大气污染物众多,包括烟尘、硫的氧化物、氮的氧化物、有机化合物、卤化物、碳化物等;而日常生活与采暖过程中,以及交通运输活动中,则主要排放 CO、SO_2、氮氧化物和碳氢化合物。

被污染的大气对人类健康产生了直接且深远的影响。当这些污染物的浓度在短时间内急剧升高时,可能造成急性中毒,甚至直接造成人类死亡;即便在污染物浓度相对较低的情况下,长期暴露于这样的环境中也会对人体产生慢性影响,诱发呼吸道疾病和引起生理功能障碍。比如,

1952 年 12 月，英国伦敦烟雾事件导致 4000 余人死亡，人们将此次烟雾称为"杀人的烟雾"。目前，减少污染物排放量和绿化造林是防治大气污染的有效手段。

（三）土壤污染

土壤污染指的是在自然或者人为因素的影响下，土壤正常生态功能遭到破坏或者干扰，具体表现为土壤的物理、化学及生物进程被破坏，土壤肥力下降，毒性增强，最终导致生物的数量减少和质量下降的现象。

无机污染物和有机污染物通过不同的方式和途径进入土壤当中，比如污水的灌溉、大气的污染、化肥的施用、农药的喷洒以及工业城市固体废物的排放。土壤的污染会导致环境质量的严重下降和农产品品质的不断下降。同时，污染的土壤中生产出的农作物会积累大量的有毒物质，通过食物链的富集作用最终影响人体的健康。

针对土壤污染，必须采取"以防为主，防治结合"的措施。具体而言，需要通过控制和消除工业"三废"排放、加强土壤污灌区的检测和管理以及合理地施用化肥和农药来控制和消除土壤污染源。同时还要控制土壤氧化和还原状况、改变耕作制度和采用农业生态工程措施来防治土壤污染。

能力检测

参 考 文 献

［1］ Futuyma D J. 生物进化［M］.葛颂，顾红雅，饶广远，等，译. 3 版.北京:高等教育出版社,2016.

［2］ 王根庆. 分子进化中性理论的进展［J］.天津师大学报(自然科学版),1994,14(4):65-72.

［3］ 蓝盛芳. 试论达尔文进化论与协同进化论［J］.生态科学,1995,(2):167-170.

（杨 琳）

第十章 生物学技术在医学中的应用

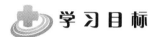

扫码看视频

第一节 显微镜及其应用

显微镜是一种借助物理方法产生物体放大影像的仪器。最早见于 16 世纪晚期，至今已有 400 多年的历史。现在，它已经成为一种极为重要的科学仪器，广泛应用于生物、化学、物理、冶金、酿造、医学等领域的科研活动中，对人类的发展做出了巨大而卓越的贡献。

显微镜主要由物镜和目镜组成，物镜的焦距短，目镜的焦距长。物镜的作用是将物体放大成实像，目镜的作用是将物镜所成的实像进一步放大为虚像。显微镜通过聚光镜照亮标本，再通过物镜成像，经过目镜放大，最后通过眼睛的晶状体投影到视网膜。

显微镜的种类繁多，不仅因制造的年代和国家不同而有不同类型，而且在结构造型及功能等方面亦各异。显微镜一般根据照明光源的性质可分为光学显微镜和非光学显微镜。光学显微镜利用人眼可见的可见光或紫外线作为光源，它分为单式显微镜和复式显微镜。其中单式显微镜制造简单，放大率及性能均不高，由一块或几块透镜组成，如放大镜、平台解剖镜等；而复式显微镜由多组透镜组合而成，并可根据结构、原理和应用范围的不同分多种类型，如常规普通复式显微镜、专用或多用特种显微镜（荧光和倒置显微镜）及大型多用途的万能显微镜等。非光学显微镜利用电子束作为光源并且以"电磁透镜"作透镜，因而也称电子显微镜。

光学显微镜显示的层次为显微结构（microscopic structure），电子显微镜显示的层次为亚显微结构（submicroscopic structure）。

一、普通光学显微镜

光学显微镜（light microscope，简称光镜）以光为介质，利用可见光照射在物体表面出现局部散射或反射而形成不同的明暗对比来获得物体的空间信息。

由于普通光学显微镜采用可见光为光源，无法直接观察几乎透明的有机体的组织和细胞，因此，必须先将待观察的样品切成薄片，然后再经过有机染料或者细胞化学等染色处理后才能进行

Note

观察。光学显微镜成像技术可用于多种实验研究工作，但是由于受可见光波长的限制，其分辨率不高，只能进行生物组织和细胞的一般结构观察。

光学显微镜主要由聚光镜、物镜和目镜三个部分组成。物镜锁定于标本台上方的物镜转换器上，每一个物镜有固定的放大倍率、数值孔径与工作距离。数值孔径表示物镜捕捉光线的能力，数值越高，捕捉光线的能力越强，即物镜的解像能力越好。工作距离指成像时物镜与标本表面的间距，物镜工作距离与其放大倍率相关。一般生物显微镜物镜的放大倍率介于 $2\times\sim100\times$ 之间，其中，放大倍率介于 $40\times\sim80\times$ 的称为高倍变焦镜头，放大倍率介于 $90\times\sim100\times$ 的称为油镜镜头。物镜外常刻有一行数字，如 40/0.65/0.17，分别表示：放大倍率为 $40\times$、数值孔径为 0.65、盖玻片的最大容许厚度为 0.17 mm。

目镜位于镜筒顶端，进一步放大物镜的成像。最多使用的目镜放大倍率为 $10\times$，在个别场合，也有使用 $20\times$ 放大倍率的目镜。双目镜的显微镜瞳距应可以调整，使两目镜之间的间距与使用者眼睛瞳距相匹配，这样才能看到单一的视野和影像。肉眼与目镜距离应适当，才能看到镜头里的整个影像。

二、荧光显微镜

荧光显微镜（fluorescence microscope）利用人眼不可见的一定波长的紫外线（$\lambda=365$ nm）或短光波的蓝紫单色光（$\lambda=420$ nm）作激发光源照射被检物体，使之受激发后产生人眼可见的荧光，再经显微镜成像系统放大来进行镜检。

荧光显微镜技术是生物学和医学的重要研究手段，用于对生物组织、生理、病理、微生物、医药、食品、化学等诸方面的鉴定等。另外，由于它染色简便，标本呈彩色图像且敏感度高，因而在细胞生物学研究中也被广泛应用。

荧光显微镜的基本工作原理与荧光产生有直接关系。普通光是由发光体质点的热运动所引起的辐射；而荧光是非温度辐射，是一种冷光。荧光有多种，如光化荧光（由光源激发而产生的荧光）、放射荧光（由放射性物质激发而产生的荧光）、生物荧光（生物体发出的荧光）、化学荧光（如磷氧化时发出的荧光）等。荧光显微镜是利用"光化荧光"这一原理设计制造，以达到镜检目的的一种显微镜。

荧光显微镜以人眼不可见的短波光——紫外线作为光源，这大大提高了物镜的分辨率，使图像与背景的反差非常明显。

将荧光物体放到光谱中的各色区域，就可发现引起荧光最有效的光线是光谱上波长较短的区域，即近紫外线区域，此区域光的波长为 $320\sim400$ nm。这种现象的实质是分子吸收了短波光的能量（波长越短，光能越强），又以发光的形式以波长较长的荧光射出，而为人眼可见，这就是"荧光现象"。荧光接近可见光的红光端，大部分的荧光现象符合这一规律。荧光现象可分为以下两种。

（一）第一次荧光现象

第一次荧光又称"固有荧光"或"自发荧光"，即当某些物质在紫外线的照射下可发出可见光，如细胞内的叶绿素经紫外线照射后能发出红色的荧光。

（二）第二次荧光现象

第二次荧光又称"继发荧光"或"诱发荧光"，即当某些物质经紫外线照射后不能或只部分发生微弱的荧光，因而就需要先用荧光素处理后，再经紫外线照射使之发生荧光，这是因为组织内吸附或溶解有荧光素。荧光素的种类很多，大部分为制片技术中所用的染色剂。它对各种被检物体表现出不同的亲和性。因此，对荧光素的选择、应用浓度及处理时间等诸方面都需摸索和积累经验（表 10-1）。

Note

表 10-1　常见的荧光素及应用

名　　称	浓度/(%)	处理时间/min
吖啶橙	0.1～1.0	0.5～3
荧光红	0.1～1.0	0.5～3
伊红 Y	0.1	1～2
金色胺	0.1～1.0	0.5～3
酸性品红	0.1	1～2
玫瑰红	0.001～0.1	1～3
甲基绿	0.01～0.1	1～3
刚果红	0.1	1～2
中性红	0.005～0.1	5 min 至数小时
硫酸黄连素	0.002～0.1	1 min 至数小时

注:被检物体经荧光素处理后,荧光色基本上与荧光素的颜色相似,但在不同波长紫外线的激发下,其颜色也各异。

　　对于生物体的各种组织、细胞、细胞器和微生物、病毒等,选择适当的激发光很重要,对于光源发出的混合光,选择透过能使标本产生荧光的特定波长的光,同时阻挡对激发荧光无关的光。在荧光素的应用上也如此,必须应用适合某种被检物体的荧光素,才能获得满意的观察效果(表10-2)。

表 10-2　激发滤色镜与荧光素的应用

激发方法	激发光主波长	应 用 范 围
UV 激发(紫外光)	334～365 nm	细菌鉴定、标本染色、凝胶电泳、氯化、荧光化学、农药分析等
V 激发(紫光)	405 nm、435 nm	①邻苯二酚胺、5-羟基色胺等的观察 ②四环素染色牙齿和骨质的观察研究
B 激发(蓝光)	405 nm、435 nm 和 490 nm 附近的连续光谱	荧光抗体法:免疫学 ①吖啶橙(黄)染色:癌细胞、红细胞、蛔虫等的观察 ②金色胺染色:结合菌检查 ③喹吖因染色:染色体的观察研究
G 激发(绿光)	546 nm	孚尔根染色:细胞内的研究

三、相差显微镜

　　普通光学显微镜是现代生物学实验中常用的工具之一,但由于它只适用于一般固定染色标本的观察,因此在观察生活状态下的细胞结构和变化时会遇到困难。而相差显微镜(phase contrast microscope)的发明则弥补了普通光学显微镜的不足,成为细胞生物学研究不可缺少的工具。其用于细胞分裂的观察、血液的观察、细胞癌变的早期诊断、精子检查和细胞运动的观察以及细胞内部结构变化的检查等。

　　相差显微镜的种类很多,有普通相差显微镜、变波长相差显微镜、变偏光相差显微镜等。这些相差显微镜都有相似的工作原理和基本结构。相差显微镜利用把相位差变成明暗差的光学原理来观察活细胞。

　　光波有振幅、波长及相位的不同。光波通过物体时,当波长(颜色)和振幅(亮度)发生变化时,肉眼才能观察到。而光波通过折射率略有不同的物体时,它的波长和振幅不发生变化,但因

Note

为在折射率大的物体中比在折射率小的物体中光波前进的距离短，所以产生了距离的差异，这种距离差异就叫光程差。由于光程差引起了光波的相位变化，因此光程差又称为相位差或相差。它等于折射率与厚度的乘积。由于相位差不能被肉眼所识别，因此可利用光的一系列特性把相位差变成明暗差（振幅差），从而使原来看不到的物体变成可见的物体。

从光源射出的光通过标本时，如果标本是完全均质透明的物体，光将继续前进，称为直射光；而如果标本中含有折射率略不同的物体时，一部分仍为相位和振幅相同的直射光，但另一部分则由于光的衍射现象向周围侧方分散射出，因而称这种光为衍射光。直射光和衍射光同时到达一点时两者互相干涉，形成合成波。

直射光和衍射光干涉所产生的合成波的大小取决于两个光波的振幅和相差。如果振幅相等，相差为零，即波峰与波峰相遇，其合成波则有两倍的振幅，光最为明亮；而如果一个光波的相位被推迟，其合成波振幅则减小，光度渐暗；当一个光波恰好推迟半个波长时，即波峰与波谷相遇，则两个光波的振幅互相抵消，成为黑暗状态。如果合成波的振幅比背景光的振幅大，则称为明反差（负反差）；如果合成波的振幅比背景光的振幅小则称为暗反差（正反差）。

做相差镜检时，一般不必染色，但有时做鉴别或比较观察时，需要施加淡薄的染色，从而使某一部分的结构特别明显。观察活细胞、原虫及细菌等的内部结构时，常用詹纳斯绿、中性红等活体染料。观察切片标本时，一般用苏木素、亮绿、美蓝、甲苯胺蓝等色素。除特殊标本外，用银、金等镀的标本，一般得不到良好的效果。

四、倒置显微镜

倒置显微镜用于生物学、医学及其相关领域中的组织培养、细胞离体分析、浮游生物观测、环境保护监测、食品质量检验以及流质沉淀物研究等方面的显微观察。

倒置显微镜组成与普通显微镜相似，只是因其物镜、聚光镜和光源的位置均颠倒过来故称为"倒置显微镜"，而且在观察培养的活细胞时，具有相差。倒置显微镜和放大镜起的作用相同，即将近处的一个微小物体放大成一个在人眼中清晰的图像，只是倒置显微镜比放大镜的放大率更高。目前，倒置显微镜的发展逐渐与光电转换技术、计算机成像技术相结合，在使用中越来越方便、灵活。

根据用途，倒置显微镜可分为倒置生物显微镜、倒置偏光显微镜、倒置金相显微镜、倒置荧光显微镜等种类，在生物学、医疗科研等领域具有广泛的应用价值。

受限于样品的特点，被检物体需放置在培养皿（或培养瓶）中，这就要求倒置显微镜的物镜和聚光镜必须具有较长的工作距离，以便能够直接对培养皿中的被检物体进行显微观察和研究。到目前为止，倒置显微镜物镜的最高放大倍率为 $40\times$，这是因为在光学设计中无法同时满足大数值孔径和长工作距离的要求，一般显微镜的 $40\times$ 物镜的工作距离最大约在 0.6 mm，而倒置显微镜 $40\times$ 物镜的超长工作距离可达 7.4 mm。对于聚光镜来说，则要求其工作距离更长，如超长工作距离的聚光镜，其工作距离可达 55 mm。

研究用倒置显微镜都配置 $4\times$、$10\times$、$20\times$ 及 $40\times$ 长工作距离的平场消色差物镜；目镜常为广视场高眼点补偿 $10\times$ 目镜；聚光镜为长工作距离消色差聚光镜。由于被检物体多为无色透明的活体物质，因此还有恒温控制箱、相衬、微分干涉、荧光及简易偏光等附件，以达到不同的镜检效果。此外还附有显微照相、电视录像、电影摄影装置，后两者可记录活体的动态，以便研究之用。

五、电子显微镜

电子显微镜（electron microscope，简称电镜）是 20 世纪科学技术的重大发明之一。电镜极大地推进了生命科学，尤其是细胞生物学的建立与发展，使人类对生命的认识进入亚显微结构领域，加深了人类对生命现象和机制的认识（表 10-3）。

表 10-3　细胞亚显微结物的重要发现

亚显微结构	科学家及其发现
叶绿体	1947—1950 年,Sam Granick 和 Keith Roberts Porter 观察到清晰的叶绿体电镜图像
高尔基复合体	1951 年,A. J. Dalton 和 M. D. Felix 首次用电镜观察到了高尔基复合体亚显微结构;同年,Fritiof S. Sjostrand 和 V. Hanson 发表了观察到的高尔基复合体亚显微结构图片,并通过分析高尔基复合体亚显微结构提出高尔基复合体与细胞内加工和分泌蛋白质有关
线粒体	1952 年,George Emil Palade 发现线粒体具有一个向内折叠的膜结构;1953 年,Fritiof S. SjoStrand 进一步发现线粒体由双层膜构成
核糖体	1953 年,E. Robinson 和 R. Brown 在植物细胞中观察到一些颗粒状的结构;1958 年,R. Roberts 根据这些颗粒中的化学成分,将其命名为核糖核蛋白体,并简称核糖体;1963 年,H. S. Slayter 观察到多聚核糖体结构
内质网	1955 年,George Emil Palade 应用电镜和生物化学技术发现内质网可分为粗面内质网和滑面内质网;应用电镜放射自显影技术揭示了内质网的功能
细胞膜	1957 年,J. D. Robertson 用超薄切片技术获得清晰的细胞膜照片,显示暗、明、暗 3 层结构,厚约 7.5 nm,并称之为"单位膜"
中心体	1959 年,Etienne de Harven 和 Bernhard 发现中心体由 9 束平行微管构成
细胞骨架	1961 年,Hans Ris 发现细胞骨架主要由 30 nm 和 9.5 nm 的纤维组成,并推测微管和微丝与细胞的运动、分裂和收缩有关

　　电镜是以高速电子束作照明源,利用电子的波动性和粒子性的特点,采用多级电子透镜来控制电子的运动轨迹,使其产生偏转、聚焦或散射,从而在荧光屏上将疏密不同的电子放大图像显示出来,记录在照相装置上的高精密仪器。由于高速运动电子流的波长比光波波长短,因此它的分辨力远比光学显微镜的分辨力高。一般来说,电镜的分辨率可达 0.1～0.2 nm。

　　电镜按其发展及分辨力的强弱可分为:透射电镜、扫描电镜、超高压电镜、电视电镜和透射扫描电镜五种。下面主要介绍透射电镜和扫描电镜。

(一) 透射电镜

　　透射电镜(transmission electron microscope,TEM)以电子束穿透样品经过聚焦放大后所产生的物像投射到荧光屏上或照相底片上进行观察,分辨率为 0.1～0.2 nm,放大倍数为几万至几十万倍。电子束穿透样品时,可随着物质组分的密度不同而发生相应的电子散射。电子束穿透质量大的结构时被散射得多,投射到荧光屏上的电子就少而形成暗像,在电子照片上则表现为黑色,即电子密度高;反之,则称为电子密度低。透射电镜可用于观测粉末的形态、尺寸、粒径大小、粒径分布范围及分布状况等。

(二) 扫描电镜

　　扫描电镜(scanning electron microscope,SEM)用极细的电子束在样品表面扫描,适用于块状或粉末颗粒状样品。成像信号可以是二次电子、被散射电子或吸收电子,其中二次电子是最主要的成像信号。由电子枪发射的能量为 5～35 keV,以其交叉斑作为电子源,经二极聚光镜及物镜缩小形成具有一定能量、束流强度和束斑直径的微细电子束,经扫描线圈驱动在样品表面按一定时间、空间顺序做栅网式扫描,聚焦电子束与样品相互作用,产生二次电子反射(以及其他物理信号)。二次电子的发射量随样品表面形貌而变化。二次电子信号被探测器收集转换成电信号,经视频放大后输入到显像管栅极,作为调制信号使用。显像管则与入射电子束的扫描动作保持同步,根据接收到的电信号强度实时调整其亮度,从而在屏幕上呈现出与样品表面形貌相对应的二次电子像。扫描电镜的观察倍率为 15 万～30 万倍。

第二节　细胞培养技术

细胞培养技术在 20 世纪初建立以后，现已广泛应用于生物学、医学等各个领域，成为生物医学研究的重要技术之一。细胞培养泛指所有体外培养，是指从动物活体体内取出组织，在模拟体内环境的特定体外培养环境，进行孵育培养，并促进培养物的存活、分化与增殖。细胞培养、组织培养、器官培养三者在培养技术与应用场景等环节有一定区别，但细胞培养是组织培养、器官培养的基础。本书主要讨论细胞培养的基本概念与主要技术方法。

细胞培养作为一种重要的现代生物技术，具有诸多优点，也具有一定的局限性。细胞培养的优点：①以活细胞为研究对象，可长期进行检测研究；②可人为精确调控并保持细胞培养条件，重复性好；③研究样本可具有一致性，即可通过传代或克隆化保证细胞的均一性；④研究范围广泛，内容便于观察、检测与记录；⑤研究费用相对低廉。虽然具有诸多优点，但细胞培养亦有一定不足之处。最根本的问题是，体外培养环境与体内生长的环境不完全相同，尤其是体外环境缺乏神经与内分泌系统的调节作用，导致任何体外培养的细胞，其细胞形态、结构与功能都会发生一定程度的改变。另外，细胞在传代过程中，由于不稳定性存在，可能出现染色体非二倍体改变等情况。

总之，细胞培养技术是一种研究活组织与活细胞的优秀技术，可以用于以下研究：①细胞内的活动：如染色体复制、DNA 转录与蛋白质合成、细胞内信号的传递等。②细胞与细胞间的相互作用：如细胞间的连接、接触抑制等。③细胞内部与外界环境间的作用：如细胞对药物的反应、细胞分泌等。基于以上应用，细胞培养技术广泛应用于遗传学、免疫学、肿瘤学、病毒学、临床医学等研究领域。特别是伴随现代生物技术的发展，细胞培养在疾病的诊断、临床治疗领域应用越来越广泛，如：利用细胞培养生产多种生物制剂，如各种生长因子、干扰素、白介素、胰岛素、单克隆抗体等；对细胞进行体外培养，并给予适当处理后重新将其导入体内以达到一定的治疗目的，如在肿瘤的免疫治疗过程中采用体外培养的淋巴细胞改善机体的免疫反应等。

一、原代细胞培养

原代培养（primary culture）即第一次培养，指将培养物放置在体外生长环境中持续培养，到第一次传代的时期。原代培养包括以下几方面含义：培养物一经接种到培养器皿（瓶）中就不再分割，任其生长繁殖；原代培养中的“代”并非细胞的“代”数，因为培养过程中细胞经多次分裂已经产生多代子细胞；原代培养过程中不分割培养物不等于不更换培养液，也不等于不更换培养器皿。

原代培养的细胞一般传至 10 代左右时，细胞的生长就会出现停滞，大部分细胞衰老死亡。但是有极少数的细胞能够渡过“危机”而继续传下去，这些存活的细胞一般能够传到 40～50 代，这种传代细胞叫作细胞株。细胞株的遗传物质没有发生改变，在培养过程中其特征始终保持。细胞株传至 50 代以后又会出现“危机”，不能再传代下去。但是有部分细胞的遗传物质发生了改变，并且带有癌变的特点，有可能在培养条件下无限制地传代下去，这种传代细胞称为细胞系。

原代培养是建立各种细胞系（株）必经的阶段，其能否成功与组织是否发生污染、供体年龄、培养技术和方法、适宜培养基的选择等多种因素有关。由于原代培养的细胞转化性极小，对病毒敏感性好，因此适应制备疫苗等生物制品；但也存在可能含有外源因子、不能事先检查标本、受供体年龄和健康状况的影响而导致批间差异大等缺陷。目前常用于原代培养的细胞有鸡胚成纤维

Note

细胞,猪肾、猴肾、地鼠肾等原代细胞。

二、传代细胞培养

原代培养成功以后,随着培养时间的延长和细胞不断分裂,一方面细胞间会发生接触抑制,生长速度减慢甚至停止;另一方面也会因营养物不足和代谢物积累而不利于生长或发生中毒。此时就需要将培养物分割成小的部分,重新接种到新的培养器皿(瓶)内,再进行培养。这个过程就称为传代或者再培养。对单层培养而言,80%汇合或刚汇合的细胞是较理想的传代阶段。

体外培养技术中所谓的传"代"概念并不等于细胞生物学中"亲代细胞"与"子代细胞"中"代"的概念。传代培养的实质就是分割后再一次培养,可以用传代相对地衡量培养物的培养年龄。通过换液、传代、再换液、再传代,可以完成细胞系的维持。

传代后细胞先进入增殖缓慢的滞留阶段,然后进入增殖迅速的指数增殖阶段(即对数期)(log phase),最后达到缓慢生长或增殖停滞的平台期。每种细胞系的生长期都是有特征性的,只要环境条件保持恒定,每一次测定结果都应该是可重复的。

三、细胞的冻存与复苏

培养细胞在传代过程中,生物学特征将随着传代次数的增加和体外环境条件的改变而逐渐发生变化。因此,必须及时进行细胞冻存。细胞可长期存储在温度为 -196 ℃的液氮中,也可短暂地存储在温度为 -80 ℃的冰箱中。细胞冻存与复苏的基本原则是慢冷快融,以最大限度保持细胞活力。

1. 细胞的冻存 细胞低温保存的基本原理是在 -70 ℃以下时,细胞内的酶活性停止,即细胞代谢活动处于停止状态,从而实现长期保存。细胞低温保存的关键在于细胞能通过 0 至 -20 ℃的降温过程。在此温度范围内,细胞内水分会很快形成冰晶,引起一系列的不良反应,会导致细胞的严重损伤。目前,多采用甘油或者二甲基亚砜作为保护液,减少冻存过程中细胞内冰晶的形成。

常用的细胞冻存保护液有包含 10%甘油的完全培养基、包含 10%二甲基亚砜(DMSO)的完全培养基、50%细胞条件培养基和 50%含有 10%甘油的新鲜培养基,或 50%细胞条件培养基和 50%含有 10%二甲基亚砜的新鲜培养基。对于无血清培养基,其培养基成分可能是 50%细胞条件无血清培养基和 50%包含有 7.5%二甲基亚砜的新鲜的无血清培养基,或包含有 7.5%二甲基亚砜和 10%细胞培养级牛血清白蛋白的新鲜无血清培养基。

处于对数生长期的细胞为最佳冻存对象。胰蛋白酶消化后收集细胞并计数,加入冻存培养液使保存细胞的最终密度为 $(5\sim10)\times10^6$/mL。分装进冻存管,并进行标记后,通过可编程序的冷冻器或者简易细胞冻存盒进行冷冻处理。待细胞降温到 -70 ℃后转入液氮罐中长期保存。

2. 冻存细胞的复苏 冻存细胞的复苏与冻存过程相反,必须采用快速复温融化的方法,避免缓慢融化过程中细胞外结晶融化渗入细胞内导致的损伤。将冻存管直接投入 37 ℃温水中,轻轻摇动促其快速融化。然后用乙醇消毒冻存管,将细胞转移入离心管中,加入含有其体积 10 倍以上的培养液,低速离心去除冷冻培养液。接着进行活细胞计数后加入完全培养基进行后续培养。

第三节 模 式 生 物

模式生物(model organism)不是生物系统的一个分类单位,而是一类为了理解某些生物学现象而被广泛研究的非人类的种属。通过研究其所获得的数据和理论可以应用于其他生物中,特别是比此模式生物更复杂的生物中。19 世纪末 20 世纪初,人们就发现,如果把关注的焦点集中在相对简单的生物上则生命现象的难题可以得到部分解答。比如：孟德尔在揭示生物界遗传规律时选用豌豆作为实验材料，而摩尔根选用果蝇作为实验材料，在他们的研究中，豌豆和果蝇就是研究生物体遗传规律的模式生物。由于进化的原因，许多生命活动的基本方式在地球上的各种生物物种中是保守的，这是模式生物研究策略能够成功的基础。选择什么样的生物作为模式生物首先依赖于研究者要解决什么科学问题，然后寻找最有利于解决这个问题的物种。因为这些生物更容易被观察和更便于实验操作。

除了遗传学研究外，模式生物研究策略在发育生物学中也获得了非常广泛的应用，一些物种被大家公认为是优良的模式生物，如线虫、果蝇、非洲爪蟾、蝾螈、小鼠等。随着人类基因组计划的完成和后基因组研究时代的到来，模式生物研究策略得到了更多的重视；可以选择其他合适的生物去研究基因的结构和功能，也可以选择合适的生物来模拟人类的生理和病理过程。

目前在人口与健康领域应用最广的模式生物包括噬菌体、大肠杆菌、酿酒酵母、秀丽隐杆线虫、海胆、果蝇、斑马鱼、爪蟾和小鼠等。在植物学研究中比较常用的有拟南芥、水稻等。随着生命科学研究的发展，还会有新的物种被人们用来作为模式生物。它们的共同点：形体相对较小，容易获得并易于在实验室内饲养和繁殖，世代周期短，形态结构相对比较简单，繁殖系数高（后代数量众多）等，而且通常情况下它的基因组会比较小。前两点是出于实验室空间考虑，而世代周期短是出于研究时间的考虑；形态结构的简单性能够减少特有生命现象的干扰，以便使人们更专注于生物遗传发育的基本规律。

一、背景

早在 19 世纪，人们就发现，相对简单的生物细胞数量相对少，分布相对单一，更便于观察。由于进化的原因，细胞生命在发育的基本模式方面具有相当大的同一性，所以利用生物复杂性较低的物种来研究发育的共同规律是可行的。尤其是当在有不同发育特点的生物中发现共同形态形成和变化特征时，发育的普遍原理也就得以建立。因为对这些生物的研究具有帮助我们理解生命世界一般规律的意义，所以它们被称为模式生物。

二、应用

（一）基因组研究

为了顺利完成人类基因组特别是功能基因组计划，开展一些模式生物基因组的研究是必要的，于是各国相继启动了模式生物基因组计划（model organism genome project，MOGP），大肠杆菌（*Escherichia coli*）、流感嗜血杆菌（*Haemophilus influenzae*）、酿酒酵母（*Saccharomyces ceretisiae*）、秀丽隐杆线虫（*Caenorhabditis elegans*）、黑腹果蝇（*Drosophila melanogaster*）、拟南芥（*Arabidopsis thaliana*）、小鼠（*Mus musculus*）等被纳入其中。模式生物基因组计划作为人类基因组计划的重要组成部分，在人类基因组计划特别是比较基因组学研究和完成过程中扮演了重要的角色，对提前完成人类基因组计划的主要目标起到了前所未有的作用。

1. 基因组研究概况 基因组计划包括结构基因组（structural genomics）计划和功能基因组（functional genomics）计划，前者主要包括定位和排列基因两个方面。定位时，先把每条染色体打断成一些大片段，然后确定这些片段的顺序。基因定位还包括识别染色体上某些短序列的标记和标记已知基因的位置。排列基因是确定 DNA 中碱基对的具体排列顺序，即将染色体的所有标记片段进行序列分析，再将片段中的每一段短序列按染色体原来的顺序连接起来，即完成基因组的遗传图谱、物理图谱、序列图谱和基因图谱。后者主要研究基因所具有的功能，并确定基因在生物体生命活动过程中是如何发挥作用的。可将研究较多的一些低等生物作为模式生物进行比较分析，从其基因组中发现一些普遍规律或重要信息，并以此作为高等生物特别是人类基因组研究的基础,如:将酵母作为研究细胞周期和DNA修复的模式生物;将线虫作为研究细胞分化发育的模式生物;将果蝇作为研究信号传递的模式生物;小鼠有500多种突变型编码的蛋白质,与人的同源性达90%,因而可作为模式生物以研究人的相应基因及其蛋白质等。

2. 比较基因组研究 在开展人类基因组计划的同时进行模式生物基因组研究的目的在于利用模式生物基因组与人类基因组之间编码顺序和组织结构上的同源性,用单一或简单的生物模式阐明高等生物特别是人的基因组在结构以及物种进化方面的内在联系。目前已从模式生物之间以及人类之间发现了一些共性特征以及各自的独特性。

(1)模式生物基因组一般都比较小,是一些"压缩"的基因组,但编码基因的比例较高,重复序列和非编码序列较少。

(2)模式生物基因组中G+C的百分含量高,同时CpG岛的比例也比较高。

(3)在模式生物中发现了与人的基因组中一样的重复序列。

(4)在各种不同的物种中,大多数的重要生物功能是由相当数量的同源序列基因蛋白承担。

(5)同线连锁的同源基因在不同物种基因组中有相同连锁关系。

(6)生物体的复杂性一般表现在"生物学"的复杂性上,与基因组的C值大小及基因数量未必一定呈线性关系。

3. 研究基于基因组信息重要生命活动的分子机制 模式生物是经典遗传学研究的主要对象和基础,研究者们已在个体水平和细胞水平对生物的遗传规律进行了大量的研究,掌握了大量的实验数据;而模式生物基因组计划的研究,是要在分子水平上进一步阐明物种遗传、变化衍化关系及生物生命活动的本质。模式生物基因组计划的研究可为人类基因组计划提供理想的实验系统,从而推动基因组研究方法和技术的创新发展。其在人类基因组的研究中,占有极其重要的地位。模式生物体的基因组结构相对简单,但核心细胞的生理过程和生化通路在很大程度上是保守的,通过比较和鉴别不同进化阶段生物体的基因组信息,可进一步加深对高等生物人类基因组结构和功能的了解,从而揭示生命的本质规律。

模式生物基因组研究最直接的应用体现在生物信息学领域。当人们发现了一个功能未知的人类新基因时,可以迅速地在任何模式生物基因组数据库中检索到与之同源的功能已知的模式生物基因,并获得其功能方面的相关信息,从而加快对人类基因的功能研究。

(二)疾病研究

人类疾病的动物模型(animal models of human diseases)是指在医学研究中建立的具有人类疾病模拟表现的动物实验对象和相关材料。人类疾病的发生、发展过程复杂,仅从临床表现和尸体解剖所见难以全面了解和阐述,而且在很多情况下,不能直接将人作为实验的对象,需要借助动物复制出类似人类的各种疾病及某些生命现象的模型进行研究,然后将结果外推到人,以便认识和预防疾病。

人类疾病的动物模型的优势:①避免用人体进行实验;②简化、缩短研究周期;③对于那些在人类中发病率较低的疾病,动物模型提供了宝贵的疾病材料;④使用动物模型时研究者能够严格控制实验条件,从而确保实验结果的准确性和可重复性,这大大提高了实验结果之间的可比性;⑤动物模型的实验数据便于收集和分析,有助于全面认识疾病的本质。近年来,一些新的更有利于研究的模式实验动物在不断地被引入人类疾病的动物模型的研究应用中。

如早在1963年,英国的Brenner首次发现的秀丽隐杆线虫(*Caenorhabditis elegans*,简称*C. elegans*或秀丽线虫),是研究发育生物学和神经生物学理想的模式动物。2002年和2006年,以*C. elegans*为模型在器官发育及程序性细胞死亡基因调控机制和RNA干扰机制方面的研究成果获得了诺贝尔生理学或医学奖。经历了近半个世纪,*C. elegans*已成为研究细胞凋亡、神经发育和学习记忆等多种复杂生命现象调控机制及环境化学品毒性评价的重要模式生物之一。

1. *C. elegans* 模型在神经系统病变的应用 雌雄同体的 *C. elegans* 有 302 个神经元、56 个胶质细胞,占全部细胞(959 个)的 1/3,*C. elegans* 的神经结构虽然简单,功能却很完善。根据形态可将 302 个神经元分为 118 种类型。根据功能可将 302 个神经元分为感觉神经元、中间神经元和运动神经元 3 种类型。*C. elegans* 共具有 5000 个化学突触、600 个缝隙连接和 2000 个神经肌肉接头。*C. elegans* 包含多种经典的神经递质如乙酰胆碱、多巴胺、5-羟色胺、谷氨酸、氨基丁酸和神经肽等。*C. elegans* 包含的这些神经递质在神经元中的合成、储存和代谢等过程中都与哺乳动物具有高度相似性。*C. elegans* 的大多数离子通道基因也与哺乳动物具有同源性,是研究神经系统疾病机制的良好模型。

(1) 阿尔茨海默病(Alzheimer disease,AD)是一种渐进性神经退行性疾病。在 *C. elegans* 中建立的阿尔茨海默病转基因模型有以下几种。

①β-淀粉样蛋白(Aβ)模型:基于这个模型,研究者发现了 Aβ 细胞毒性与自由基氧化应激的相关性和热休克蛋白对 Aβ 细胞毒性的抑制作用,并且证实了在 Aβ 诱发的神经退行性病变中有蛋白质氧化的参与。

②TAU 蛋白转基因模型:研究者发现野生和突变 TAU 过表达都会导致运动不协调表型的出现。

(2) 帕金森病(Parkinson disease,PD)是一种慢性神经系统疾病,患者的黑质-纹状体系统内多巴胺神经元进行性退化而导致多巴胺与乙酰胆碱这两种神经递质在脑内的平衡状态被打破。其主要病理特征是黑质纹状体多巴胺能神经元减少和细胞内路易体(Lewy body)的出现。*C. elegans* 有 8 个多巴胺能神经元。在 *C. elegans* 中已经成功制备了化学药物等所致的多巴胺能神经元损伤模型和转基因模型。

2. *C. elegans* 模型在其他疾病研究中的应用

(1) 低氧应答模型:对于 *C. elegans* 而言,只要有充足的食物,即使氧浓度降到 2% 时也能够维持机体的正常代谢。当氧浓度低到 1% 时,*C. elegans* 的机体代谢率才会下降为正常的 50%,而此时 *C. elegans* 仍然能够发育和繁衍后代。当氧浓度在 0.25%～1% 时,*C. elegans* 的低氧应答通路被激活,在近乎无氧环境下进入休眠状态。*C. elegans* 的这种适应能力可尽可能减少外界环境对机体的损害,也提示了一些研究低氧损伤的思路。

(2) 成瘾性疾病模型:成瘾性疾病是复杂的社会、心理和遗传因素综合作用的结果。利用 *C. elegans* 可以揭示成瘾性疾病涉及的分子水平和神经环路等调控的行为学反应,以及精神心理活动等的分子和细胞机制。*C. elegans* 长期或短期暴露于酒精或尼古丁的培养基中会出现与哺乳动物类似的行为学变化:急性应答、耐受性、戒断症状和敏化性。

(3) 脂肪代谢疾病模型:在脂肪代谢疾病方面的研究中,*C. elegans* 保守存在许多哺乳动物体内的核心代谢途径,如脂肪酸合成、脂肪链的延伸、线粒体中 β-过氧化物酶体系作用下的脂肪酸氧化、糖酵解、葡萄糖及氨基酸的代谢等。对 *C. elegans* 的脂肪进行标记非常简单,对脂肪颗粒的定量也较方便,因而 *C. elegans* 可以作为研究脂肪积累调控机制的良好模型。

(4) 衰老研究和抗衰老药物模型:*C. elegans* 生命周期较短,使其成为衰老研究和抗衰老药物筛选的理想模型。以 *C. elegans* 作为模式生物的衰老研究已经较为深入和系统,已经有几十年的历史。我们认为 *C. elegans* 衰老的生理与分子调控机制涉及 3 个调节系统:胰岛素样生长因子-1(IGF-1)信号通路、与进食限制延缓衰老相关的调节系统和线粒体呼吸链。

三、常用模式生物

(一) 脊索动物

小鼠属于哺乳纲(Mammalia)、啮齿目(Rodentia)、鼠科(Muridae)、小鼠属(*Mus*)动物。小鼠

由小家鼠演变而来。它广泛分布于世界各地,经长期人工饲养选择培育,已育成1000多个近交系和独立的远交群。早在17世纪就有人用小鼠做实验,现小鼠已成为使用量最大、研究最详尽的哺乳类实验动物。小鼠因其个体小、容易控制、繁殖快等原因成为现今生物研究中较常使用的模式生物之一。对于小鼠的生活习性、行为特征到基因表达及各种生物反应的信息传导通路等都有研究。现今小鼠在医学研究中也比较常见,主要有建立各种疾病模式小鼠,通过对这些模式小鼠的研究开发治疗各种疾病的药物及方法。

从进化的角度来看,小鼠作为哺乳动物的代表有其不可动摇的地位。除了小鼠以外的四种模式动物都至少在2.7亿年前就在进化树上与人类走到了不同的分支,而小鼠在6千万年前还和人类共同拥有一个祖先。2002年,小鼠基因组的测序工作初步完成时,研究者们分析了小鼠96%基因组序列。其中有99%的基因能在人的基因组序列中找到同源序列,这证实了小鼠与人类在基因水平上高度同源。同样,由于小鼠的生理生化指标及其调控机制与人类相同或相似,对小鼠的研究成果可以大概率推演到人类,所以对小鼠进行研究有很大的应用价值。此外,与狗、猴等大型哺乳动物相比,小鼠的繁殖能力强,生殖周期短。通常实验用的近交系小鼠一胎生育5~10只幼鼠,而远交群的小鼠的生殖能力更强。这些幼鼠在10周之后就能达到性成熟的状态,开始繁殖下一代。对研究者而言,这十分便于在进行分析研究时获得足够的样本,这是小鼠相对于其他哺乳动物的优势之一。小鼠的这些特点使其在世界范围内广泛被使用,而且形成了各种实验用近交系。使用有基本一致遗传背景的近交系小鼠所做出的实验成果容易在不同的实验室重复,这就使实验结果更容易被接受。这也是小鼠作为模式生物的主要优势之一。

小鼠除了应用于相对常规的实验技术中,如形态观察和组织学分析、基因鉴定、蛋白质印记、DNA印迹、RNA印迹和RNA检验方法(RT-PCR)等微观实验外,在众多科学家的努力下,小鼠也成为功能基因组研究的主要模式生物之一。

目前,基因组改造技术可以分为四类:一是通过物理或化学方法在小鼠生殖细胞DNA中随机诱导单个或多个碱基的突变形成,然后通过与野生型小鼠交配,将突变传给后代。二是通过胚胎干细胞或受精卵的原核显微注射,在基因组中随机插入特定的碱基序列。转基因技术、"基因打靶"技术及转座子技术可以归到此类。三是在基因组的特定位置插入或者删除特定的碱基序列,基因定位突变、基因剔除(knock-out)和基因敲入(knock-in)属于此类。四是近年发展起来的CRISPR-Cas9技术,工作原理是crRNA(CRISPR-derived RNA)通过碱基配对与tracrRNA结合形成tracrRNA/crRNA复合物,此复合物引导核酸酶Cas9蛋白在与crRNA配对的序列靶位点剪切双链DNA;而通过人工设计这两种RNA,可以改造形成具有引导作用的sgRNA(single guide RNA),足以引导Cas9对DNA的定点切割。该技术迅速被运用到基因敲除小鼠的构建之中。通过一系列研究,科学家首先证明了通过RNA注射的方式将CRISPR-Cas系统导入小鼠受精卵比DNA注射能更有效地在胚胎中产生定点突变。在此基础上,科学家又发现了该方法没有小鼠遗传品系的限制,且能够对大片段的基因组DNA进行删除,也可以通过同时注射针对不同基因的RNA序列获得在同一只小鼠或大鼠中产生多个基因突变的效果。这种方法构建的基因突变动物具有显著高于传统方法的生殖系转移能力,是一种可靠、高效、快速地构建敲除动物模型的新方法。

(二)无脊椎动物

在20世纪生命科学发展的历史长河中,果蝇扮演了十分重要的角色,它是常用的模式生物。在全球变暖与气候变迁的初期预警系统、遗传学、发育的基因调控、各类神经疾病、帕金森病、阿尔茨海默病、药物成瘾和酒精中毒、失眠与时差、衰老与长寿、学习记忆与某些认知行为的研究等都有果蝇的"身影"。在众多的果蝇品系中,黑腹果蝇是开展研究较多的一种模式生物。黑腹果蝇(*Drosophila melanogaster*)属于昆虫纲的双翅目,生活史短,易饲养,繁殖快,染色体少,突变型多,个体小，是一种很好的遗传学实验材料。黑腹果蝇基因组全长约 165 Mb，大约编码 13600 个基因。

黑腹果蝇体长约 0.3 cm，广泛分布于全球温带及热带地区，主要以腐烂发酵的水果上的酵母菌、真菌为食。在夏秋季节，果园、菜市场、草坪等处皆可见其踪迹。在实验室里，黑腹果蝇的饲养条件并不苛刻，凡能培养酵母菌的基质都可作为其养料。黑腹果蝇的生活周期十分短暂，完成一个世代的交替平均只需要 2 周左右。黑腹果蝇由卵发育为成虫大体经过卵、幼虫、蛹和成虫 4 个阶段，属完全变态发育。1 只雌黑腹果蝇一生能产下 300～400 个卵，卵经 1 天即可孵化成幼虫，组成一个庞大的家族。如此众多的后代，足以作为一个研究样本进行数理统计分析。黑腹果蝇幼小的体型、简单的饲养管理、短暂的生活史、高效的繁殖及极快的胚胎发育速度和完全变态等特点都是其他实验动物无可比拟的。黑腹果蝇的染色体数目少，仅 3 对常染色体和 1 对性染色体，便于分析，因而是遗传学研究的最佳材料。20 世纪初，摩尔根选择黑腹果蝇作为研究对象，建立了遗传的染色体理论，奠定了经典遗传学的基础并开创了利用黑腹果蝇作为模式生物的先河。约在此后 30 年的时间中，黑腹果蝇成为经典遗传学的"主角"。科学家不仅用黑腹果蝇证实了孟德尔定律，而且发现了黑腹果蝇白眼突变的性连锁遗传，提出了基因在染色体上直线排列以及连锁与交换定律。摩尔根在 1933 年因此被授予诺贝尔生理学或医学奖。1946 年，摩尔根的学生，被誉为"果蝇的突变大师"的米勒，证明 X 射线能使果蝇的突变率提高 150 倍，因而成为另一位诺贝尔生理学或医学奖获得者。

在近代发育生物学研究领域中，果蝇也是关键的研究对象。1995 年，诺贝尔奖再次授予三位在果蝇研究中辛勤耕耘的科学家——美国遗传学家杰弗里·霍尔、迈克尔·罗斯巴什和迈克尔·杨，以表彰他们发现早期胚胎发育中的遗传调控机制。同时，果蝇也作为进一步研究基因、神经（脑）、行为之间关系的理想动物模型。

神经生物学家将一个来自大鼠的基因植入果蝇体内，这个基因编码一种离子通道蛋白质。在环境中存在生物能量分子 ATP 的情况下，该离子通道允许带电粒子通过细胞膜，从而传递动作电位。随后，研究者给果蝇注射因为被另一种分子包裹而处于不活动状态的 ATP 分子。用紫外线激光照射果蝇，能使 ATP 分子从束缚中解放出来，启动离子通道，能使果蝇的神经受到电信号刺激。实验显示，如果该离子通道蛋白质在控制果蝇爬行的多巴胺能神经元中表达，本来懒散的果蝇在激光照射下会变得过度活跃。如果离子通道表达在控制果蝇逃跑反应的大神经中，则激光可使蝇跳来跳去、抖动翅膀并飞走。这种研究策略对动物的神经和行为研究有着重要意义。转基因果蝇为神经生物学家提供了一种非侵入性方式以控制整个神经系统里的每个神经元。

果蝇在睡眠行为的研究中有大量应用。通过遗传学和生物化学的筛选方法，用果蝇鉴定了十多个钟基因，其中包括 4 个核心钟基因，即 period（Per）、timeless（Tim）、clock（Clk）和 cycle（Cyc）。所有这些钟基因及其相应的表达产物组成了两个相互依赖的转录-翻译反馈环路，从而驱动生理和行为的昼夜节律。科学家可以通过对这些基因的操控和编辑，实现对睡眠分子机制的深度解读。

近一个世纪以来，通过对果蝇的研究，科学家们在生命科学的各个层次积累了十分丰富的资料。人们对它的遗传背景有着比其他生物更全面、更深入的了解。作为经典的模式生物，果蝇将在生命科学研究中发挥更加巨大而不可替代的作用。

（三）真核生物

酿酒酵母是最简单的真核生物，由一个细胞组成一个独立的生物个体。酿酒酵母是与人类关系非常广泛的一种酵母，在传统中用于制作面包和馒头等食品及酿酒，在现代分子和细胞生物学中它用作真核模式生物，其作用相当于原核模式生物大肠杆菌。酿酒酵母是发酵中常用的生物种类。酿酒酵母的细胞为球形或者卵形，直径 5～10 μm。其繁殖的方式为出芽生殖。

酿酒酵母是第一个完成基因组测序的真核生物,测序工作于1996年完成。酿酒酵母的基因组包含大约1200万碱基对,分成16组染色体,共有6275个基因,其中约有5800个具有功能。据估计,其基因约有23%与人类同源。其基因组数据库包含有详细注释,是研究真核细胞遗传学和生理学的重要工具。

在酿酒酵母测序计划开始之前,人们通过传统的遗传学方法已确定了酵母中编码RNA或蛋白质的大约2600个基因。通过对酿酒酵母的完整基因组测序,研究者们发现在12068 kb的全基因组序列中有5885个编码专一性蛋白质的开放阅读框。这意味着在酵母基因组中平均每隔2 kb就存在一个编码蛋白质的基因,即整个基因组有72%的核苷酸序列由开放阅读框组成。这说明酵母基因比其他高等真核生物基因排列紧密。如在线虫基因组中,平均每隔6 kb存在一个编码蛋白质的基因;在人类基因组中,平均每隔30 kb或更多的碱基才能发现一个编码蛋白质的基因。酵母基因组的紧密性是因为基因间隔区较短与基因中内含子稀少。

酵母作为高等真核生物特别是人类基因组研究的模式生物,其最直接的作用体现在生物信息学领域。当人们发现了一个功能未知的人类新基因时,可以迅速地在酵母基因组数据库中检索任何一个与之同源的功能已知的酵母基因,并获得其功能方面的相关信息,从而加快对该人类新基因的功能研究。研究发现,有许多涉及遗传病的基因均与酵母基因具有很高的同源性,研究这些基因编码的蛋白质的生理功能及它们与其他蛋白质之间的相互作用将有助于加深对这些遗传病的了解。此外,人类许多疾病,如早期糖尿病、小肠癌和心脏疾病,均是多基因遗传病;揭示涉及这些疾病的所有相关基因是一个困难而漫长的过程。酵母基因与人类多基因遗传病相关基因之间的相似性将为人类提高诊断和治疗水平提供了重要的帮助。

例如,人类遗传性非息肉病性小肠癌相关基因与酵母的MLH1、MSH2基因,运动失调性毛细血管扩张症相关基因与酵母的TEL1基因,布卢姆综合征相关基因与酵母的SGS1基因,都有很高的同源性。遗传性非息肉性小肠癌基因在肿瘤细胞中表现出核苷酸短、重复顺序不稳定的细胞表型,而在该人类基因被克隆以前,研究工作者在酵母中分离到具有相同表型的基因突变(MSH2和MLH1突变)。受这个结果启发,人们推测小肠癌基因是MSH2和MLH1的同源基因,而它们在核苷酸序列上的同源性则进一步证实了这一推测。布卢姆综合征是一种临床表现为性早熟的遗传病,患者的细胞在体外培养时表现出生命周期缩短的表型,而其相关基因则与酵母中编码蜗牛酶的SGS1基因具有很高的同源性。与来自布卢姆综合征个体的培养细胞相似,SGS1基因突变的酵母细胞表现出显著的生命周期缩短。

酵母作为模式生物不仅是在生物信息学方面发挥作用,也为高等真核生物提供了一个可以检测的实验系统。例如,可利用异源基因与酵母基因的功能互补以确证基因的功能。如果一个功能未知的人类基因可以补偿酵母中某个具有已知功能的突变基因,则表明两者具有相似的功能。对于一些功能已知的人类基因,进行功能互补实验也有重要意义。例如,与半乳糖血症相关的三个人类基因(GALK2(半乳糖激酶)、GALT(UDP-半乳糖转移酶)和GALE(UDP-半乳糖异构酶)能分别补偿酵母中相应的GAL1、GAL7、GAL10基因突变。在进行互补实验以前,需确保对人类和酵母的乳糖代谢途径都已十分清楚,对有关几种酶的活性检测法也十分成熟,并已获得其纯品,以便进行一系列生化分析。随着人类半乳糖血症三个相关基因的克隆分离成功,功能互补实验的实施成为可能。这三个相关基因的功能互补实验在遗传学水平进一步确证了人类半乳糖血症相关基因与酵母基因的保守性。人们又将这一成果予以推广,利用酵母系统进行半乳糖血症的检测和基因治疗,如:区别真正的突变型和遗传多态性;在酵母中模拟多种突变型的组合表型;筛选基因内或基因间的抑制突变等。这些方法也同样适用于其他遗传病的研究。

(四)原核生物

大肠杆菌属于革兰氏阴性短杆菌,大小为0.5 μm×(1~3)μm,周身鞭毛,能运动,无芽孢,能发酵多种糖类，产酸、产气，是人和动物肠道中的正常栖居菌。婴儿出生后即随哺乳进入其肠道，与人终生相伴，其代谢活动能抑制肠道内分解蛋白质的微生物生长，减少蛋白质分解产物对人体的危害，还能合成 B 族维生素和维生素 K，以及有杀菌作用的大肠杆菌素。大肠杆菌正常栖居条件下不致病，但若进入胆囊、膀胱等处可引起炎症。大肠杆菌在肠道中大量繁殖，几乎占粪便干重的 1/3，为兼性厌氧菌。大肠杆菌很容易培养，使用起来也很安全，因而成为非常受欢迎的模式生物之一，被广泛应用于各种生物学基础研究。目前作为模式生物的大肠杆菌的四个菌株已经适应了实验室培养，丧失了感染人类肠道的能力。大肠杆菌繁殖速度比较快，在理想培养基中每20 min 数量就能翻一倍。大肠杆菌是研究微生物遗传的重要材料，如局限性转导就是 1954 年在大肠杆菌 K12 菌株中发现的。Lederberg 采用两株营养缺陷型大肠杆菌进行实验，奠定了细菌接合研究方法学上的基础。

（五）植物

拟南芥属于被子植物门，双子叶植物纲，十字花科两年生草本植物，是一种应用广泛的生物。拟南芥具有植株小（1 个茶杯可种植好几棵）、每代时间短（从发芽到开花不超过 6 周）、结子多（每棵植物可产很多粒种子）、生命力强（用普通培养基就可做人工培养）等优点，是研究有花植物的遗传、细胞、发育和分子生物学的理想模式植物。

在自然界中，拟南芥主要分布于温带，集中在欧洲地区；在东非、亚洲也有分布，一般生长在野外干燥的土壤中。欧洲文明的扩张把拟南芥带到了北美和澳洲大陆。历史上对拟南芥科学研究的记载最早可追溯至 16 世纪，德国学者 Thal 在德国北部的哈茨山区中首次发现并记录了这个物种。19 世纪分类学家 Heynhold 将其命名为 *Arabidopsis thaliana*。直到现在，人们在世界各地共收集到 750 多个拟南芥生态型，这些生态型在形态发育、生理反应方面存在很大差异。其中 Col 生态型用于拟南芥的全基因组测序，其整个基因组已于 2000 年由国际拟南芥基因组合作联盟联合完成测序，也是第一个被测序分析的植物基因组。拟南芥是自花授粉植物，基因高度纯合，用理化因素处理时突变率很高，容易获得各种代谢功能缺陷的突变体。拟南芥被科学家誉为"植物中的果蝇"。作为模式生物，拟南芥主要有以下优势。

（1）拟南芥的基因组在常见的植物模型中是最小的，总共大约有 1.57 亿个碱基，大小大约只有小麦的 1/80。拟南芥的染色体数目也很少，只有五对同源染色体。这些特点对于基因的克隆是非常有利的。在后基因组时代，对拟南芥 27000 个基因和 35000 个编码蛋白的研究分析也已经取得了很大的进展，为下一步的研究奠定了基础。

（2）相比水稻、小麦、玉米等作物，拟南芥植株体积小，对环境的适应性强，能在普通 MS 培养基上生长，因此很容易在实验室或人工气候室内大量培养；它的生活周期短，繁殖能力强，大大节省了实验时间。这些特征使得作为遗传研究模型的拟南芥具有其他植物所不可比拟的优势。

（3）拟南芥还具有一些特殊的遗传特点。例如，自然条件下，拟南芥是严格的闭花自花授粉，基因高度纯合，这使得基因的突变或者其他的遗传特征能够稳定地传递下去。另外，拟南芥具有很强的可诱变性。目前已知可用于拟南芥人工诱变的方法（包括物理的 X 射线、慢中子，化学的甲基磺酸乙酯（EMS），以及生物的 T-DNA 插入等）都能获得较高的突变率。

（4）拟南芥研究的生化分子技术都已经比较成熟。尤其是其基因图位克隆技术和转基因技术，对于拟南芥基因结构和功能的研究提供了很大便利。

（5）自然界中拟南芥分布广，种群大，为研究提供了丰富的种质资源。数十年来，该领域的先驱们通过大量的工作收集和整理了数百种拟南芥的生态型和大量的突变体；尤其是运用高通量转化技术得到的 T-DNA 插入的突变体库，已经鉴定了 300000 个独立的 T-DNA 插入株，几乎覆盖了所有的编码基因。这些插入突变株的种子免费供全世界的研究者使用，相关信息也可通过相关网站查阅。

（6）拟南芥的整个幼苗以及成苗的根都是半透明的，可以直接在光学显微镜下观察。此外，由于拟南芥可以表达外源转化的荧光分子标签，研究者可通过荧光显微镜对其生长和发育过程中的细节进行实时动态研究。这些特点为拟南芥细胞学研究和遗传研究中的表型观察提供了便利。

microRNA（miRNA）是近几年来拟南芥研究中值得注意的热点之一。miRNA 是高等真核生物中一类非翻译 RNA，由基因组编码。miRNA 前体的转录过程与普通基因 mRNA 的转录过程基本类似。不同的是，初始 miRNA 转录本（pri-miRNA）为"发夹"结构，然后通过不同酶的修饰最终形成成熟 miRNA。成熟 miRNA 仅含有 19～23 个核苷酸，但是这些寡聚核苷酸却可以通过碱基配对与一些基因的 mRNA 结合，在一些酶的参与下破坏与之结合的 mRNA 或者干扰mRNA 的正常翻译。miRNA 最早于 1993 年在线虫中发现，在拟南芥中，大多数已经发现的miRNA 都参与植物重要的生命活动，如植物的形态建成、RNA 诱导的基因沉默以及植物对于逆境的适应性等。

通过对拟南芥的研究，科学家们获得了关于 miRNA 生物合成过程的新认识。据报道，在动物中，RNA 酶Ⅲ结构域的 Drosha 蛋白和由 RNA 双链结合结构域的 Pasha 蛋白参与pri-miRNA的加工。在拟南芥中也发现了 Drosha 的同源蛋白 DCL1（含 RNA 酶Ⅲ结构域）和 Pasha 的同源蛋白 HYL1（RNA 双链结合结构域）。最近的研究表明，拟南芥中除了 DCL1 和 HYL1 之外，参与加工 miRNA 初始转录本的还有另一个必需蛋白 SERRATE（SE）。SE 编码一个含"锌指"结构域的蛋白，在动物的 pri-miRNA 加工过程中尚未发现。除此之外，在拟南芥 miRNA 的生物合成途径中还发现另一个重要的蛋白 HEN1。它的主要功能是使已经剪切成 19～23 个碱基的miRNA 末端的核糖被甲基化。一般认为，甲基化是为了防止 miRNA 的末端被其他酶所识别，从而保证 miRNA 在细胞特定位置的稳定性。以上这两项研究为完整认识高等生物中（包括动物和植物中）的 miRNA 生物合成过程提供了有价值的信息。

第四节 基因工程技术

20 世纪 70 年代后，生物技术的出现和迅速发展促进了对疾病发生、发展机制的研究，并催生了一系列新的诊断、治疗、预防方法，引领了健康观念的全新变革。基因工程（genetic engineering）技术又称基因拼接技术，或重组 DNA 技术，或分子克隆技术，以分子遗传学为理论基础，是生物技术主要的研究内容之一。它以分子生物学和微生物学的现代方法为手段，将不同来源的基因按预先设计的蓝图，在体外构建杂种 DNA 分子，然后导入活细胞，以改变生物原有的遗传特性，获得新品种，以生产新产品。基因工程技术为基因的结构和功能的研究提供了有力的手段。它涉及特定基因的制备、分离、鉴定、改造以及在不同生物间的转移等多项技术。为涵盖更广义的内容，有时也采用基因操作这一概念。它不仅涵盖所有涉及 DNA 或者 RNA 的技术，还包括基因工程及其相关领域的技术。本节主要介绍重组 DNA 技术与基因治疗。

基因工程技术的产生得益于生物化学与分子生物学、遗传学、免疫学、生理学等领域中的许多重大发现。基因工程技术的诞生又为这些领域的研究工作提供了新的研究工具和手段。基因工程，广义上来讲，是指任何形式的、人为制造的生物遗传性状改变，故亦称为遗传工程。现阶段，基因工程技术特指针对特异基因进行的体外和体内操作。DNA 限制性核酸内切酶和 DNA连接酶的发现，为重组 DNA 技术的诞生奠定了基础。1972 年，美国斯坦福大学的保罗·伯格制造出了第一个人工重组 DNA。1982 年，《分子克隆实验指南》出版，标志着基因工程技术完成了诞生和改进过程。

一、基因工程技术的基本原理和步骤

基因工程,亦称为分子克隆。克隆(clone)指的是来自同一始祖的一群相同分子、细菌、细胞和动物获取大量单一拷贝的过程,也称无性繁殖。

完整的体外基因工程技术主要包括以下步骤:获取目的基因;将目的基因进行必要改造;选择合适载体;将目的基因与载体连接以获得含有目的基因的重组载体;重组载体导入相应细胞;筛选出含重组DNA的细胞。

在完成目的基因的体外重组及操作的过程后,对其表达产物的后续处理过程和技术,如蛋白质的分离纯化、修饰以及后加工技术,以及进一步的中试和扩大生产规模的工艺和研究,被称为广义的基因工程技术。通过基因工程技术,一方面,可以获得大量的DNA片段来分析基因结构;另一方面,可以获得基因以用于医学、生物学的研究。

二、基因工程用载体

载体(vector)是可以携带目的基因进入宿主细胞的运载工具。理想载体应该具备的条件:具有自主复制能力,以保证重组DNA分子可以在宿主细胞内得到扩增;具有较多的拷贝数,使其易于与宿主细胞的染色体(DNA)分开,便于分离提纯;相对分子质量相对较小,并有足够的接纳目的基因的容量;在非宿主功能区必需的DNA区段有较多的单一限制性核酸内切酶位点;有一个或多个筛选标记;有较高的遗传稳定性。按照基本元件组成的不同来源,可以将载体分为质粒、噬菌体、黏粒、病毒和人工染色体等类型。

(一) 质粒

质粒(plasmid)是存在于细菌染色体外的,具有自主复制能力的环状双链DNA分子。质粒能在宿主细胞内独立地进行复制,并能在细胞分裂时,恒定地传给子代细胞。同时质粒带有某些特殊的不同于宿主细胞的遗传信息,可用于筛选和鉴定重组细胞。

质粒载体是以细菌质粒的各种元件为基础重新组建的人工质粒。质粒载体一般只能接受小于15 kb的外源DNA插入片段。质粒载体可以用于目的基因的克隆和表达。常用的质粒载体有pBR322和pUC系列等。

(二) 噬菌体

噬菌体是一类细菌病毒,有双链噬菌体和单链丝状噬菌体两大类。λ噬菌体为双链噬菌体,M13噬菌体和f1噬菌体为单链丝状噬菌体。

λ噬菌体是早期分子遗传学研究的主要工具之一,一直被作为基因文库和cDNA文库的克隆载体,在分子生物学的发展中发挥了重要作用。λ噬菌体的基因组DNA长度约48 kb,在宿主体外与蛋白质结合包装为含有双链线性DNA分子的颗粒。根据克隆方式的不同,噬菌体可以分为插入型载体和置换型载体两类。插入型载体只有一个限制性核酸内切酶位点,克隆时将此位点切开,插入外源性的DNA片段。主要用于cDNA的克隆和cDNA文库的构建。置换型载体的非活性必需区的两端分别存在一个可供克隆用的限制性核酸内切酶位点,克隆外源基因时,用外源DNA片段置换非必需区而实现克隆,适用于基因组DNA的克隆以及基因组DNA文库和cDNA文库的构建。

(三) 人工染色体

人工染色体(artificial chromosome)是为了克隆更大DNA片段而发展起来的新型载体,在人类基因组计划和其他基因组项目的实施中起到了关键作用,包括酵母人工染色体、细菌人工染色体、哺乳动物人工染色体等。酵母人工染色体可以接受100~2000 kb的外源性DNA插入,是人类基因组计划中物理图谱绘制采用的主要载体。细菌人工染色体是以细菌的F因子为基础构建的克隆载体,可以插入的外源 DNA 长度为 300 kb,具有克隆稳定、易于宿主 DNA 分离等优点,是人类基因组计划中基因序列分析用主要载体。

以上载体主要为克隆载体,用于目的基因的克隆、扩增、序列分析、体外定点突变等。为了在宿主细胞中表达外源目的基因,获得大量表达产物而应用的载体,称为表达载体。表达载体除了含有克隆载体中的主要原件以外,还含有表达目的基因所需要的各种元件,如特殊的启动子、核糖体结合位点和表达标签等元件。表达载体可以分为原核细胞表达载体、酵母细胞表达载体、哺乳动物细胞表达载体和昆虫细胞表达载体等。

(四)基因工程常用工具酶

在基因工程技术中对基因进行加工处理需要使用各种不同功能的工具酶。常用的工具酶有限制性核酸内切酶、DNA 聚合酶和 DNA 连接酶等。

1. 限制性核酸内切酶 能够识别和切割双链 DNA 内部特定核苷酸序列的核酸酶,简称限制性内切酶。这一类核酸酶天然存在于细菌体内,与甲基化酶构成细菌的限制修饰体系,以限制外源 DNA 而保护细菌自身 DNA,维持细菌遗传性状的稳定。

限制性核酸内切酶可以识别长度为 4～6 个碱基的核苷酸序列,这些序列一般为回文结构。限制性核酸内切酶识别特性核酸序列后,切割 DNA 产生的核酸片段末端(根据其突出情况可以分为平端(或顿端)与黏性末端)。限制性核酸内切酶活性受到多种因素的影响,如蛋白质、酚、氯仿、乙醇、乙二胺四乙酸、SDS 等。

2. DNA 聚合酶 在 DNA 的体外重组中,DNA 聚合酶以 DNA 或者 RNA 为模板,将脱氧核糖核苷酸连续添加到双链 DNA 分子引物的 $3'$ 羟基末端,催化完成 DNA 的合成。常用的有大肠杆菌 DNA 聚合酶 I(全酶)、大肠杆菌 DNA 聚合酶 I 的 Klenow 片段、耐高温 DNA 聚合酶以及反转录酶等。

(1)大肠杆菌 DNA 聚合酶 I:由阿瑟·科恩伯格在 1957 年发现,是由大肠杆菌 pol A 编码的单链多肽,具有 3 种活性,即 $5'→3'$ 聚合酶活性、$5'→3'$ 外切酶活性、$3'→5'$ 外切酶活性,主要用于 DNA 探针标记和 DNA 序列分析。

(2)大肠杆菌 DNA 聚合酶 I 的 Klenow 片段:大肠杆菌 DNA 聚合酶 I 经枯草杆菌蛋白酶处理后的大片段分子,具有 $5'→3'$ 聚合酶活性与 $3'→5'$ 外切酶活性,缺乏 $5'→3'$ 外切酶活性,主要用于填补限制性核酸内切酶消化后的 DNA $3'$ 末端、合成 cDNA 的第二链以及 DNA 测序。

(3)耐高温 DNA 聚合酶:即 Taq 酶,主要用于 PCR。

(4)反转录酶:RNA 指导的 DNA 聚合酶,具有 $5'→3'$ 聚合酶活性与 $RNaseH5'→3'$ 外切酶活性,模板为 RNA 或者为 DNA,引物为带 $3'$ 羟基的 RNA 或者 DNA,主要用途是以 mRNA 为模板合成 DNA。

3. DNA 连接酶 DNA 连接酶通过将一段 DNA 的 $3'$ 羟基末端和 $5'$ 磷酸末端形成 $3',5'$ 磷酸二酯键,而把两个 DNA 片段连接成一个片段。采用 T4DNA 连接酶,既可以连接黏性末端,也可以连接平末端。

(五)目的基因的获取与重组载体的构建

1. 目的基因的获取 目的基因也称供体基因。是指待检测或者待研究的特定基因。其获取方法主要如下。

(1)染色体直接分离:直接从组织或者供体中以机械方式或者合适限制性核酸内切酶消化 DNA 后获取目的基因,多适用于基因结构简单的原核生物多拷贝基因的获取。

(2)化学合成:利用 DNA 合成仪直接合成。其优点是可以任意制造和修饰基因,在基因两端添加合适接头以及宿主生物的偏爱密码子等;缺点是获取大片段基因相对困难。

(3)反转录酶合成 cDNA:以从细胞提取的 mRNA 为模板,反转录成 cDNA,然后进行基因克隆，从而获得某种特定基因。

（4）从基因组文库或者 cDNA 文库筛选：先构建基因组或 cDNA 文库，扩增后再筛选目的基因。

（5）PCR：在体外对已知基因进行特异性扩增的方法。通过 PCR 反应可迅速得到大量目的基因的拷贝。

2. 重组载体的构建　将已获得目的基因 DNA 片段以及纯化的载体，通过酶切、分离与回收、连接三个步骤，将目的基因片段与载体连接成为重组载体。

（1）目的基因与载体的限制性核酸内切酶酶切：根据目的基因与载体的限制性核酸内切酶图谱，选择识别位点位于载体多克隆位点的限制性核酸内切酶。用相同的内切酶切割目的基因和载体，以使两者产生末端互补。一般采用双酶切来实现定向克隆并避免载体自身环化连接。

（2）目的基因和载体片段的分离与纯化：对酶切后的目的基因与载体，分别进行琼脂糖凝胶电泳。分离含所需 DNA 片段的凝胶，通过凝胶回收并纯化得到需要的 DNA 片段。

（3）目的基因与载体的连接：含有匹配黏性末端的两个 DNA 片段相遇后，形成碱基互补配对，在 DNA 连接酶作用下形成磷酸二酯键以封闭缺口，成为完整的环状 DNA 分子。与黏性末端相比，平末端连接效率低，非背景重组率高，并且存在多拷贝插入和双向插入等缺点。

（六）重组载体的导入、鉴定和表达

重组载体导入原核细胞的过程称为转化（transformation），重组载体导入真核细胞的过程称为转染（transfection），酵母细胞的基因导入习惯上称为转化，病毒载体导入细胞称感染（infection）。

1. 重组载体在原核细胞的导入

（1）重组载体转化细菌：广义的转化是指微生物摄取 DNA 而实现的基因重组。载体进入宿主后，可以独立复制，也可以与宿主基因重组。狭义的转化是指感受态细菌捕获和复制质粒载体 DNA 的过程。细菌处于容易摄取外源 DNA 的这种状态称为感受态，一般可以通过 $CaCl_2$ 处理，或者通过电穿孔仪来完成细菌的转化。酵母细胞的转化多采用电穿孔法。

（2）重组噬菌体的感染：噬菌体或者病毒进入宿主细胞并增殖的过程称为感染。以重组噬菌体进行基因导入时，需要将噬菌体外壳蛋白与重组载体包装成噬菌体。

2. 重组细菌的筛选　重组载体导入宿主后，需要将真正的转化子筛选出来。一般可以根据载体、目的基因或宿主细胞的不同遗传学特性和分子生物学特征设计筛选方案。常用的筛选与鉴定方案有两类：利用宿主细胞遗传学表型的改变直接筛选；通过重组子的结构特性进行鉴定。前者常用抗药性、营养缺陷型显色反应和噬菌斑形成能力等遗传表型来筛选，后者常用限制性核酸内切酶酶切、探针杂交、核酸序列分析来鉴定目的基因结构。

3. 外源基因在原核细胞的表达　大肠杆菌因具有培养简单、繁殖迅速以及适合大规模生产等特点而成为最常用的原核表达系统。大肠杆菌表达系统的缺点是缺乏翻译后加工，原核细胞来源的蛋白质往往不能够正确折叠或进行糖基化修饰，而形成不溶性的包涵体，导致后续纯化困难。可用于大肠杆菌表达的载体，除了克隆载体所有的元件外，还应具备调控转录、产生大量 mRNA 的强启动子。

4. 外源基因在真核细胞的导入和表达　根据宿主细胞不同，真核表达系统可以分为酵母、昆虫以及哺乳类动物细胞等表达系统。真核表达系统具有较原核表达系统更多的优越性，常用于重组 DNA 药物、疫苗等生物制剂生产领域和蛋白质功能研究的基础领域。

（1）真核细胞表达载体：真核细胞表达载体在结构上常常既具备适合在原核细胞内进行目的基因重组和载体扩增的元件，又具有适合在真核宿主细胞中表达重组基因所需的各种转录与翻译调控元件。因此真核细胞表达载体在结构上即包含原核表达载体的复制子、筛选基因、多克隆位点等，也含有真核细胞的表达元件，如启动子、增强子、转录终止信号、polyA 尾、真核宿主细胞筛选标记等。除少部分可以独立扩增外，大多数真核细胞表达载体 DNA 是先整合入宿主的染色体，然后随宿主细胞 DNA 的复制而扩增。

（2）真核细胞表达载体导入宿主细胞：将载体导入真核细胞的过程称为细胞转染，而接受外源重组基因 DNA 的细胞则称为转染细胞。高效率的细胞转染，是外源蛋白能够在真核细胞中表达的关键之一。目前常用的转染方法有磷酸钙转染、电穿孔转染、脂质体转染等。其中电穿孔转染效率高，操作简单，但需要专门的仪器。

（3）转染细胞的筛选：使用合适的选择标记与特殊的培养基能够将转染细胞从未转染细胞中筛选出来。真核转染细胞的筛选标志有代谢缺陷标志和抗生素标志两类。常用的选择系统有胸腺核苷酸激酶基因选择系统、新霉素磷酸转移酶基因选择系统和次黄嘌呤-鸟嘌呤磷酸核糖转移酶基因选择系统等。

（4）真核表达系统的选择：利用真核细胞表达外源性基因主要有两个目的：一是研究该基因在细胞中的作用和机制，二是制备大量的纯化蛋白以用于诊断、治疗或研究蛋白质结构。前者对表达系统要求较低，而后者对表达系统要求较高。哺乳动物细胞是表达人类基因最理想的系统。人源性蛋白质在哺乳动物细胞可以进行接近人类的转录和翻译后修饰，其构象与活性也最接近人类。酵母是成熟的工业用微生物，具备大肠杆菌高表达水平和真核细胞翻译后修饰与蛋白质构象折叠的优点。

三、基因治疗

人类基因组计划的完成和后基因组计划、蛋白质组等研究的实施和深入将在分子和基因层次上揭示更多疾病发生、发展和变化的本质和机制，为在基因水平对疾病的预防、诊断和治疗提供新的切入点和新的手段。从基因水平探测和分析疾病的起因，从基因水平干涉和矫正疾病造成的紊乱是近年来基础和临床医学新的研究方向，由此发展而来的基因诊断和基因治疗已经成为现代医学的重要组成部分。

基因操作技术的成熟，为基因导入人体提供了必备的条件。基因治疗由此产生，并发展成为当前分子医学生物学最重要的研究领域。作为一种新的治疗手段，基因治疗为许多疑难病症的治疗带来了希望，但同时还存在许多问题。

基因治疗（gene therapy）是指通过基因转移技术，将目的基因导入人体细胞，使其发挥生物学功能，纠正或补偿因基因缺陷和异常引起的疾病，以达到治疗目的的一种生物治疗方法。在基因治疗研究的早期，基因治疗主要是把正常基因导入细胞，使其表达产物而发挥治疗作用。随着基因治疗研究的发展，导入的基因不仅可以是正常基因也可以是重组基因或者 RNA。

（一）基因治疗的基本程序

1. 目的基因的选择和制备　选择合适的目的基因是基因治疗研究的首要问题。对于遗传病，一般选择对应的野生型正常基因。对于非遗传病则有多种基因可供选择。确定的目的基因需要被克隆入合适的表达载体中。

2. 基因导入方式的选择　基因导入体内的方式有三种。第一种方式为体内法或直接法，即直接向体内组织和器官转入基因，使其表达后在全身发挥作用，该方法的缺点是基因转移和表达效率较低。第二种方式为间接法或回输法，或称为离体法，即选择适当的靶细胞，一般为患者细胞，在体外进行基因转移，筛选出表达外源基因的细胞，再将这些转基因细胞放回到患者体内。第三种方式为原位法，是把基因直接导入患者的患病部位，使其表达后在局部发挥作用。目的基因必须进入靶细胞才能表达和发挥作用，因此将外源基因导入靶细胞是基因治疗的关键环节。在基因治疗中通常把基因转移的运载媒介称为载体。基因导入方法可以分为两类，即病毒学方法和非病毒学方法。

（1）基因导入的病毒学方法：以重组病毒作为载体，通过感染将目的基因导入靶细胞。该方法转染效率高，但操作条件要求也较高。常用的载体包括 RNA 病毒和 DNA 病毒两类，前者主要是反转录病毒，后者包括腺病毒、腺相关病毒、单纯疱疹病毒等。

（2）基因导入的非病毒学方法：通过物理和化学方法将基因导入靶细胞是基因导入的非病毒学方法，常规方法有脂质体法和直接注射法等。此类方法操作简单，但效率较低。

①脂质体法：本方法主要用于体外细胞的转染，也可以用于基因体内的导入。脂质体与 DNA 形成复合物，保护 DNA 不被降解，与细胞膜结合后形成内吞小体，把 DNA 释放入胞质。通过在脂质体掺入糖脂或抗体等归巢装置，使脂质体具有靶向性，这些脂质体通过静脉注射后选择性地进入靶细胞。作为基因转移的载体，脂质体法存在转染效率低和基因表达时间短两个缺点。

②直接注射法：应用最广泛的是肌内注射。基因的表达量与注入的外源性基因含量成正比，与溶液体积无关。多次反复注射可以增强表达效果。在治疗肿瘤时，可以进行瘤体的直接注射。

③受体介导的基因转移技术：该技术通过受体介导的细胞内吞作用而实现。细胞膜上存在特异性的受体，具有组织与器官特异性。受体与配体特异性结合，形成的受体配体复合物在细胞膜上富集，然后通过细胞的内吞作用，实现受体介导的基因转移。该方法的优点：a. 具有细胞、组织和器官的专一性；b. 进入细胞的效率很高。因此，通过该方法可以实现高效的特异性基因转移，已经在细胞水平与动物水平取得了较好效果。

3. 靶细胞选择　在目前条件下，基因治疗仅限于体细胞，治疗引起的基因型改变只限于某一类型体细胞，其影响只限于受治疗个体的当代。目前常用的靶细胞主要有造血细胞、皮肤成纤维细胞、肝细胞、血管内皮细胞、淋巴细胞、肌细胞、肿瘤细胞等。

4. 转染细胞的筛选与导入基因的鉴定　筛选与鉴定的方法和前面（目的基因的选择与导入）的一致。

（二）基因治疗的应用

1. 遗传病的基因治疗　已发现的人类具有临床改变的遗传病约 3000 种，而基因治疗是遗传病治疗的一条理想途径。目前针对单基因致病的遗传病，如血友病 B、黏多糖贮积症、家族性高胆固醇血症、囊性纤维化和严重联合免疫缺陷病等已进行了充分的基础研究和临床应用。

凝血因子Ⅸ缺乏会导致血友病 B 的发生，血友病 B 是一种性连锁隐性遗传病。凝血因子Ⅸ由 415 个氨基酸构成，其基因定位于染色体 Xq26.3～27.1，全长 35 kb。1987 年首次构建包含人凝血因子Ⅸ cDNA 的反转录病毒，导入人皮肤成纤维细胞并得到表达。1988 年完成了皮肤成纤维细胞治疗血友病 B 的小鼠体内实验。1991 年的人体实验表明，含有Ⅸ因子的重组人皮肤成纤维细胞植入皮下后可以提高患者血液中凝血因子Ⅸ的水平。

2. 肿瘤的基因治疗　由于肿瘤治疗的迫切需要，肿瘤的基因治疗较其他疾病治疗发展得更加迅速。治疗时可以选择不同的目的基因、靶细胞和基因导入方法等。根据其基因表达产物的作用机制，基因治疗策略上可以分为抑制和杀伤肿瘤细胞、对肿瘤细胞基因进行修饰、调节和改善机体免疫力三种方式。

（1）抑制和杀伤肿瘤细胞：直接或者间接地抑制和杀伤肿瘤细胞是肿瘤治疗的主要策略。具体而言，包括以下方式。①通过在肿瘤细胞中表达特异酶，增加肿瘤细胞对药物的敏感性，进而杀伤肿瘤；②在肿瘤细胞中特异性表达自杀基因，也是肿瘤自杀疗法的重要方向；③抑制癌基因表达、恢复抑癌基因功能，可以抑制肿瘤的恶性表型或者对肿瘤产生抑制作用；④血管新生对肿瘤增殖具有重要意义，因此抑制血管新生的血管生成抑制剂、血管内皮 VEGF 受体抑制剂等具有抑制肿瘤的作用。

（2）对肿瘤细胞基因进行修饰：主要通过导入外源性基因增强肿瘤细胞的免疫原性，从而使其被机体免疫系统识别，并激发特异性细胞毒反应，从而达到杀伤肿瘤细胞的目的。常用的方法有导入细胞因子基因、导入 MHC 基因和工程分子基因等。如将 IL-2、IL-4、IL-6、IL-7、IL-12、TNF、IFN-γ、G-CSF 以及 GM-CSF 等导入肿瘤细胞后,通过增强免疫反应主要诱发 T 细胞介导的细胞毒反应。除诱发特异性免疫反应外,还可以诱发非特异性免疫反应,如激活巨噬细胞、嗜酸性粒细胞和 NK 细胞等。

（3）调节和改善机体免疫力:主要包括将细胞因子基因导入免疫细胞、对树突状细胞进行基因修饰、构建分泌免疫毒素的 T 细胞、构建肿瘤 DNA 疫苗等方式。以细胞因子基因导入免疫细胞为例,基因导入的靶细胞为免疫细胞,主要是淋巴细胞,尤其是肿瘤浸润的淋巴细胞。将 TNF 等细胞因子转导入肿瘤浸润的淋巴细胞,回输后的重组淋巴细胞具有杀伤肿瘤细胞的作用。

（三）基因治疗的问题与展望

基因治疗技术进展迅速,在较短时间内从实验室研究进入到临床应用。自 1990 年开始,基因治疗在遗传病、肿瘤、心血管疾病和感染性疾病等多个领域得到了应用,并取得了显著的效果。多种基因治疗方案得到批准并得以实施。但如何促进基因治疗的有序发展并保证安全,仍是需要关注的研究重点。

现阶段基因治疗依然存在很多原理和技术上的问题有待解决,主要问题如下。

（1）确定更多更加有效的目的基因:在基因组计划特别是功能基因组学发展的基础上,进一步寻找和确定具有治疗价值的关键基因,如肿瘤、心血管疾病的致病基因。

（2）提高基因导入效率以及组织细胞特异性:将目的基因特异性地导入某一组织细胞类型,是提高肿瘤的基因治疗效果并降低副作用的关键。这依赖于基因导入效率的提高与组织特异性的提高,解决该问题的关键在于高效载体的构建。

（3）提高基因治疗的安全性:基因治疗常用的载体为病毒载体,病毒的遗传物质有可能会因为发生基因重组或重配,而产生具有复制能力的野生型重组病毒,从而导致机体感染或出现细胞毒性。此外,由于病毒载体进入细胞后是随机整合的,这样就有可能插入到某个癌基因附近而引发肿瘤。目前科学家们正致力于发现和构建更加理想的非病毒载体以提高基因治疗的安全性。

（4）可控性的导入基因的表达:通过加入可调控元件的方法,使目的基因在表达时序和表达水平上得到严格控制,从而发挥更优的治疗效果。

第五节　细胞工程技术

细胞工程是指在细胞水平上进行的遗传操作,即研究、开发、利用各类细胞的工程。人们通过科学设计与精细操作,改变细胞的遗传基础,并通过无菌操作,大量培养细胞,使其再生成细胞、组织、器官乃至完整有机体,或生产出目的物质。迄今为止,人们已经从染色体水平、细胞器水平以及细胞水平开展了多层次的大量工作,在细胞培养、细胞融合、细胞代谢物的生产和生物克隆等诸多领域取得了令人瞩目的成就。

一、体外受精技术

体外受精（in vitro fertilization,IVF）是指哺乳动物的精子和卵子在体外人工控制的环境中完成受精过程的技术。由于它与胚胎移植技术（ET）密不可分,合称为体外受精-胚胎移植（IVF-ET）技术。在生物学中,把体外受精胚胎移植到母体后获得的动物称试管动物（test-tube animal）。体外受精技术现已日趋成熟而成为一项重要且常规的生物繁殖技术。

人类体外受精技术的发展建立在动物体外受精程序的基础上。常规体外受精技术适应人群的临床指征主要是女性输卵管阻塞或损伤等造成精子与卵母细胞自然结合障碍。常规体外受精技术的完整过程：①使用促排卵药物刺激卵巢，增加可被收集的成熟卵母细胞的数量；②在 B 超引导下穿刺取出卵母细胞；③精子与卵母细胞在体外共同孵育，可获得较高的受精率，随后，对胚胎继续进行培养，可获得较好的胚胎发育状况；④将挑选的可移植胚胎放回子宫。随着体外受精技术的发展，体外受精技术被用于其他原因所致不孕。

（一）技术发展

20 世纪 60 年代初至 20 世纪 80 年代中期，人们以家兔、小鼠和大鼠等为实验材料，进行了大量基础研究，在精子获能机制探索和获能方法开发方面取得很大进展。精子由最初在同种或异种雌性生殖道孵育获能，发展到用子宫液、卵泡液、子宫内膜提取液或血清等在体外培养获能，最后用化学成分明确的溶液培养获能。同时，通过比较射出精子和附睾精子的获能效果，研究者发现射出精液中含有去能因子，并认识到获能的实质是去除精子表面的去能因子。这些理论和方法上的成就，推动了体外受精技术的发展，试管小鼠（Whittingham，1968）、大鼠（Toyoda 和 Chang，1974）、婴儿（Steptoe 和 Edwards，1978）、牛（Brackett 等，1982）、山羊（Hamda，1985）、绵羊（Hanada，1985）和猪（Chang 等，1986）等相继出生。

1978 年 7 月 25 日 23 时 47 分，一个重约 5 磅 12 盎司（约合 2.6 kg）的女婴通过剖宫产，在英国曼彻斯特郊外的奥尔德姆总医院降生。她就是世界上第一例通过试管婴儿技术降生的婴儿，名叫路易丝·布朗。该女婴诞生后，试管婴儿技术在各国蓬勃展开。

1980—1982 年，澳大利亚、美国、法国的首例试管婴儿诞生。1988 年 3 月，我国大陆首例试管婴儿"萌珠"在北京大学第三医院诞生。同年 6 月，我国首例供胚移植试管婴儿"罗优群"在中南大学湘雅医院诞生。

（二）技术流程

体外受精-胚胎移植主要包括以下程序。

1. 诱发超排卵（superovulation） 其优点是一次可以采得多个成熟的卵子，其缺点是偶尔会引起卵巢过度刺激，造成黄体功能不足、分泌期子宫内膜发育延迟，导致着床失败。1982 年以来，随着技术方法的不断改进，诱发超排卵术已为世界体外受精-胚胎移植研究者普遍采用。目前，常用的方法：在月经周期的第 6、8、10 天，每天注射人绝经期促性腺激素（HMG）两个安瓿（每安瓿含 FSH 和 LH 各 75 IU）；或者在月经周期的第 5～9 天每天服用克罗米芬（CC）50 mg，每天一次，对闭经患者需要先应用黄体酮肌内注射引起撤退性出血，在出血的第 5 天开始服药（方法同人工月经周期疗法）以排除子宫性闭经，待建立正常月经周期后再服克罗米芬，可增强疗效。用药的同时用 B 超监测卵泡的发育。当有两个卵泡直径超过 16 mm 时，注射人绒毛膜促性腺激素（HCG）5000 U。排卵一般发生在注射后 36～40 h，故采卵一般应在注射后 29～35 h 进行。

2. 卵细胞的采集 目前常用的方法有以下两种。

（1）腹腔镜引导吸卵法：1970 年，Steptoe 首先采用这种方法。该方法需在全麻下进行。首先将含 5%CO_2、5%O_2、90%N_2 的混合气体注入受术者腹腔造成气腹，然后在脐下插入腹腔镜，另从腹壁其他位置插入卵巢钳和内径为 1 mm 的吸卵钢针，在腹腔镜引导下将接近成熟的卵泡吸入收集瓶内。

（2）超声波引导吸卵法：该方法使用的仪器是超声扫描装置。该装置不仅能在屏幕上清晰地显示卵泡，而且能通过穿刺转换器准确地引导吸卵钢针的穿刺方向。经常采用的穿刺途径是经阴道穿刺取卵，其采卵成功率与腹腔镜引导吸卵法相近。由于该方法在局麻下即可进行，故具有简便易行的优点。

3. 体外受精和早胚培养 体外人工授精成功与否决定于以下三个条件。①成熟的卵母细胞：诱发超排卵后采集的卵母细胞并非都已发育成熟，未成熟者需置于成熟培养液中孵育 4～24

h。如果一次采集的卵母细胞较多,也可低温保存备用。②一定数量和质量的精子:用于体外人工授精的精液每毫升应含有$(2\sim5)\times10^6$个形态正常、活动良好的精子。待精液液化,经两次洗涤后,在室温中静置或在 37 ℃温箱内孵育数小时,使精子充分获能。体外受精也可采用低温保存的健康精子。③适宜的培养液:培养液的 pH、渗透压、各种离子浓度及营养成分等必须与母体内的自然环境十分相似。按照成分和用途的不同,培养液可分为成熟培养液、受精培养液和生长培养液三类。

体外受精一般在试管或培养皿中进行。加入 1 mL 受精培养液、1 mL 精子悬浮液和成熟的卵母细胞,摇匀后置于 CO_2 孵箱内培养。$3\sim8$ h 后,若发现卵母细胞内出现雄原核和雌原核即说明受精成功。应将受精卵立即转移到含生长培养液的试管内继续培养。

卵子的受精是体外受精过程中的关键步骤,是成熟的精子与次级卵母细胞相互作用并结合成为受精卵的过程。从卵泡取出的卵母细胞,经体外培养 $4\sim6$ h,即可进行体外受精。常规体外受精是将配子在体外自然配对完成受精,受精过程与体内存在很大差异。自然受孕过程中,精子需要经历一个漫长的旅程。从女性生殖道到达输卵管,在体内能够到达受精部位与卵子接触的精子是有限的(数十条至数百条不等)。这使精子在经过女性生殖器到达卵子周围的过程中经历了严格的自然选择,而体外受精过程对精子的自然选择作用有限。传统的体外受精中,大量的精子与卵子共培养完成受精。

各生殖医学中心在授精操作上方法各异,常规体外受精的受精方式也各不相同。体外受精精子与卵子共孵育的方式依据时间的不同分为短时受精和隔夜受精。在受精用器皿种类、受精时单液滴卵子数量、受精液体中精子密度、精子加入卵子培养液或卵子加入精子培养液、受精终止方式以及受精培养液与培养箱种类等方面,目前尚没有全国统一的要求或规范。

传统的卵母细胞暴露给精子的时间足够长,一般要隔夜培养,达到 $16\sim20$ h。长时间的共培养中氧化应激产物的释放对胚胎的发育能力与透明带硬度的影响值得评估。缩短精子与卵母细胞共同孵育的时间成为大势所趋。将精卵共孵育时间缩短后去除精子的受精方式,称为短时受精。

短时受精符合正常人体的受精过程。正常人体精卵相互作用和受精发生在性交后 20 min内。当精子与卵子相遇,精子顶体外膜破裂释放出顶体酶,溶解卵子外周的放射冠和透明带并发生顶体反应,借助酶的作用,精子穿过放射冠和透明带。精子头部与卵子相遇,开始受精过程。一个精子进入卵子后,立即阻断 Ca^{2+} 流动,并发生皮质反应、透明带反应、卵膜反应,从而使其他精子不能进入。上述过程短时间内即可完成。短时受精后,将胚胎移入新的培养基(符合正常人体受精后胚胎的周围环境)中。

对于短时受精和隔夜受精这两种体外受精中精子与卵母细胞共孵育的主要方式,在受精结局尤其是多精受精的比例上有无差别,文献报道不一致。多数文献倾向于短时受精更有优势。缩短精子暴露给卵母细胞的时间,减少了不利胚胎发育的因素,受精卵质量及卵裂率与隔夜受精比较没有明显差异,但胚胎质量明显提升,从而保证了临床妊娠率与胚胎种植率的提高。

二、胚胎工程技术

胚胎工程是指对动物早期胚胎或配子所进行的多种显微操作和处理技术,包括体外受精、胚胎移植、胚胎分割移植、胚胎干细胞等技术。胚胎工程的许多技术,实际是在体外条件下,对动物自然受精和早期胚胎发育条件进行的模拟操作。

胚胎移植是胚胎工程的一项极其重要的基本技术。采用任何新技术所产生的胚胎,都必须通过胚胎移植才能得到后代。科学家首先成功移植了兔胚胎,随后小鼠、大鼠及多种哺乳动物的胚胎移植试验相继获得了成功。胚胎移植是指用特制的导管经阴道、子宫颈把胚胎安放到子宫腔底部的过程。1985 年,Strickler 报道了用超声波引导胚胎移植的方法。由于子宫、导管、胚胎均能被清晰地显示,故这种方法有助于提高胚胎移植的准确性。胚胎发育时期会直接关系到移植的成败。一般认为 2～16 细胞期的胚胎均可移植。20 世纪 70 年代,人们曾主张在 8 细胞期进行移植,而目前多数学者则认为 2～4 细胞期进行移植更为适宜。一次移植多个胚胎可以提高妊娠率。Johnes 于 1982 年报道,移植 1 个胚胎时妊娠率为 13%,移植 2 个时为 31%,移植 3 个则为 50%。目前许多学者都主张一次移植 3 个或更多的胚胎,但这常会导致多胎妊娠。胚胎移植已在我国高技术研究和有关学科的基础研究中得到广泛的应用。胚胎移植的内容主要包括以下几个方面。

（一）移植胚胎的选择

目前,移植胚胎的选择依据仍然主要来自胚胎的发育速度和形态学观察指标。胚胎数的选择依据移植时间,获卵后第 2 天移植胚胎以 4 细胞为最佳,第 3 天移植胚胎以 8 细胞为宜,囊胚期移植胚胎以扩张囊胚为宜。在形态学方面缺少客观的可量化的公认指标对其进行分级评估,目前基于经验,卵裂球分裂同步、大小均匀,每个卵裂球单核、无胚胎碎片被认为是最好的胚胎。透明带有薄弱区域、折光性好的胚胎被认为种植率较高。

胚胎的发育潜能受多方面的影响,所以不能将单一指标作为选择移植胚胎的唯一指标。移植胚胎的选择需综合考虑种植前各个阶段配子与胚胎的发育速度和形态学特征。移植胚胎的挑选更看中胚胎继续发育的能力,多重参数评估系统将已有各参数指标整合,有助于全面连续地评估胚胎的发育,以期提高临床妊娠率。

（二）移植胚胎的数量

多胎妊娠,尤其是三胎和三胎以上妊娠被认为是辅助生殖技术常见和严重的并发症之一。多胎妊娠母婴发生不良妊娠结局的概率显著增高。为了提高自己的受孕机会,体外受精的患者往往倾向移植较多的胚胎。然而,临床实践中,总是风险与受益并存,为使体外受精的结局最优化,应该在保证临床妊娠率的前提下将风险降到最低。

体外受精患者多胎妊娠的产科风险大,双胎妊娠的风险高于单胎 20 倍,三胎或三胎以上的风险高于单胎 400 倍。降低多胎妊娠率的最主要措施就是限制移植胚胎的数量。我国相关技术规范已经限制了最高移植胚胎数量,对于年龄小于 35 岁的妇女已规定首次助孕周期只能移植 1～2 个胚胎。尽管技术规范倾向于减少移植胚胎的数量,但在实际操作中,受医疗、经济及社会因素的制约,移植 2 个胚胎仍是常规。

胚胎移植技术的优化显著降低了双胎妊娠的发生率,但可能使新鲜周期的活婴出生率下降。而冷冻技术的成熟与稳定,使得单个冷冻胚胎在复苏后能够成功移植,从而提高了累计妊娠率。通过这一方式,医疗机构能够在确保患者安全的前提下,实现与双胎移植相类似的临床结果。选择性单胚胎移植技术中胚胎选择是关键。形态学评估为无损技术,是辅助生殖领域最为常用的评价着床前胚胎活力的方法,甚至是目前判断胚胎质量的唯一标准。

单胚胎移植技术的实现依赖于囊胚培养技术的发展,需要进一步选择有发育潜能的可移植胚胎。随着胚胎培养技术的进步,体外受精-胚胎移植技术快速进步。胚胎培养已从早期的取卵后 2 天培养,逐渐发展为取卵后 3 天,胚胎发育至 8 细胞阶段培养,进而进入用囊胚期胚胎培养时期。适宜的培养液的使用和低氧培养环境的创造促进了囊胚培养技术的进步,为囊胚移植提供可能。

1. 胚胎移植　胚胎移植是将体外培养的胚胎送回母体子宫腔内的过程。2～8 细胞期的分裂期胚胎移植一般在取卵后 48～72 h 进行,囊胚期胚胎移植一般在取卵后 5～6 天进行。

选择发育良好的种植前早期胚胎集中于同一培养皿中备移植。吸取一段移植液体后,将待移植的胚胎吸入胚胎移植管内芯。通常采用的是三段式液体,前后两段为空液柱,中间一段液柱中含有胚胎。总液体量控制在 20 μL。移植后,在超声下追踪气泡而确定胚胎的位置。这项技术并没有影响妊娠率。建议尽可能减少胚胎移植管内部空气含量,以增加胚胎到达着床位点的机会。

腹部超声引导下的胚胎移植始于 1985 年。这项技术可以让临床医生清楚地看到胚胎移植管顶端的确切位置,也可以证实移植后胚胎连同气泡没有移位。移植管顶端的强回声已经被用于帮助超声显影和子宫内操作。超声也被用于移植前测量宫颈曲度,据此调整胚胎移植管的弯曲程度,以最大程度地减少对宫颈管或子宫内膜的潜在创伤。腹部超声引导下的胚胎移植能显著地提高临床妊娠率和继续妊娠率。

2. 胚胎输卵管内移植 胚胎输卵管内移植(tubal embryo transfer,TET)是一种把体外受精-胚胎移植和配子输卵管内移植(GIFT)两项技术结合起来的新方法。主要方法为运用体外受精技术获得 2～8 细胞期胚胎,然后运用 GIFT 技术将胚胎移植到输卵管部,被移植的胚胎将通过正常生理过程进入子宫,自然发育直至分娩。由于 TET 的移植物是已经受精的胚胎,因而避免了要在 GIFT 程序中进行受精;由于被移植的胚胎经正常生理过程进入子宫,因而避免了体外受精-胚胎移植程序中手术对子宫内环境的干扰,所以,TET 的临床妊娠率一般高于体外受精-胚胎移植和 GIFT。

3. 囊胚培养及移植 传统的体外受精-胚胎移植通常选择卵裂期胚胎进行移植,然而,其多胎率高、成功率低始终困扰着生殖医学界。因此,如何改善胚胎培养体系及挑选最具发育潜能的胚胎以达到移植 1 个胚胎就获得 1 个健康活婴的最终目的依然是世界各国生殖工作共同面临的挑战。而囊胚移植更符合生理过程,胚胎与子宫内膜更为同步,因而可获得更高的胚胎种植率及临床妊娠率,且较少的胚胎移植数量,降低了多胎妊娠发生率,因而具有广泛的应用前景。

囊胚形成在形态上经历了细胞融合、囊胚腔出现及囊胚腔扩张的变化,基因调控上经历了由母型调节向胚胎型调节的转化。囊胚期胚胎培养的发展经历了三个阶段:单一培养、共培养和序贯培养。

目前,序贯培养基本已取代前两种。序贯培养的优势在于,它让囊胚期胚胎经过了人类胚胎发育阻滞阶段(8 细胞期)的筛选,其继续生存能力较强。在序贯培养体系中,研究人员将获得的最具活力的胚胎进行移植,在体外培养 6 天,使胚胎发育与子宫内膜"种植窗"同步。这种同步性模拟了自然受孕过程中的胚胎着床环境,使得在囊胚期进行移植更符合生理状况,从而有利于提高胚胎种植率,同时可提高临床妊娠率并减少胚胎移植的数量,进一步降低多胎妊娠率,进一步淘汰无发育潜能的胚胎,使可供移植胚胎得到筛选,从而确保最终选择到优质胚胎进行移植。但对于高龄、多次体外受精失败、卵巢反应差及胚胎质量差的患者,囊胚期移植并不能提高妊娠率,因为这些患者得不到或很少能得到优质胚胎或囊胚。因此,要在囊胚期移植得到高妊娠率的前提是获得优质胚胎。然而,囊胚培养效率有待进一步提高,囊胚冷冻技术尚未成熟,许多问题有待深入研究。

三、细胞工程技术与医学

细胞工程技术是指应用现代细胞生物学、发育生物学、遗传学和分子生物学的理论与方法,按照人们的需要和设计,在细胞水平上进行遗传操作,重组细胞结构和内含物,以改变生物的结构和功能,即通过细胞融合、核质移植、染色体或基因移植以及组织和细胞培养等方法,快速繁殖和培养出人们所需要的新物种的生物工程技术。

细胞工程与基因工程代表着生物技术最新的发展前沿。随着试管植物、试管动物、转基因生物反应器等相继问世,细胞工程在医药领域发挥着越来越重要的作用。

(一)胚胎干细胞技术

1. 胚胎干细胞的起源和特征 胚胎干细胞(embryonic stem cell,ES 细胞)是一种具有发育全能性的细胞,一般从哺乳类动物的囊胚内细胞群(inner cell mass,ICM)和原始生殖细胞(primordial germ cell,PGC)分离并体外培养,能分化为机体的任何组织细胞,并具有形成嵌合体

Note

的能力(包括生殖系嵌合体)。培养的 ES 细胞与其他细胞一样,为正常的二倍体核型,可增殖和进行遗传操作,具有发育的全能性。在适当条件下,ES 细胞可被诱导分化为多种细胞、组织,也可与宿主囊胚形成嵌合体。ES 细胞是研究哺乳动物胚胎早期发生、细胞分化、基因调控等发育生物学基本问题的理想模型,也是组织工程、药理学和临床医学研究的重要工具。

1981 年,Evans 等分别建立了小鼠 ES 细胞系后,人们一直把小鼠 ES 细胞作为人类相应细胞的模型。但由于不同种属之间在生理、结构和遗传学上存在巨大差异,尤其是近年来,人们试图将 ES 细胞作为组织工程的种子细胞以定向分化并用于临床移植治疗伤病时,ES 细胞的局限性逐渐显现。因此,研究者对人胚胎干细胞(human embryonic stem cell,hES 细胞)进行了大量探索和研究。

Thomson 等(1995 年)从恒河猴的囊胚中分离建立了 ES 细胞系。ES 细胞体积较小,细胞核大,呈集落生长,相差显微镜下折光性强,具有稳定的核型,能分化形成滋养层和 3 个胚层的组织,高密度培养时易形成类似早期胚胎组织的类胚体或拟胚体。Thomson 等(1998 年)从人受精卵发育至囊胚期的内细胞团分离克隆出 hES 细胞。其保持未分化状态,具有正常的核型,端粒酶活性高,表达灵长类 ES 细胞表面抗原。Shamblott 等(1998 年)从含原始生殖细胞的 5～9 周人胚胎生殖嵴和肠系膜中分离克隆出 hES 细胞,其特征类似于小鼠胚胎生殖细胞(embryonic germ cell,EG 细胞)和 ES 细胞,其碱性磷酸酶(alkaline phosphatase,AKP)和特异性免疫标志物阳性。

研究证实,分离的小鼠 ES 细胞在体外可以分化成各种细胞,包括神经元、造血干细胞和心肌细胞等。ES 细胞还具有自发发育成某些原始结构的趋势,如在一定的培养条件下,一部分 ES 细胞会分化为类胚体,而另一些 ES 细胞会发育成包含 ES 细胞的卵黄囊。形成类胚体和卵黄囊的比例可通过改变培养基而改变。

2. 胚胎干细胞的应用前景　ES 细胞对科学发展和人类健康具有重要意义。首先,ES 细胞体系已经成为基因功能研究的有效工具。根据同源重组的原理,利用基因打靶技术实现基因组内指定基因的失活,借此可以破译人体基因的功能。其次,ES 细胞系建立后,可从根本上揭示人和动物发育过程中的决定基因,有助于阐明发育早期的复杂事件。再次,ES 细胞可作为评价新药及化学产品毒性及效能的检测系统,ES 细胞研究能极大地改进评价药品安全性的实验方法。ES 细胞系具有组织、细胞的广谱性,可模拟体内组织、细胞间复杂的相互作用。例如,对于新的药物或治疗方法可以先用人的细胞系进行实验,这虽然不会取代在整个动物和人体身上进行实验,但会使药品研制的过程更为有效。实验表明,药品对细胞系安全并有好的效果时,才有资格在实验室进行动物和人体的进一步实验。ES 细胞在药物筛选及农用化学品评估领域展现出了巨大潜力,其应用能够显著减少对传统动物模型的依赖,从而大幅降低测试成本,并具备极高的商业价值。最后,ES 细胞具有重要的临床意义,ES 细胞有可能成为细胞替代疗法和组织器官移植的最佳来源。ES 细胞作为个体发育之初的原始干细胞,理论上,它无限地提供特异性细胞类型,用于置换疾病组织和放、化疗损伤后的造血系统,以为遗传病、肿瘤和衰老等疾病的治疗提供新的思路。

移植 ES 细胞来源的组织细胞后,还要克服组织相容性与移植物的排斥反应。因此,需要建立有组织相容性意义的 ES/EG 细胞库,或用基因修饰干细胞使移植物更容易被接受,或进行患者的体细胞核移植,建立自身遗传背景的 ES/EG 细胞系。

ES 细胞处于高度未分化状态,容易形成胚胎组织瘤,必须进行体外分化,产生特异性细胞前体后才能用于移植。因此,控制 ES 细胞定向分化是 ES 细胞应用于临床医学的关键。设想的应用 ES 细胞进行临床替代疗法的基本途径:自胎儿性腺或早期胚胎分离 hES 细胞—体外增殖—基因修饰减轻免疫排斥—体外定向分化—移植。如取出成人的体细胞核,将其移植到去核的成熟卵母细胞,体外发育分化得到囊胚,从中分离克隆 hES 细胞。这样可为临床器官移植和细胞治疗提供具有自身遗传背景的供体。

(二) 组织工程技术

组织工程(tissue engineering)是近年来正在兴起的一门新兴学科。组织工程一词最早由美国国家科学基金会于 1987 年正式提出和确定。它是应用生命科学和工程学的原理与技术,在正确认识哺乳动物的正常及病理两种状态下结构与功能关系的基础上,研究、开发用于修复、维护人体各种组织或器官损伤后的功能和形态并促进损伤后的功能和形态恢复的生物替代物的科学。

组织工程的核心就是建立细胞与生物材料的三维空间复合体,即具有生命力的活体组织,用以对病损组织进行形态、结构和功能的重建并达到永久性替代。组织工程是继细胞生物学和分子生物学之后,生命科学发展史上的又一新的里程碑。它标志着医学将走出器官移植的范畴,步入制造组织和器官的新时代。同时,组织工程学作为一门多学科交叉的边缘学科,将带动和促进相关高技术领域的交叉、渗透和发展,并由此演化出新的高技术产业。

组织工程的概念一经提出,就受到各国学者的广泛关注,美国已有相当数量的研究机构、大学都参与了组织工程的研究。同时,我国的许多学者以敏锐的科研意识与思维,不约而同掀起了一股组织工程热,已在软骨、骨、肌腱、血管、皮肤、角膜等领域取得了可喜的进展。

1. 组织工程的基本原理 从机体获取少量的活体组织,用特殊的酶或其他方法将细胞(又称种子细胞)从组织中分离出来,在体外进行培养扩增,然后将扩增的细胞与具有良好生物相容性、可降解性和可吸收的生物材料(支架)按一定的比例混合,使细胞黏附在生物材料(支架)上形成细胞-材料复合物,将该复合物植入机体的组织或器官病损部位。随着生物材料在体内逐渐被降解和吸收,植入的细胞在体内不断增殖并分泌细胞外基质,最终形成相应的组织或器官,从而达到修复创伤和重建功能的目的。生物材料(支架)所形成的三维结构为细胞获取营养、生长和代谢提供了一个良好的环境。组织工程学的发展提供了一种组织再生的技术手段,将改变外科传统的"以创伤修复创伤"的治疗模式,使组织工程学迈入无创伤修复的新阶段。同时,组织工程学的发展也将改变传统的医学模式,进一步发展成为再生医学,并最终用于临床。组织工程主要包括以下四个要素:种子细胞、生物材料、细胞与生物材料的整合以及植入物与体内微环境的整合。

(1) 种子细胞:种子细胞主要来源于自体、同种异体、异种组织细胞等。自体组织细胞应为首选。由于组织工程细胞培养多需要高浓度的细胞接种,自体组织细胞存在着数量上的局限性及长期传代后细胞功能老化的问题。现在的研究多集中于如何建立适于组织工程需要的种子细胞,关键点如下。①增加细胞的增殖能力。②延长细胞的生命期。③提高细胞的分泌能力。④优选不同组织来源的同一功能的最佳细胞。⑤建立标准细胞系,使研究工作有更好的可比性和科学性。⑥同种异体与异种移植的免疫学。⑦细胞与人工细胞外基质的相互作用及影响因素。

(2) 生物材料:主要是细胞外基质(extra cellular matrix, ECM)。细胞外基质包括均质状态的基质(蛋白多糖、糖蛋白)和细丝状的胶原纤维。ECM 是细胞附着的基本框架和代谢场所,其形态和功能直接影响所构成的组织形态和功能。

理想的 ECM 应具有以下特点。①生物相容性好,在体内不引起炎症反应和毒性反应;②有可吸收性,能彻底地被自身组织所取代;③有可塑性,可塑为任意的三维结构,植入后在体内仍可保持特定形状;④表面化学特性和表面微结构利于细胞的黏附和生长;⑤降解速率可根据不同细胞的组织再生速率而进行调整。

对于人工 ECM,目前研究较多的主要有聚乳酸、聚羟基乙酸、聚乳酸-聚羟基乙酸的共聚物、聚羟基丁酸酯、聚乳酸-聚己内酯的共聚物、聚原酸酯、聚磷本酯、聚酸酐等。这些材料的共同特点:具有生物相容性及可塑性,在体内可逐步分解为小分子如乳酸、羟基乙酸等。目前研究主要集中于人工材料的改性、复合某些生长因子等。尽管这些聚合物植入体内会出现或多或少的炎症反应,但有望通过进一步的纯化而减少或消失。

（3）细胞与生物材料的整合：整合的本质是把种子细胞与支架材料结合，得到设计的组织或器官。因应用于不同的方面，构建方法也不相同。以组织工程血管的构建为例，构建组织工程血管有两种方法：①用正常动脉壁细胞与 ECM 重建血管；②用正常血管壁细胞、ECM 和可降解材料构建血管。具体而言，可从血管壁中切取弹性基膜，并在其上培养鼠动脉平滑肌细胞；或用可降解生物材料制备的基质材料与各型血管壁细胞成分构建血管模型。实验过程中，首先，分别培养平滑肌细胞与成纤维细胞至形成细胞层；随后，将成纤维细胞层脱水去除细胞成分，仅保留其形成的结构框架，作为血管模型的内膜；接着，将内膜绕在中轴上，外裹平滑肌细胞和成纤维细胞层；整个结构在体外经过长达 8 周的培育；最后，经内壁注入内皮细胞使之内皮化。

整个制备过程约需 3 个月的成熟期，此后，需检测机械强度、血液相容性、可缝合性等项目指标是否合格，最后要经过动物实验验证。组织工程再造血管具有高度生物相容性、可塑性、异物反应小、无感染等特点，并且随着组织的长大，最终可成为完全意义上的自体血管。这一研究将给心血管疾病的治疗，乃至组织器官的移植与再造带来曙光。

2. 组织工程的临床应用　在组织构建完成了动物实验之后在人体上的应用。这也是组织工程的最后一步。目前，组织工程的研究成果人工皮肤已有大量商品化产品上市。

（1）皮肤溃疡的治疗：临床上的皮肤溃疡包括糖尿病足溃疡、静脉性难治性溃疡、坏疽性脓皮病溃疡以及一些其他疾病导致的溃疡等。皮肤溃疡的治疗一直是一个令人头痛的问题，常规的治疗方法往往不能获得满意的效果，而采用人工皮肤治疗之后效果显著。

在一项下肢静脉性溃疡的对照研究中，10 例治疗组患者采用 Dermagraft 移植和加压治疗。Dermagraft 由 Advanced Tissue Sciences 公司生产，是将新生儿包皮成纤维细胞种植于聚乳酸、聚羟基乙酸纤维网中，培养 14～17 天，成纤维细胞大量增殖并分泌胶原、纤维粘连蛋白、蛋白聚糖、生长因子等，形成由成纤维细胞、ECM 和可降解生物材料构成的人工真皮。8 例对照组患者仅采用加压治疗，用计算机对溃疡面积进行测量和用激光多普勒测移植皮肤的灌注。12 周后观察，治疗组总的溃疡愈合率明显高于对照组（$p=0.001$）。此实验说明人工皮肤有利于静脉性溃疡的治疗。

在另一项对非感染性神经性糖尿病足溃疡的研究中 314 例患者被分成两组，治疗 12 周后评估应用人工皮肤 Dermagraft 的治疗组和采用传统治疗的对照组溃疡的愈合情况。结果治疗组的溃疡完全愈合率达 30%，而对照组为 18.3%（$p=0.023$）。在溃疡病史大于 6 周的患者中，治愈率更是有明显的差别。治疗组中副作用明显减少。在糖尿病足溃疡还缺乏有效治疗方法的情况下，这是一种非常有用的治疗方法。

坏疽性脓皮病是一种少见的、损毁性、嗜中性皮肤病，这种感染性疾病的溃疡引起疼痛、坏死，溃疡迅速扩大，在一项采用 Apligraf（Apligraf 由 Organogenesis 公司生产，具有表皮层和真皮层双层结构，系采用异体成纤维细胞接种于牛胶原凝胶中形成细胞胶原凝胶，1 周后接种角质形成细胞，浸没培养 4 天，角质形成细胞融合成片，然后进行气液界面培养 1～2 周即得）治疗的研究中，Apligraf 不但避免了溃疡面扩大，而且加速了溃疡面的再表皮化；结合免疫抑制剂（环孢菌素）治疗，促进了溃疡面愈合，减轻了因溃疡面快速扩大引起的疼痛，2 周内溃疡面愈合了 30%～40%，6 周达到了 100% 愈合。

（2）烧伤的治疗：对于烧伤患者，尤其是大面积烧伤的患者，人工皮肤在其初期的抢救及后期的皮肤美容及功能修复上都取得了良好的临床效果。一个典型的个案报道，1 位 19 岁全身 76% 的皮肤烧伤的男性患者，采用 Integra（Integra 由 Integra Life Sciences 公司生产，是由牛胶原、硫酸软骨素共价交联后形成一定空隙的海绵，再在其表面涂上一层薄层硅胶膜制成的一种人工真皮替代物，当移植至创面后毛细血管及成纤维细胞可浸润生成形成新的真皮组织，2 周后揭去硅胶层，再以极薄的自体皮片或培养的自体表皮细胞膜片覆盖）覆盖 63% 的烧伤皮肤，待移植皮中完全血管化后，再把自体成纤维细胞和角质形成细胞培养出的表皮薄片覆盖在揭去硅胶层的

Integra 之上。经过 1 年的观察，人工皮肤起到了良好的功能修复作用及达到了良好的美容效果。人工皮肤 Integra 可立即使用，其来源丰富，操作简单可靠，具有柔韧性和美容作用。

（3）外伤及手术后皮肤缺损的治疗：许多皮肤病（如瘢痕）、巨痣、文身、肿瘤等手术切除后及外伤导致的皮肤撕脱常常使直接的缝合很困难，需要通过移植自体正常皮肤或者采用软组织扩张方法来解决。运用人工皮肤治疗这类缺损，可为患者提供一个新的治疗选择。

在儿童的多内脏移植手术后基本的愈合很困难，并可能出现感染。Dermagraft 用于儿童多内脏移植术后的腹部皮肤缺损。在对儿童进行常规的伤口护理和观察中，发现人工皮肤能刺激伤口的愈合，并加速上皮的再形成。人工皮肤还可以用来暂时修补脊髓脊膜突出，1 例背部先天性巨型黑素瘤的患者，手术切除后留下了巨大的皮肤缺损，术者采用了 Integra 人工皮肤覆盖在切除部位，之后再采取刃厚皮片移植，整个切口愈合良好。人工皮肤可构建深及头骨的头皮缺损。在平均年龄为 70 岁的 23 例患者中，由于头皮的黑素瘤、鳞癌、血管肉瘤、基底细胞癌及脑纺锤体瘤等手术致头皮缺损，平均缺损面积为 51 cm^2，采用胶原结构的替代物植入，仅有 6 例患者由于头皮微脓肿而延迟了愈合，其余患者都较快愈合。

人工皮肤研究的最终目标是建立并生产出功能、外形与自体皮肤相同或相似的永久性皮肤替代物。尽管目前已有许多人工皮肤具有与正常皮肤相似的结构及屏障功能，且应用于临床取得了一定疗效，但其仍不具备完整的皮肤结构，也远非真正意义的皮肤功能重建，尤其是缺乏皮肤的附属器结构和不具备皮肤的免疫功能。随着生命科学、材料科学以及诸多相关科学的飞速发展和组织工程学研究的深入，构建含血管与神经且具有毛发、汗腺、皮脂腺等皮肤附属结构及正常皮肤生理功能的理想人工皮肤将是一项长期而艰巨的任务，并将具有巨大的社会和经济效益与广阔的临床应用及研究前景。

第六节　各种组学在医学生物学研究中的应用

现代生命科学技术特别是各种大规模测序、基因检测、蛋白质分析和生物信息学等分子生物学技术和理论的迅速发展大大拓展了医学生物学研究的广度和深度。以基因组学（genomics）为代表的分子生物学技术是生命科学所有学科的基础，是生命科学中最为年轻、最为活跃、发展最快的领域；随之产生了蛋白质组（proteome）和蛋白质组学（proteomics），代谢组（metabolome）和代谢组学（metabolomics），转录组（transcriptome）和转录组学（transcriptomics）等许多"-组（-ome）"和"-组学（-omics）"的概念、策略和技术（表 10-4）。还有许多新名词层出不穷，如蛋白基因组学（proteogenomics）、整合组学（integrative omics）、相互作用蛋白质组学（interaction proteomics）等。这些组学技术的发展，使人们将生命系统内不同性质的构成要素（基因、mRNA、蛋白质、生物小分子等）整合在一起进行研究，从全局的角度理解生命的复杂网络。

表 10-4　一些代表性"-组（-ome）"和"-组学（-omics）"概念

"-组（-ome）"	"-组学（-omics）"
基因组（genome）	基因组学（genomics）
蛋白质组（proteome）	蛋白质组学（proteomics）
代谢组（metabolome）	代谢组学（metabolomics）
转录组（transcriptome）	转录组学（transcriptomics）
表观基因组（epigenome）	表观基因组学（epigenomics）

续表

"-组(-ome)"	"-组学(-omics)"
糖组(glycome)	糖组学(glycomics)
脂质组(lipidome)	脂质组学(lipidomics)
调控组(regulatome)	调控组学(regulatomics)
免疫组(immunome)	免疫组学(immunomics)
微小 RNA 组(microRNAome,miRNAome)	微小 RNA 组学(microRNAomics, miRNAomics)
非编码 RNA 组(non-coding RNAome, ncRNAome)	非编码 RNA 组学(non-coding RNAomics,ncRNAomics)
DNA 甲基化组(DNA methylome)	DNA 甲基化组学(DNA methylomics)
泛素化组(ubiquitinome)	泛素化组学(ubiquitinomics)
微生物组(microbiome)	微生物组学(microbiomics)
宏基因组(metagenome)	宏基因组学(metagenomics)

一、基因组学与转录组学在生物学研究中的应用

基因组(genome)是一个生物体(单倍体)或者一个细胞所有基因的总和,人类的每个体细胞中含有两个基因组,平均分布在23对染色体(22对常染色体和X、Y性染色体)。20世纪80年代中叶,美国能源部开始讨论对人类基因组 DNA 进行全序列分析。1990年10月1日,经美国国会批准的"人类基因组计划"(human genome project,HGP)正式启动。随后,美国、英国、法国、德国、日本、中国等启动了相应的人类基因组计划。2001年2月15日,人类基因组草图发表。2006年5月18日,所有人类染色体序列精细图发表。1999年9月,中国科学家加入国际人类基因组测序协作组,参与人类3号染色体部分(约占人类整个基因组的1%)测序任务。此后,中国科学家参与国际人类基因组单体型图计划(承担10%任务)、国际千人基因组计划和国际癌症基因组计划等,为国际基因组学的发展做出了很大贡献。

广义的转录组(transcriptome)指某一生理条件下,细胞内所有转录产物的集合,包括 mRNA、rRNA、tRNA 及非编码 RNA;狭义的转录组指所有 mRNA 的集合。研究细胞或者组织中转录组发生和变化规律的科学为转录组学(transcriptomics)。同一细胞或者组织在不同的生理或者病理情况下,基因组相同,但是基因转录情况可以是完全不同的,根据转录组的变化,可以探究生理和病理发生的分子机制。

在医学方面,基因组学和转录组学的技术主要有 Southern 测序、Northern 测序、Western 测序、Eastern 测序、全基因组关联分析(genome-wide association study, GWAS)和芯片分析等。它们从基础研究转向临床应用的主要方面:①外显子测序(exon-seq)和全外显子测序(whole exon-seq)可以分析一个或者数个遗传方式明确的家系,可以鉴定出与单基因性状相关的基因变异。②针对癌症和很多其他复杂疾病的异质性,单细胞测序可直接分析单细胞的基因组、转录组等从而了解癌症细胞(或其他疾病组织细胞)不同时期的不同的基因组变异。③体内微生物种类及其比例的变化与人类一些常见复杂代谢病的发生密切相关,研究和分析病原基因组有助于临床治疗和新药研发。④微(痕)量 DNA 测序为人类疾病的无创早期精准检测和法医鉴定提供了新的帮助。

具体应用举例:①Lek 等通过测序欧洲、非洲、南亚、东亚和拉丁美洲人群等具有不同地理祖先的60706名个体的外显子组(exome),揭示出了全球的遗传变异模式,并通过分析发现9个致病变异与疾病关联度高。②Haber 等采用单细胞转录组 RNA 测序(scRNA-seq)技术分析小肠中53000多个上皮细胞的基因表达,揭示了小肠上皮细胞新的亚型,并发现了细菌和病原体入侵感染时小肠上皮发生的变化。这为了解炎症性肠病和食物过敏的生物学机制提供了参考。③Klein等采用 GWAS 方法分析了96个老年性黄斑变性病例和50个对照个体,在116204个

SNP 位点中发现该疾病易感基因为补体因子 H(complement factor H)。④自 2009 年我国张学军等发表银屑病和系统性红斑狼疮的 GWAS 的相关论文以来,中国科学家广泛运用 GWAS 对共 28 种疾病进行了疾病遗传易感性的研究,发现了超过 120 个疾病的易感位点基因,这为研究疾病病因机制提供了参考。

二、蛋白质组学在生物学研究中的应用

蛋白质组指一种细胞乃至一种生物所表达的全部蛋白质。20 世纪 90 年代,蛋白质组学这一概念被首次提出。蛋白质组学是对细胞或生物体蛋白质进行系统鉴定、定量并阐释其生物学功能的学科。该学科研究蛋白质的表达水平、翻译后修饰(如磷酸化、甲基化、泛素化等)、蛋白质相互作用等各种变化,从而在蛋白质水平上全面认识疾病的发生机制、细胞的生物学功能等。

蛋白质组学技术路线分为凝胶路线和非凝胶路线。凝胶路线主要是对蛋白质进行双向凝胶电泳或荧光差异双向凝胶电泳分离,然后进行蛋白质质谱鉴定。非凝胶路线在实验过程不需要进行凝胶电泳,而是采用基于非标记定量、稳定同位素标记、同位素标记亲和标签、同位素标记相对和绝对定量、多反应监测等定量方法的蛋白质组学技术。自 21 世纪初期以来,随着各种高精度、高灵敏度和快速扫描质谱仪的出现和迅速更新以及蛋白质组样品微量高效分离技术的发展,蛋白质组学获得了快速发展,并广泛应用于医学科学研究的各个领域。

近年来,蛋白质组学分析技术飞速发展,蛋白质翻译后修饰的研究和蛋白质相互作用网络的研究备受关注。以微量蛋白质富集分离技术、双高精度质谱仪器技术和质谱信号分析相关生物信息学技术等为主导,以规模化蛋白质定性/定量分析能力的突飞猛进为特征,蛋白质组学分析技术及其相关仪器呈现跨越式发展。蛋白质翻译后修饰是细胞精细调控各种生理活动的关键之一,并与众多疾病的发生发展密切相关。蛋白质翻译后修饰类型有 300 多种,除了若干个目前广泛研究的修饰类型(如磷酸化、泛素化、甲基化和糖基化等)之外,越来越多未知的新型修饰被发现和非常见修饰的功能研究被报道,如丝氨酸/苏氨酸乙酰化、磷酸甘油化、精氨酸磷酸化、赖氨酸琥珀酰化、巴豆酰化、戊二酰化等。这些新型修饰改变了我们对疾病机制的认识,也使蛋白质新型修饰的研究逐渐成为蛋白质组学研究的一个新的热点。

蛋白质在细胞的生命活动中扮演着重要角色,但其功能的发挥却并非依靠单个蛋白质独立的作用。蛋白质之间相互作用是蛋白质执行其功能的主要途径。

研究蛋白质相互作用网络是揭示蛋白质功能和阐释生命现象奥秘的重要方式。该研究已经从对单个蛋白质相互作用和功能的研究发展到对人类整体相互作用网络连锁图的研究,且更重视从生命整体系统的宏观角度认识分子水平上每个基因及其表达产物(蛋白质、多肽和 RNA 等)的功能。

肿瘤蛋白质组学的研究聚焦于探索肿瘤组织与正常组织之间蛋白质表达的差异性,以及这些差异蛋白质的功能。研究表明,肿瘤细胞或肿瘤亚细胞的蛋白质组构成与正常细胞存在明显差异,而且这种差异随着肿瘤的发展阶段和分化程度的不同而发生变化。这一发现揭示了蛋白质组的异常变化在肿瘤发生、发展过程中起着关键性作用,它们通过调控肿瘤细胞的恶性生物学特性。相关研究:①LiF 等首次利用比较蛋白质组技术建立了人鼻咽癌组织蛋白表达谱,发现鼻咽癌组织与鼻咽正常上皮组织差异表达的 28 个蛋白质。②Heng 等从鼻癌组织与鼻正常上皮组织选到 36 个鼻咽癌差异表达蛋白质,发现 stathmin、annexin I 和 cathepsin D 的表达水平与鼻咽癌 TMN 分期、复发及局部淋巴结转移有关。③Hsieh 等分析了肝癌细胞系 Mahlavu 在细胞周期不同时间蛋白质组的动态变化,共发现 2665 个蛋白质点。动态变化的蛋白质主要集中在 S/G_2、G_2/M 和 G_1/S 等时期转换。他在进行通路分析时发现一些关键性转录因子 p53 和 SP1 (G_0/G_1)、c-Myc(G_1/S)、c-Myc 和 p53(S)、YY1 和 c-Jun(G_2/M)在细胞周期中发挥重要作用,影响细胞周期进程和细胞凋亡,从而对肿瘤的发生、发展产生生物学效应。④Xing 等用 iTRAQ 标

记的定量蛋白质组学比较了单发性和多发性原发性肝细胞癌组织与非癌组织蛋白质组差异,分别发现 107 和 330 个蛋白质差异。且发现多发性原发性肝细胞癌涉及 UBC 信号通路和 NF-κB 信号通路失调,单发性肝细胞癌涉及 ERK 信号通路异常。亚细胞结构包括各种细胞器、生物膜、囊泡、细胞表面结构等,在细胞的生命活动中都与特定的细胞功能相联系,分离鉴定肿瘤不同生理状态下亚细胞结构的蛋白质组表达对了解肿瘤发生发展机制具有重要意义。⑤Qattan 等用定量蛋白质组学方法研究了乳腺癌 MCF-7 细胞系中 2184 种蛋白质在细胞溶质、质膜、内质网和线粒体等多种细胞器的分布情况,发现 481 种蛋白质有唯一的亚细胞定位,454 种蛋白质亚细胞定位没有差别,1249 种蛋白质亚细胞定位表达量出现倍数变化,这提示这些蛋白质的亚细胞器定位时空分布与乳腺癌的发生有关。⑥Chan 等通过比较鼻细胞系 C666-1 与永生化鼻咽上皮细胞 NP69 和 NP460 的外泌体蛋白质组的差异,共鉴定了 640 个蛋白质,发现了 140 个差异蛋白质,其中 ICAM-1 和 TSP-1 参与血管新生。

三、代谢组学在生物学研究中的应用

代谢组学(metabolomics)是对细胞、组织或微生物中所有代谢产物同时进行定性和定量分析的学科,是继基因组学、蛋白质组学、转录组学后出现的新兴组学。代谢组学可用于疾病早期诊断、药物靶点发现、疾病机制研究及疾病诊断等。代谢组学与其他组学相比,其研究对象的特点:代谢物主要是相对分子质量小于 1000 的内源性小分子;代谢物的种类要比基因和蛋白质的数目要少;有的疾病在 DNA、RNA 和蛋白质水平上可能未见明显变化,但在代谢物上有明显变化。代谢组学的分析样品主要是尿液、血液、唾液、脑脊液、淋巴液、羊水、膝盖滑液、眼泪、精液、胃液、粪便及肠道内容物提取液等以及细胞和组织的提取液。代谢组学的主要技术手段是核磁共振(nuclear magnetic resonance,NMR)、质谱(mass spectrometer,MS)、高效液相色谱(high performance liquid chromatography,HPLC)、气相色谱(gas chromatography,GC)、离子迁移率光谱(ion-mobility spectrometry,IMS)及色谱质谱联用等技术。

代谢组学在生物学研究中的主要应用为筛选疾病的诊断标志物。如 Sreekumar 等采用高效液相色谱-气相色谱联合质谱技术对前列腺癌患者的血清、组织、尿液样本中的代谢组进行研究。研究共纳入了 262 份临床样本,分别为前列腺癌患者(59 个活检阳性,51 个活检阴性作为对照)的 42 份组织样本、110 份尿液样本和 110 份血浆样本。Sreekumar 等发现不同前列腺癌阶段(良性、局限性及转移性)之间代谢物水平的显著差异。尤为引人注目的是,他们发现了一种名为肌氨酸(N-甲基甘氨酸)的代谢物,在前列腺癌患者的尿液中含量随着疾病进展而显著升高。这说明肌氨酸在癌细胞转移中可能扮演着重要的角色,其对于判断前列腺癌转移具有重要意义。

四、组学的发展

(一) 概述

随着研究技术条件的发展和成熟,人类不仅能单纯研究某一层次生物分子(基因组、转录组、蛋白质组和代谢组等)的变化,而且能从生命整体系统的多层次角度来认识分子水平上每个基因及其表达产物(蛋白质、多肽和 RNA 等)的功能以及它们之间相互作用所形成的综合效应的反应机制和内在规律,从而产生了整合组学(integrative omics)或者多层组学(multi-omics)。精准医学(precision medicine)利用基因组学、转录组学、蛋白质组学、代谢组学和表观组学等组学技术与最新医学研究,利用临床大样本人群与特定疾病分类进行生物标志物的分析、验证与临床应用,从而精确寻找到疾病的发病机制和治疗的靶标,并对一种疾病的不同状态和过程进行精确亚型区别,最终实现对特定疾病和患者进行个性化精准治疗的目的,从而提高疾病预防、诊断、治疗与预后的效率。

（二）应用

Zhang 等通过分析整合 95 例结直肠癌患者的蛋白质组学和基因组学数据,把结直肠癌分为 5 种蛋白质组分子亚型。他们发现每一种亚型特定的基因、蛋白质谱特点,并提出相应的治疗策略;同时,他们发现了 20 号染色体长臂扩增区的 HNF4A、TOMM34 和 SRC 可以作为候选基因。这些为结直肠癌患者合理分型及靶向治疗临床应用提供基础。Waldemarson 等研究团队,通过综合运用蛋白质组学与转录组学的先进方法,深入分析了来自 477 例散发型及遗传性乳腺癌患者的标本。他们成功地将这些样本中的蛋白质谱分子簇与基因表达谱进行了精准匹配,进而将不同的乳腺癌亚型进行了清晰的界定与分类。Neely 等对 88 例不同分期(Ⅰ～Ⅴ)肾细胞癌患者的肿瘤组织及相邻的正常组织进行定量蛋白质组学分析,鉴定了 1551 个蛋白质,344 个差异蛋白质;同时分析出 47 例肾细胞癌的基因表达谱;另外,他们还发现 VHL、HIF1A、HIF2A 这三个蛋白质复合体能够揭示肾细胞癌的不同分期特征,并可以作为治疗的靶标。

大数据时代,整合组学拓展了蛋白质功能研究和整体调控规律研究,将为精准医学的诊断和治疗提供全面帮助。

参考文献

能力检测

[1] 张炜平,潘莎,贾昕,等.植物间正相互作用对种群动态和群落结构的影响:基于个体模型的研究进展[J].植物生态学报,2013,37(6):571-582.

[2] 宋冰,牛书丽.全球变化与陆地生态系统碳循环研究进展[J].西南民族大学学报(自然科学版),2016,42(1):14-23.

[3] 毛雪莲,李冬,朱晓华.环境污染对人体健康的影响及对策研究进展[J].环境与可持续发展,2016,41(6):127-129.

（陈云玲）

Note